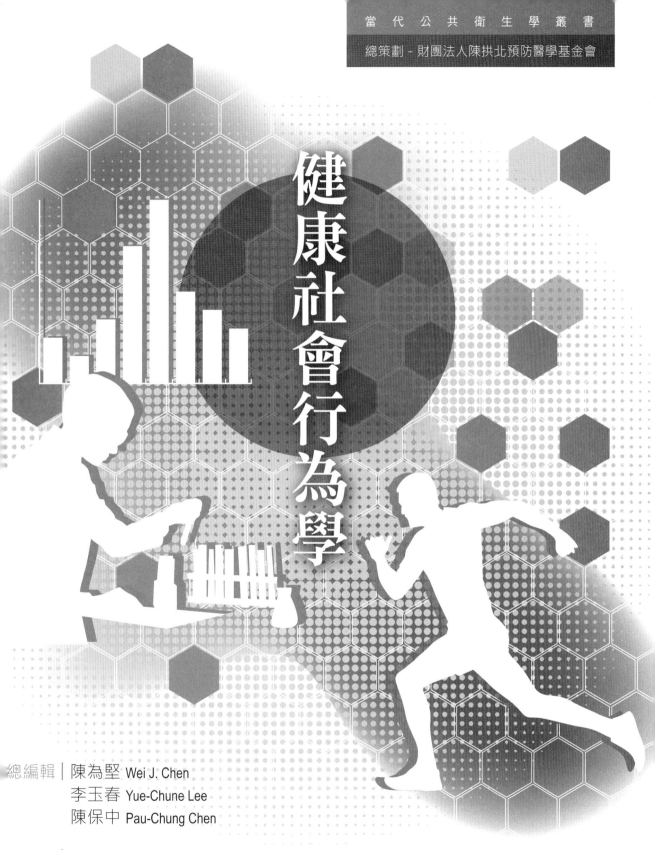

當 代 公 共 衛 生 學 叢 書

總策劃－財團法人陳拱北預防醫學基金會

健康社會行為學

總編輯｜陳為堅 Wei J. Chen
　　　　李玉春 Yue-Chune Lee
　　　　陳保中 Pau-Chung Chen

編　輯｜郭鐘隆 Jong-Long Guo
　　　　陳富莉 Fu-Li Chen

財團法人陳拱北預防醫學基金會

國家圖書館出版品預行編目（CIP）資料

健康社會行為學 / 王英偉, 吳文琪, 胡淑貞, 張奕涵, 張書森,
張麗春, 張齡尹, 莊媄智, 連盈如, 郭鐘隆, 陳怡樺, 陳富
莉, 陳端容, 陸玥玲, 喬芷, 黃暖晴, 廖容瑜, 聶西平, 魏
米秀作；陳爲堅, 李玉春, 陳保中總編輯 .-- 初版 .-- 臺北
市：財團法人陳拱北預防醫學基金會, 2023.10

　面：　公分 .--（當代公共衛生學叢書）

ISBN 978-986-83766-9-4（平裝）

1.CST: 公共衛生學　2.CST: 醫療社會學

412　　　　　　　　　　　　　　　112015731

當代公共衛生學叢書

健康社會行為學

總　策　畫	財團法人陳拱北預防醫學基金會
總　編　輯	陳爲堅、李玉春、陳保中
編　　　輯	郭鐘隆、陳富莉
作　　　者	王英偉、吳文琪、胡淑貞、張奕涵、張書森、張麗春、張齡尹、莊媄智
	連盈如、郭鐘隆、陳怡樺、陳富莉、陳端容、陸玥玲、喬　芷、黃暖晴
	廖容瑜、聶西平、魏米秀

內 文 排 版	弘道實業有限公司
封 面 設 計	余旻禎
承　　　印	巨流圖書股份有限公司

出　版　者	財團法人陳拱北預防醫學基金會
地　　　址	100025 臺北市中正區徐州路 17 號
出 版 年 月	2023 年 10 月初版一刷
	2024 年 9 月初版二刷

總　經　銷	巨流圖書股份有限公司
	地址：802019 高雄市苓雅區五福一路 57 號 2 樓之 2
	電話：07-2265267
	傳眞：07-2233073
	購書專線：07-2265267 轉 236
	E-mail：order@liwen.com.tw
	LINE ID ：@sxs1780d
	線上購書：https://www.chuliu.com.tw/
	郵撥帳號：01002323 巨流圖書股份有限公司
法 律 顧 問	林廷隆律師
	電話：02-29658212
出 版 登 記 證	局版台業字第 1045 號

ISBN：978-986-83766-9-4（平裝）
定價：700 元

總 編 輯

陳為堅
- 最高學歷：哈佛大學公共衛生學院流行病學系理學博士
- 現職：國立臺灣大學流行病學與預防醫學研究所特聘教授、國家衛生研究院神經及精神醫學研究中心主任
- 研究專長：精神醫學、流行病學、遺傳學、臨床醫學

李玉春
- 最高學歷：美國德州大學休士頓健康科學中心公共衛生學院公共衛生學博士
- 現職：國立陽明交通大學衛生福利研究所／跨專業長期照顧與管理碩士學位學程兼任教授
- 研究專長：健康服務研究、健康照護制度、健保支付制度、長照制度、菸害防治政策、健康政策與計畫評估

陳保中
- 最高學歷：倫敦大學公共衛生及熱帶醫學學院流行病學博士
- 現職：國家衛生研究院國家環境醫學研究所特聘研究員兼所長、國立臺灣大學環境與職業健康科學研究所特聘教授
- 研究專長：環境職業醫學、預防醫學、流行病學、生殖危害、兒童環境醫學

編　輯

郭鐘隆
- 最高學歷：美國奧斯汀德州大學哲學博士
- 現職：國立臺灣師範大學健康促進與衛生教育學系特聘教授
- 研究專長：智慧健康、成癮物質防制、老人健康、健康促進與衛生教育

陳富莉
- 最高學歷：國立臺灣大學衛生政策與管理博士
- 現職：天主教輔仁大學公共衛生學系學術特聘教授
- 研究專長：健康行銷與傳播、健康促進、職場健康、菸害防制

作者簡介 (19人，依筆畫排序)

王英偉　慈濟大學醫學系教授

吳文琪　國立臺灣師範大學健康促進與衛生教育學系副教授

胡淑貞　國立成功大學醫學院公共衛生學科暨研究所教授

張奕涵　美國加州公共衛生部健康社區中心物質與成癮預防部門研究員

張書森　國立臺灣大學健康行為與社區科學研究所教授兼所長

張麗春　長庚科技大學護理系教授、長庚大學護理系合聘教授、基隆長庚醫院
　　　　眼科副研究員教授

張齡尹　國立臺灣大學健康行為與社區科學研究所副教授

莊媟智　臺北醫學大學公共衛生學系教授

連盈如　國立臺灣師範大學健康促進與衛生教育學系特聘教授

郭鐘隆　國立臺灣師範大學健康促進與衛生教育學系特聘教授

陳怡樺　臺北醫學大學公共衛生學系教授 / 公共衛生學院院長

陳富莉　天主教輔仁大學公共衛生學系學術特聘教授

陳端容　國立臺灣大學健康行為與社區科學研究所教授

陸玓玲　中山醫學大學公共衛生學系副教授

喬　芷　國立陽明交通大學衛生福利研究所教授

黃暖晴　國立成功大學健康城市研究中心博士後研究員

廖容瑜　國立臺灣師範大學健康促進與衛生教育學系助理教授

聶西平　國立臺灣師範大學幼兒與家庭科學學系助理教授

魏米秀　慈濟大學傳播學系教授

審查人簡介 <small>（2人，依筆畫排序）</small>

郭鐘隆

現職：國立臺灣師範大學健康促進與衛生教育學系特聘教授

審查：第1章、第3章、第4章、第5章、第8章、第9章、第10章、第12章、第15章、第16章、第22章

陳富莉

現職：天主教輔仁大學公共衛生學系學術特聘教授

審查：第2章、第6章、第7章、第11章、第13章、第14章、第17章、第18章、第19章、第20章、第21章

「當代公共衛生學叢書」總序言

總編輯　陳為堅、李玉春、陳保中

　　這一套「當代公共衛生學叢書」的誕生，是過去 20 年來臺灣公共衛生學界推動公共衛生師法的一個產物。

　　由陳拱北預防醫學基金會總策劃並出版的《公共衛生學》，一向是國內公共衛生教學上最常使用的教科書。從 1988 年 10 月的初版，到 2015 年 6 月的修訂五版，已經從單冊成長到 3 大冊，成為國內各種公職考試中有關公共衛生相關學科的出題參考資料，並於 2018 年榮獲臺灣大學選入「創校 90 週年選輯」紀念專書（獲選的 10 輯中，8 輯為單冊，經濟學為兩冊，而公共衛生學為三冊，是最龐大的一輯）。2018 年時，基金會原指派陳為堅董事規劃《公共衛生學》的改版。但是這個改版計畫到了 2020 年初，由於「公共衛生師法」（簡稱公衛師）的通過，而有了不一樣的思考。

　　當年適逢新冠肺炎全球大流行（COVID-19 Pandemic）的爆發，由於整個公共衛生體系及公共衛生專業人員的全力投入，協助政府控制好疫情，因而讓全國民眾更加肯定公共衛生專業人員的重要。於是原本在行政院待審的《公共衛生師法》，在臺灣公共衛生學會（簡稱公衛學會）陳保中理事長的帶領下，積極地與各方溝通，促成行政院院會的通過，並隨即獲得立法院跨黨派立法委員的支持，於 2020 年 5 月 15 日經立法院三讀通過，6 月 3 日由總統公布。

　　由於公共衛生師法第 4 條明定公衛師應考資格，除了公共衛生系、所畢業生，「醫事或與公共衛生相關學系、所、組、學位學程畢業，領有畢業證書，並曾修習公共衛生十八學分以上，有證明文件」者，也能應考。上述修習公共衛生十八學分係指曾修習六大領域，包括生物統計學、流行病學、衛生政策與管理學、環境與職業衛生學、社會行為科學及公共衛生綜論六大領域，每領域至少一學科，合計至少十八學分以上，有修畢證明文件者。衛生福利部隨即委託公衛學會協助規劃公衛師

的相關應考資格。學會於是動員全國公共衛生學界師長，組成「公共衛生師應考資格審查專業小組」，由李玉春教授擔任總召集人，陳保中教授擔任共同總召集人，進行研議；並依上述六大領域分成六個小組：各小組由相關專家任小組召集人、共同召集人、以及專家，經密集會議以及對外與各學協會等之溝通，終於完成公共衛生師應考資格之相關規劃，由醫事司公告。

其後考試院亦委託公衛學會進行六大考科命題大綱之規劃。考選部為避免公共衛生綜論與其他科目重疊，故改考衛生法規與倫理，另亦參考衛生行政高考科目，將衛生政策與管理改為衛生行政與管理。上述公衛師應考資格小組重整後，很快組成六大科（衛生法規及倫理、生物統計學、流行病學、衛生行政與管理、環境與職業衛生；與健康社會行為學）命題大綱小組，在公衛學會之前為推動公衛師之立法，從 2009 年起至 2020 年，連續舉辦 12 年的「公共衛生核心課程基本能力測驗」的基礎下，也快速完成各科命題大綱之規劃，並由考試院於 2021 年 4 月 16 日公告，使首屆公共衛生師國家考試得以在 2021 年 11 月順利舉辦。

有了第一屆公共衛生師專技考試的完整經驗，董事會因此調整了新版教科書的改版方向，改用「當代公共衛生學叢書」的方式，以涵蓋專技考試六個科目之命題範圍的教科書為初期出版目標。之後，可再針對特定主題出版進階專書。於是董事會重新聘了三位總主編，分別是陳為堅、李玉春、與陳保中。針對每一科，則由命題大綱小組召集人與共同召集人擔任各書的編輯，會同各科專家學者，再去邀請撰稿者。

在 2021 年 10 月 26 日的第一次編輯會議，我們確立幾項編輯策略。第一，採取每科一本的方式，而各科的章節要涵蓋公共衛生師考試命題大綱內容。第二，每章使用相同的格式：（1）條列式學習目標；（2）本文：開頭前言，引起學習動機；主文則利用大標題、小標題，區分小節、段落；文末則有該章總結、關鍵名詞、與複習題目。第三，為提高閱讀效率，採用套色印刷。第四，各章得聘請學者初審，再由各書編輯審查，最後由總編輯複審，才送排版。各書進度略有不同，從 2022 年 8 月第一本書排版，到 2023 年 4 月第六本書排版。預計不久會陸續印行出版。

本書能順利付梓，要感謝陳拱北預防醫學基金會提供充裕的經費，贊助本書的撰稿、審稿與聘請編輯助理，才能完成這一項歷史性的任務。希望這套書的出版，可以讓公共衛生的教育，進入一個教、考、用更加緊密結合的新階段，期有助於強化臺灣公共衛生體系，提升民眾健康。

序　言

郭鐘隆、陳富莉

自公共衛生師法通過之後，公共衛生師已成為促進群眾健康的重要專業人員，而健康社會行為學是公共衛生師養成歷程中重要且必要的專業學科之一。健康行為是影響民眾健康的重要因素，而從健康社會行為學層面去思考影響健康的決定因子，則是提供了一個全方位的視角來檢視如何促進健康與健康行為，進而提供衛生教育與健康促進策略的指引。本書旨在介紹健康社會行為學之基本概念和理論，探討影響健康行為的個人與社會多層次決定因子、同時應用於健康促進與衛生教育實務的實踐策略。

本書邀請來自各大學公衛相關系所有關健康社會行為學領域的學者們負責重要章節的撰寫，章節內容主要介紹健康行為科學和健康社會學研究中常用的理論與方法，深入剖析健康行為在不同社會環境和結構中的變化；並應用這些理論和方法來形塑健康行為。本書共包含四大篇、二十二章。其中，第一篇是健康的個人決定因子，共六章；第二篇是健康的社會決定因子，共六章；第三篇為健康促進與衛生教育的概念、原理與研究，共五章；第四篇則為健康促進與衛生教育介入方案之規劃、策略與評價內容，共五章。各章內容精闢翔實。

本書旨在提供讀者瞭解健康社會行為學的基本概念、理論與方法，希望藉此書籍能培養準公衛師們擁有深度理解健康行為的宏觀視野。無論背景是公共衛生、醫學、護理、公共衛生或醫學院等相關學科的專業人士、或是對健康社會行為學感興趣的大學生、研究生，本書都可提供有價值的資訊和啟示。

最後，感謝所有為本書作出貢獻的作者和編輯。我們希望這本書能夠為大家提供有用的應考資訊和厚植在健康社會行為科學方面的素養，以利未來公共衛生職涯的研究和應用。

主編：郭鐘隆、陳富莉謹誌

目　錄

第一篇　健康的個人決定因子

第二篇　健康的社會決定因子

第三篇　健康促進與衛生教育：概念、原理與研究

第四篇　健康促進與衛生教育：介入方案之規劃、策略與評價

第一篇

健康的個人
決定因子

第 1 章
健康與健康行為的
心理基礎

張書森、喬芷　撰

學習目標

一、解釋影響健康的心理行為因素

二、從多層次觀點來理解與健康及行為有關的主要心理因素與概念

三、說明如何應用心理因素與理論來瞭解及改變健康行為

引　言

　　小張在很年輕時就開始吸菸，一開始是國中學長請客，之後就自己買菸。巷裡的店家對未成年人買菸也沒什麼管制，學校的同學們有些也開始吸菸，平時在校園後面那塊空地就是大家吸菸聊天的地方。小張和同學朋友互相敬菸，順便聊上兩句，感覺很自在輕鬆。每當想到家中父母為錢爭吵的事，吸根菸也感覺好像會好一些。學校畢業後他到工地上班，看到同事都邊吸菸邊工作，就會有吸上一根的衝動。尤其遇到同事送上一根菸時，他很難拒絕，覺得拒絕會失禮於人。再加上有工作收入可以買菸了，小張開始持續吸菸，每天一到兩包。小張的收入不穩定，會因為家中日常開銷和小孩補習費擔心；在吸上一口菸後，不到十秒鐘這些煩躁感就消除不少，讓他覺得很難不吸菸。小張偶然看到國民健康署的廣告，說是吸菸會引發癌症，而且二手菸、三手菸會影響家裡小朋友的健康。同時政府開始管制可以吸菸的地點：室內都不能吸菸了，公園也不能吸菸了。最近菸價又調漲，小張開始有戒菸的念頭。同時，他長年吸菸的哥哥，突然在健康檢查時發現有肺癌，他很擔心同樣的事情也會發生在自己身上，於是決定戒菸。剛戒的前幾天，每天都有煩躁感，覺得渾身不舒服，吃了戒菸藥和使用尼古丁貼片後有比較舒服。總算維持幾天不吸菸之後，他對戒菸也越來越有信心，覺得自己這次應該可以戒菸成功吧。

　　吸菸不但是臺灣，也是全球造成疾病與死亡的最主要因素之一。上面這則故事顯示吸菸行為受到多重因素的影響，包括生理因素、心理因素、成長歷程、人際互動、社會壓力、經濟因素、環境因素，乃至政府限菸政策與菸價等。您有觀察到了哪些呢？本章將說明影響健康的心理行為因素，引導讀者從多層次的觀點，看待個人健康行為如吸菸是如何受到不同層次因素的影響與交互作用。最後，公共衛生專業人員可以應用這樣的理解與洞察，援引心理行為的概念、理論與模型，在個人、社會與環境不同層次設計引導行為改變的介入，使得群體轉向健康的生活型態。例如，減少吸菸的人或增加戒菸的人，而達到有效促進健康（例如年輕人因此從不吸菸）、預防疾病的發生（例如不吸菸或戒菸後預防了心血管疾病），甚至改善疾病的預後（例如有心臟病的吸菸者在戒菸後減少了心臟病復發的機會）。

第一節　影響健康的心理行為因素

本節解釋影響健康的心理行為因素，先從健康的定義出發瞭解心理因素對健康的影響。其次，說明為何心理行為因素是導致疾病的重要原因。最後，介紹健康的多層次決定因素，以及在這個層次架構中，心理行為因素的定位，與其和不同層次之決定因素的關聯性。

一、心理因素對健康的影響：從健康的定義出發

世界衛生組織在 1946 年將「健康」定義為「健康不僅為疾病或羸弱之消除，而是身體、精神／心理與社會之完全健康狀態」（Health is a state of complete physical, mental and social well-being and not merely the absence of disease or infirmity）[1]。根據這項定義，健康不只是生理現象而已，它必然包含精神／心理與社會層面的健康，也就是說健康的定義中已包含精神／心理與社會的面向。

近年來，精神或心理健康（mental health）逐漸受到重視，世界衛生組織曾呼籲：「沒有精神／心理健康，就沒有健康可言」（no health without mental health）[2]。換句話說，精神／心理健康被視為整體健康不可或缺的一部分。在〈正向思考、情緒與健康〉（第 5 章）一章將介紹世界衛生組織對心理健康的定義，也將介紹「幸福感」（well-being）這個相關概念。

精神或心理健康的相關概念，經常被提到還包括生活品質（quality of life）。提升與保障生活品質是健康照護的重要目標，世界衛生組織曾將生活品質定義為「一個人對其生命定位的感受，是基於其生活之文化與價值系統的脈絡，並且與其目標、期望、標準，與關懷的事物有關。它是一個包含廣泛的概念，受到個人身體健康、心理狀態、生活獨立程度，與社會關係的複雜影響，並與身處環境中的特定特徵有關」[3]。由此定義可見，心理狀況也是生活品質的主要成分，同時，心理因素會對生活品質造成影響。〈健康生活型態與生活品質〉（第 15 章）一章將進一步介紹生活品質的概念、測量與重要性。

另一個與心理健康高度相關的概念是需求的滿足（need satisfaction）。心理學家馬斯洛（A. Maslow）曾提出著名的需求層次理論（hierarchy of needs）[4]，提出人的內在動機最終是要達到「自我實現」。然而在滿足這個最高層次的需求之前，必須先滿足較低層次的需求，包括最底層的生理需求（如空氣、食物、水、性需求

等），再往上則是安全的需求（身體、工作、經濟等）、愛與歸屬感（家庭、友誼、親密感等），與尊嚴（自尊、自信、成就感、被尊重、名望等）。在滿足這些較低層次的需求之後，才能達到最高層次的自我實現（實現自我潛能、達成目標、發揮才能等）。

馬斯洛的需求層次理論有廣大的影響，它預設人類的需求層次有普同性：只有低層次的需求被滿足了，才能追求更高層次的需求滿足；而最高層次的自我實現，可視爲是最佳的健康與心理健康狀態。然而其他學者也指出，人的需求滿足不一定要按照這個次序。例如，某些從事極限運動的人，可能不在乎身處某種危險，而把自尊與自我實現放在安全滿足之前 [5]。再者，馬斯洛的需求層次理論可能較適用於強調個人主義的社會，將自我實現視爲提升自我的最終目標；然而在強調集體或社會連帶的社會，對被社群所接納的需求，可能高於對個人自由的需求 [6]。

二、健康的行為決定因素：疾病負擔的證據

前面段落介紹健康定義當中的重要心理面向，本段進一步說明心理因素亦是決定身體健康的重要因素，尤其是透過行爲來影響健康。從「疾病負擔」（disease burden）的研究，可以發現行爲因素是影響人群健康最重要的因素之一。如果要大幅改善健康與預防疾病和死亡，改變個人的健康行爲是不可或缺的介入方法。

「疾病負擔」是從流行病學角度，系統性地測量疾病所造成的生命損失和障礙。它使用「失能調整人年」（disability-adjusted life year, DALY）來量度疾病所造成的健康損失，包含兩部分：一是疾病造成生命早逝的損失（years of life lost, YLL），即是疾病導致過早死亡；一是疾病所造成的障礙而導致的健康損失，即失能損失年（years lived with disability, YLD）。透過一致性、系統性的資料蒐集與分析，失能調整人年可以用來量度不同疾病個別與總體所造成的健康損失，或稱爲疾病負擔，同時還可以估計個別疾病危險因子所貢獻的負擔。

位於美國華盛頓大學的健康數據評估中心（Institute Health Metric and Evaluation, IHME）所進行的「全球疾病負擔」（Global Burden of Diseases）研究計畫，定期整合全球健康數據並發表全球疾病負擔估計，公告在其網站上（https://vizhub.healthdata.org/gbd-compare/），是近年最常被引用的全球疾病負擔數據庫之一。根據該計畫對 2019 年全球數據的分析，全球排名前五位的主要疾病負擔危險因子依序是「高血壓、吸菸、高血糖、低出生體重，以及高身體質量指數（過重或

肥胖）」[7]。其中吸菸是明確的行為因素，造成全球高達 7.9% 的疾病負擔。而高血壓、高血糖與體重過高等代謝因素也明顯受到行為因素（如飲食與身體活動不足）的影響。同時，若將所有疾病危險因子分成行為因素、代謝因素，與環境因素三大群，那麼包括吸菸、不健康飲食（如高鈉飲食）、飲酒、不安全性行為、藥物濫用，與身體活動不足等等不健康行為，總共造成高達 33% 的全球疾病負擔。數據庫中的臺灣資料，則顯示五大危險因子依序是「高血糖、吸菸、高血壓、高身體質量指數，以及飲酒」，同樣顯示行為因素對臺灣民眾健康的重大影響。

　　人類近期經歷「流行病學轉型」（epidemiologic transition），也就是死亡率與出生率下降，同時人口死亡的主要原因從傳染性疾病轉為慢性疾病，也就是非傳染性疾病（non-communicable diseases, NCDs）[8]。全球疾病負擔研究也顯示，隨著社會經濟狀態的提升，疾病負擔的主要成分也從生命早逝（YLL）轉向失能損失（YLD）[9]。非傳染性疾病成為主要死因，同時失能損失成為疾病負擔的主要成分。因此，著重生活型態／健康行為的改變成為公共衛生的主要目標，因為不健康的生活型態與行為是造成非傳染性疾病或失能損失的主要原因。學者曾經倡議，預防非傳染性疾病最划算的策略，包括改善菸草控制與消除菸草使用、減少鹽份的攝取、推廣低脂低糖的飲食、減少飲酒、增加身體活動量，以及針對非傳染性疾病的高風險群，在基層醫療給予學名藥物治療等等 [10]。這些意圖改善人口健康的公共衛生策略，顯然必須包括改變大眾的健康行為（吸菸、飲食、飲酒、與運動等等）。

　　雖然個人健康行為是重要的健康決定因素，然而，在推動健康行為時，要小心避免落入「責怪受害者」（victim blaming）[11]。如果有人因為不良健康行為（例如吸菸、飲酒、未吃健康的飲食、未有足夠運動，或未參與篩檢等等）而生病，表面上似乎可歸因於個人、認為生病是個人的責任。同時，也有些健康促進的方法是督促人們為自己的健康負起責任，預設健康行為是自由意志的結果。然而，我們必須考量人類行為是受到眾多因素的影響的結果，包括社會環境、經濟狀態、人際網絡，和大眾媒體等等的影響。社經條件造成不同的壓力情境和物質條件，而人們採取健康行為之難易程度也因此不同。例如，在高壓力低技術的勞動情境下，周遭同事多使用菸酒檳榔，加上業者強力促銷、物質（菸、酒、檳榔）容易取得的情況下，造成人們的「選擇」受限。因此，使用這些物質的行為並非全然都是自由意志的結果。若只歸罪於個人，而不針對相關或「上游」因素進行介入，僅使用教育宣傳來督促個人負起行為責任，對於行為改變恐怕助益有限。下一節我們將進一步瞭解健康的多層次決定因素，以及心理行為因素的定位。

第二節　多層次觀點下的心理行為因素

從多層次的觀點來瞭解健康的決定因素具有悠久的傳統，包括使用生態觀點（ecological perspectives）來研究健康，也就是從借用自然生態體系的概念，來瞭解人體系統與周遭環境的複雜關係 [12]：在考察健康的決定因素時，除了個人的體質、生理與行為，也要考慮環境的物理特性、社會脈絡、文化因素，以及歷史變遷（例如都市化、全球化）等，以及人與環境之間的互動。從這個觀點來瞭解人類的行為，包括健康行為，就不會將行為視為全然是個人決定的結果，而是多層次的因素與情境，與個人生理、心理因素交互作用的展現。下面介紹幾個常用於公共衛生的模型與架構，有助於從多層次的觀點來瞭解健康，以及心理與行為因素在這些多層次模型中的定位。

一、生理心理社會模型（biopsychosocial model）

美國醫師喬治恩格爾（G. Engel）在 1977 年的文章中提出生理心理社會模型（biopsychosocial model）[13]，他認為傳統的生物醫學模型（biomedical model）有明顯缺失，因為它僅考量個人生物因素對疾病的影響，不但限制了對疾病原因與預後的瞭解，也影響病人的預後與照顧品質 [14]。恩格爾參考系統理論（general systems theory），認為健康、疾病與預後，不僅受到個人內部因素的影響，也受到層層外部因素的影響 [13]。個人內部的因素從上而下、從大到小，包括了身體系統、器官、組織、細胞與分子等階層。就個人外部因素而言，可以從個人向外拓展到人際（如醫病關係）、家庭、社區、文化、社會國家、乃至整個生物圈（biosphere）等層次，每一層都會影響到個人的健康與疾病狀態 [14]。

生物醫學模型僅考慮到個人內部與生物因素的影響，而生理心理社會模型則更宏觀、完整地考慮了不同層次的心理、社會與環境因素的影響，也就是以「全人」的觀點來看待健康與疾病。以冠狀動脈心臟病為例，冠狀動脈狹窄造成了心肌壞死與梗塞，固然是從分子到器官系統等層次一連串生理、病理變化的結果。但是病人對心肌梗塞症狀的理解、反應到求助行為，以及醫病互動、家人支持、醫療與社區組織的動員、社會中對心臟疾病與患者的態度，和國家社會對心臟疾病危險因子的預防與照護政策等等，更會對疾病進程、治療情形，與康復程度造成重大的影響 [14]。在這個例子當中，心理行為因素的影響發生在好幾個層次，包括：個人健康

信念與行為（例如對疾病的風險覺察程度不足，以及有吸菸、身體活動不足等風險行為）、人際互動（例如與醫療人員的溝通），與心理社會環境（例如是否長期處於高壓力的生活與工作環境，導致生理上處於對心血管不利的狀態，以及用健康風險行為如吸菸來因應壓力）等層次，運用生理心理社會模型可以補足生物醫學模型的不足，完整考量心理社會因素對健康與疾病的影響。

二、社會生態模式（social ecological model）

〈健康行為改變的理論與模式〉（第 16 章）一章中會詳細介紹社會生態模式。在健康促進的策略上，相對於強調個人層次的行為改變（behavioral change）與環境層次的環境提升（environmental enhancement），「社會生態模式」（social ecological model）是著重於個人的生理、心理與社會文化需求，是否與周遭環境資源有良好的適配，以促進個人與群體健康 [15]。個人層次的行為改變，在傳統上強調改變個人對健康的態度、信念與行為，使個人能積極主動採取健康的作法；環境提升則是強調改善環境衛生、安全，或社會支持，在不需個人主動配合的情況下，也能改善健康。相較下，社會生態模式則是把上述兩者的行為與環境改變策略整合在一起，跨越不同個人、組織與社區等層次，找出「個人－環境與群體－環境」之間適配的關鍵，讓個人可以持續地採取對健康有利的行動（例如個人在餐廳點餐時，能夠選取對心血管健康有利的食物），也讓群體與組織持續性地提供對個人健康有利的資源（例如餐廳菜單只提供對心血管健康有利的餐點），會造成更有效與持久的健康提升 [15]。與生理心理社會模型一樣，社會生態模式也借用了系統理論，強調人與環境之間的互動與多層次的影響，將個人行為改變視為健康促進的重要一環，而非唯一因素，同時強調個人行為與環境因素之間的互動與適配程度。

近來一個使用社會生態模式來促進健康的例子，是美國疾病控制與預防中心所採用的預防暴力策略 [16]。在這個社會生態模式中，包含個人、人際關係、社區，與社會四個層次，認為暴力的發生是不同層次的因素複雜交互作用的結果，預防策略必須從多層次同時著手，以達最大效果。

1. 在個人層次的目標，包括改變個人對暴力行為的態度、信念與行為，採取的策略包括提供衝突解決與生活技能的訓練等。

2. 在人際層次的策略，包括親職與家庭教育，以提升親子溝通、問題解決、以及促進健康的親子關係。

3. 在社區層次，包括學校、職場，與鄰里環境，包括讓這些環境更安全，以及改變讓暴力滋生的不良因素，包括貧窮、酒精容易取得、不穩定的社區等等。

4. 在社會層次，包括改變社會與文化常模，消除將暴力視爲解決衝突的合理手段，以及著眼於暴力的更上游因素，包括以健康、經濟、教育與社會政策來促進社會經濟地位更爲平等，或提升家庭財務安全，以及提供教育與就業機會。

從此例子可見，如果要採用公共衛生策略來改變特定行爲，不能只著重於個人層次的行爲因素、行爲改變，教育與訓練，更必須考量到個人層次的風險因素是鑲嵌於多層次的社會與環境結構裡，不同層次的因素還可能會交互作用。再以暴力行爲當例子，個人層次的危險因素，例如對暴力的容忍態度，有部分是源自原生家庭中親子互動的暴力模式，同時又與生活情境中的不利因素有關，例如社會經濟環境導致壓力、心理困擾，與人際衝突，再向上溯源，還可以關聯到經濟、教育與社會政策不利於階級流動與平等。因此，有效的暴力預防策略必須包括上層環境的改善，同時在個人層次提升行爲改變所需的知識、能力與動機，而這些都會促進人際互動如家庭與親子關係的改善，形成一個正向、持續的循環，達到預防暴力的目標 [16]。

三、健康的社會決定因子（social determinants of health）

健康的社會決定因子，是指人們出生、成長、工作、生活，與年老的環境，以及形塑這些環境背後的許多力量與系統因素，包括：經濟政策與體系、國家發展目標、社會常模（多數人所接受的行爲標準）、社會政策，以及政治體系等等 [17]。健康的社會決定因子是決定健康與疾病的「上游因素」，它包括社會結構層次的經濟、社會、公共政策與社會文化等，以及個人層次的教育、所得與職業等。這些非醫療的因素對健康的影響甚至超過醫療的影響，同時，它們也是造成「健康不平等」的主因，也就是不同族群之間有可避免、不公平的健康差異。不同社會階級的健康狀況呈現一個「梯度」（gradient），社會階級越低的族群，健康狀態越差，即使是中產階級，也比最上層階級的健康狀態差，也就是說，社會中每一個階級都受到社會決定因子的影響。減少或消除健康不平等，是公共衛生所致力的目標。在〈社會階層與健康不平等〉（第 11 章）一章中會進一步討論健康不平等的議題。

上游的「社會決定因子」是如何影響健康？擔任中介角色的因素，包括了（參考圖 11-3，頁 289）：

1. 物質環境（如住房與社區品質、能否購買健康食物，和工作環境等）；
2. 心理社會因素（如心理社會壓力、生活事件、社會支持，與因應壓力的能力
   等）；
3. 行為因素（如吸菸、飲酒、身體活動不足、飲食不良等）；
4. 生物因素（例如體質與基因等）。[17]

　　由此可見，從上游的社會決定因子到健康不平等的發生，中間會經過這四類因素，最終造成生理變化與疾病發生。這四類因素於是被稱為中介決定因素（intermediary determinants），包括本節所強調的社會心理與行為因素。因此，健康的社會決定因子提供了一個宏觀的總體架構，著重於造成健康不平等的上游因素與中介機轉。而社會心理與行為因素，就是在這個中介機轉發揮重要角色。同時，除了從上游因素著手來減少健康不平等，從中介因素來造成改變，也是減少健康不平等的可用策略。例如在心理社會方面，可以改善生活與工作環境來避免過度壓力、增加支持，與提升因應能力等；在行為方面，可以透過健康促進與行為改變方案來協助民眾（尤其是弱勢族群）減少不健康行為（如吸菸、不適量飲酒、身體活動不足、飲食不健康等）。

第三節　應用心理因素與理論來改變行為與改善健康

　　瞭解健康的心理與行為因素，目的在發展介入以促成行為改變，達到促進健康、預防疾病，以及提升醫療照護品質的目標。本節首先簡介與健康及健康行為有關之主要心理因素與概念。〈健康行為改變的理論與模式〉（第 16 章）一章將會詳細介紹經常運用於公共衛生領域、用來研究健康行為與設計行為改變介入的特定理論，本節則簡介一個整合性的行為改變架構，即「能力－動機－機會行為模型」與「行為改變輪」。最後討論「健康心理學」，這個學門的宗旨即是達到上述行為改變的目標。

一、與健康及健康行為有關之主要心理因素與概念

　　影響健康及健康行為的因素甚多，個人的心理特徵（psychological characteristics）是其中之一，其常透過生理機制，直接或間接和健康行為或健康相關。人格特質

（personality trait）則是重要心理特徵之一，其在個人健康行為上的差異，常源自於心理學的理論 [18-20]。其中常被討論的決控模式（locus of control）[21]，強調個人人格特質差異，衍生在情境中發展不同的行為期待（expectation）以及行為歸因（attributes）的不盡相同。決控型為「內控」（internal locus of control）者，常視行為結果是自己可以控制；相對地，「外控」（external locus of control）者則視行為結果是外在因素所造成，自己無法控制，衍生兩極化的決控 [22]。研究進一步指出 [23,24]，含括有力人士（powerful others），如：家人、醫療人員，多向度的健康決控（multidimensional health locus of control, MHLC），較適用於健康行為。

　　健康行為研究的心理因素上，自尊（self-esteem）或稱為「自我肯定」（self-regard），是另一個重要的心理特徵。Rosenberg [25] 提出自尊的概念，並認為自尊是個人的人格特質。自尊是個人從小到大在自我概念的發展性過程中，對自我的評估（a person's evaluation of his or her self-concept）[26]。在此自我評估過程中，包括自我價值的內化以及發展上的社會互動（表 1-1：自尊量表）。

表 1-1：Rosenberg 自尊量表 [25]

	很同意	同意	不同意	很不同意
（1）整體來，我滿意自己。	0	1	2	3
（2）有時我會覺得自己一點好處都沒有。	0	1	2	3
（3）我覺得自既有不少優點。	0	1	2	3
（4）我能夠做到與大部分人的表現一樣好。	0	1	2	3
（5）我認為自己沒有什麼可以值得自豪。	0	1	2	3
（6）有時我十分覺得自己無用處。	0	1	2	3
（7）我覺得自己是個有價值的人，最低限度我與其他人有一樣的價值。	0	1	2	3
（8）我希望我能夠多一些尊重自己。	0	1	2	3
（9）從各方面看來，我是較傾向覺得自己是一個失敗者。	0	1	2	3
（10）我用正面的態度看自己。	0	1	2	3

　　著名的美國心理學家 Bandura [27] 則就個人、環境以及行為的彼此交互作用，提出社會認知理論（Social Cognitive Theory, SCT）。自我效能（self-efficacy）是其中一個最關鍵性會影響人類行為的心理因素，也是個人的人格特質。根據 Bandura [28] 對「自覺自我效能」（perceived self-efficacy）定義：

　　「個人對自己能否運用自身的能力，完成某事的信念。自我效能與個人擁有的

自我判斷能力的程度有關。自我效能是一種對自己執行能力的信念（belief），個人相信透過自我執行達到行為改變，這個信念的過程，含括認知、動機、情緒以及選擇。」（People's beliefs about their capabilities to produce designated levels of performance that exercise influence over events that affect their lives. Self-efficacy beliefs determine how people feel, think, motivate themselves and behave. Such beliefs produce these diverse effects through four major processes. They include cognitive, motivational, affective and selection processes.）

　　自我效能的概念亦廣泛應用於人類行為的模式，包括：保護動機理論（Protection Motivation Theory, PMT）[21]、健康信念模式（Health Belief Model, HBM）[29]、計畫行為理論（The Theory of Planned Behavior, TPB）[30]。（表 1-2：自我效能量表）。

表 1-2：自我效能量表（10-item version of the Generalized Self-Efficacy Scale, GSE）[27,28]

	完全不正確	尚算正確	多數正確	完全正確
您認為以下敘述是否正確？				
（1）如果我盡力去做的話，我總是能夠解決難題的。	0	1	2	3
（2）即使別人反對我，我仍有辦法取得我所要的。	0	1	2	3
（3）對我來說，堅持理想和達成目標是輕而易舉的。	0	1	2	3
（4）我自信能有效地應付任何突如其來的事情。	0	1	2	3
（5）以我的才智，我定能應付意料之外的情況。	0	1	2	3
（6）如果我付出必要的努力，我一定能解決大多數的難題。	0	1	2	3
（7）我能冷靜地面對困難，因為我可信賴自己處理問題的能力。	0	1	2	3
（8）面對一個難題時，我通常能找到幾個解決方法。	0	1	2	3
（9）有麻煩的時候，我通常能想到一些應付的方法。	0	1	2	3
（10）無論什麼事在我身上發生，我都能夠應付自如。	0	1	2	3

在個人心理因素方面，除了前述人格特質外，亦強調認知的自我控制（self-control）。西方社會曾將疾病、道德與自我控制連接[31]。然而，對個人在健康行為上的控制，過度淪為個人責任歸因，「自我照顧」恐淪於責備受害者，對於健康促進幫助有限。Bandura [32] 亦鑒於人類行為的情境，多為集體性行為，因此衍生出集體效能的概念（collective efficacy）。集體效能是團體所共享的信念，組成團體的成員認為團體有能力組織與執行以達成特定的團體目標，進而影響個人行為。

二、能力－動機－機會行為模型（COM-B model）與行為改變輪（behavior change wheel）

研究者發展出許多行為理論，試圖瞭解健康行為的決定因素，以發展改變行為的介入措施。本書〈健康行為改變的理論與模式〉（第 16 章）一章，將進一步介紹常用的健康行為理論以及應用。本段則介紹一個整合性的行為改變理論架構，以及它對發展與評估行為改變策略、和運用公共政策來造成行為改變的啟發。

過往行為改變的理論，例如計畫行為理論或健康信念模型，通常著重於執行某種健康行為（例如戒菸或運動）的個人內在意圖或動機。認為提升了意圖或動機，行為就會發生，較未考慮到提升或減少行為的環境，例如前面所討論的健康與健康行為的多層次因素。前面提到的社會認知理論有進一步考慮到人際間的學習與社會互動，但也未具體包含環境因素。同時，這些理論著重於個人可以覺察的理性思考，較未包含影響行為的其他面向，例如衝動、抑制、驅力，以及情感過程等。

英國倫敦大學的健康心理學教授 Susan Michie 與其同仁因此發展了一個整合性的行為模型：「能力－動機－機會行為模型」（COM-B model of behavior）[33]（圖 1-1）。如圖所示，這個模型具有「能力 capability」、「動機 motivation」與「機會 opportunity」三個要素，認為只有在當事人有「能力」與「機會」施行某種行為，同時有「動機」去實踐這個行為（例如運動），而非其他對立行為（例如看電視或其他不運動的行為）時，這種行為才得以發生。「能力」要素包含身體能力（physical capability）與心理能力（psychological capability）。身體能力包括個人的體格、肌肉骨骼功能等（例如平衡感與靈敏度），而心理能力包括心智功能（例如理解與記憶力）。「動機」要素包含反思性動機（reflective motivation）與自動性動機（automatic motivation）：反思性動機是可以自我覺察的思考歷程（例如計畫、評估等），而自動性動機則是和習慣、本能、生理驅力，與情緒有關，通常是個人

沒有自覺到的心理歷程（例如欲望與習慣）。「機會」要素包含物質機會（physical opportunity）與社會機會（social opportunity）：物質機會是指非生物性的環境與機遇（例如經濟與物質資源），而社會機會則與他人或組織有關（例如文化與社會常模）。

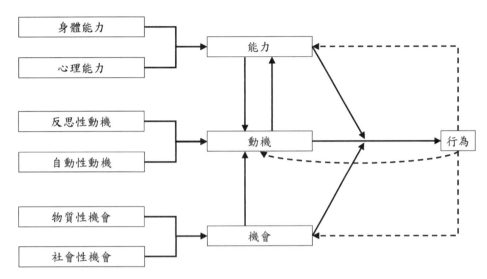

圖 1-1：行為的「能力－動機－機會行為模型」（COM-B model of behavior）

資料來源：West & Michie (2020) [33]。

從圖 1-1 可見，「能力」與「機會」並非直接影響行為，而是調節「動機」與「行爲」之間的關係。「動機」須在「能力與機會」的「通道」打開的情況下，才會產生行爲。同時，「能力與機會」也可能影響「動機」：在（自覺）能力越高或環境越有利的情況下，可能有更高的動機來產生行爲。行爲本身也可能回饋影響「能力、動機、機會」這三者（圖 1-1 中的虛線），例如，重覆的行爲會增強能力，進一步又增強行爲的動機 [33]。

立基於「能力－動機－機會行爲模型」，以及對各種行爲改變理論與架構的系統性回顧，Michie 教授與其同仁進一步發展出「行爲改變輪」（behavior change wheel）（圖 1-2），將行爲要素連結到行爲改變的介入與政策，以幫助行爲改變介入的設計者，可以完整性的思考與評估各種可能的策略，達到行爲改變的目的 [34]。如圖 1-2 所示，這個「行爲改變輪」的最內層是「能力－動機－機會行爲模型」的行爲要素；中層則是行爲改變的九種介入功能（intervention functions），分別可以影響一或多個行爲要素，例如「教育」（education）可以增加個人的心理能

力與反思性動機，而「限制」（restrictions）則影響個人的物質與社會機會，其他介入功能還包括說服（persuasion）、激勵（incentivisation）、強制（coercion）、訓練（training）、使能（enablement）、模仿（modeling），以及環境改造（environmental restructuring）等；最外層則是七種政策類別（policy categories），可以讓國家或組織採用一或多種的介入功能，達成大規模行為改變的效果，例如溝通與行銷（communication/marketing）可以透過教育、說服、激勵與強制等介入功能來達成行為改變，其他的政策類別還包括立法（legislation）、提供服務（service provision）、規範（regulation）、財政措施（fiscal measures）、指引（guidelines），與環境／社會計畫（environmental/social planning）等。

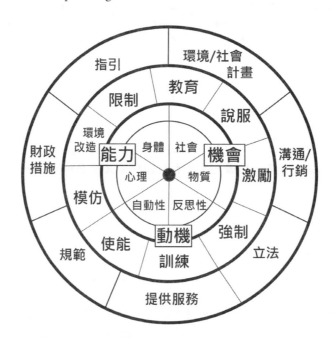

圖 1-2：行為改變輪（**behavior change wheel**）

資料來源：Michie et al. (2011) [34]。

「能力－動機－機會行為模型」與「行為改變輪」提供一個相對較完整並與介入策略和政策連結的有用框架，可用於解析健康行為與設計介入來促成行為改變。「能力－動機－機會行為模型」曾被用於發展提升助聽器使用的介入 [35]、瞭解病人使用抗生素的行為 [36]、以及瞭解腫瘤科醫師提供安寧照護的阻礙 [36]，近來也被提議可用來發展介入，以促進能有效防止新冠病毒傳播的防疫行為 [37]。

三、健康心理學（health psychology）

健康心理學是研究健康、疾病及健康照顧之心理與行為因素的一個學門 [38]，也是應用心理學知識和技術於促進健康、預防疾病及提升健康照護的跨領域學科 [5]。前面曾討論到，全球疾病負擔分析的結果發現，要減少全球疾病負擔，不健康的行為是重要的可修飾因子，這正強化了健康心理學的角色：「運用心理因素影響行為的知識來改變行為，進而促進健康、預防疾病與失能，以及提升照護品質」，這正是健康心理學的目標。

早在 20 世紀初期就有研究著重於心理因素對健康的影響，這些學門包括心身醫學（psychosomatic medicine）與行為醫學（behavioral medicine），然而它們都是醫學的分支，並非心理學門。1960 年代的一系列流行病學研究，例如美國的阿拉米達郡研究（Alameda County Study）[39] 等，發現規則飲食、健康體重、睡眠充足、不吸菸、少飲酒，同時規律運動者，健康較佳且活得較久，對這些行為的健康影響的瞭解逐漸增加。在同一時期，也有越來越多研究顯示心理歷程與生理變化有關，以及發現心理壓力對人體心血管和免疫系統的影響等等 [40]。美國心理學界為了增進心理學家幫助人們增加健康行為的能力、幫助病人採取對健康有益的行為來因應疾病，以及訓練醫療人員如何與病人有更好的互動，從 1970 年代開始在心理專業中成立健康心理學學門 [41]，美國心理學會在 1977 年正式成立健康心理學的分支，其後英國、歐洲也在 1980 年代採取類似的作法，其他國家也逐步跟進。

健康心理學對健康採取全人的觀點，重點在於運用心理技術來改善身體健康，然而也不忽略心理健康的重要性，雖然心理健康通常比較屬於臨床心理學所關心的範疇。這裡要強調的是，身體與心理經常是相互影響、緊密關聯的。例如，人在身體健康出問題、遭遇疾病威脅的狀況下，自然會擔心、緊張，甚至心情低落與憂鬱。如果這些心理困擾更惡化到「疾病」的程度，例如變成焦慮症或憂鬱症，那又會使身體健康更惡化，或是干擾身體疾病的治療。因此，健康心理學與臨床心理學兩者有緊密的連結。

健康心理學有兩項重要角色。首先，提供有效方案來促成行為的改變，尤其是與健康有關的行為。其次，健康心理學的知識與專業有助於促進全人關懷的醫療照護，照顧到病人的心理社會需求。健康心理學可以應用的場域，可以涵蓋促進健康、預防疾病、與提升醫療照護等從公共衛生到臨床醫學的範疇。例如，運用前面所討論的心理學概念與模型，可以促成行為改變，包括改善飲食與增加身體活動，

達到健康促進的目的。同時，這些行為可以避免過重與肥胖，進一步預防心血管與糖尿病等代謝性疾病的發生。最後，即使疾病已產生，在提供醫療照護的時候，心理學知識可以用於改善醫病溝通、提升醫病合作關係，同時增加病人滿意度並能依循醫護的建議來行動，例如按時服藥等，提升了照護的品質與效果。這些都是健康心理學可以發揮效用的場域。

總　結

本章介紹了影響健康的心理行為因素，以及應用這些因素來改變行為與改善個人與群體的健康。我們先從健康的定義，以及影響疾病負擔的主要因素出發，說明心理與行為因素是重要的健康決定因子。透過多層次的觀點與模式，我們進一步說明心理行為因素是重要的中介因素，從尺度最大的生物圈到最小的分子變化，個人層次的心理行為因素介於社會－社區－家庭與器官系統之間，是影響健康結果與疾病預後的重要可修飾因子，也是公共衛生介入的重要標的。最後我們說明，運用將心理行為因素與介入策略連結起來的模型如行為改變輪，以及跨領域學門如健康心理學的知識，公共衛生專業人員可以依此發展出有效的方案，透過改變人們的行為來促進健康、預防疾病，以及提升醫療照護的品質。

關鍵名詞

需求層次理論（hierarchy of needs）

非傳染性疾病（non-communicable diseases, NCDs）

責備受害者（victim blaming）

生理心理社會模型（biopsychosocial model）

社會生態模式（social ecological model）

健康的社會決定因子（social determinants of health）

多向度的健康決控（multidimensional health locus of control, MHLC）

自尊（self-esteem）

自我效能（self efficacy）

集體效能（collective efficacy）

行為改變（behavioral change）

能力－動機－機會行為模型（COM-B model）

行為改變輪（behavior change wheel）

健康心理學（health psychology）

複習問題

1.　某些健康促進計畫容易被批評為「責備受害者」（victim blaming），通常原因是
　　什麼？
　　(A) 將不健康的生活型態歸因為個人層面的問題
　　(B) 批判健康服務的不普及影響個人採用醫療資源的意願
　　(C) 過度強調社會結構對個人健康生活型態的影響
　　(D) 使用結合個人取向與環境取向的多重策略進行設計

2.　什麼是健康心理學，它對於公共衛生有什麼重要性？

引用文獻

1.　World Health Organization. Constitution of the World Health Organization. Available at: https://apps.who.int/gb/bd/PDF/bd47/EN/constitution-en.pdf?ua=1.

2.　World Health Organization. Mental health: strengthening our response. Available at: https://www.who.int/news-room/fact-sheets/detail/mental-health-strengthening-our-response.

3.　WHOQoL Group. The World Health Organization Quality of Life assessment (WHOQOL): position paper from the World Health Organization. Soc Sci Med 1995;**41**:1403-9. doi:10.1016/0277-9536(95)00112-k.

4.　Maslow AH. A theory of human motivation. Psychol Rev 1943;**50**:370-96. doi:DOI 10.1037/h0054346.

5.　Marks DF, Murray M, Estacio EV. Chapter 1: Health psychology: an introduction.

In: Marks DF, Murray M, Estacio EV, eds. Health psychology: theory, research and practice. 6th ed. Thousand Oaks: SAGE Publications, 2020.

6. Gambrel PA, Cianci R. Maslow's Hierarchy of Needs: Does It Apply in A Collectivist Culture. The Journal of Applied Management & Entrepreneurship 2003;8:143.

7. Murray CJL, Aravkin AY, Zheng P, et al. Global burden of 87 risk factors in 204 countries and territories, 1990-2019: a systematic analysis for the Global Burden of Disease Study 2019. Lancet 2020;396:1223-49. doi:10.1016/S0140-6736(20)30752-2.

8. Omran AR. The epidemiologic transition: a theory of the epidemiology of population change. 1971. Milbank Q 2005;83:731-57. doi:10.1111/j.1468-0009.2005.00398.x.

9. Murray CJ, Barber RM, Foreman KJ, et al. Global, regional, and national disability-adjusted life years (DALYs) for 306 diseases and injuries and healthy life expectancy (HALE) for 188 countries, 1990-2013: quantifying the epidemiological transition. Lancet 2015;386:2145-91. doi:10.1016/s0140-6736(15)61340-x.

10. Sacco RL, Smith SC, Holmes D, et al. Accelerating progress on non-communicable diseases. Lancet 2013;382:e4-5. doi:10.1016/S0140-6736(11)61477-3.

11. Crawford R. You are dangerous to your health: the ideology and politics of victim blaming. Int J Health Serv 1977;7:663-80. doi:10.2190/YU77-T7B1-EN9X-G0PN.

12. McLaren L, Hawe P. Ecological perspectives in health research. J Epidemiol Community Health 2005;59:6-14. doi:10.1136/jech.2003.018044.

13. Engel GL. The need for a new medical model: a challenge for biomedicine. Science 1977;196:129-36. doi:10.1126/science.847460.

14. Engel GL. The clinical application of the biopsychosocial model. J Med Philos 1981;6:101-23. doi:10.1093/jmp/6.2.101.

15. Stokols D. Translating social ecological theory into guidelines for community health promotion. Am J Health Promot 1996;10:282-98. doi:10.4278/0890-1171-10.4.282.

16. Centers for Disease Control and Prevention (CDC). The Social-Ecological Model: A Framework for Prevention. Available at: https://www.cdc.gov/violenceprevention/about/social-ecologicalmodel.html.

17. World Health Organization. A conceptual framework for action on the social determinants of health. Available at: https://apps.who.int/iris/handle/10665/44489.

18. Miller TQ, Smith TW, Turner CW, Guijarro ML, Hallet AJ. A meta-analytic review of research on hostility and physical health. Psychol Bull 1996;119:322-48. doi:10.1037/0033-2909.119.2.322.

19. Stone SV, McCrae RR. Personality and health. In: S. Ayers, A. Baum, C. McManus, et al., eds. Cambridge Handbook of Psychology, Health and Medicine. 2nd ed. Cambridge: Cambridge University Press, 2007;151-5.

20. Suls J, Rittenhouse JD. Models of linkages between personality and disease. In:

Friedman HS, ed. Personality & Disease. London: Wiley, 1990;38-64.

21. Rogers RW. A protection motivation theory of fear appeals and attitude change. The Journal of Psychology: Interdisciplinary and Applied 1975;**91**:93-114. doi:10.1080/002 23980.1975.9915803.

22. Wallston B, Wallston K, Kaplan G, Maides S. Development and Validation of the Health Locus of Control (HLC) Scale. Journal of consulting and clinical psychology 1976;**44**:580-5. doi:10.1037//0022-006X.44.4.580.

23. Levenson H. Multidimensional locus of control in psychiatric patients. Journal of Consulting and Clinical Psychology 1973;**41**:397-404. doi:10.1037/h0035357.

24. Wallston K, Wallston B, DeVellis R. Development of Multidimensional Health Locus of Control (MHLC) Scale. Health education monographs 1978;**6**:160-70. doi:10.1177/109019817800600107.

25. Rosenberg M. Society and the Adolescent Self-Image. Princeton, New Jersey: Princeton University Press, 1965.

26. Orth U, Robins RW. The development of self-esteem. Current Directions in Psychological Science 2014;**23**:381-7. doi:10.1177/0963721414547414.

27. Bandura A. Self-efficacy: Toward a unifying theory of behavioral change. Advances in Behaviour Research and Therapy 1978;**1**:139-61. doi:https://doi.org/10.1016/0146-6402(78)90002-4.

28. Bandura A. Self-efficacy. I: V. S. Ramachandran (red.), Encyclopedia of human behavior (vol. s.). New York: Academic Press, 1994.

29. Leventhal H, Zimmerman R, Gutmann M. Compliance: a self-regulation perspective. In: Gentry WD, ed. Handbook of Behavioral Medicine. New York: Guilford Press, 1984;369-436.

30. Ajzen I. The theory of planned behavior. Organizational Behavior and Human Decision Processes 1991;**50**:179-211. doi:https://doi.org/10.1016/0749-5978(91)90020-T.

31. Crawford R. Healthism and the medicalization of everyday life. Int J Health Serv 1980;**10**:365-88. doi:10.2190/3h2h-3xjn-3kay-g9ny.

32. Bandura A. Exercise of Human Agency Through Collective Efficacy. Current Directions in Psychological Science 2000;**9**:75-8. doi:10.1111/1467-8721.00064.

33. West R, Michie S. A brief introduction to the COM-B Model of behaviour and the PRIME Theory of motivation. Qeios 2020. doi:10.32388/ww04e6.2.

34. Michie S, van Stralen MM, West R. The behaviour change wheel: a new method for characterising and designing behaviour change interventions. Implementation science: IS 2011;**6**:42. doi:10.1186/1748-5908-6-42.

35. Barker F, Atkins L, de Lusignan S. Applying the COM-B behaviour model and behaviour change wheel to develop an intervention to improve hearing-aid use in adult

auditory rehabilitation. Int J Audiol 2016;**55(Supple 3)**:S90-8. doi:10.3109/14992027.2015.1120894.

36. Duan Z, Liu C, Han M, Wang D, Zhang X, Liu C. Understanding consumer behavior patterns in antibiotic usage for upper respiratory tract infections: A study protocol based on the COM-B framework. Res Social Adm Pharm 2021;**17**:978-85. doi:10.1016/j.sapharm.2020.07.033.

37. West R, Michie S, Rubin GJ, Amlot R. Applying principles of behaviour change to reduce SARS-CoV-2 transmission. Nat Hum Behav 2020;**4**:451-9. doi:10.1038/s41562-020-0887-9.

38. Johnston M. Current trends in health psychology. The Psychologist 1994;**7**:114-8.

39. Belloc NB, Breslow L. Relationship of physical health status and health practices. Prev Med 1972;**1**:409-21. doi:https://doi.org/10.1016/0091-7435(72)90014-X.

40. Sterling P, Eyer J. Biological basis of stress-related mortality. Social Science & Medicine Part E: Medical Psychology 1981;**15**:3-42. doi:https://doi.org/10.1016/0271-5384(81)90061-2.

41. Johnston M, Weinman J, Chater A. A healthy contribution. Psychologist 2011;**24**:890-2.

第 2 章
健康與疾病的生物心理基礎

張書森、張奕涵　撰

學習目標

一、解釋神經、內分泌與免疫系統之組成

二、說明神經、內分泌與免疫系統與生理心理反應、健康與疾病的
　　關聯

三、理解基因與遺傳對發展、健康與疾病的影響

引 言

小張一邊上班、一邊就讀碩士班的生活，邁入了第三年。也許是撰寫論文帶來的壓力，父母的持續爭吵也讓他心煩，加上最近心愛的寵物狗因病離世，在忙碌的工作排程下，小張覺得沒有喘息和放鬆的機會，開始經常感到非常沮喪和低落，並且影響了日常生活。他失去食慾、沒有活力，在夜晚時常失眠，上班與上課時的思考與專注力都明顯下降。他覺得自己表現不好但又無法控制，不知道自己的價值在哪裡，一個月內身形就明顯消瘦。主管消遣他是抗壓性太低、不知足，論文趕快寫完就沒事了；朋友說新聞報導多天日照短，導致大腦血清素不足容易憂鬱，多出門曬太陽就會改善。最後，在研究所老師的關心與鼓勵下，小張前往精神科門診。經由醫生診斷為憂鬱症後，接受藥物與心理治療，同時調整生活作息和暫時休學，並減少工作量與壓力。漸漸地，在主管、老師和家人朋友的支持下，小張開始感覺有明顯改善。

憂鬱症是最常見的心理健康問題之一。根據統計，全球成年人中約有 5% 的人口患有憂鬱症 [1]；而在引起「失能調整人年」（disability-adjusted life-year, DALY）損失的原因中，憂鬱症於 10-24 歲及 25-49 歲人口中排行第 4 和 6 名 [2]。嚴重的憂鬱症狀，可能包括想結束自己的生命，是自殺的重要危險因子之一。全球每年有近 80 萬人以自殺結束生命；2019 年時，自殺在引起失能調整人年的排行中分別佔 10-24 歲及 25-49 歲人口中的第 3 和 11 名 [2]。

究竟我們該如何介入以預防或降低憂鬱症的影響呢？壓力會引發憂鬱症或其他生理心理疾病或使其惡化，主要是經過哪些生理心理機轉呢？

從前一章〈健康與健康行為的心理基礎〉中，我們瞭解到健康與疾病是由多層次的因素與情境，和生理與心理因素交互作用的結果。其中，社會、社區、家庭等層次的因素可透過個人心理因素（如壓力）和生物因素（如內分泌系統功能異常、基因甲基化）造成生理變化，最終影響健康。就憂鬱症來說，即使我們常將之歸於「心理或精神疾病」，但事實上憂鬱症的產生除了受到社會、心理等因素的影響，也牽涉神經、內分泌、免疫與其他身體系統的變化，並可能受到遺傳因素的影響。若能瞭解其中的生理心理機轉，我們便能採取適宜的介入；實務上，憂鬱症或自殺都是有機會預防的。

本章將介紹相關生理系統，以瞭解神經、內分泌、與免疫系統如何調節健康或引發疾病，以及遺傳因素如何影響健康或疾病狀態。我們著重於這些身體系統或因

素，因為它們除了是人體因應與調節外界環境壓力刺激的主要系統，也同時主要負責身體各個系統之間的溝通與平衡。當然，身體的其他系統如心血管系統也與壓力反應高度相關，但因為篇幅限制，本章著重於神經、內分泌、免疫系統與基因遺傳因素；而面臨壓力時個體的內在反應與歷程、心理社會反應等，會在〈壓力、因應與調適〉（第 3 章）中介紹。

第一節　神經系統

一、神經系統的傳導與運作：神經細胞、突觸、與神經傳導

　　神經系統的主要責任是，當感覺器官（例如眼睛）接收到環境的訊息後，傳遞訊息以讓身體的各部位（例如心臟、消化道的肌肉）知道如何反應。傳遞訊息的工作由神經元細胞（或稱神經元，neurons）組成的網絡來進行，而不同部位的神經元有不同的形態。神經細胞主要包含幾個部分：（1）細胞體（cell body），是細胞核所在；（2）細胞體發出的分枝「樹突」（dendrites），接收來自其他神經細胞的訊息；（3）軸突（axon），將訊息經突觸節（synaptic knobs）與另外一個神經樹突聯繫，交會處稱為突觸（synapse）。當神經衝動傳過軸突，會刺激突觸節分泌神經傳導物質（neurotransmitter），傳至鄰近神經細胞，而神經傳導素有可能增加或抑制下一個神經細胞的神經衝動 [3]。

　　許多精神疾病被發現和神經傳導物質有關，精神疾病治療藥物經常是藉由調節特定的神經傳導物質接受器的功能而產生療效 [4]。與精神疾病有關的神經傳導物質包括血清素（serotonin）、多巴胺（dopamine）、正腎上腺素（norepinephrine）與 γ- 胺基丁酸（γ-Aminobutyric acid, GABA）等等，例如，有一群治療憂鬱症與焦慮症的主要藥物屬於「選擇性血清素再回收抑制劑」（selective serotonin reuptake inhibitor, SSRI），就是在神經突觸的地方抑制對血清素的清除而提升血清素濃度，發揮療效。抗精神病藥則具有拮抗多巴胺接受器的作用，能有效改善幻覺與妄想症狀，是治療思覺失調症的主要藥物。

　　神經系統有很大一部分在出生後才發育完成，例如腦部膠質細胞（glial cells）數目的增加，膠質細胞可維修神經細胞，以及髓鞘（myelin sheath）的出現，髓鞘是一層脂肪物質，包裹部分的神經細胞，增加神經傳導速度以及防止干擾。嬰兒時

期是神經細胞、膠質細胞和髓鞘發展的重要期，這個時期的營養不良會影響腦部的神經系統發展，有可能影響之後認知與活動功能。

　　如圖 2-1 所示，神經系統有兩大分支——「中樞神經系統」包含腦與脊髓，經由其他遍佈在全身的神經元網絡，也就是「周邊神經系統」來接受及傳送訊息。以下就中樞神經系統與周邊神經系統的組成分述之。

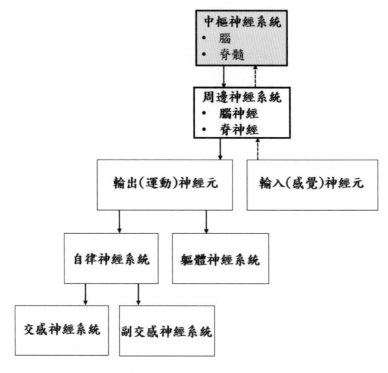

圖 2-1：神經系統架構圖

二、中樞神經系統

　　中樞神經系統 [3,5] 包含腦與脊髓，在生命早期逐漸成熟。腦與脊髓的功能分別說明如下。

（一）腦

　　1. 前腦：位在腦的最上方，由終腦（telencephalon）和間腦（diencephalon）組成。
　　（1）終腦：包含大腦與邊緣系統（limbic system）
　　　　大腦是腦部最大的區域，最外層是大腦皮質。大腦可分為左右兩個半球，

每個半球又可分為額葉、顳葉、枕葉和頂葉。其中，額葉與心智與情緒有關；若額葉損傷，可能會引起情緒或性格的改變。顳葉主要與聽覺相關；枕葉為主要的視覺區域；頂葉則與身體的感覺有關。邊緣系統位在大腦中間部分的邊緣，與情緒表達有關。

（2）間腦：包含視丘（thalamus）和下視丘（hypothalamus）

視丘的功能在於將感覺訊息傳至適當的大腦區域，也是大腦動作皮層送出訊息至骨骼肌會經過的區域。下視丘位於視丘下方，負責維持體內系統恆定（homeostasis），例如體溫與心率，在面臨壓力時下視丘也扮演重要角色。

2. 腦幹：腦幹位在脊髓的頂端，包含中腦、網狀系統、延腦與橋腦。中腦接收視覺與聽覺系統的訊息，以及控制瞳孔、眼球、和肌肉的活動。網狀系統是由許多神經元集合而成的網狀結構，負責控制覺醒、睡眠、注意等狀態。延腦是心血管和呼吸的中樞，控制心跳速度、吞嚥、唾液分泌、咳嗽、打噴嚏……等反應，如果延腦損傷就很可能危及性命。橋腦位在延腦上方和小腦前方，控制顏面區域表情與反應。

3. 小腦位在大腦後下方的位置，主要功能為身體的平衡與協調控制。

（二）脊髓

脊髓由腦幹向下延伸，負責腦部與身體其他部位的訊息傳遞，例如將腦部神經元送出的訊息傳遞至肌肉組織而產生動作，以及將身體其他部位的感覺傳送經由脊髓至腦部。若脊髓受到損傷，會導致動作功能受損與感覺異常。

三、周邊神經系統

如圖 2-1，周邊神經系統（Peripheral Nervous System, PNS）是神經系統中除了大腦與脊髓的部分，中樞神經系統的決定經由周邊神經系統傳遞，當中包含 12 對腦神經（cranial nerves），以及 31 對脊神經（spinal nerves）。周邊神經系統的神經元依照訊息的傳遞方向，可分為（1）輸入神經元（afferent neurons）或感覺神經元（sensory neurons）和（2）輸出神經元（efferent neurons）或運動神經元（moto neurons）兩類；其中輸出神經又包含兩個分支：軀體神經系統（somatic system）和自主神經系統（autonomic nervous system）[3,5]。

（一）軀體神經系統

軀體神經系統與骨骼肌的控制及動作有關，其將中樞神經系統的訊息帶到骨骼肌，讓我們可以隨著意志對外界環境做出反應，例如移動和說話。

（二）自主神經系統

自主神經系統，或稱自律神經系統，不受大腦意識控制，支配著心肌、平滑肌和內臟的運作。雖然其不受大腦控制（例如大腦無法直接命令心跳減速），但是易受外部刺激或情緒與壓力的影響。自主神經又可分為「交感神經系統」（sympathetic nervous system）與「副交感神經系統」（parasympathetic nervous system），交感神經系統的活化可幫助我們面對緊急狀況與壓力事件，交感神經興奮能引起心跳變快、血管收縮、血壓上升，使血液流向心臟與骨骼肌，減少流向皮膚和消化器官。副交感神經興奮則會造成心跳變慢、瞳孔縮小、胃腸蠕動加強。兩者常以互相拮抗的作用調控身體內的平衡，例如在壓力事件過後，副交感神經幫助身體降低心跳，回到平常的狀態。所謂「自律神經失調」經常被用來形容一些生理上的不適症狀（例如：心悸、腸胃道不適、手腳發麻、肩頸僵硬等），或情緒或精神上的症狀（例如：焦慮、恐慌、睡眠障礙、記憶力低落等），然而它並非特定的身體或精神疾病，比較是像壓力下的生理心理反應，但個案也可能有本身不自覺的情緒焦慮疾患，需要醫師進一步診治來確認。

第二節　內分泌系統

一、內分泌系統組成

內分泌系統（endocrine system）由身體內數項腺體以及其分泌的激素組成，腺體分泌的激素又稱為荷爾蒙（hormone）。內分泌腺體沒有管腺，分泌的激素會直接進入細胞間液或血流，經由血液運送至身體特定的標的器官或細胞。內分泌系統全天候都在運行，以維持生理的平衡，包括體溫恆定、細胞新陳代謝、心律、消化和繁殖的功能，都受激素作用的調節 [5]。

內分泌腺體主要包括：

1. **腦垂體**：位在腦底部的中央位置靠近鼻腔，可分爲垂體前葉和垂體後葉，受下視丘的調控，可分泌多種激素，包括生長激素、泌乳素、及促甲狀腺激素、促腎上腺皮質素和性腺刺激素等。

2. **甲狀腺**：略低於喉部，由左右兩葉組成，由一個橫橋連接橫跨氣管。甲狀腺激素可調節身體的新陳代謝速度，也會影響生殖與性腺功能。甲狀腺激素分泌不足會造成甲狀腺機能低下，而若激素分泌過量則造成甲狀腺機能亢進。

3. **副甲狀腺**：緊鄰甲狀腺故又稱甲狀旁腺，左右各一對，主要是調節體內鈣離子和磷離子的平衡。

4. **腎上腺**：腎上腺位於兩個腎臟的頂部；外部稱作腎上腺皮質，內部則爲腎上腺髓質。腎上腺皮質可分泌腎上腺皮質素，又稱皮質醇或可體松（cortisol）；腎上腺髓質可分泌腎上腺素及正腎上腺素。

5. **胰島**：胰島是胰臟中一群有內分泌功能的細胞組成，位於胃的下部彎曲處。主要分泌的荷爾蒙是胰島素和升糖素，負責維持血糖恆定。

6. **性腺**：卵巢或睪丸，分別位於骨盆腔內及體外的陰囊，是產生生殖細胞和分泌性激素的器官。

二、神經內分泌系統

內分泌系統常與神經系統共同工作。內分泌腺釋放激素的主要運作方式，是由下視丘來控制腦垂體刺激素的分泌，以活化其他內分泌器官分泌激素。

下視丘－腦垂體－腎上腺軸（Hypothalamic-Pituitary-Adrenal Axis, HPA Axis）是神經內分泌系統重要的一部分，由下視丘旁核、腦垂腺前葉、和腎上腺皮質組成。如圖 2-2 所示，下視丘可以合成並分泌促腎上腺皮質激素釋放激素（corticotropin-releasing hormone, CRH），使腦垂體釋放促腎上腺皮質激素（adrenocorticotropic hormone, ACTH）。促腎上腺皮質激素可作用於腎上腺皮質，促使腎上腺皮質合成皮質醇（可體松）。血液中的皮質醇會對下視丘和腦垂體產生抑制性回饋作用（negative feedback），抑制 CRH 和 ACTH 的釋放。生物在面臨壓力或刺激時，血液中的皮質醇濃度升高，以應付潛在的挑戰或危險；但若長時間面臨壓力狀態，或抑制回饋作用不足，使得 HPA 軸活性過高，及皮質醇持續升高的情況，可能使人體長時間處在焦慮和緊張的狀態，也容易產生憂鬱的症狀。

整體來說，內分泌的激素釋放可以由幾項調節機制來維持生理平衡，包括來自

其他內分泌器官的激素、激素以外的血液化學特性、和神經系統刺激。

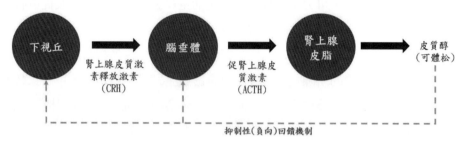

圖 2-2：下視丘－腦垂體－腎上腺（HPA）軸

三、晝夜節律

哺乳動物行為和生理的晝夜節律（circadian rhythm），不只是對於環境中日夜循環的反應，也受到體內生物時鐘（circadian clock）的影響 [6]。晝夜節律主要由腦部的視交叉上核（suprachiasmatic nucleus, SCN）控制 [6]，週期約為 24 小時；而透過內分泌系統釋放的激素，可調節生物體的晝夜節律和睡眠與清醒的週期 [3]。

褪黑激素由視丘上方的松果腺（pineal gland）分泌，在有光線進入眼球的時候，褪黑激素的分泌會受到抑制；若在夜晚光線減少時釋放，則會促進睡眠。藥物、酒精、波長較短的光線（例如紫外線或來自手機的藍光）、時差或日夜輪班工作的型態，都可能影響晝夜節律；嚴重時晝夜節律紊亂，導致睡眠障礙。皮質醇的水平也有晝夜規律性：在正常的情況下，體內的皮質醇在清晨時最高，讓身體清醒，有精神與能量面對挑戰，接著在一天當中隨時間下降。面對壓力時，皮質醇也會提高；如果慢性壓力使 HPA 軸過度活躍，讓皮質醇數值長期偏高，就可能對健康產生負面影響。生長激素會促進骨骼生長，也影響能量代謝；若有缺乏，會造成生長遲緩。生長激素由腦垂體全天分泌，但主要在入睡後分泌。

整體而言，內分泌系統在一天當中分泌激素的波動，不只是對環境、睡眠、清醒、或進食行為的反應，也部分受到生物時鐘計時機制的控制與協調。晝夜節律障礙與健康問題，例如心血管代謝疾病、認知障礙、和情緒障礙等有關 [7]。憂鬱症患者經常表現出晝夜節律改變、睡眠障礙和晝夜情緒變化。研究發現利用時間療法（chronotherapy）調整作息，可能是憂鬱症治療的有用輔助手段 [8]。

四、腸道微生物

在微生物研究領域中，近期有許多關於腸道微生物對宿主健康影響的研究，其中，越來越多證據顯示腸道微生物和荷爾蒙會經由共同的途徑來影響免疫反應[9]。近來也有越來越多研究試圖瞭解腸道微生物與腦神經系統、行為，以及精神疾病的關聯性。

第三節　免疫系統

一、免疫系統組成

免疫系統（immune system）由一系列的細胞、組織和器官組成，保護身體免於感染疾病與對抗可能損害身體的外來物質。我們的免疫系統會攻擊被身體辨認為是非自我的外來入侵者，這些會啟動免疫系統反應的外來物就稱為「抗原」（antigen），例如細菌、病毒、真菌等。有時候，免疫系統會對無害的物質發動攻擊，例如花粉、動物毛皮、雞蛋等，也就是過敏反應（allergies）；這些物質也可稱為過敏原。

免疫系統可分為兩大部分：先天性免疫（innate immunity）和後天性免疫（adaptive immunity），兩者皆會因生命週期而有改變。先天性免疫由一系列的屏障和細胞組成，抵抗外來物（例如細菌）的入侵。屏障猶如第一道防線，包括皮膚、咳嗽反射、黏膜，和胃酸等；如果細菌通過了這些屏障，就會碰到第二道先天性免疫的防線，這些專門的細胞會向身體發出警示。

後天性免疫較先天性免疫更為複雜，包括了胸腺、脾臟、扁桃腺、骨髓、循環系統和淋巴系統，這些不同的部分協同工作，產生、儲存和運輸特定類型的細胞和物質。T 細胞（T cells）是一種白血球（稱為淋巴細胞，lymphocytes），直接攻擊受感染的細胞，或產生化學物質以動員其他免疫物質或細胞。當 T 細胞能辨別特定外來物之前，處於初始（naïve）狀態；而當 T 細胞被指派對抗特定感染時，即成為記憶 T 細胞（memory T cell）。記憶 T 細胞可以在下一次同樣的外來物入侵時，迅速的識別出來並做出反應。後天免疫系統中很重要的淋巴系統包含了骨髓、脾臟、胸腺和淋巴結。骨髓負責產生白血球；脾臟是體內最大的淋巴器官，也是

儲存白血球的地方；胸腺是 T 細胞成熟的地方；淋巴結則是淋巴球和白血球細胞的基地。

　　新生兒的免疫功能相對較少，可由胎盤以及母乳中獲得抗體，隨後定期的疫苗接種會啓動免疫反應與產生記憶淋巴球；兒童時期的免疫系統發展迅速，在青春期和成年期間免疫系統功能通常高度運作，然後在老年期逐漸降低強度，老年人的免疫力下降，更易受到感染。年輕個體的身體可以產生大量的 T 細胞，得以對抗感染並且建立記憶 T 細胞。但隨著年齡增長，人們產生的初始 T 細胞（naïve T cell）減少，因而面對新的健康威脅的能力下降，這也使得老年人對疫苗的反應下降，因爲疫苗通常需要初始 T 細胞來產生保護免疫反應。

二、發炎反應

　　發炎（inflammation）是免疫系統運作時一項重要的防禦反應，爲了保護身體不受外來有機物、細菌和病毒等感染。急性的發炎通常只是短暫數日的過程，爲損傷發生後立即而早期的反應，幫助損傷癒合，保護組織免受疾病損害；但是若持續發炎成爲慢性，可能造成許多預後不良的情況。尤其隨著年齡增長，往往會出現輕微的慢性發炎情況，這與肥胖、心臟病、關節炎、虛弱、第二型糖尿病、與失智症有關 [5] 。然而，是因疾病導致發炎，抑或發炎導致疾病，或兩種情況皆存在，目前仍未有定論。不過較健康的老人身上可以發現發炎的情況較少，發炎後恢復的效率也較佳。

三、心理神經免疫學（精神神經免疫學）

　　心理或精神神經免疫學（psychoneuroimmunology），是研究心理、中樞神經系統和免疫系統之間交互作用的學科。我們知道免疫系統和中樞神經系統之間有大量的互動，大腦透過交感神經和副交感神經與淋巴器官的連結來調控免疫系統；而免疫系統調控大腦活動，包括睡眠和體溫。中樞神經和免疫系統以一種高度互動的方式來相互影響，幫助人體感知危機、壓力，並做出適當的適應反應。而近期的研究認爲這些大腦與免疫系統的互動，也高度受到心理因素的調節。然而，心理神經免疫學的研究還在相對較早的階段，許多研究成果仍需進一步檢證，尚未成爲一致性的理論架構。心理神經免疫學研究的限制包括：樣本數較小、橫斷式設計和缺乏重

覆驗證等等 [5]。

四、免疫系統與疾病

在正常情況下，免疫系統幫助保護身體免於發生感染和疾病；然而有時候免疫系統的反應程度低於正常水平，形成免疫缺陷或不足（immunodeficiency），可能會讓身體發生危及生命的感染。這種情況可能是因爲遺傳、感染人類免疫缺乏病毒（human immunodeficiency virus, HIV），或使用免疫力抑制藥物而引起。除了遺傳、感染與藥物因素外，不健康的生活型態也可能損害免疫系統，例如壓力、抽菸、久坐、營養不良，與睡眠問題。睡眠和免疫力是雙向聯繫的：免疫系統活躍會改變睡眠，而睡眠也會反過來影響身體的先天和後天免疫系統 [10]。免疫細胞的數量與一天中的時間和睡眠清醒週期有關，受到生物體的晝夜節律影響 [3]。研究發現晝夜節律失調、長期睡眠不足或睡眠障礙可導致慢性、全身性低度發炎，並與各種具有炎症成分的疾病有關，如糖尿病、動脈粥樣硬化和神經退行性疾病 [10,11]。

免疫系統有可能過度活躍、並錯誤地將身體的一部分當作外來細胞做出攻擊反應，這種情況稱爲自體免疫疾病。例如全身性紅斑性狼瘡，它可能侵犯身體每一項器官，常見的症狀包括疲勞、發燒、關節炎、臉部蝴蝶斑、貧血、白血球與血小板低下、口腔潰瘍、腎臟病病變等。另外一種常見的自體免疫疾病是類風濕性關節炎，身體的免疫系統會攻擊自身的關節，導致發熱、腫脹與疼痛，嚴重時會使關節發生永久性的損傷。其他常見的自體免疫疾病還包括第一型糖尿病，和橋本氏甲狀腺炎等。

第四節　基因與遺傳

一、基因體、遺傳性與人類特質的遺傳

人類細胞包含 23 對染色體，每個染色體由蛋白質和去氧核醣核酸（deoxyribonucleic acid, DNA）組成。DNA 由兩股螺旋長鏈構成，長鏈上包含 A（adenine），T（thymine），C（cytosine）和 G（guanine）四種鹼基；其中，A 與 T、C 與 G 會互相對應鑲嵌成爲鹼基對。DNA 即是以鹼基排列的方式來傳遞遺傳

的資訊。與 DNA 相關的一個重要分子是核糖核酸（ribonucleic acid, RNA）。RNA 主要進行基因的編碼、解碼、調控和表現，在 RNA 上含 U（uracil）、T、G、C 四種鹼基。信使核糖核酸（messenger RNA, mRNA）可將 DNA 上的訊息轉譯來製造蛋白質。基因（gene）是指一段有功能的 DNA 序列，而基因體或基因組（genome）是指生物體內遺傳物質的總和，包含所有 DNA；而基因定序就是分析與確定 DNA 的鹼基序列的過程。

然而生物的行為發展，並非全由基因所決定。遺傳學對行為的研究被稱為「行為遺傳學」（behavioral genetics）。當討論人類特徵的遺傳時，可分為基因型（genotype），和表現型或表型（phenotype）。基因型是一個生物體內的 DNA 所包含的基因，由這些基因潛在操控個體的特徵；表現型則是生物體實際表現出來的個體特徵，而一個人呈現的行為或特徵（表現型）往往是基因和環境共同影響的結果 [12]。研究基因影響的一種新方法是全基因體關聯研究（genome-wide association study, GWAS），使用龐大的樣本個數來檢視基因體上的變異，以瞭解基因排列的變異與個人特徵或疾病之間的關聯性。

二、表觀遺傳學

表觀遺傳學（epigenetics）有別於傳統遺傳學，是指在 DNA 序列沒有改變的前提下，通過某些機制調控基因的表現，使生物體得以適應環境的變化，例如壓力或營養狀態的改變，並且將此調控傳遞到下一代 [13]。目前已知表觀遺傳包含多種機制，包含 DNA 的甲基化（methylation）和組蛋白修飾（histone modification）；此兩者皆能在不改變 DNA 線性序列的情況下，調節基因的表現。甲基化如同開關，能改變 DNA 片段的活性。雙胞胎的研究可發現，即使是同卵雙胞胎帶有相同的基因，在相同的環境下成長，基因的表現也有可能不相同，表示有調控機制存在。

三、成人疾病的胎兒起源假說與發展可塑性

由表觀遺傳學的概念可知，基因決定了我們身體的許多特質，但是並非所有健康結果都只由基因序列主宰。事實上某些健康與疾病的情況，不但有來自於生命早期的環境影響，也是環境與基因互動的結果。

所謂的生命早期，可以推前至胚胎或胎兒在母親子宮裡的階段。英國流行病學

家 David Barker 提出成人疾病的胎兒起源假說（fetal origins of adult disease），俗稱 Barker 假說。這是指成人疾病可源自於子宮內胎兒期與嬰兒期的影響：在胎兒或嬰兒期的營養不良或失調，會改變身體的結構、生理和新陳代謝，並與成年後的慢性疾病，例如心血管疾病有關。David Barker 發現低出生體重是缺血性心臟病的危險因子 [14]，這樣的研究發現後來被多個國家的學者反覆驗證。此關聯可推論為胎兒生長遲緩與低出生體重是生命早期不利環境的標記，而這些生命早期環境的因素，也影響了成年時期健康或疾病的表現。因此，在子宮內發育的時期非常重要：如果子宮內環境健康，胚胎的生理變化會往預期產後環境資源充足的方向發展；但當母體受到壓力、吸菸、藥物使用或創傷等刺激，不利的子宮內環境會讓胚胎生理往適應較差產後環境的方向發展。這時候胎兒傾向發展為體型較小、低體重的狀態，以適應預期中資源貧乏的環境，此現象稱為節約表型（thrifty phenotype）。如果在子宮內時胚胎預期的環境和出生後的環境不同，例如預期有較差環境但後來卻處於資源豐沛甚至過剩的情形，則可能引發後來的疾病，例如代謝症候群、糖尿病、認知功能下降等。

四、兒童期逆境（adverse childhood experience, ACE）

不僅在胎兒或嬰兒時期的環境會影響一個人的發展，在兒童期的生活經驗也與成年疾病有重要關聯 [15,16]。早期環境的經歷，會對孩子以後的生活產生持久的影響。不利的環境例如貧窮、照顧者的精神疾病、物質濫用、犯罪或早逝、兒童虐待與忽略、家庭暴力、照顧者教育程度低等逆境，不僅影響兒童當下的健康狀態、導致發展遲緩，也可累積共同影響成年時的健康，包括情緒或心理健康問題、糖尿病、高血壓、中風、肥胖等。

第五節　影響疾病的生物與心理學機制：以身體調適負荷模型為例

一、身體調適負荷

根據前面幾節可知，當面臨外界刺激、壓力、或生活事件的時候，我們的各項

生理系統可能有不同程度的反應活動。適當的生理系統調整，是身體適應變化或挑戰的機制；然而系統長期、過度的反應，也可能引發生理或心理健康問題，例如下視丘－垂體－腎上腺軸（HPA 軸）過度活化與憂鬱症有密切的關係。

McEwen 和 Stellar 在 1993 年提出身體調適負荷（allostatic load）的概念 [17]，強調個體在面對重複或慢性的壓力情境，引起神經和內分泌等的反應以調整內部生理環境的平衡狀態，而產生的生理負荷與耗損成本。當環境挑戰超過個人的負荷時，就可能發生身體調適超載（allostatic overload）的情形，帶來不良的影響 [18]。

那麼要如何測量身體調適負荷的程度呢？身體調適負荷指標通常包括一系列的生物標記（biological markers），常見的如：舒張壓、收縮壓、糖基化血紅蛋白、身體質量指數、三酸甘油脂、高密度脂蛋白膽固醇、總膽固醇、白蛋白、C 反應蛋白、峰值呼氣流量和尿肌酐清除率等。

二、身體調適負荷的相關因素

身體調適負荷的概念被提出之後，許多研究陸續探討與其有關的個人背景因素。一項統合性分析發現 [19]，在社會人口學方面，個體有較高的社經地位、收入水平、自覺居住鄰近地區品質、父母社經地位、教育年數、或較常參與宗教服務活動，被發現有較低的身體調適負荷；而自覺有較強的種族或社會不平等、在生命歷程中較多逆境、或受到體重歧視的人，有較高的身體調適負荷。工作和環境也可能影響身體調適負荷。有幾項研究發現工作相關壓力、較差的工作品質、倦怠（過勞）症候群（burnout syndrome）、工作要求和工作場所重新組織與高身體調適負荷有關 [19]。

早期生活事件（early life events）也被發現與後來的身體調適負荷有關 [19]。兒童期時的逆境經驗例如虐待，與成年期時較高程度的身體調適負荷有關。此外，家庭環境中的嚴厲教養方式、較低家庭支持、或負面家庭互動與成年時期較高的身體調適負荷有關；兒時情緒和工具性的支持，及父母在學業上的參與則發現與成年時期較低的身體調適負荷有關。

一項十年追蹤研究發現，較高的生活意義感可以預測較低的身體調適負荷 [20]；自僱就業者當中，採取聚焦於問題之因應策略（problem-focused coping）者的身體調適負荷較低 [21]。另外，有一些研究發現生活型態與身體調適負荷有關 [19]，例如，身體活動與較低的身體調適負荷相關，相較下，飲酒、較差的睡眠品

質、和不健康飲食及過重則與高身體調適負荷相關。

三、身體調適負荷程度對健康的影響

　　較差的自評健康（self-rated health）與身體調適負荷的較高指標有關，例如細胞激素（cytokine）增加與高身體質量指數 [19]。生理健康方面，身體調適負荷程度也與心血管疾病、糖尿病、骨骼肌肉疾病、癌症相關；心理健康方面，身體調適負荷超載的人被發現有較高的自評壓力、心理困擾、和憂鬱症狀的風險 [19]。

總　結

　　本章介紹了神經、內分泌、和免疫系統的重要功能，以及遺傳因素對發展與健康的影響。當我們面臨外界刺激（例如壓力事件或逆境）時，這些身體系統會有所反應，以因應危機與度過挑戰。然而長時間、慢性或是在重要關鍵時期（例如胎兒時期）發生的壓力與逆境，可能使神經、內分泌、免疫系統失去平衡，或是誘發不良發展，最終損害健康，這也是上游的社會決定因子影響個人健康與疾病後果的路徑之一。

關鍵名詞

神經系統（nervous system）
自主神經系統（autonomic nervous system）
內分泌系統（endocrine system）
下視丘－腦垂體－腎上腺軸（Hypothalamic-Pituitary-Adrenal Axis, HPA Axis）
晝夜節律（circadian rhythm）
免疫系統（immune system）
發炎（inflammation）
精神神經免疫學（psychoneuroimmunology）

基因（gene）

基因型（genotype）

表現型（phenotype）

表觀遺傳學（epigenetics）

兒童期逆境（adverse childhood experience）

身體調適負荷（allostatic load）

複習問題

1. 下列關於神經系統的敘述，何者為非？ (A) 中樞神經系統是指腦與脊髓 (B) 大腦中的額葉與心智及情緒有關，若額葉損傷可能會引起情緒或性格的改變 (C) 體溫與心率的恆定由中腦負責 (D) 自主神經系統又稱自律神經系統，不受大腦意志直接控制

2. 下列關於內分泌系統的敘述，何者為非？ (A) 內分泌系統分泌的荷爾蒙，是經由特定管腺送至身體各部位 (B) 腦垂體受到下視丘的調控，可以分泌多種激素 (C) 生物在面臨壓力或刺激時，血液中的皮質醇濃度升高，目的是幫助應付潛在的挑戰或危險 (D) 以上皆正確

3. 下列何者可能是成年人憂鬱症發生的因素？ (A) 長期與慢性的壓力 (B) 兒童時期受到虐待的經驗 (C) 下視丘－垂體－腎上腺軸（HPA 軸）長時間過度活化 (D) 以上皆是

4. 經歷短期或長期的壓力都可能引發健康問題甚至導致疾病，請分別就神經、內分泌和免疫系統在壓力下的反應機制來說明可能影響健康後果的途徑。

引用文獻

1. Institute of Health Metrics and Evaluation. Global Health Data Exchange (GHDx). Available at: http://ghdx.healthdata.org/gbd-results-tool?params=gbd-api-2019-permalink/d780dffbe8a381b25e1416884959e88b. Accessed Feb 28, 2022.

2. Vos T, Lim SS, Abbafati C, et al. Global burden of 369 diseases and injuries in 204 countries and territories, 1990-2019: a systematic analysis for the Global Burden of Disease Study 2019. The Lancet 2020;**396**:1204-22. doi:10.1016/s0140-6736(20)30925-9.

3. Marks DF, Murray M, Estacio EV. Chapter 2: The nervous, endocrine and immune systems and the principle of homeostasis. In: Marks DF, Murray M, Estacio EV, eds. Health psychology: theory, research and practice. 6th ed. Thousand Oaks: SAGE Publications, 2020.

4. 心理及口腔健康司：心理衛生專輯：認識精神疾病。Available at: https://dep.mohw.gov.tw/DOMHAOH/cp-428-1360-107.html.

5. 蕭仁釗譯（Sarafino EP, Smith TW 著）：身體的系統。載於黃揚文等譯（Sarafino EP, Smith TW, eds）健康心理學（Health Psychology: Biopsychosocial Interactions, 8th edition）。臺北市：洪葉文化，2020。

6. Vitaterna MH, Takahashi JS, Turek FW. Overview of circadian rhythms. Alcohol Res Health 2001;**25**:85-93.

7. Zee PC, Attarian H, Videnovic A. Circadian rhythm abnormalities. Continuum (Minneap Minn) 2013;**19**:132-47. doi:10.1212/01.CON.0000427209.21177.aa.

8. Germain A, Kupfer DJ. Circadian rhythm disturbances in depression. Hum Psychopharmacol 2008;**23**:571-85. doi:10.1002/hup.964.

9. Spencer SP, Fragiadakis GK, Sonnenburg JL. Pursuing Human-Relevant Gut Microbiota-Immune Interactions. Immunity 2019;**51**:225-39. doi:10.1016/j.immuni.2019.08.002.

10. Besedovsky L, Lange T, Haack M. The Sleep-Immune Crosstalk in Health and Disease. Physiol Rev 2019;**99**:1325-80. doi:10.1152/physrev.00010.2018.

11. Opp MR, Krueger JM. Sleep and immunity: A growing field with clinical impact. Brain Behav Immun 2015;**47**:1-3. doi:10.1016/j.bbi.2015.03.011.

12. Marks DF, Murray M, Estacio EV. Chapter 3: Genetics, epigenetics and early life developmant. In: Marks DF, Murray M, Estacio EV, eds. Health psychology: theory, research and practice. 6th ed. Thousand Oaks: SAGE Publications, 2020.

13. Cavalli G, Heard E. Advances in epigenetics link genetics to the environment and disease. Nature 2019;**571**:489-99. doi:10.1038/s41586-019-1411-0.

14. Barker DJ, Winter PD, Osmond C, Margetts B, Simmonds SJ. Weight in infancy and death from ischaemic heart disease. Lancet 1989;**2**:577-80.

15. Lacey RE, Minnis H. Practitioner Review: Twenty years of research with adverse childhood experience scores — Advantages, disadvantages and applications to practice. J Child Psychol Psychiatry 2020;**61**:116-30. doi:10.1111/jcpp.13135.

16. Petruccelli K, Davis J, Berman T. Adverse childhood experiences and associated health

outcomes: A systematic review and meta-analysis. Child Abuse Negl 2019;**97**:104127. doi:10.1016/j.chiabu.2019.104127.

17. McEwen BS, Stellar E. Stress and the individual. Mechanisms leading to disease. Arch Intern Med 1993;**153**:2093-101.

18. McEwen BS. Protective and damaging effects of stress mediators. N Engl J Med 1998;**338**:171-9. doi:10.1056/NEJM199801153380307.

19. Guidi J, Lucente M, Sonino N, Fava GA. Allostatic Load and Its Impact on Health: A Systematic Review. Psychother Psychosom 2021;**90**:11-27. doi:10.1159/000510696.

20. Zilioli S, Slatcher RB, Ong AD, Gruenewald TL. Purpose in life predicts allostatic load ten years later. J Psychosom Res 2015;**79**:451-7. doi:10.1016/j.jpsychores.2015.09.013.

21. Patel PC, Wolfe MT, Williams TA. Self-employment and allostatic load. Journal of Business Venturing 2019;**34**:731-51. doi:10.1016/j.jbusvent.2018.05.004.

第 3 章
壓力、因應與調適

連盈如　撰

學習目標

一、瞭解壓力的定義與意涵

二、瞭解壓力的來源與反應

三、瞭解壓力對於健康與疾病的影響

四、瞭解壓力因應與調適的功能與策略

引 言

小琪服務於大學健康中心，個性認眞負責，做事能力佳，深得單位長官的器重。新冠肺炎疫情升溫後，校園防疫事項繁多，小琪需負責國際學生、陸生與從國外返國師生的居家檢疫相關工作，加班時間與次數明顯增加，特別是當學校發生確診病例後。另外，還需提供相關資料配合衛生單位疫調，以及關懷確診者、相關居家隔離與自主健康管理師生的健康狀況，持續追蹤校內進行探檢師生的檢驗報告，以及確認是否有通報新的案例，並提供全校師生相關傳染病衛教資訊。在此狀況下，小琪感受壓力倍增，精神十分緊繃，時刻處於備戰狀態。經過一段時間後，小琪開始出現焦慮、晚上不易入睡、血壓上升與腸胃不適等心理與身體症狀。小琪除了就醫治療與檢查外，也尋求校內專業諮商的協助，開始檢核自己的壓力負荷狀況，思考自己對於疫情是否過度擔憂，嘗試在日常生活中進行規律運動與放鬆練習，希望能降低壓力反應，提升對於壓力因應的能力。我們將在本章討論何謂壓力，壓力從何而來與所帶來的影響，以及如何預防與處理壓力。

第一節　壓力的意涵與基本概念

一、壓力的定義

壓力是個體主觀的感覺，當個體面臨內外在環境的變化或要求且程度超出能力與可用資源所能解決時之生理或心理反應的表現，因此日常生活中個體身心所需承受的負荷或消耗均可稱之爲壓力。Dougall 與 Bau [1] 將壓力定義歸納爲三種取向，包括刺激、反應及歷程：

(一) 刺激取向

刺激取向的壓力是一種刺激（stimulus），係指會造成身體或心理負面反應的環境或事件，這些導致個體覺知壓力感受的刺激統稱爲壓力源（stressor）。當個體遇到倍具挑戰的外界環境或事件時，諸如災難事件，例如：地震、恐怖攻擊、親人離世，或者是高競爭的學習環境，會使生活逐漸失去平衡，並開始產生壓力反應，這種對壓力所產生的生理或心理的反應，稱之爲緊張。

（二）反應取向

　　反應取向的壓力係指個體對壓力源所產生的生理或心理反應，亦即個體感受到威脅時所導致的緊張狀態，並使人產生不愉快甚至是痛苦的反應（response），例如：心理上的緊張、焦慮；生理上的心悸、過敏、滿身大汗。

（三）歷程取向

　　歷程取向的壓力是指外界刺激（壓力源）與個體反應的歷程（process），包括壓力源、生理或心理反應（緊張），強調個體與環境之間的關係 [2,3]、溝通與交互作用。Sarafino 與 Smith [4] 將這種個體與環境交互影響、彼此交流跟調適的歷程稱之為交流（transaction）。當個體覺知到環境要求和自身反應能力間有所差距時 [3,5]，這種環境往往被個體視為超出自身能力或資源所能負荷，因此壓力是個體評估自身能力無法因應環境需求所致，即使相同的環境事件或刺激，有人會視為壓力源，有人則不受任何影響；有人緊張焦慮，有人則是老神在在、神色自若。綜上所述，壓力不僅是一種刺激或反應，更是一種歷程，在此歷程中個體能透過行為、認知及情緒等策略來因應壓力源所造成的衝擊。

二、壓力的評估

　　外在事件或環境是否對個體造成壓力，端視個體對環境刺激的認知評估（cognitive appraisal）[2,3]，包括外在事件或環境是否對個體造成生理或心理上的負擔；個體可茲用來應付所面臨挑戰的資源多寡，前者稱為初級評估（primary appraisal），後者則為次級評估（secondary appraisal）：

（一）初級評估

　　Sarafino 與 Smith [4] 指出當個體面臨可能造成壓力的事件，例如：感到心悸或疼痛，會評估該事件對自身所造成的影響，亦即評估該事件是否會影響自身的舒適，此評估的過程稱為初級評估，包括無足輕重、正向有益及有壓力。無足輕重是指與個人福祉（well-being）無關且常被輕忽的事件，係個體根據過去類似的經驗，認為事情很快就會過去，不會有甚麼大礙，例如：個體感到噁心或疼痛，但認為這個現象應該很快就會過去，對身體不會有影響；正向有益則指美好的事件促使

個體必須去做改變或調適，例如：考出好成績是一件令人愉悅的事情，但也因此產生必須努力用功的壓力反應；有壓力則指造成壓力的事件具有傷害、威脅或挑戰的性質，例如：颱風、疾病、失業等。Smith 與 Kirby[6] 進一步將被評估是「有壓力」的狀態再細分為三種類型並說明如下：

1. **傷害－失落**（harm-loss）：係指已經造成的傷害，例如：疾病或受傷所帶來的衝擊，產生失望、生氣或悲傷等情緒。

2. **威脅**（threat）：係指個體預期未來可能帶來的傷害，例如：同棟大樓有人確認新冠肺炎所引發焦慮擔心的情緒。

3. **挑戰**（challenge）：係指個人克服困難所具備的信心，Hobfoll[7] 認為壓力評估很大程度係取決於傷害、損失和威脅，是以挑戰就變成是個體成長精進的契機，藉以提升自身更多的資源來滿足現實情境的要求，例如：得到更具競爭力的工作機會，相對也會承受更多壓力，然而這也是提升個體技術、才能和薪資的良機。因此，個體面對令人滿足的挑戰時，並不會感到威脅或傷害，取而代之的是喜悅、振奮及期待的情緒。

（二）次級評估

Sarafino 與 Smith[4] 認為次級評估係指個體所具備的資源及因應傷害、威脅或挑戰的能力，也就是個體覺知自己可以解決或改變問題的程度。例如：只要我努力，應該可以通過考試，或是，我會嘗試努力，但成功的機率很小。因此，當個體評估自身的能力或資源足以解決問題或應付要求時，所感知的壓力就會很小，甚至沒有壓力；反之，當個體評估自身資源無法解決問題或應付要求時，則可能會承受巨大的壓力，甚至引起嚴重的壓力反應，如失眠、過敏。儘管在個體與環境之間的交流歷程中，初級跟次級評估會不斷地交替發生，但個體往往較容易覺察到次級評估，亦即當個體判斷某事件或情境具有潛在壓力時，會試圖確定自身的資源是否足以滿足所面臨的傷害、威脅或挑戰。

三、導致「有壓力的評估」因素

將事件或情境評估為「有壓力」取決於兩個因素，其一是與個人有關的因素，其二則是與情境有關的因素 [3]，茲依序討論如下：

（一）個人因素

Sarafino 與 Smith[4] 認為個人因素包括智力、動機和人格特質，例如：高自尊的人相信他們有相當足夠的資源來滿足環境的要求，因此當面臨可能有壓力的某個情境或事件時，往往會認為是一種挑戰而不是威脅；另一個例子則與動機有關：當個體越在乎所受威脅的目標，則其可能感受到的壓力就會越大 [8]；與個人的信念系統有關的例子：Ellis[9] 指出，非理性信念（irrational beliefs）會增加個體的壓力。有這種信念的人通常是嚴謹細心的完美主義者，在他人眼裡也許是微不足道的小事，他卻視為是不得了的大事。然而，有這種完美主義信念的人，往往容易將任何造成不便的環境或事件視為威脅及傷害，不僅容易導致情緒上的不愉快或不穩定，也可能對健康產生嚴重的威脅 [10]。

（二）情境因素

Paterson 與 Neufeld[8] 指出當涉及強烈且迫在眉睫要求的事件，往往被視為有壓力，例如：等著接受新冠肺炎快篩檢測的患者，會因為快篩過程所引發身體的不適或痛苦而備感壓力；又或者是因遭人提告必須出庭地檢署或法院接受檢察官或法官問訊的被告，往往也會承受相當大的壓力。

第二節　壓力的來源與生理心理社會反應

一、壓力來源

（一）個人

Sarafino 與 Smith[4] 認為壓力有時源自於個體本身，包括疾病與衝突。

1. 疾病

疾病是個體產生壓力的來源，然而疾病對患者來說會造成多大的壓力則取決年齡、疾病的嚴重程度和所需負擔的責任。年齡部分主要是指強健或老化的身體機能會體現病患本身對抗疾病的能力或痊癒的機率 [11,12]。另外，嚴重疾病對個體的衝擊也會因年齡而異，孩童因對疾病所造成的傷害或死亡的認知有限，故其壓力的

評估常常只侷限於當下，並未及於未來，例如：孩童擔心醫生是否會打針、現在是否不舒服或有疼痛感。反觀成年人則會因染疾患病而憂心當下甚至未來，包括因生病無法工作導致經濟困難，或者因疾病造成永久性的傷害，甚至死亡。換句話說，疾病對於成年人來說，壓力評估通常包括當前所要面對的困難和對未來的擔憂，但對孩童而言往往只關注當前而非未來的問題，是以成年人因疾病所承受的壓力強度遠遠超過孩童的壓力感受。

2. 衝突

衝突（conflict）是另一個來自個人內在的壓力源，包括雙趨衝突（approach/approach）、雙避衝突（avoidance/avoidance）、以及趨避衝突（approach/avoidance）三種類型。

（1）**雙趨衝突**：雙趨衝突是指個體面臨兩個想要的目標，卻只能選擇其中一個所面臨的內在衝突，係為魚與熊掌難以兼得的心理困境。例如：美食與減重都是個體想要的目標，但二者形同水火、互不兼容，這時抉擇對個體而言就產生壓力。

（2）**雙避衝突**：雙避衝突是指個體面臨兩個都不想要的情境，但卻必須做出選擇的內在衝突，係為左右為難的心理困境。例如：家中長輩生病需要照顧，若要工作就要請看護，但所費不貲；若辭掉工作照顧家人，則得失去工作，此等進退兩難的情境選擇就會造成個體很大的壓力。

（3）**趨避衝突**：趨避衝突是指一個目標或情境同時具有吸引及逃避的屬性，令個體難以決定的內在衝突，是一種矛盾的心理困境。例如：大家都希望吃到沒有噴灑農藥的蔬果，卻又不喜歡買到被蟲咬過的蔬果，這種又要馬兒好，又要馬兒不吃草的矛盾情境，對個體就會造成壓力。

以上三種不同形式的衝突，無論個體面臨哪一種，當所要做的決定愈是重大，其所承受的壓力也就愈大。此外，個體的人際關係與社會互動的動機也可能造成壓力源 [13]。個體在社會互動方面會有社會地位、成就，以及被他人重視和尊重的需求，因此當個體被否定其社會地位或成就、被漠視、孤立及不尊重時，就會感受到壓力。

（二）家庭

家通常是我們逃離外在壓力並提供安全、舒適的避風港，但也可能是造成緊

張、衝突的壓力來源，例如：家庭經濟問題常引起紛爭、家人之間的衝突導致關係不和睦、新生兒的誕生所引發經濟與照顧的壓力、婚姻壓力、以及家人生病或死亡所帶來的心理創傷 [4]。

1. 家庭經濟

家庭經濟狀況是常見的壓力源，尤其是父母常常因為柴米油鹽等生活瑣事，承受很大的壓力，因家庭經濟狀況問題造成家庭悲劇的社會新聞事件屢見不鮮。

2. 家人衝突

家人之間的衝突不論是對成人或兒童均會造成壓力與情緒困擾，同時也是家庭中常見的壓力源。

3. 嬰兒誕生

家中新生兒的誕生雖然是令人高興的事，但也可能帶來壓力，例如：父母可能因此需要賺更多的錢才能養家糊口、擔心寶寶的健康，以及照顧寶寶的壓力，特別是困難照顧的寶寶 [14]。

4. 婚姻壓力

即使是幸福婚姻，夫妻雙方難免也會發生衝突，而當衝突變得頻繁且嚴重時，就會形成壓力來源，對健康造成威脅，例如：因家庭經濟或家務分配所產生的衝突，會引發血壓、皮質醇（corticosteroids）和其他壓力激素上升與相關壓力的生理反應 [15-17]。另外離婚也會造成家庭成員的壓力，因為他們必須處理因離婚所面臨社會互動、居住和經濟狀況改變所帶來壓力。

5. 家人生病、殘疾與死亡。

親人的生病、意外、傷殘或死亡，無論是對父母、孩子、手足或配偶來說都是重大的壓力事件，可能造成個體嚴重的創傷與失落，這些因創傷和失落經驗不僅對個體造成生理上的壓力，也會威脅健康 [18,19]。

（三）社會

成人所經驗的壓力源，包括工作與生活環境條件 [4]。

1. 工作壓力

成年人所面臨工作壓力來源，包括失業、工作負荷過高、職場人際關係差和缺乏工作上的掌控感或成就感 [20]，以及工作升遷問題 [21]。

2. 環境壓力

通常所處環境本身也可能是壓力來源，例如噪音、太熱或太冷的環境，以及可能有害健康或造成傷害的環境等。

3. 學校壓力

學生在校園所承受的壓力來源，包括考試、課業成績、師生及同儕關係。例如：課業繁多、內容艱深、考試頻繁、成績不理想、老師要求過高、或同儕關係緊張等。

二、壓力之生理、心理與社會反應

(一) 生理反應

當個體接收到壓力源的刺激情境時，其生理及心理上會因不同的壓力源，引發不同程度的反應。Hans Selye[22] 提出一般適應症候群（general adaptation syndrome）來解釋當個體面臨壓力源時，身體為因應壓力挑戰暨維護身心平衡所做出的反應，包括警覺反應（alarm reaction）、抗拒反應（resistance reaction）、衰竭反應（exhaustion reaction）。

1. 警戒反應

當個體處在壓力源的情況下，身體所作調適防禦或逃避撤退的準備。此時身體會有一些生理反應，以增強能量及加速因應反應，例如：增加腎上腺皮質素（corticoid）、腎上腺素（epinephrine）與正腎上腺素（norepinephrine）的分泌，促使交感神經為人體發揮「加油器」的作用。其中，正腎上腺素會使血壓上升並加快心跳、呼吸；腎上腺素會增加肌肉的血流量，並減緩消化系統運作及釋放肝醣，以利提供身體更多能量，此時生理機能隨即進入下一階段的抗拒反應。

2. 抗拒反應

個體對壓力的抗拒會增加，但相對地也會減低因應其他壓力的能力，例如當個體面臨新冠肺炎威脅而需長期應付心理壓力時，個體對疾病的免疫力也會隨之下降。

3. 衰竭反應

如果個體在竭盡所有能量防禦壓力後，壓力源仍持續存在時，個體就會因為資源消耗而進入疲憊狀況並呈現衰竭反應，例如：皮質醇為因應壓力所產生的副作用將在此階段顯現，造成個體免疫力下降。

（二）心理社會反應

Sarafino 與 Smith[4] 指出，壓力會通過分散個體的注意力，影響人的記憶力和注意力等認知功能。例如鄰近鐵路或高速公路的環境，噪音可能就是一種壓力源，個體為抵抗這種壓力，往往試圖將注意力從噪音轉移到相關的認知作業。Cohen 等人 [23] 研究發現長期試圖抵抗噪音，慣性不聽慢性噪音的人，在分辨哪些聲音該注意，哪些聲音不該注意的認知作業會有困難而導致認知缺陷（generalized cognitive deficits），這是壓力影響認知。反過來說，認知也可能也會影響壓力。例如，學校一個月後將舉行期末考，儘管還未到考試的時間，學生已開始想像熬夜準備應試的痛苦，在憂心面對未來的威脅和反芻過去考試的痛苦記憶，即便還沒到實際應試的壓力情境，但腦海中的想法已經對個體造成壓力 [24]。因此，壓力經驗可能會干擾認知歷程，而受干擾的認知能力也可能導致個體處理壓力情境的困難，陷入壓力和認知互相影響的惡性循環。

此外，Folkman 和 Lazarus [25] 針對心理壓力提出一套認知論，即以個體對壓力的認知評估為主要概念，將壓力界定為個體和環境的交互關係，當個體評估為超出其能力資源或危害自身利益時，即為壓力。人們往往對事務有主導及掌控權的渴望，亦即需要有個人控制感（sense of personal control），可以決策及採取有效行動，以得到理想及避免不想要的結果 [26]。研究發現，有強烈個人控制感的人，其所承受的壓力會較小 [27,28]。因此，個體針對事件或生活變動對自身的重要性和影響程度，以及評估自己主導掌控程度的認知，均會影響個體對壓力的反應。

1. 情緒

當個體認知一外在刺激是壓力源，訊息會傳導到腦部邊緣系統（limbic system），進而影響下視丘（hypothalamus），促使個體感受到情緒反應。無論是正向還是負向情緒，對人體免疫功能均具有舉足輕重的影響 [4]。正向情緒有助於免疫功能的提升 [29,30]；反之，因壓力情境引起的負向情緒，包括焦慮、憂鬱、激動、憤怒、沮喪等則會損壞人體免疫功能 [31,32]。因此，當生活事件經由個體認知判斷，其意義對個體而言，若屬不確定性或具威脅性，易引起焦慮；若是失落，則易引起憂鬱；如若事件的意義是挫折，則會引起憤怒反應。因此，個體遇到壓力源，而又未能即時解除壓力危機，致壓力持續存在時，個體即容易產生焦慮或憂鬱等反應而影響健康。

（1）焦慮反應

焦慮是常見的壓力反應，係為一種內心動盪不安及擔憂的心理狀態，常伴隨注意力不集中、心跳加快、血壓升高、沒有食慾，以及肌肉緊張等的生理現象。

（2）憂鬱反應

憂鬱係指心情低落、沮喪及鬱悶的情緒。個體對原本熱愛的活動失去興趣，價值感低落，會有罪惡感甚至有自殺念頭，並常伴隨體重改變、失眠或嗜睡、思考遲鈍或注意力減退等生理症狀。

2. 社會行為

Sarafino 與 Smith[4] 指出，壓力引發個體在行為上的負向反應，包括抽菸、喝酒、失眠、藥物濫用，以及暴飲暴食或厭食等，將導致個體患病或惡化現有狀況。因此，承受高度壓力個體的行為，往往會增加生病或受傷的機會 [33,34]，例如：傾向攝取高脂肪食物、少吃蔬果、少運動，較易抽煙及多喝酒 [35,36]。

第三節　壓力對健康與疾病之影響

Steptoe 與 Ayers[37] 提出一個心理學理論，即素質－壓力模型（diathesis-stress model），係結合生物、心理與環境等因素來解釋個體異常行為的成因。個體對生理或心理疾病的易感性（vulnerability），取決於他們對該疾病的傾向（predisposition）和其所承受壓力的交互作用。例如：某人的支氣管比較脆弱，當遭遇較大的壓力源

時，即容易發病，導致咳嗽的徵狀。

一、心血管系統

　　心血管系統反應（cardiovascular reactivity）係指個體對壓力源所產生的生理反應，發生在心臟、血管和血液，是評估心血管系統的重要指標。中年之前的個體在面對壓力源的心血管系統反應通常會比較穩定，即便多年後面臨相同的壓力源也只有些微差異 [38,39]，顯示中年以前的個體對壓力源較有韌性。然而，隨著年齡增長，個體抵抗壓力源的韌性漸趨減弱，也因此逐漸增加心血管系統反應性及罹患心血管疾病的風險 [40]。面臨壓力源後，可能出現較大的心血管系統反應性和較差的心血管復原力與罹患高血壓（high blood pressure）、動脈粥樣硬化（atherosclerosis）等心血管疾病有關症狀 [41,42]。心理壓力會使人體血液變得濃稠，因而導致心臟病 [43]，這是因爲經歷壓力個體的血液裡有較高濃度的血小板（platelets）[44] 和凝血因子（clotting factors）[45]。此外，壓力也會增加血液中引發動脈硬化的膽固醇 [46] 發炎物質 [47]，致使增加罹患高血壓、心臟病或中風的風險。研究指出較高的迷走神經張力（vagal tone）（心跳速率的改變幅度，係爲緩衝壓力指標）對壓力有良好的緩衝效果，這是因爲副交感神經系統（parasympathetic nervous system）對壓力具有煞車功能，可緩衝壓力對人體的衝擊，能保護心血管系統，降低心血管疾病風險 [48]。

二、免疫系統

　　人體會因壓力而釋放兒茶酚胺（atecholamines）和皮質醇，並改變免疫系統功能而影響健康 [49,50]。急性和慢性壓力對免疫系統的影響可透過幾種方式來測量，例如：免疫細胞面對抗原時的增殖程度，或是破壞外來微生物或病毒的能力；免疫系統功能也可通過個體是否對流感疫苗成功產生免疫反應來衡量，例如：皮質醇和腎上腺素（epinephrine）的增加與 T 細胞及 B 細胞活性降低的關聯 [4]。人體內有一個管控壓力的賀爾蒙——皮質醇，它是透過個體所感知的壓力來發揮作用及提供能量，同時也能降低體內不必要的活動，包括暫停相關的免疫功能，以保有能量。於此同時，一個負面影響效果就是——當個體面臨較大的壓力時，在保有能量需求的前提下，皮質醇必須暫停免疫功能，因此細菌或病毒更易趁虛入侵人體。短

暫的壓力通常會活化部分免疫系統，尤其是非特異性免疫，同時抑制特異性免疫。相比之下，慢性壓力通常會同時抑制非特異性和特異性免疫功能並增加發炎機率，若長時間發炎，即會破壞免疫功能 [50]。因此，若人體長期處在壓力下，免疫系統就會受到影響甚至遭到破壞。

三、癌症

過去有關壓力與癌症的關聯性研究大都屬於回溯性研究 [51]，儘管有些研究結果指出個體自陳經歷高度壓力與罹患癌症有顯著相關，然而並無其他研究證據顯示相同結果 [37]。此外，近期一些前瞻性或縱貫性等嚴謹的研究設計亦得到不一致的結果 [4]。不過一項統合分析（meta-analysis）研究發現，與壓力有關的社會心理因素可預測癌症初期病程與治療歷程 [52]。壓力可能透過減弱免疫系統功能、激化發炎症狀，或者增加罹癌風險的行為如抽煙等中介因子，間接影響罹患癌症的機率 [4]。例如：免疫系統也可保護身體免受因過度暴露於有害致癌物質，包括紫外線、核輻射、X 射線、煙草煙霧及石棉 [53]。這些致癌物質不僅會破壞人體細胞中的 DNA，並可能發展成突變細胞擴散全身。當人體出現突變細胞，殺手 T 細胞（killer T cells）就會攻擊它們，甚至在細胞突變之前，就開始用酶破壞化學致癌物或修復受損的 DNA，以利保護個體免受癌症侵害 [4]。然而，研究發現人體在高度壓力下不僅會削減酶的產生及修復受損 DNA 的功能 [54,55]，也會削弱甚至破壞免疫系統，致使提高罹癌風險。

四、心身症

心身症（psychosomatic）意指在診斷與治療個體的生理症狀時，必須考慮到心理因素的疾病，是一種與壓力緊密相關的疾患，亦即壓力會透過生理機制促使身體持續性的亢奮，因而導致個體不適或惡化既有疾病的症狀。Sarafino[56] 將心身症定義為由心理因素所引起或加重的症狀或疾病，Sarafino 與 Smith[4] 則稱之為心理生理疾患（psychophysiological disorders），係指由心理社會與生理歷程交互影響所引發的身體症狀或疾病，症狀常固定出現在某些器官上，而使器官發生功能障礙，若久未改善，也會造成器官的器質性病變，包括呼吸系統、消化系統、神經系統以及免疫系統等等。

（一）呼吸性疾病

　　心身症表現在呼吸系統的臨床表徵，主要有氣喘和過度換氣症候群。氣喘（asthma）是一種慢性氣道阻塞的疾病，係由氣管發炎、痙攣和痰阻塞氣管所導致咳嗽、呼吸困難等症狀的疾病 [4]。氣喘發作主要是由過敏、呼吸道感染和生物心理社會等三個因素共同引發而起，例如：壓力或運動 [57]。相關研究發現壓力會引發氣喘發作 [57,58]，另有研究也發現一些社會心理因素與氣喘的形成、發作，甚至惡化有關，包括童年的不幸遭遇和低社會支持的家庭型態模式 [59-63]。Chida、Hamer 與 Steptoe[64] 透過統合分析發現，與壓力相關的心理社會因素與氣喘之間的關係是雙向的，亦即壓力和負面情緒既是引發氣喘發作及惡化的因素，也是氣喘發作的後遺症，彼此惡性循環，產生負迴圈。

（二）消化系統疾病

　　心身症體現於消化系統的臨床表徵，主要有發炎性腸道疾病（inflammatory bowel disease, IBD）、腸激躁症（irritable bowel syndrome）及潰瘍（ulcers）等。發炎性腸道疾病　有兩種主要類型：克隆氏症（Crohn's disease）和潰瘍性結腸炎（ulcerative colitis），屬於免疫功能失調疾病，病患的免疫系統會攻擊自身的消化系統，導致腸道發炎。另腸激躁症也是常見的腸道功能性障礙疾病，常伴有腹痛、腹脹、腹瀉及便秘等症狀。研究發現這兩種疾病都與壓力有關 [65]，尤其是腸激躁症的發病常跟早期壓力、近期壓力和慢性壓力有關，這些壓力會透過免疫歷程引發疾病 [66,67]。另消化性潰瘍係指自律神經系統會因亢奮失調而持續刺激胃液分泌胃酸，造成胃壁或十二指腸潰瘍，而造成潰瘍病症的其中一個因素就是壓力 [68]。

（三）神經系統疾病

　　儘管頭痛多數係由內外科疾病所導致的症狀，但是亦與情緒緊張有關。研究指出壓力源，尤其是日常生活瑣事，常是偏頭痛（migraine headache）和肌緊張性頭痛（tension-type headache）的誘因 [69,70]，這是因為壓力會促使個體處於備戰狀態，造成頭頸部肌肉緊繃收縮，導致頭痛的不適。偏頭痛係因大腦周圍血管擴張及腦幹、三叉神經功能異常所致 [69,71,72]，肌緊張性頭痛（或稱肌肉收縮型頭痛）則是因中樞神經系統功能障礙和頭頸肌肉持續緊縮所引起的疾患 [69,72]。

第四節　壓力因應與調適

一、何謂壓力因應與調適

　　壓力因應與調適指個人嘗試去處理面對所感受到的情境要求，以及與其所擁有的能力或資源間的差距狀態 [3]。因應係指嘗試去改善或降低此差距狀態，或是改變對此差距狀態的覺知，藉以增加對於壓力的耐受性或是避免壓力情境 [73]。舉例而言：在新冠肺炎大流行期間由於身為確診病患可能需被匡列，而且其周遭密切接觸者必須接受居家隔離，因此有些人在有疑似症狀時，自我評估倘若確診帶來的後續壓力影響大於己身現有能面對此壓力的能力與資源，可能因此避免採檢或就醫，降低確診後隨之而來的壓力。然而，亦有人在有疑似輕微症狀時，擔心後續可能會成為重症患者，以及其若為確診者，可能周遭密切接觸者也可能因此染病，評估己身能力與資源足以處理確診帶來的壓力，因此會儘速採檢或就醫，避免疾病傳播。

二、壓力因應與調適的功能與方法

　　一般而言，壓力因應與調適可以採取「改變行為」或是「改變認知」等不同策略來降低所感受到的情境要求以及所擁有能力或資源間的差距狀態。當所覺知情境要求具有威脅性時，而個人有能力改變行為時，就可能會採取具體行動來因應壓力，例如：倘若罹患新冠肺炎可能因此致命時，而經由衛教資訊瞭解施打疫苗可有效預防重症發生，個人將會採取行動，積極施打疫苗，降低染病成為重症患者的風險。另一方面，就算擔心染病成為重症因而威脅生命時，但當個人十分擔心疫苗對於健康可能產生的顯著副作用時，個人可能因此改變認知，將健康問題歸因於命運，「生死有命」，因而不會施打疫苗，僅採取戴口罩或降低與人接觸等自我保護措施。壓力因應包含個體與環境持續互動中動態的評估與再評估的轉換歷程，透過評估與再評估的循環歷程，會影響對於壓力的行為與認知因應。

（一）因應的功能

　　壓力因應的功能分為調節由壓力情境所引發情緒的「情緒焦點因應」（emotion focused coping），以及增加處理問題能力的「問題焦點因應」（problem focused coping）。

1. **情緒焦點因應**：可經由「行為方式」或「認知方式」調節情緒反應。以行為方式為例，嘗試透過運動或美食轉移不愉快的感受，或是尋求情緒或社會支持降低焦慮或憂鬱。認知方式則是當個體面對壓力情境或刺激時，以不同的觀點或想法重新定義或詮釋該壓力情境或刺激，看見此情境的積極與正向面向，例如：罹患癌症後，重新省思生命中不同選項的排序與重要性，覺察人生最重要事項是與重要他人建立深刻與有意義的關係，因而發現人生的意義與價值，重新定義或詮釋壓力情境或刺激，有效協助個體正向面對人生的方式 [74]。情緒焦點因應方式容易出現當壓力情境無法改變時 [3]，或是個體所具備的條件或資源無法有效因應壓力時，嘗試轉換或調整自己的負向情緒感受。然而，以處理情緒為焦點的因應方式，有時會對健康或醫療產生不良影響，例如：借酒澆愁，透過菸、酒、或藥物，降低憂鬱或焦慮。過去研究顯示，物質使用（substance use），例如：菸、酒、或藥物，與憂鬱或焦慮情緒具有顯著關聯性 [75]。

2. **問題焦點因應**：當個體評估所擁有的能力與資源可以改變壓力情境時，會傾向採用問題焦點的因應策略 [3]，例如：面對工作職場的挫折時重新規劃不同的生涯安排，或是癌末病人對身後事的規劃與安排等。情緒焦點與問題焦點因應方式不僅可以分別運用，亦能在面對特定壓力情境時，針對該壓力情緒的不同面向同時分別採用情緒焦點與問題焦點因應方式 [76]。

（二）壓力因應與調適的方法

生活中預防壓力及增加壓力調適的可能因應方法分述如下：

1. **增加社會支持**：社會支持為人類彼此交換訊息的過程，可使個人感受到被關愛、受尊重、有價值感和隸屬某個社會網絡（social network）等方面之滿足 [77]。因此，社會支持為從他人處感到舒適、照顧、尊重及幫助，有助於個人因應壓力 [78]，減低壓力的影響，並降低致病的危機 [79]。亦有研究指出，社會支持可以緩解壓力對於認知功能的損傷，同伴的陪伴可以在動物身處壓力的情況下，刺激齒狀迴的神經滋養因子分泌。因此，同伴陪伴的社會支持力量可以有效緩衝強大壓力對於特定認知處理歷程的損傷 [80]。根據緩衝假說（buffering hypothesis）[81]，社會支持可以保護個人免於受高壓力環境的傷害，因為擁有高度社會支持者在面對壓力時，會評估自我擁有較多資源，與情境的需求差距較小，所以高社會支持者傾向於減低覺知壓力的

嚴重度。Cohen 與 Wills[82] 其研究也指出社會支持具有壓力緩衝的效果，壓力事件對個體所產生的反應，是經過系列個人的評估以及反應的過程。在評估的過程中，社會支持可以降低個人產生具壓力的評價；在個體反應的過程中，社會支持可以避免個人的不適應行為，協助個體對於壓力情境的調適。社會支持包含如下：(1) 情緒的支持：旁人給予的同理與關心；(2) 實質或工具性的支持：旁人給予的勞力或金錢的協助；(3) 訊息的支持：旁人給予的建議、資訊、或對個人行為的回饋。

2. **增加身體活動**：運動可以降低壓力對於健康的負面影響。運動計畫方案介入研究結果顯示，參加高強度運動方案者相較於參加輕鬆方案者顯著改善體適能與焦慮感 [83]，運動持續一段時間（例如：兩到三個月）有助於降低焦慮與憂鬱 [84]。運動可以增加個體對壓力的耐受力、降低焦慮感與提升愉悅感。系統性文獻回顧研究結果顯示，(1) 身體活動與愉悅感具有正相關，一天 10 分鐘或一週只要一天的身體活動就可能讓愉悅感增加 [85]；(2) 有運動的高齡者，可以降低憂鬱狀況與體脂等身心功能 [86]；(3) 運動對壓力和情緒有正面幫助，特別是針對個人設計的運動處方對於壓力和情緒具有最佳的緩解效果 [87]。運動可以減緩壓力與增加愉悅感的大腦與中樞神經可能影響機制如下：(1) 運動時會增加肌肉與自主神經活性，影響中樞神經活性，讓焦慮感降低；(2) 運動時會增加交感神經活性，此時將會引起副交感神經興奮，維持體內平衡，且產生腦內啡，因此運動後會產生愉悅感；(3) 運動時會增加核心溫度，降低肌肉的緊繃感，讓身體覺得放鬆。

3. **運用放鬆技巧**：放鬆訓練有助於減輕焦慮，預防與治療壓力對於健康與疾病的不良影響 [88]。放鬆訓練可以協助降低交感神經活動，增加副交感神經活動，在生理方面可以減緩心跳、降低血壓、增加大腦 α 波與降低大腦杏仁核反應、降低慢性疼痛與增加免疫力等，在心理方面可以產生寧靜平和感受，降低焦慮與憂鬱。相關方式如下：

(1) 肌肉放鬆法（muscle relaxation）：透過身體各部位的放鬆與拉緊，進而感受到全身的鬆弛。

(2) 心像法（imaginary）：想像一個美好與全無壓力的情境以達到身心放鬆狀態。

(3) 正念減壓（mindfulness-based stress reduction, MBSR）：當代正念減壓創始人為喬·卡巴金博士（Jon Kabat-Zinn），其對正念的操作型定義

是「有意識且不帶評判地，保持當下留心的覺察」[89]。一般人可透過持續練習達到上述正念狀態，相關正念的鍛鍊則通稱「正念冥想」（mindfulness meditation），正念冥想不進行想像式觀想，而是客觀如實地覺察身體、情緒、想法等，以培養明晰的洞察力，其重點在於提升專注力與培養覺察力，方式則包括呼吸觀察、身體掃描、靜坐、瑜珈伸展等以達到提升壓力免疫力與降低壓力反應。

4. **為壓力事件進行準備**：面臨各種壓力事件時，預先準備面對壓力事件可以避免或降低壓力反應發生與強度。研究顯示如果能協助病患預先因應對於手術的擔憂，可以增進手術後恢復，降低疼痛感、焦慮與憂鬱、手術後住院休養時間 [90]。增加控制感是面對壓力時有效心理準備 [91]，包含行為上的控制感，例如：藉由運動增加肌力，或是深呼吸降低疼痛；或是認知上的控制感，學習將思考放在治療過程中的正面或有益面向。上述方式可以降低壓力發生可能性，進而提升健康。

5. **尋求專業協助**：除了自我協助以及從朋友、家人處得到協助，尋求專業協助（例如：醫師或是心理師）亦是處理壓力的方法之一。尋求心理諮商，與心理師合作，除了獲得情緒調節與支持，亦可協助探索造成困擾的底層想法與相關環境因素，進而解決困擾與問題。

總　結

壓力是每個人生活中都可能經歷的狀態，適當壓力有助於個人與社會的進步與成長，過度壓力則可能對身心健康造成負向影響。因此培養合宜的壓力因應與調適策略，將有助於提升管理與掌控壓力，學習與壓力共處，讓面對壓力成為建設性經驗，促進個體成熟與發展。

關鍵名詞

壓力源（stressor）

初級評估（primary appraisal）

次級評估（secondary appraisal）

雙趨衝突（approach/approach）

雙避衝突（avoidance/avoidance）

趨避衝突（approach/avoidance）

素質－壓力模型（diathesis-stress model）

易感性（vulnerability）

傾向（predisposition）

心血管系統反應（cardiovascular reactivity）

高血壓（high blood pressure）

動脈粥樣硬化（atherosclerosis）

血小板（platelets）

凝血因子（clotting factors）

迷走神經張力（vagal tone）

副交感神經系統（parasympathetic nervous system）

兒茶酚胺（atecholamines）

皮質醇（corticosteroids）

腎上腺素（epinephrine）

心身症（psychosomatic）

心理生理疾患（psychophysiological disorders）

氣喘（asthma）

發炎性腸道疾病（inflammatory bowel disease）

腸激躁症（irritable bowel syndrome）

潰瘍（ulcers）

克隆氏症（Crohn's disease）

潰瘍性結腸炎（ulcerative colitis）

偏頭痛（migraine headache）

肌緊張性頭痛（tension-type headache）

一般適應症候群（general adaptation syndrome）

腎上腺皮質素（corticoid）

腎上腺素（epinephrine）

正腎上腺素（norepinephrine）

邊緣系統（limbic system）

下視丘（hypothalamus）

個人控制感（sense of personal control）

壓力因應（stress coping）

情緒焦點因應（emotion focused coping）

問題焦點因應（problem focused coping）

社會支持（social support）

身體活動（physical activity）

心像法（imaginary）

正念減壓（mindfulness-based stress reduction, MBSR）

正念冥想（mindfulness meditation）

複習問題

1. 當個體面臨壓力源時，評估自己有多少能力應付壓力源，稱為：

   (A) 初級評估 (B) 次級評估 (C) 主觀評估 (D) 三級評估

2. 有關壓力的敘述，下列何者**錯誤**？

   (A) 個體對可能造成壓力的事件評估是否對自身產生威脅或影響，稱為初級評估

   (B) 當個體判斷某事件或情境是有壓力時，會先確定自身是否能夠應付所面臨的威脅或挑戰

   (C) 準備考試屬於持續性的壓力，此時免疫系統會增加皮質醇，提升 T 細胞及 B 細胞的活性

   (D) 次級評估係指個體採取行動或處理方式，用以成功因應某事件或任務的機率判斷

3. 關於一般適應症候群，用以解釋當個體面臨壓力源時，身體為因應壓力挑戰及

維護身心平衡所做出的反應，下列敘述何者正確？

(A) 個體增加正腎上腺素或腎上腺素的分泌，促使交感神經發揮「加油器」的作用，稱為警戒反應

(B) 當個體面臨壓力源時，身體會做防禦或撤退的準備，此時增強能量以加速因應反應，稱為抗拒反應

(C) 個體在警戒反應後，對壓力的抗拒會增加，並相對地減低因應壓力的能力，稱為衰竭反應

(D) 個體竭盡所有能量防禦壓力後，壓力源卻仍舊存在時，個體對壓力的抗拒就會增加，稱為抗拒反應

4. 當個體面臨同時具有吸引和逃避屬性的目標時，會產生難以決定的矛盾心態，這種對個體造成難以決定的內在衝突，屬於下列何者衝突？

(A) 趨避衝突 (B) 雙趨衝突 (C) 雙避衝突 (D) 矛盾衝突

5. 有關壓力對免疫系統的影響，下列敘述何者**錯誤**？

(A) 人體面臨壓力時會釋放兒茶酚胺和皮質醇，改變免疫系統的功能而影響健康

(B) 當個體面臨壓力時，體內的皮質醇會活化以提供能量，同時激發免疫功能以增強抵抗力

(C) 壓力會抑制免疫功能，增加發炎機率，若發炎時間拉長，將會破壞人體的免疫功能

(D) 當體育選手準備獲取最佳成績時，此時體內的皮質醇會活化以提供能量用以奮力一擊

6. 有關壓力對健康、疾病的影響，下列敘述何者**錯誤**？

(A) 人體的副交感神經系統對壓力具有煞車功能，可緩衝壓力衝擊，降低罹患心血管疾病的風險

(B) 壓力會增加血液中引發動脈硬化的膽固醇發炎物質，增加罹患高血壓、心臟病或中風的風險

(C) 老年人因為豐富的人生歷練，具有較強的抗壓性，因此罹患高血壓、動脈粥樣硬化等心血管疾病的風險較小

(D) 個體在高度壓力下，身體會減少酶的產生及修復受損的 DNA，同時提高罹癌風險

7. 當個體評估所擁有的能力與資源可以改變壓力情境時，會傾向採用下列何種因

應方式：

(A) 情緒焦點因應 (B) 問題焦點因應 (C) 以上皆是 (D) 以上皆非

8. 有關於放鬆訓練與壓力因應的描述，下列敘述何者**錯誤**？

(A) 放鬆訓練可以協助降低交感神經活動，增加副交感神經活動 (B) 放鬆訓練可以減緩心跳、降低血壓 (C) 放鬆訓練可以降低大腦 α 波與大腦杏仁核反應 (D) 放鬆訓練可以降低慢性疼痛與增加免疫力

9. 請分別以刺激、反應及歷程取向說明壓力的定義。

10. 請說明關於壓力因應的情緒焦點因應與問題焦點因應。

引用文獻

1. Dougall AL, Baum A. Stress, health, and illness. In: Baum AS, Revenson TA, Singer JE, eds. Handbook of health psychology. 2nd ed. New York: Psychology Press, 2012;53-78.

2. Lazarus RS. Stress and emotion: A new synthesis. New York: Springer, 1999.

3. Lazarus RS, Folkman S. Stress, appraisal, and coping. Springer publishing company, 1984.

4. Sarafino EP, Smith TW. Health psychology: Biopsychosocial interactions. 9th ed. John Wiley & Sons, 2016.

5. Lovallo WR. Stress and health: Biological and psychological interactions. Sage publications, 2015.

6. Smith CA, Kirby LD. The role of appraisal and emotion in coping and adaptation. In: Contrada RJ, Baum A, eds. The handbook of stress science: Biology, psychology, and health. Springer Publishing Company, 2011;195-208.

7. Hobfoll SE. Conservation of resources: a new attempt at conceptualizing stress. Am Psychol 1989;**44**:513-24.

8. Paterson RJ, Neufeld RW. Clear danger: situational determinants of the appraisal of threat. Psychol Bull 1987;**101**:404-16.

9. Ellis A. The impossibility of achieving consistently good mental health. Am Psychol 1987;**42**:364-75.

10. Fry PS, Debats DL. Perfectionism and the five-factor personality traits as predictors of mortality in older adults. J Health Psychol 2009;**14**:513-24.

11. Coico R, Sunshine G. Immunology: A short course. 6th ed. Hoboken, NJ: Wiley, 2009.

12. Gouin J-P, Hantsoo L, Kiecolt-Glaser JKJN. Immune dysregulation and chronic stress among older adults: a review. Neuroimmunomodulation 2008;**15**:251-9.

13. Newton TL. Cardiovascular functioning, personality, and the social world: The domain of hierarchical power. Neurosci Biobehav Rev 2009;**33**:145-59.

14. Buss AH, Plomin R. A temperament theory of personality development. Wiley-Interscience, 1975.

15. Kiecolt-Glaser JK, Loving TJ, Stowell JR, et al. Hostile marital interactions, proinflammatory cytokine production, and wound healing. Arch Gen Psychiatry 2005;**62**:1377-84.

16. Nealey-Moore JB, Smith TW, Uchino BN, Hawkins MW, Olson-Cerny C. Cardiovascular reactivity during positive and negative marital interactions. J Behav Med 2007;**30**:505-19.

17. Smith TW, Uchino BN, Berg CA, et al. Conflict and collaboration in middle-aged and older couples: II. Cardiovascular reactivity during marital interaction. Psychol Aging 2009;**24**:274-86.

18. Cankaya B, Chapman BP, Talbot NL, Moynihan J, Duberstein PR. History of sudden unexpected loss is associated with elevated interleukin-6 and decreased insulin-like growth factor-1 in women in an urban primary care setting. Psychosom Med 2009;**71**:914-9.

19. Shor E, Roelfs DJ, Curreli M, Clemow L, Burg MM, Schwartz JE. Widowhood and mortality: a meta-analysis and meta-regression. Demography 2012;**49**:575-606.

20. Fitzgerald ST, Haythornthwaite JA, Suchday S, Ewart CK. Anger in young black and white workers: effects of job control, dissatisfaction, and support. J Behav Med 2003;**26**:283-96.

21. Johnston DW, Jones MC, Charles K, McCann SK, McKee L. Stress in nurses: Stress-related affect and its determinants examined over the nursing day. Ann Behav Med 2013;**45**:348-56.

22. Selye HJN. A syndrome produced by diverse nocuous agents. Nature 1936;**138**:32. doi:10.1038/138032a0.

23. Cohen S, Evans GW, Stokols D, Krantz DS. Behavior, health, and environmental stress. New York: Plenum, 1986.

24. Segerstrom SC, Stanton AL, Flynn SM, Roach AR, Testa JJ, Hardy JK. Episodic repetitive thought: Dimensions, correlates, and consequences. Anxiety Stress Coping 2012;**25**:3-21.

25. Folkman S, Lazarus RS, Dunkel-Schetter C, DeLongis A, Gruen RJ. Dynamics of a stressful encounter: cognitive appraisal, coping, and encounter outcomes. J Pers Soc Psychol 1986;**50**:992-1003.

26. Contrada RJ, Goyal TM. Individual differences, health, and illness: The role of emotional traits and generalized expectancies. In: Sutton S, Baum A, Johnson M, eds. The Sage handbook of health psychology. London: Sage, 2004;143-168.

27. McFarlane AH, Norman GR, Streiner DL, Roy RG. The process of social stress: Stable, reciprocal, and mediating relationships. J Health Soc Behav 1983;160-73.

28. Suls J, Mullen B. Life change and psychological distress: The role of perceived control and desirability. J Appl Soc Psychol 1981;**11**:379-89.

29. Futterman AD, Kemeny ME, Shapiro D, Fahey JL. Immunological and physiological changes associated with induced positive and negative mood. Psychosom Med 1994;**56**:499-511.

30. Stone AA, Neale JM, Cox DS, Napoli A, Valdimarsdottir H, Kennedy-Moore E. Daily events are associated with a secretory immune response to an oral antigen in men. Health Psychol 1994;**13**:440-6.

31. Byren-Davis LM, Vedhara K. Psychoneuroimmunology. In: Christensen AJ, Martin R, Smyth JM, eds. Encyclopedia of health psychology. New York: Kluwer, 2004;221-227.

32. Marsland A, Bachen E, Cohen S. Stress, immunity, and susceptability to upper respiratory infectious disease. In: Baum TA, Revenson TA, Singer J, eds. Handbook of health psychology. 2nd ed. New York: Psychology Press, 2012;717-739.

33. Johnson JH. Life events as stressors in childhood and adolescence. Newbury Park, CA: Sage, 1986.

34. Quick J, Quick J, Nelson D, Hurrell J. Preventive stress management in organizations. Washington, DC: American Psychological Association, 1997.

35. Ng DM, Jeffery RW. Relationships between perceived stress and health behaviors in a sample of working adults. Health Psychol 2003;**22**:638-42.

36. Cartwright M, Wardle J, Steggles N, Simon AE, Croker H, Jarvis MJ. Stress and dietary practices in adolescents. Health Psychol 2003;**22**:362-9.

37. Steptoe A, Ayers S. Stress, health and illness. The Sage handbook of health psychology 2004;169-96.

38. Sherwood A, Girdler SS, Bragdon EE, et al. Ten-year stability of cardiovascular responses to laboratory stressors. Psychophysiology 1997;**34**:185-91.

39. Veit R, Brody S, Rau H. Four-year stability of cardiovascular reactivity to psychological stress. J Behav Med 1997;**20**:447-60.

40. Uchino BN, Berg CA, Smith TW, Pearce G, Skinner M. Age-related differences in ambulatory blood pressure during daily stress: evidence for greater blood pressure reactivity with age. Psychol Aging 2006;**21**:231-9.

41. Chida Y, Steptoe A. Greater cardiovascular responses to laboratory mental stress are associated with poor subsequent cardiovascular risk status: a meta-analysis of

prospective evidence. Hypertension 2010;**55**:1026-32.

42. Panaite V, Salomon K, Jin A, Rottenberg J. Cardiovascular recovery from psychological and physiological challenge and risk for adverse cardiovascular outcomes and all-cause mortality. Psychosom Med 2015;**77**:215-26.

43. Rychtarik RG, Connors GJ, Whitney RB, McGillicuddy NB, Fitterling JM, Wirtz PWJJoc. Treatment settings for persons with alcoholism: Evidence for matching clients to inpatient versus outpatient care. J Consult Clin Psychol 2000;**68**:277-89.

44. Everson-Rose SA, Lewis TT. Psychosocial factors and cardiovascular diseases. Annu Rev Public Health 2005;**26**:469-500.

45. Wirtz PH, Ehlert U, Emini L, et al. Anticipatory cognitive stress appraisal and the acute procoagulant stress response in men. Psychosom Med 2006;**68**:851-8. doi:10.1097/01. psy.0000245866.03456.aa.

46. Steptoe A, Brydon L. Associations between acute lipid stress responses and fasting lipid levels 3 years later. Health Psychol 2005;**24**:601-7.

47. Steptoe A, Hamer M, Chida Y. The effects of acute psychological stress on circulating inflammatory factors in humans: a review and meta-analysis. Brain Behav Immun 2007;**21**:901-12.

48. Thayer JF, Lane RD. The role of vagal function in the risk for cardiovascular disease and mortality. Biol Psychol 2007;**74**:224-42.

49. Kemey ME. Psychoneuroimmunology. In: Friedman HS, Silver RC, eds. Foundations of health psychology. New York: Oxford University Press, 2007;92-116.

50. Segerstrom SC, Miller GE. Psychological stress and the human immune system: a meta-analytic study of 30 years of inquiry. Psychol Bull 2004;**130**:601-30.

51. Sklar LS, Anisman H. Stress and cancer. Psychol Bull 1981;**89**:369-406.

52. Chida Y, Hamer M. An association of adverse psychosocial factors with diabetes mellitus: A meta-analytic review of longitudinal cohort studies. Diabetologia 2008;**51**:2168-78. doi:10.1007/s00125-008-1154-1.

53. AMA. American Medical Association complete medical encyclopedia. New York: Random House, 2003.

54. Glaser R, Thorn BE, Tarr KL, Kiecolt-Glaser JK, D'Ambrosio SMJHP. Effects of stress on methyltransferase synthesis: an important DNA repair enzyme. Health Psychol 1985;**4**:403-12.

55. Kiecolt-Glaser JK, Glaser RJP. Psychological influences on immunity. Psychosomatics 1986;**27**:621-4.

56. Sarafino EP. Context and perspectives in health psychology. In: Sutton A, Baum A, Jounston M, eds. The sage handbook of health psychology. London: Sage, 2004;1-26.

57. Lehrer P, Feldman J, Giardino N, Song H-S, Schmaling K. Psychological aspects of

asthma. J Consult Clin Psychol 2002;**70**:691-711.

58. Tobin ET, Kane HS, Saleh DJ, et al. Naturalistically observed conflict and youth asthma symptoms. Health Psychol 2015;**34**:622-31.

59. Chen E, Strunk RC, Bacharier LB, Chan M, Miller GE. Socioeconomic status associated with exhaled nitric oxide responses to acute stress in children with asthma. Brain Behav Immun 2010;**24**:444-50.

60. Gilbert LK, Breiding MJ, Merrick MT, et al. Childhood adversity and adult chronic disease: an update from ten states and the District of Columbia, 2010. Am J Prev Med 2015;**48**:345-9.

61. Marin TJ, Chen E, Munch JA, Miller GE. Double-exposure to acute stress and chronic family stress is associated with immune changes in children with asthma. Psychosom Med 2009;**71**:378-84.

62. Miller CK, Gutschall M. A randomized trial about glycemic index and glycemic load improves outcomes among adults with type 2 diabetes. Health Educ Behav 2009;**36**:615-26.

63. Scott KM, Von Korff M, Alonso J, et al. Childhood adversity, early-onset depressive/anxiety disorders, and adult-onset asthma. Psychosom Med 2008;**70**:1035-43.

64. Chida Y, Steptoe A, Powell LH. Religiosity/spirituality and mortality. Psychother Psychosom 2009;**78**:81-90.

65. Kiank C, Taché Y, Larauche M. Stress-related modulation of inflammation in experimental models of bowel disease and post-infectious irritable bowel syndrome: role of corticotropin-releasing factor receptors. Brain Behav Immun 2010;**24**:41-8.

66. Chang L. The role of stress on physiologic responses and clinical symptoms in irritable bowel syndrome. Gastroenterology 2011;**140**:761-5.

67. O'Malley D, Quigley EM, Dinan TG, Cryan JF. Do interactions between stress and immune responses lead to symptom exacerbations in irritable bowel syndrome? Brain Behav Immun 2011;**25**:1333-41.

68. Levenstein S. Psychosocial factors in peptic ulcer and inflammatory bowel disease. J Consult Clin Psychol 2002;**70**:739-50.

69. Aminoff MJ, Kerchner GA. Nervous system disorders. In: Papadakis MA, Mcphee SJ, Mcphee SJ, Rabow MW, eds. Current medical diagnosis & treatment. 54th ed. New York: McGraw Hill, 2015;954-1026.

70. Nash JM, Thebarge RW. Understanding psychological stress, its biological processes, and impact on primary headache. Headache 2006;**46**:1377-86.

71. Goadsby PJ. Migraine pathophysiology. Headache 2005;**45**:S14-S24.

72. Holroyd KA. Assessment and psychological management of recurrent headache disorders. J Consult Clin Psychol 2002;**70**:656-77.

73. Carver CS, Connor-Smith J. Personality and coping. Annu Rev Psychol 2010;**61**:679-704.

74. Taylor SE. Adjustment to threatening events: A theory of cognitive adaptation. Am Psychol 1983;**38**:1161-73.

75. Lai HMX, Cleary M, Sitharthan T, Hunt GE. Prevalence of comorbid substance use, anxiety and mood disorders in epidemiological surveys, 1990-2014: A systematic review and meta-analysis. Drug Alcohol Depend 2015;**154**:1-13.

76. Tennen H, Affleck G, Armeli S, Carney MA. A daily process approach to coping: Linking theory, research, and practice. Am Psychol 2000;**55**:626.

77. Cobb S. Social support as a moderator of life stress. Psychosom Med 1976;**38(5)**:300-314.

78. Worchel S, Shebilske W. Psychology: Principles and applications: Prentice Hall, 1992.

79. Wortman CB, Boerner K. Beyond the myths of coping with loss: Prevailing assumptions versus scientific evidence. In: Friedmen HS, ed. The Oxford handbook of health psychology. New York: Oxford University Press, 2011;438-476.

80. 游一龍：社會支持可以緩解壓力對於認知功能的損傷。人文與社會科學簡訊 2010；**15**：107-112。

81. Cohen S, McKay G. Social support, stress and the buffering hypothesis: A theoretical analysis. Handbook of psychology and health (Volume IV). Routledge, 2020;253-67.

82. Cohen S, Wills TA. Stress, social support, and the buffering hypothesis. Psychol Bull 1985;**98**:310.

83. Goldwater BC, Collis ML. Psychologic effects of cardiovascular conditioning: a controlled experiment. Psychosom Med 1985;**47**:174-81.

84. Phillips W, Kiernan M, King A. The effects of physical activity on physical and psychological health. In: Baum TA, Revenson TA, Singer JE, eds. Handbook of health psychology. Mahwah, NJ: Erlbaum, 2001;627-57.

85. Zhang Z, Chen W. A systematic review of the relationship between physical activity and happiness. J Happiness Stud 2019;**20**:1305-22.

86. Jin Y, Kim D, Hong H, Kang H. A long-term exercise intervention reduces depressive symptoms in older Korean women. J Sports Sci 2019;**18**:399.

87. Ströhle A. Physical activity, exercise, depression and anxiety disorders. J Neural Transm 2009;**116**:777-84.

88. Comer RJ. Abnormal Psychology. New York: Worth Publisher, 2013.

89. Kabat-Zinn J. Wherever you go, there you are: Mindfulness meditation in everyday life. New York: Hyperion, 1994.

90. Anderson OW, Gevitz N. The general hospital: A social and historical perspective. In:

Mechanic D, ed. Handbook of health, health care, and the health professions. New York: Free Press, 1983;305-317.

91. Ridgeway V, Mathews A. Psychological preparation for surgery: a comparison of methods. Br J Clin Psychol 1982;**21**:271-80. doi:10.1111/j.2044-8260.1982.tb00565.x.

第 4 章
醫療諮詢、醫病溝通、實踐醫囑

王英偉　撰

學習目標

一、瞭解健康服務提供者應具備的諮詢與溝通能力

二、具備基本的語言與非語言溝通能力

三、瞭解不同文化族群健康諮詢的基本概念

四、具備不同族群的基本的溝通能力

五、瞭解民眾參與健康決策的模式

六、能以健康識能溝通模式進行健康服務提供者與接受者之溝通

七、瞭解影響民眾對健康建議依從性的因素與解決方式

引　言

　　從事健康服務提供者，面對民眾的疑問與擔憂是每天會碰到的議題。世界衛生組織倡議以民眾爲中心的服務，目的是爲了改善民眾的健康，於是友善的溝通便顯得很重要。不同的族群，有不同的文化，因此從事第一線服務的人員，必須有文化敏感度的訓練。如何提升民眾參與他們本身健康的決定，落實健康服務提供者－接受者共享決策之模式，可增加慢性病控制與健康行爲的依從性。美國 2021 年公告的公衛人員核心能力，溝通能力是其中重要的一項指標。瞭解到健康諮詢與健康服務提供者－接受者互動的原則與方式，也成爲每一個健康服務提供者必要的課題。

第一節　公共衛生溝通的核心能力

　　有關溝通技巧的核心能力，各個國家、醫學會、乃至於各大醫學院校，都有各自不同的標準；這些都可供公共衛生學界參考。底下舉一些相關例子來說明。美國 Accreditation Council for Graduate Medical Education（ACGME）將人際溝通能力（Interpersonal and Communication Skills, ICS）分成三個次核心能力 [1]，包括 ICS1：以病人及家屬爲中心之溝通；ICS2：跨專業及團隊之溝通；以及 ICS3：與健康照護系統的溝通，強調溝通能力需從個人周邊，擴展到所處整體醫療環境的概念。加拿大 CanMEDS 則將人際與醫療溝通部分，分散在溝通者（Communicator）、協調者（Collaborator）、及倡議者（Health Advocate）三個核心能力之內 [2]。換句話說，CanMEDS 認爲醫師的角色需要擅長與病人及家屬進行治療性之溝通，建立信任關係，並要能爲病人謀最大之福祉。美國明尼蘇達大學醫學院則將人際溝通能力，分成三個核心能力，分別是（1）要能跨越文化與社會經濟差異，有效與病人、家屬及公眾溝通；（2）要能對個人與人際間情緒與情緒的反應具備洞察力和理解力，適當地與人互動；和（3）要能與同儕、其他專業及醫療相關機構有效溝通 [3]。與其他溝通核心能力較不一樣的是，這裡強調了對自我及他人情緒的自省與觀察，從個人本身的反思出發，重新建構完整的溝通能力。

　　作爲一名公共衛生專業人員，大部分的工作一樣是要通過溝通、教育、疾病監測、評估和研究來促進、保護和改善社區健康和生活品質。美國於 2021 年 10 月由學術界與公共衛生界共同發表了公共衛生專業人員的核心能力 [4]，這是由 24 個國

家組織組成的實踐聯繫委員會（Council on Linkages）以實證爲基礎所整理出來，旨在改善公共衛生教育訓練、實務和研究。此核心能力共分爲 8 個領域，包括（1）資料分析與評估技能；（2）政策發展與計劃能力；（3）溝通技巧；（4）促進健康平等能力；（5）社區夥伴合作能力；（6）公共衛生科學能力；（7）管理與財務能力；和（8）領導與系統思考能力。相對於公共衛生服務的三個級別（Tier）（分別是第一線工作人員、計畫管理者、與行政主管），每一個核心能力再稍作調整，以適合公衛專業人員在不同角色的責任。在核心能力中的溝通技巧，可再分爲三個子能力（sub-competencies）：

1. 確定溝通策略：包括公共衛生訊息傳播的目的與對象、要傳播的內容、評估內部與外部受眾的健康識能、文化語言背景以及適當的傳播方式或媒體、何者負責提供訊息（例如，公共衛生專業人員、醫護人員、記者、社會影響者、信仰領袖……）。

2. 與不同的對象溝通：包括工作人員、民選官員、學生、志願者、社區組織、醫療保健專業人員、公眾等進行交流，須具有語言和文化能力的溝通、積極傾聽，尋求不同的意見、傳達環境、社會因素和個人行爲對健康的影響、傳達政府公共衛生、醫療保健的訊息。

3. 回應相關的訊息、錯誤訊息和虛假訊息（例如，通過社交媒體、市政廳會議、評論、致編輯的信）或建議適當的人回應。

美國疾病管制與預防中心（Centers of Disease Control and Prevention，簡稱 CDC）對衛生專業人員的溝通訓練，強調包括三個重要模組，包括健康識能、跨文化溝通、與不同母語民眾的溝通 [5]。健康識能是個人有能力獲得、處理和理解做出適當健康決定所需的基本健康訊息和服務的程度；跨文化溝通是健康服務提供者和醫療保健組織，當患者在服務需求時出現文化和語言的需求，能理解和有效反應的能力；而不同母語民眾的溝通包括了閱讀、書寫及對話時無法充分用主要語言的溝通。CDC 2021 年針對健康溝通專家能力的調查，指出必須具備的 11 項能力，包括團隊互動、個人與團體的溝通、能清楚說明、善用社會媒體、資料的判斷、網路媒體的設計等 [6]。不管是政府單位或民間專業學會，已對從事健康服務提供者，訂出了基本的訓練需求。

第二節　溝通的原理與實務

一、健康服務溝通原理

溝通是一種動態的行為過程，凡涉及訊息的傳遞或接收皆與溝通相關。早期的學者們指出，溝通係指由某人藉著某種管道向他人說某些話，並影響他人的所有過程；也是一種用以分享態度、觀點、資訊、知識和意見的社會行為，溝通（communications）簡單的說，就是一個訊息（message），透過傳遞者（senders）採用各種方式（channels），傳遞到接收者（receivers）。而當這個訊息被接收者所接收之後，接收者又會做出反應或稱回饋（responses or feedbacks）；此回應或說回饋再傳遞回給傳遞者。如此，訊息在傳遞者與接收者間往返傳遞，稱之為溝通。從上述可以知道，大部分的溝通均屬於一種雙向而非單向的活動。

Habermas（1984）所提出的溝通行動理論（Communication Action Theory）認為溝通不僅要具備語言能力，雙方必須同時在互為主體的層次及主題內容的層次上互相瞭解、同意，溝通過程才能進行。傳遞者不僅要說出符合語言規則的句子，並使其內容符合事實，接收者也能感受到傳遞者所傳達的訊息和情感，才是成功的溝通行動。

傳遞者欲將訊息傳送至對方時，可經由單向傳遞及雙向傳遞過程，單向傳遞即是將傳遞者之內容直接傳送出去，接受者是否接受此項訊息，則無法正確判知；而雙向傳遞之過程，接受訊息者對訊息之反應，均可能造成其是否接受訊息之重要考量。因此，正常的溝通不只是單向傳遞的線性溝通而已，理應包含接受訊息者對訊息之反應程度，兩者相互牽動的雙向傳遞過程。

（一）線性溝通模式

拉斯維爾（Lasswell, 1948）（圖 4-1）提出以五個 W 簡明扼要說明傳播過程，指出要理解或描述一個溝通行為，就需要回答下列五個問題：誰（who）、說什麼（says what）、經由什麼管道（in which channel）、對誰（to whom）、產生什麼效果（with what effect）。雖然此模式指出溝通在社會維持上的功能，卻忽略了情境的存在。

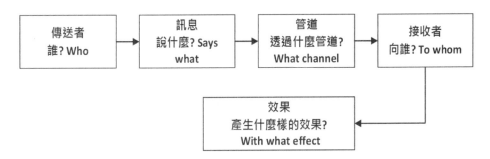

圖 4-1：拉斯維爾的傳播模式與相應的傳播過程元素 [7]

Shannon 與 Weaver（1949）發展出一個著名的線性溝通模式（圖 4-2）。他們認為資訊來源產生訊息之後，透過傳送者將其轉換為可接收的訊號，才傳達至目的地並由接收者賦予為有意義的訊息。而訊息的發送與接收間之所以會產生落差，導致溝通不良或是誤解，則來自於雜音對於管道的干擾。

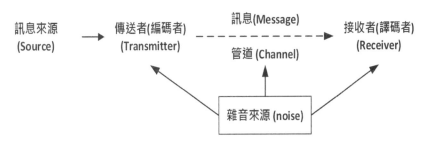

圖 4-2：線性的溝模式 [7]

（二）雙向溝通

在溝通的過程中，傳送者傳送訊息給接收者；同樣的，接收者在接收訊息後，亦會傳送訊息，而變成傳送者。因此，「傳送者」和「接收者」實際上均履行同樣的功能，即編碼與譯碼（圖 4-3）[7]。溝通不完全是一方對另一方所做的事而已，相反的，溝通應是一種由雙方彼此使用語言或非語言所創造出來的活動。但溝通會因溝通者彼此的認同與解釋有異，而產生不同的效果。因此，溝通並非單純一種線性的溝通方式，而是雙向的對談功能，甚至是全方位的溝通。

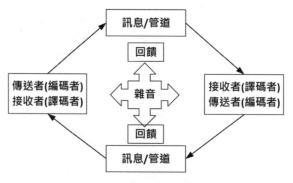

圖 4-3：雙向的溝通模式

二、語言的溝通

（一）傾聽 [8]

　　透過專注地傾聽，讓對方感受到尊重與接納，也可因此建立人際關係。但過程中必須懂得去聽、且聽得出絃外之音，有效的傾聽也可達到治療的效果。傾聽的過程包括 5 個階段：接受（receiving）、瞭解（understanding）、記憶（remembering）、評估（evaluating）與反應（responding），而這樣的過程是循環性的（圖 4-4）[7]。

　　主動傾聽是一種特殊的傾聽類型，它會讓你檢視自己對說話者說話內容的瞭解。能夠如此，表示你同理說話者的感受，同時能促使說話者更進一步探索他或她的想法與感受。

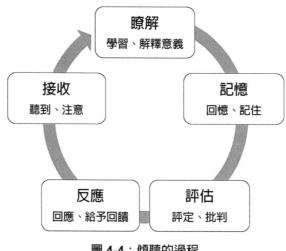

圖 4-4：傾聽的過程

傾聽可分爲下列五個層次：

- 第一層次：完全漠視。
- 第二層次：假裝的聽。
- 第三層次：選擇性地傾聽，有先入爲主的觀念，只聽自己想聽的部分。
- 第四層次：積極以同理心專注的聽，眼神能看著對方，能拋開成見，站在對方的
立場想。
- 第五層次：專業諮詢的聽，能在對方不願表達內心深層意見時，透過技巧的詢
問，使對方講出來，須要受過專業訓練。

主動傾聽有四項要求：

- 專注：專心聽說話者說什麼，摒除所有可能分心的想法。
- 同理心：設身處地瞭解對方想要傳達的訊息。而不只聽你想要知道的。
- 接受：客觀地聽完，不加判斷，接納說話者所表達的。
- 耐心：盡可能瞭解說話者所要傳達的內容，不只聽其內容。更要聽出說話者的
感覺。

表 4-1：主動傾聽的技巧

- 保持目光接觸
- 肯定地點頭或回報以適當的表情
- 避免不必要的舉動或手勢
- 避免打斷對方的話
- 適時、適當發問
- 重述：用自己的話語重講一次
　　　『你剛說的意思是不是……』
- 多聽少說

（二）語言溝通

語言是同時包含字面義和引申義。語言的抽象程度不同，可以在很籠統和很特定之間做變化。語言的直接程度也會不同，可以是準確地陳述你想表達的意思，或是很間接地繞一大圈來陳述你的意思。語言的意義因人而異，並不僅止於話語本身。

Edward Hall [9] 將文化複雜的概念，以高度脈絡文化（High-Context Culture,

HC）與低度脈絡文化（Low-Context Culture, LC）來區分。在高度脈絡文化中，訊息的解釋主要會根據前因後果的關係而留下線索，並且會以較多的非口語策略作為溝通線索來傳遞訊息。這些策略通常包括肢體語言、沉默、親近、象徵行為、情境、表情等非口語溝通訊息，且互動雙方會受到彼此的關係影響；使用比較不直接、較迂迴的方式思考與傳達訊息。而低度脈絡文化則較少以身體活動來傳遞，而是以口說的文字、內容來表示其意義。低度脈絡文化較強調書面或口頭的說明，透過明確、直接的文字或口說來溝通、直接傳遞訊息。另外，在時思考邏輯上屬於直線思考的模式。

各國的文化脈絡度是高或低並不是絕對的，而是經由比較過後的相對結果，臺灣、中國、日本、韓國定位在高度脈絡文化，因此在進行衛教或社區活動時，宜用較豐富鋪陳，以事件的相關性內容進行。西方國家如美國、英國、德國、瑞士就是屬於較低度脈絡文化，在衛教溝通說明上則可以較直接的說明。

有效的語言溝通方法，包括下列方式：

1. 用字遣詞明確具體。

2. 注意指標參考避免過分推論，如相關的人時地、內容是否推論。

3. 適當性，說出對方能理解的話。

4. 溝通時應注意雙方的觀點。

5. 避免情緒性攻擊性語言。

（三）非語言溝通

一個訊息對人們的影響有 7% 來自話語，而有 28% 來自聲音和語調。研究指出在溝通過程中，訊息的交換只有 30% 左右是透過言詞內容傳達。人與人進行面對面的溝通時，其他的 65% 影響是來自非語言的動作和姿勢。可見在人際溝通中非語言部分使用的頻率較高、影響也較深遠。話語是用來傳遞資料和訊息，而聲音和語調則是用來傳達感覺和情緒。而另一方面，非語言信號其實是一種感情、態度和情緒上的非自主性表達，這個訊息會透露出真實的情感，在溝通時如能瞭解並運用非語言溝通訊息，對教學或晤談都會有正面的助益。當言語似乎無法完整表達我們的感受時，可藉由某些非語言行為來「補充」言語所未能完全表達的感受，有時甚至可取代語言訊息。

不同的學者對非語言溝通的定義略有不同。若以較廣泛的角度來定義非語言溝通，除了交談之外的非語言現象，如次語言學有關聲音的現象，說話的強度頻率，

環境的因素等都應該包含在內。常見的非語言行為溝通管道及非語言行為意涵包括目光接觸或注視、臉部表情、肢體語言、觸摸行為、空間距離、聲音線索、衣著打扮等。

　　非語言溝通在表達情緒上更加有效力。當我們想傳達我們對某人的看法時，語言常不能勝任。此時手勢會被應用，如交叉的手臂、肩膀的聳動等。非語言溝通表達更有其普遍的意義。各種不同語言必須要花費很多時間和努力去學習言詞，但是卻能用微笑和面部表情不斷進行溝通。非語言溝通是持續和自然的，手勢和身體運動傳達給另一個人時，沒有明顯的開始和結束，它們讓我們感覺比言詞更自然。

　　非語言溝通的技巧 [10]，包括：

1. 動作學

- 眼神：眼睛的動作在溝通過程中扮演很重要的地位，因為眼神的接觸是交談的第一步，通常代表善意和興趣，也可顯示出彼此的相對地位。
- 面部表情：臉部的表情往往會跟著談話的內容而改變，在臉部表情中以微笑及皺眉影響最大。臉部表情包括六種基本情緒：喜悅、憤怒、悲哀、恐懼、驚訝、嫌惡。
- 肢體語言（body language）：手勢（gestures）的表達僅次於臉部的表情，因為它具有可操作性；也包括姿勢（postures）協調同步彼此呼應模仿、動作（movements）、觸摸行為（touch）。

2. 次語言學

　　聲音線索可分為兩大類，與語言內容有關的非語言聲音線索，包括語調、音量、音調、及說話快慢等等。此類的非語言的聲音線索主要是提供了有關說話者的種種個人訊息，包括此人的情緒狀態，對我們的態度感受，及此人的一些個人基本資料（例如國籍、省籍）等等。聲音的複雜性中，對我們最有影響的一個特質是「音調的變化」，因為音調的變化最能吸引談話者的注意。

3. 環境學 [10]

　　溝通環境中若存在太多的干擾，會造成溝通困難甚至變成無效的溝通。因此有獨立的晤談空間、個人空間，以避免受到干擾，使溝通能正常進行。空間距離（space）與文化及性別差異有關 [11]。一般空間距離（space）分為親密距

離（intimate distance），約在 50 公分內，容易有肢體接觸；個人距離（personal distance），約在 50~125 公分，是一般朋友之間的距離；社交距離（social distance）約 125~350 公分，多爲非情感性溝通的互動，例如長官部屬討論公事時的距離；公開距離（public distance）約 350~750 公分，例如演講者與聽眾之間的距離。

（四）跨文化溝通

在全球化與人口流動頻繁的時代，醫護人員較以往有更多的機會接觸到來自不同文化背景的病患。無論是疾病診斷的認知或照顧方式的討論，都是雙方文化與價值觀的互動。臺灣社會的人口組成，隨著移入我國的外籍人士數量逐年增加，已漸漸形成閩南、外省、客家、原住民及新移民等五大族群共融的現象。社會上也逐漸重視與群體相關的生活適應、健康檢查、就醫服務、優生保健、親子教養等議題。因此，如何提供符合多元文化族群需求的健康照護服務，成爲健康服務提供者重視的議題 [12]。

爲了能在促進患者健康上達到正向的效果，醫療衛生服務需要尊重和瞭解患者之文化、語言、健康信念、環境差異等多樣的需求。而文化能力（Cultural Competence）是整合在一個系統、機構、或是專業人士間的一系列行爲、態度和政策，使其能在跨文化的情況下有效的工作。「文化」指的是不同種族、宗教或社會團體關於行爲的綜合模式，包括語言、思想、溝通、行動、風俗、信仰、以及價值觀；「能力」則意味著個人或組織能有效地處理民眾及其社區在不同背景下的文化信念、行爲和需求的各類事項（US Office of Minority Health）[13]。

健康服務提供者應該努力縮小健康照護不平等，藉由跨文化的溝通技巧，健康服務提供者可以跨越文化差異的隔閡，與病患順利的溝通，達到全人照顧的目的。健康服務人員應需具備面對多元文化的能力。才能勝任面對各種年齡、社會文化、不同種族背景病人的照護。文化能力的養成與同理心及倫理價值也息息相關。醫療工作者能夠瞭解，不同文化的民眾在面對現代西方醫療時，會有不同的行爲解釋模式或反應，可能和我們預期的行爲不一樣，需要我們有足夠的認知並且也能尊重這些因文化差異產生的不同行爲。美國國家跨文化能力中心（National Center for Cultural Competence）對其有清楚之定義，指的是一種針對行爲、態度、政策或結構之價值觀或原則，可以讓醫護人員有效率的處理與不同文化患者間之各種問題。個人因素會自覺或不自覺地影響我們與他人的互動方式，意識到自己的態度、信仰、偏見和行爲會影響病人的照護，可以幫助提供者提高病人的照護品質、提升照

護和健康的結果。

醫護人員文化敏感度之能力需包括：尊重多樣性、能自我評估、管理動態之差異性、獲得及系統化文化之知識以及適應所提供服務之社區中關於文化內容之差異性。從 1985 年開始，美國衛生部的少數民族健康辦公室就已經制定了關於適當性文化及語言服務的標準，包括對健康服務提供人員的跨文化能力訓練 [14]（表4-2），研究也證實醫學教育中的文化能力訓練能確實減少種族間之醫療不平等情形，因此美國衛生與公眾服務部少數族裔健康辦公室（HHS OMH）委託發展醫師文化能力照護實用指南 [15]。

從實務上進行跨文化的溝通，可採用哈佛大學人類學凱博文（Arthur Kleinman）教授的八個問題 [16]（表 4-3），從病人的角度記錄病情的發展，也有研究訓練醫學系學生記錄病人的生病史，而不只是疾病的過程 [17]。另一常用的跨文化溝通模式為 LEARN 模式，從主動的傾聽到與病人共同計劃，都能增加病人對治療的依循性 [18]。（表 4-4）

表 4-2：醫學系和公共衛生系學生共同的文化能力 [14]

知識（認知能力）

- 定義文化多樣性，包括語言、性別認同、年齡、種族、民族、殘疾、社會經濟和教育。
- 區分健康、醫療保健、醫療保健系統和健康差異。
- 確定影響整體健康的文化因素。
- 描述文化、家族史、復原力和遺傳對健康結果的影響。
- 檢查導致健康差異的因素，特別是社會、經濟、環境、照護系統可及性。
- 確定地方、縣市、全國和全國存在的健康差異。
- 瞭解到只有文化能力本身並不能解決醫療照護的差異。
- 描述與患者、家屬、社區、同儕和同事進行有效溝通的要素。
- 描述與不同母語患者和社區交流的策略。
- 描述「社區參與」在醫療照護和健康方面的角色。
- 評估文化適應、同化和移民對醫療照護和健康的影響。
- 闡明文化謙遜的反思和自我評估在持續專業成長中的作用。
- 描述實證文獻在瞭解個人和社區健康方面的價值和限制。
- 闡明當地衛生部門和社區合作夥伴的角色和職能，包括能力和限制。

表 4-2：醫學系和公共衛生系學生共同的文化能力（續）

技能（實踐能力）
• 識別自己的特質和與文化能力有關的學習需求。
• 將文化作為患者、家庭和社區記錄的重要部分。
• 在規劃治療與介入干預措施時能整合患者、家庭和社區的文化觀點。
• 應用社區參與及患者為中心的原則來獲得信任與肯定。
• 對患者與群眾進行有關文化的適當風險和資產評估、管理和溝通。
• 以專業的文化知識進行介入。
• 以符合文化的方式與患者、家屬和社區溝通。
• 對個人的實務工作定期自我反思。
• 在跨學科環境／團隊中工作。
• 展示共同決策的能力。
• 分析患者和社區關注的患病狀況和健康結果。
• 讓社區夥伴參與促進健康環境和健康行為的行動。
• 與同事、患者、家人和社區就健康差距和醫療服務差距進行溝通。
• 與當地衛生部門、宗教和社區組織以及領導人建立公平的夥伴關係，以開展適合文化的外展活動和干預措施。

態度（價值觀／信念能力）
• 呈現出應用文化能力原則的意願。
• 瞭解文化能力如何促進醫學和公共衛生的實踐。
• 瞭解文化能力是一種終身學習。
• 能評估自己的文化、刻板印象和偏見對提供符合文化要求的照護和服務的影響。
• 表現出探索患者、自己和同事決策過程中有關文化元素的意願。
• 表現出合作的意願，以克服臨床和社區接觸中的語言和讀寫的挑戰。
• 瞭解機構文化對專業培訓計畫的影響。

表 4-3：以病人為中心的生病史記錄──運用 Kleinman's 八個問題 [16,17]

1. 你發生了什麼問題？
2. 你認為是什麼原因造成這問題？
3. 當剛發生時，你認為是什麼原因引起？
4. 你認為這病會使人怎樣？
5. 你認為這病多嚴重呢？這會拖很久嗎？
6. 你認為應該接受哪一種治療方式？你希望在治療後最重要的結果是什麼？
7. 生病後最主要會引起什麼問題？
8. 你對這個病最擔心的是什麼？

表 4-4：不同文化的溝通模式：LEARN 模式 [18]

在醫病溝通的時候，我們應該要：

- 仔細傾聽病人所說的話（Listen）。

- 傾聽後經專業判斷後對於病人做出解釋（Explain）。

- 病人對於醫師的解釋，因其內心仍有不安或疑慮，未必會照單全收，此時我們要同理病人所說的話（Acknowledge）。

- 雖然同理病人所說的，但因醫療有其專業，我們仍會依其專業對病人做出專業的建議（Recommend）。

- 針對醫病之間的歧異性，則必須透過協商來完成（Negotiate），在不違反正義原則以及不過度耗用健保資源的情形下，使醫師專業裁量與病人的自主性達成平衡，則成為醫病溝通的藝術。

（五）長者溝通技巧

　　研究顯示協助長者的衛生健康工作時，有效的溝通有著許多的好處，例如：能夠促使長者更樂於接受協助、長者也更願意接受醫生或心理師等的專業協助、對於治療與協助的品質也更加滿意、以及降低長者錯誤的保健行為（如用錯藥等等）[19]。衛生工作人員和長者的溝通特別重要，因為溝通是人際關係的基石，長者會對溝通良好的衛生工作人員較為信賴，因而採取較為合作的態度，並增強長者遵守各種保健措施（如定期運動、穩定服藥等等）的效果較為良好。

　　雖然和長者溝通是非常重要的一件事情，但是其難度卻比和一般族群溝通更加困難，因為：（1）長者有比較多的生理限制，如重聽、老花眼、失憶症、失語症等等 [20]。（2）長者都經歷過較久的人生歷練，且來自許多不同文化背景。

- 和有聽力障礙的長者溝通：

  65 歲以上的長者，約 1/3 左右有聽力障礙，而 75 歲以上的人，則高達一半的比率有聽力障礙。因此聽力障礙是和長者溝通最常遇到的問題，以下的技巧可以針對此一問題做出改善：

  1. 放緩講話的速度，盡量維持正常的音量或稍稍放大一點點，較高的音調或是急促的語氣，很容易讓講者的表情出現急躁的表情，因而造成長者的誤判，認為對方是在發怒。

  2. 和長者溝通時，應當坐在長者的對面，維持可讓長者直視的高度。目的是讓長者可以藉著讀取溝通者的表情或是嘴唇的動作，輔助在聽不太清楚的字句的判讀。

3. 和有聽障的長者溝通時，應當設法安排在噪音最低的環境下進行。

4. 避免使用容易混淆的字眼。在同長者會談時，可以適度的運用便條紙，選擇簡明的文字幫助長者記下會談的重點。同時應顧及長者的文化與教育背景，避免使用過於專業難懂或是容易混淆的語言或是術語。

5. 注意長者是否有配戴助聽器，並觀察助聽器的使用是否正確。同時可順便觀察一下長者的耳內是否有過多的耳垢。

6. 一次和長者只專注在討論一個議題上。如果常常切換議題，有聽障的長者將更難理解。

• 和有視力障礙的長者溝通：

幾乎所有的長者都有某種程度的視力障礙，而隨著長者年齡越大，其視力缺陷通常也越嚴重。因此，衛生工作者在和長者溝通時，必須要注意其視力不足所造成的困擾。下面是一些簡單的通則以供參考：

1. 如果有必要的話，可以請長者戴上眼鏡。

2. 注意室內的照明，應把光線調整在柔和而不刺眼的亮度。室內應避免有閃爍的光源。

3. 如果要給長者施測某些鑑定（如憂鬱量表等）時，應當準備字體較大及顏色較為粗黑的版本，以方便長者閱讀。

4. 如果長者的視力不足造成閱讀辛苦，可以用錄音檔的說明代替紙本文字，或者改採圖片、照片等方式輔助溝通進行。

• 和長者建立互信關係：

1. 使用敬語來歡迎長者。許多文化中，長者會期待來自較為年輕人的尊重，即使這些較年輕的人是極為專業的族群。

2. 設法使長者感到輕鬆。

3. 觀察並尊重長者的情緒。

4. 盡可能的陪同長者行動。

• 其他增進和長者溝通的小技巧：

1. 如果條件允許，盡可能安排長者在一天中較早的時段來討論。

2. 分配給長者更多的時間。如前所述，由於長者的溝通會遭遇到比年輕人更多的障礙，因此長者在溝通時，其對於訊息的理解與接收能力也較差，然而，由於長者要比年輕人更在意自己的健康，因此他們通常會問更多的問題，以及需要更多的答案 [21]。

3. 讓溝通的效果持續。在溝通時衛生工作人員應當牢記，溝通是一個雙向的過程。因此在講述完某些指示後，不時的提醒長者，或者是請長者覆誦一遍，以確定長者有把這些囑咐都記起來。

4. 可以使用文字紀錄來補足口語溝通的不足。文字的紀錄通常其效果要比口語溝通來的更長久，也更易於複習。

第三節　民眾參與決策

一、共享決策與就醫提問單

共享決策（Shared decision making, SDM）原本是指醫師與病人在面臨決策時，能彼此分享最有用的實證，病人獲得支持以考慮可能的選擇，以及充分告知選擇相關的訊息、文獻。有關醫病共享決策的成效，例如：增加照護的品質、病人滿意度較佳、服藥遵從度較高等。這種共享決策也可擴及到一般的健康服務提供者與接受者面臨的決策。Charles[22] 指出共享決策至少須包含三個特徵：（1）至少有健康服務提供者與病人雙方共同參與；（2）健康服務者提出各種不同診療處置方案的實證資料，病人提出個人喜好與價值觀彼此交換資訊與討論；（3）經過共同溝通與討論後共同達成對病人目前狀況最佳並且可行之治療選項 [23]。也就是具資訊交換、商議與決策的過程。SDM 的進行的步驟 [24]（表 4-5）包括三個階段：

1. 提供選擇（choice talk）：緩一步（step back）：我們已經知道問題所在，應該想想下一步要做什麼→提供選擇（offer choice）→釐清選擇（justify choice）：強調尊重個人化偏好以及醫療→確認病人理解臨床不確定性→注意病人反應（check reaction）→醫師應在「選擇會談」中延遲表態。

2. 可能性會談（option talk）：確認知識（check knowledge）→列出選項（list options）→說明可能之選項（describe options：探索偏好項目）→優缺點分析（harms and benefits）→提供病人決策所需之支持→總結（summarize）。

3. 決定會談（decision talk）：聚焦於偏好（focus on preferences）→引導瞭解偏好（elicit preferences）→達成決定（moving to a decision）→提供回顧（offer review）。

表 4-5：共享決策過程 [24]

選擇對談 CHOICE TALK
1. 回顧病情
2. 提供可能的治療選擇
3. 協助病人瞭解每一選擇的優劣點
4. 查看病人對每一種選擇的反應
5. 再次詳述每一個選擇

選項對談 OPTION TALK
1. 呈現每一個選擇的臨床實證
2. 詳列臨床選擇
3. 描述選擇的優缺點
4. 提供協助病人進行選擇的工具
5. 回覆示教

決定對談 DECISION TALK
1. 聚焦在病人的考量
2. 誘導出病人的考量
3. 促使病人將自己的考量列為下臨床決策的一部分
4. 幫助病人回顧下臨床決策的過程
5. 確認臨床決策

在共享決策過程中，病人的健康識能是影響雙方共識達成的重要因素 [25, 26]。共享決策的各個階段，都需要病人不同面向的健康識能配合，過去的實證文獻發現，比起健康識能充足的病人，低健康識能病人在共享決策過程中，較可能發生的狀況有：較不熟悉醫學用語及醫療系統、對決策輔具內容有錯誤或不瞭解、較不認為決策輔具的內容是平衡的、對醫療決策的認識及投入較低、較少表達他們自己的想法、較不會提出輔具呈現選擇方案之外的其他方案、較無法感受到醫病之間的夥伴關係、對於醫師的專業權威有較高的認同、較易依賴醫師的專業知識、較喜歡交由醫師做決定、對於決策後的疾病照顧執行積極度較低等。[27]

Durand 等人 [28] 系統性文獻回顧共享決策介入對於低健康識能或較不利群體（如低教育程度者）的效果，結果發現共享決策介入可以提高病人的知識、資訊充份的選擇、共享決策的參與、決策自我效能、對於合作決策的喜歡，以及減少決策衝突。更重要的是，共享決策介入對於低健康識能群體的效果比高健康識能群體的

效果更大。因此，透過共享決策介入將有助於減低因健康識能造成的健康不平等。

　　「提問單」（Question Prompt List, QPL）是一種促進健康服務提供者與接受者溝通的輔助工具，目的在協助健康服務接受者提出所關心的問題，讓健康服務提供者掌握他們的需求，促使雙方溝通聚焦，提高溝通效能 [29]。健康識能不足的健康服務接受者，通常較少向健康服務提供者提問，也較少提出想要的健康服務，也較少使用健康服務專有名詞。因此，提問單便可扮演鷹架的角色，協助健康服務接受者提高健康識能當中的溝通／互動性識能。提問單對健康服務接受者的作用包括：教育其應該關心哪些健康問題、幫助其向健康服務提供者提問的事項、當健康服務接受者一時緊張或忘記時可以提醒想要問的問題，甚至可以直接使用提問單代替健康服務接受者表達。實證研究發現，提問單對低教育程度者、新診斷的病人特別有用 [30]。

二、健康識能的實務

　　美國醫療照護暨品質研究所（Agency for Healthcare Research and Quality, AHRQ）[31] 與疾病管制預防中心（The Centers for Disease Control and Prevention, CDC）發展許多實用的健康識能工具包，提供醫療服務提供端使用，臺灣亦由國民健康署發展本土的健康識能工具包 [32]，內容包括口語溝通包、長者溝通包、指路包、健康數值包、問問題包及影音教材包等 6 篇，強調「如何做」的技巧（表 4-6）。

表 4-6：健康識能溝通工具包

1. 口語溝通包	2. 長者溝通包
工具一：溝通態度——誠意與尊重	工具一：與視覺功能下降長者溝通技巧
工具二：溝通的訊息量——一次不要說太多	工具二：與聽覺功能下降長者溝通技巧
工具三：溝通的用語——說清楚，聽明白	工具三：與認知功能下降長者溝通技巧
工具四：理解度的確認——回示教	
工具五：藥物溝通——用藥整合服務	
工具六：非中文母語者的溝通	

表 4-6：健康識能溝通工具包（續）

3. 健康數值包	4. 問題題包
工具一：機率的表達	工具一：國內、外的就醫提問單
工具二：風險的表達	工具二：就醫前、後病人需注意的事項
工具三：數值的表達	工具三：宣導提問的媒材
工具四：營養份數的表達	
工具五：身體質量指數的計算	
工具六：用藥的表達	
工具七：圖表的應用	

5. 健康識能口語溝通	
回示教（Teach back）	主動傾聽技巧 SOLER 原則
• 使用關懷的口氣與態度	• Square：90 度的會談位置
• 表達令人感到舒適的身體語言，目光接觸並坐下來說話	• Open：身體姿勢展開，不要雙手交錯胸前或翹腿
• 使用淺白的日常用語	• Leaning：身體略為前傾可表示你的關注
• 請病人用自己的話講一遍	• Eyes contact：雙眼注視可讓說話的人樂於繼續
• 使用開放且不令人感到難堪的問題提問	• Relaxed：放鬆的姿勢讓人覺得輕鬆自在的溝通
• 避免問回應是「是」與「否」的問題	
• 跟病人強調向他（病人）解釋清楚是你（醫療人員）的責任	
• 如果病人無法正確回示教，請再說明一遍並再確認	
• 使用讀者友善（易讀與易理解）的書面教材協助學習。記錄病人回覆示教的結果與反應	

第四節　動機性唔談 [33]

　　動機性唔談（Motivational interviewing, MI）是一種以個案為中心的會談，具有行為改變和內在動機理論概念基礎。Miller & Rollnick（2008）[33] 指出改變的動機，並不是一種天生的態度，會受到人與人的互動影響。透過專業人員個別化評估，以及運用經訓練的技巧，會喚起個案對健康行為改變的內在動機。因此，

MI 可說是一種在沒有外在壓力下的互動模式。對一些成癮行為，民眾常會有內心矛盾（ambivalence），此時常會拖延與避免真的面對，亦減低了改變的動機。MI 的目的，是減少個案內心的衝突矛盾，增加個案改變的動機，由個案自主決定具體目標以及如何實現這些目標。在溝通過程中，應盡量克制指導式要病人改變的語氣與態度。

　　MI 是健康照護者都應該具備的技巧。研究顯示動機性晤談有很多的好處，例如生活型態的改變、過重或肥胖的飲食介入 [34]、慢性疾病（糖尿病、高脂血症）的治療依循 [35]。不過，最近也有研究指出，MI 可能只有短暫的效果，長期影響仍有待更多的研究。

一、動機性晤談特點

包括下列幾項：

1. 協助個案找到可以改變的方法。
2. 突顯現在的行為與未來的目標的差異性。
3. 鼓勵個案檢視行為改變（運動、營養……）與個人管理技巧。
4. 要求個案比較改變與不改變的差異。
5. 協助個案確認在改變過程當中，會有不同的挑戰與困難。
6. 協助個案找到解決方式或答案。
7. 建立個案的信心與動機去改變。
8. 讓個案用他自己的文字，寫下如何達到目標。

二、動機性晤談五個原則：DARES

1. 原則一：突顯差異性（現實與理想中的落差）（Develop discrepancy, DD）
   突顯差異性是解決矛盾的主要策略之一，個案現在的行為與核心價值的落差，從個案的內在去擴大這種落差，人們比較容易被引發動機。
2. 原則二：避免爭辯（Avoid argument, AA）
   爭辯不但徒勞無功，且助長個案的防衛心理，應避免一廂情願的教育及對個案標籤化。
3. 原則三：耐心與個案的抗拒作協商（Roll with resistance, RR）

與個案共舞而不是角力，可提供改變的新方向，於早期避免面對個案阻力，對於個案的抗拒心態，提出不同的觀點，但絕不強加於個案，讓個案積極參與問題的解決，以改變其認知的方向。

「你這樣說確實有你的理由，那有沒有可能是這樣⋯⋯」
「在我們的討論裡面你是最重要的人，我很希望聽到你的想法。」

4. 原則四：表達同理心（Express empathy, EE）
試著從病人的角度來看，個案會覺得被瞭解，更願意誠實分享他們的經驗。以接納的態度，促使發生改變，技巧包括主動傾聽，如點頭、「嗯哼」、「這樣喔」，可用於傾聽病人說話時，讓病人瞭解「我有在聽，你繼續講」、「我一定面臨很多困難」、「你的描述很清楚喔」。

5. 原則五：支持自我效能（Support self-efficacy, SS）
讓個案相信自己有足夠的能力去完成，連結個案過去成功的經驗，肯定他／她過去的成果，以提升個案進行改變的自信心，增加個案的自我效能（self-efficacy）。

「如果你願意，我會幫你改變你自己。」
「你過去對自己有什麼期待？像是希望自己在 30 歲的時候是過什麼樣的生活、做什麼樣的事業？」

三、實際進行動機式晤談

實際進行動機式晤談包括兩階段，第一階段增加改變動機、第二階段為鞏固對改變的承諾。

• 階段一：增加改變的動機
增加個案改變的動機，幫助個案解決矛盾，進行改變性的談話（Change talk）。此時運用的技巧與策略：包括 OARS 四個主要技巧。

1. 開放式問題（Open-ended question）：讓個案能說出他的想法，有時個案的回答仍是相當有限，例如：青少年對於開放式的問題常常還是說不知道，適時的封閉式問題也能促進個案的思考，讓會談有所進展。對於還在抗拒的個案，避免太早談某一特殊問題，可以從他的生活狀況開始。使用的技巧如點

頭、眼神的接觸、輕聲的呼應，重複個案話中的一兩字、或以新的字眼表達個案的原意。

2. 給予肯定（Affirmations）：瞭解個案所經歷的困難，接受個案的感受，同時肯定個案過去的努力；肯定要針對個案的「行為」，不要放在態度、目標。肯定做到的部分，而非不足的部分。避免以「我覺得」、「我認為」來開頭，而是以「你」來進行肯定。肯定不是會談的終點，而是開端，接續的問題有利於進行進一步的澄清，例如「雖然有很大困難，你還是能夠幫自己做出好的決定」。

3. 反映式傾聽（Reflection listening）：瞭解個案的看法，嘗試回應個案的想法，即使猜測錯誤，個案在聽到距離自己真實想法有偏差反映式傾聽，也會做補充和修正自己的說法，這會讓會談有新的進展。

4. 做摘要（Summarize the conversation）：讓個案知道你用心的傾聽，指出個案的現況與未來的差異，從個案的角度分析問題，引發個案說出有改變動機的話。協助個案重整他的經驗及檢討矛盾的地方。

5. 最後讓個案自己說出「想要改變」。

• 階段二：強化個案對改變的承諾

當個案出現準備改變的徵兆，如抗拒現象減少、對問題較少發問、已做出主意、開始對改變發問或嘗試改變，此時期重要的步驟要確認關鍵問題，共同討論出計畫的重點及執行的進度。此時期別急於提出建議，讓個案判斷是否符合他的狀況；也可提出多種選擇，提供個案決定。避免提供單一解答，鼓勵個案說出如何去改變，提供專業意見，讓個案做最後之選擇。

一個有效的行動計畫，是允許個案選擇行為改變的方式、想要採取的具體的行動。同時也要檢查個案對他們選擇的行動計畫是否成功的信心、何時開始進行、另安排後續電話追蹤，以追蹤確認個案瞭解行動計畫。

對於個案的信心，常會使用自信量尺（1-10 分）作為協助改變的工具。若個案選擇某一分數，可討論個案為何選擇該分數，共同討論如何增加個案選擇較高分數的行動策略。

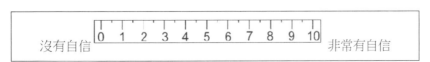

沒有自信　0　1　2　3　4　5　6　7　8　9　10　非常有自信

圖 4-5：自信量尺

以個案爲中心的戒菸諮詢爲例，進行方式如下：

- 開始時先作簡速評估，建立良好互動：「您可能聽了很多有關戒菸的指導，我不打算再跟您上課，但我希望瞭解您對吸菸的看法！」、「您屬於哪一類的吸菸者？能不能告訴我有關您吸菸的情形。」
- 戒菸的動機：「如果從一到十分，一分代表完全不想戒菸，十分代表很想戒菸，您現在會選擇幾分？」、「您爲什麼選這個分數？」，「有什麼辦法至更高的分數？」
- 戒菸能力的自信：「如果您現在準備戒菸，您覺得有多大的成功機會，如果從一到十分，一分代表完全沒有把握，十分表示很有把握，您會選擇幾分？」，「您爲什麼選這個分數？」，「有什麼辦法至更高的分數？」，「我能如何幫您達到目的？」
- 最後階段爲目標的達成與追蹤，強調病人的逐步成功，並定期門診、電話或信件追蹤。

第五節　治療的依從性

有關依從性（Adherence）的討論，大多數研究都集中在對藥物的依從性上，但依從性還包括許多與健康相關的行爲，這些行爲超出了服用處方藥的範圍 [36]。2001 年 6 月 WHO 依從性會議 [37] 的與會者得出結論，將依從性定義爲「個案遵循醫療指示的程度」。然而，「醫療」一詞並不足以描述用於治療慢性疾病的介入範圍。此外，常用「指導」一詞意味著個案是被動的接受者，而不是治療過程中的積極合作者。大會中也提到依從性是一類型的行爲。就醫、開處方、適當服藥、接種疫苗、後續預約，並執行針對個人健康、氣喘或糖尿病自我管理、吸菸、避孕、危險性行爲、不健康飲食和身體活動不足的行爲都是行爲的例子。會議中還指出，個案與健康服務提供者（無論是醫生、護士或其他健康從業者）之間的關係，必須是一種夥伴關係。文獻證明好的治療關係，是依從性的重要決定因素。好的治療關係，是能共同討論替代治療方法、訂定治療方案、討論依從性及後續追蹤的氛圍。

過去經常討論病人的服從性（compliance）與依從性（adherence）的差異。主要區別在於依從性需要個案同意服務端所提出的建議。世界衛生組織已將「compliance」改爲「adherence」，是指從過去只有病人「遵從」醫師所開立的醫囑

[37,38]，轉變爲依從醫病雙方皆同意的治療計畫，強調了「醫病決策共享」在治療上的重要。個案應該在自己的照護中與衛生專業人員積極合作，個案和衛生專業人員之間的良好溝通是有效臨床工作的必要條件。

服藥依從性是慢性疾病治療中相當重要的一環，因爲不良的服藥依從性會影響病人的健康、增加健康照護系統的使用情形和增加醫療的花費支出。然而，根據世界衛生組織的統計，僅有 50% 的慢性疾病患者有規則的服用藥物。

不依從可以是有目的，也可以不是。「非故意不依從」用於描述個案錯誤地認爲他們正在遵守規定的情況，而「故意不依從」則用於個案選擇完全無視治療建議或修改其治療建議的情況。指定的方案在各種疾病狀況下，大概有 25% 的個案不依從預防和疾病管理計畫（包括服藥、就醫、接受篩查、運動或飲食）；在某些醫療條件下，依從性可能低至 50% 或更少。即使在控制良好的慢性病臨床試驗下，藥物依從性也低至 43%。依從性是與健康結果密切相關的行爲。平均而言，依從性好的個案獲得良好健康結果的機率是非依從性個案的 2.88 倍。不依從性不僅會對個案的健康結果產生重大影響，還會影響到服務提供者和醫療系統。在人際層面，由於不依從性而無法達到治療目標，可能會使個案及其服務提供者感到沮喪，亦增加了本來可避免的死亡。從社會的角度來看，不依從會產生巨大的經濟負擔，美國估計每年因此多支出了 1000 億美元保健費用。

根據世界衛生組織指出，依從性受到許多因素的影響，例如：（1）醫療保健系統，包括提供者與個案的關係；（2）個案的疾病類型和嚴重程度；（3）治療方案的類型和其複雜性；（4）個案特徵和（5）社會經濟因素。

DiMatteo [39] 以 IMS model（Information, Motivation, and Strategy）模型說明依從性的行爲架構，包括資訊、動機和策略。IMS 模式指出，個案要能接受他們被告知並理解的治療；個案受到激勵而有治療的動機；個案運用資源完成他們應該做的事情。要增加病人對治療的依從性，則必須瞭解個案在此三個層面是否已充分完成（表 4-7）。表 4-8 爲運用此模式解決弱勢者對治療依從性的問題。

以臨床工作如何增加病患依從性爲例，第一步即是減少病人不服從性之發生，如簡化就醫流程、簡化處方、並盡量使處方時間與病人之作息有關，使病人主動參與治療計畫，說明及解釋清楚，都能有效增進病人的配合。在處理病人服從性的問題上，有一些重要原則。首先，即是必須發現病人依從性的問題，如是否達到治療目標、病人是否按時就診；有時直接詢問病人是否按照指示服藥，都能讓我們增加對病人依從性的瞭解。對那些不依醫囑的病人，必須加以追蹤，特別是不按時就診

的病人，增加對病人的關懷及注意，使用行為加強方式以鼓勵病人，同時使家屬能參與治療計畫。

表 4-7：訊息動機策略 IMS 模式

模式的組件	不依從的原因	增加依從性的建議
訊息 Information	個案不明白他們應該做什麼。	有效地與個案溝通訊息；與個案建立信任關係並鼓勵個案參與醫療決定，成為健康服務的合作夥伴；讓個案分享他們為什麼以及如何執行他們的治療建議；傾聽個案的擔憂並給予他們充分的關注。
動機 Motivation	個案沒有動機去執行他們的治療或生活型態。	幫助個案相信治療的有效性；引導與傾聽任何消極態度；確定個案的社會系統是如何支持或反對治療方案；幫助個案建立對依從性的承諾。
策略 Strategy	個案沒有依循治療建議的行動策略。	協助個案克服阻礙有效執行行動；確定可以提供具體幫助的個人資源；確定提供經濟援助的資源；提供書面引導 / 提醒；簽訂行為約定；連接到支持小組；提供電子提醒或追蹤電話等。

表 4-8：弱勢個案的依從性挑戰和使用 IMS 模式的潛在解決方案 [40]

模式的組件	挑戰	建議的照護方式
訊息： 個案需要知道如何依從治療	健康素養低、教育程度低和語言障礙會嚴重影響依從性。個案可能對治療方案瞭解有限，但仍不會提問。	醫生應該用個案可以理解的方式解釋，也可利用醫療團隊成員協助個案。服務提供者應使用溝通反饋，瞭解個案表達他們所理解，而醫生則澄清任何困惑。需要時可請專業翻譯在現場。
動機： 患者原意依從治療	少數民族患者可能會遇到文化上對依從性的障礙。他們可能難以瞭解依從治療和他們的文化的調和，以及治療計畫的重要性。	醫生應該允許患者表達他們對治療的擔憂和負向態度。醫生應該以具有文化敏感性方式傾聽，並幫助患者瞭解他們的實際情況、治療的有效性和他們的依從的能力。
策略： 幫助患者有能力依從治療	社會經濟地位低下的患者可能缺乏必要的資源，難以負擔藥物和醫療設備。他們可能有許多其他生活的事情，以及許多阻礙依從性的實際限制。	醫生應向患者提供有關藥物經濟援助來源的訊息，並幫助他們確定如何利用社會支持資源。醫生應解決患者實施治療方案的所有障礙。

英國全科醫師雜誌提出了門診中增加病人服從性指引 [41]，包括：

1. 改善門診預約系統以減少病人等候時間。
2. 簡化就醫流程及處方 [42]，與病人生活作息吻合。
3. 以人性化的溝通瞭解病人的需求。
4. 瞭解病人對本身症狀的想法以及對治療的期望。
5. 瞭解病人對本身問題希望瞭解的程度。
6. 使用病人的語言及病人瞭解的方式，向病人解釋病情以及為何要治療。
7. 讓病人瞭解配合治療的重要性，不依醫療指示的害處。
8. 記錄能幫助病人依循治療指示的家屬或朋友。
9. 每次門診時探討病人對醫囑的遵從程度。

總　結

有效的溝通能力並非是天生的，而是透過後天的學習與訓練而獲得。溝通並不僅限於文字或是語言，也包括非語言溝通。溝通的過程，必須注意到文化不同可能造成的影響。在做任何健康或醫療選擇前，必須讓個案充分瞭解，根據個人的價值觀與期望，最後才能做出對個人最適合的選擇。透過個案參與計畫的另一好處，是有效增加對健康服務的依從性。

關鍵名詞

溝通（communication）

跨文化（cross culture）

醫病共享決策（shard decision making）

健康識能（health literacy）

依從性（adherence）

就醫提問單（question prompt list）

動機式晤談（motivational interview）

溝通模式（communication model）

公共衛生核心能力（public health core competencies）

複習問題

1. 下列何者不是共享決策的過程？

   (A) 選擇對談 (B) 選項對談 (C) 決定對談 (D) 同理對談

2. 美國疾病管制局 CDC 對公共衛生專業人員的溝通訓練，強調包括三個重要模組，下列何者不在這模組？

   (A) 長者溝通 (B) 健康識能 (C) 跨文化溝通 (D) 不同母語民眾的溝通

3. 下列何者是主動傾聽的四項要求：

   (A) 專注、同理、接受、耐心 (B) 同理、提問、專注、關心

   (C) 輕鬆、提問、互動、建議 (D) 接受、建議、回饋、追蹤

4. 下列何者不是「非語言溝通」的技巧？

   (A) 動作學 (B) 次語言學 (C) 管理學 (D) 環境學

5. 以 LEARN 模式作為不同文化溝通的框架，下列何者的描述為錯？

   (A) 主動傾聽個案的描述 (B) 解釋病情 (C) 同理並接受個案所述 (D) 個案以協商方式達成共識

6. 請討論健康識能、健康服務提供者接受者共享決策、與提問單三者的關係。

7. 請討論動機性晤談如何增加個案接受健康服務的依從性。

引用文獻

1. Morrison LJ, et al. Strengthening Interpersonal and Communication Skills Assessment Through Harmonized Milestones. 2018. Available from: https://www.acgme.org/Portals/0/PDFs/Milestones/HarmonizingICS.pdf?ver=2018-12-06-140701-773. Accesed Jan 1, 2020.

2. Frank JR, Snell L, Sherbino J. CanMEDS 2015 Physician Competency Framework.

2015. Available from: http://www.royalcollege.ca/rcsite/canmeds-e. Accesed Jan 1, 2020.

3.　Benson BJ, Domain of competence: Interpersonal and communication skills. Acad Pediatr 2014;**14(Suppl 2)**: S55-65.

4.　The Council on Linkages Between Academia and Public Health Practice. Core Competencies for Public Health Professionals. 2021. https://publichealthworkforcedev elopment.org/core-competencies-ph-professionals/.

5.　CDC. Effective Communication for Healthcare Professionals. 2022. Available from: https://www.train.org/main/home. Accesed July 20, 2022.

6.　Park SY, et al. Competencies for Health Communication Specialists: Survey of Health Communication Educators and Practitioners. J Health Commun 2021;**26(6)**:413-433.

7.　傅清雪編著：人際關係──溝通與應用技巧。新北市：普林斯頓國際，2014。

8.　洪英正、錢玉芬編譯（DeVito JA 著）：人際溝通（Essential of Human Communication）。臺北：學富文化，2003。

9.　Hall ET. Beyond Culture. 1976.

10.　Rakel RE. Textbook of Family Medicine. 9 th ed. 2015.

11.　Hall JA, Veccia EM. More "touching" observations: New insights on men, women, and interpersonal touch. Journal of Personality and Social Psychology 1990;**59(6)**: 1155-1162.

12.　王秀紅、楊詠梅：東南亞跨國婚姻婦女的健康。護理雜誌 2002；**49（2）**：35-41。

13.　OMH. Cultural and Linguistic Competency - National CLAS Standards. 2022. Available from: https://www.minorityhealth.hhs.gov/omh/browse.aspx?lvl=1&lvlid=6. Accessed July 20, 2022.

14.　ASPH A. Cultural Competence Education for Students in Medicine and Public Health. 2012.

15.　Office of Minority Health, U.S.D.o.H.H.S. A Physician's Practical Guide to Culturally Competent Care. 2013. Available from: https://cccm.thinkculturalhealth.hhs.gov/ Content/Introduction/Introduction1.asp. Accessed July 21, 2022.

16.　Kleinman A, Eisenberg L, Good B. Culture, illness, and care: clinical lessons from anthropologic and cross-cultural research. Ann Intern Med 1978;**88(2)**:251-8.

17.　Hsieh JG, Hsu M, Wang YW. An anthropological approach to teach and evaluate cultural competence in medical students - the application of mini-ethnography in medical history taking. Med Educ Online 2016;**21**:32561.

18.　Berlin EA, Fowkes Jr. WC. A teaching framework for cross-cultural health care. Application in family practice. West J Med 1983;**139(6)**:934-8.

19. Robinson TE 2nd, White GL Jr., Houchins JC. Improving communication with older patients: tips from the literature. Fam Pract Manag 2006;**13(8)**:73-8.

20. Ostuni E. Stroke and the dental patient. J Am Dent Assoc 1994;**125(6)**:721-7.

21. Beisecker AE. Aging and the desire for information and input in medical decisions: patient consumerism in medical encounters. Gerontologist 1988;**28(3)**:330-5.

22. Charles C, Gafni A, Whelan T. Shared decision-making in the medical encounter: what does it mean? (or it takes at least two to tango). Soc Sci Med 1997;**44(5)**:681-92.

23. 侯文萱：以病人為中心的實證健康照護——共同決定模式。醫療品質雜誌 2015；**9**（**5**）：4-8。

24. Elwyn G, et al. Shared decision making: a model for clinical practice. J Gen Intern Med 2012;**27(10)**:1361-7.

25. 王英偉：醫病共享決策——決策輔助工具與臨床運用。醫療品質雜誌 2016；**10**（**4**）：15-24。

26. 王英偉、魏米秀、張美娟：健康識能與醫病共享決策。醫療品質雜誌 2017；**11**（**4**）：42-49。

27. McCaffery KJ, Smith SK, Wolf M. The challenge of shared decision making among patients with lower literacy: a framework for research and development. Med Decis Making 2010;**30(1)**:35-44.

28. Durand MA, et al. Do interventions designed to support shared decision-making reduce health inequalities? A systematic review and meta-analysis. PLoS One 2014;**9(4)**:e94670.

29. Dimoska A, et al. Can a "prompt list" empower cancer patients to ask relevant questions? Cancer 2008;**113(2)**:225-37.

30. 魏米秀等：健康識能與就醫提問單。醫療品質雜誌 2020；**14**（**4**）：8-11。

31. Brega AG, et al. AHRQ Health Literacy Universal Precautions Toolkit 2nd. 2015.

32. 張美娟：健康識能工具包。2020。

33. Rollnick S, Miller WR, Butler CC. Motivational Interviewing in Health Care. THE GUILFORD PRESS, 2008.

34. Armstrong MJ, et al. Motivational interviewing to improve weight loss in overweight and/or obese patients: a systematic review and meta-analysis of randomized controlled trials. Obes Rev 2011;**12(9)**:709-23.

35. McKenzie KJ, Pierce D, Gunn JM. Guiding patients through complexity: Motivational interviewing for patients with multimorbidity. Aust J Gen Pract 2018;**47(1-2)**:8-13.

36. Bosworth HB, et al. Medication adherence: a call for action. Am Heart J 2011; **162(3)**:412-24.

37. WHO. Adherence to long-term therapies-Evidence for action. 2003.

38. Brown MT, Bussell JK. Medication adherence: WHO cares? Mayo Clin Proc 2011;**86(4)**:304-14.

39. DiMatteo MR, Haskard-Zolnierek KB, Martin LR. Improving patient adherence: a threefactor model to guide practice. Health Psychology Review 2012.

40. Feldman MD, Christensen JF. Behavioral Medicine : A Guide for Clinical Practice. 5th ed. 2019.

41. Editorials. Compliance with medical advice. British Journal of General Practice 1990; September.

42. 何振珮、李哲夫：以簡化藥物治療方式改善門診高血壓病患服藥遵從成效探討：系統性文獻回顧。臺灣臨床藥學雜誌 2013；**21**（**4**）：321-333。

第 5 章
正向思考、情緒與健康

陳怡樺　撰

學習目標

一、瞭解正向心理之源由發展與心理學基礎

二、瞭解正向心理之意涵面向，包括幸福感，以及正向情緒、思考
　　與性格之意義

三、瞭解正向心理健康之大型調查與測量方式

四、瞭解正向情緒、思考與健康關係及公衛應用

引　言

當提到心理健康，第一個浮現在你腦海裡的是什麼？是思考是否有憂鬱、焦慮、思覺失調症等疾病嗎？的確，疾病導向的負面角度，反映大半世紀以來心理領域的主流觀點。然而愈來愈多人認為，快樂、樂觀、幸福感、成就感與自我實現等正向感受，也應該是心理健康的重要元素，影響我們的生活點滴，更衝擊我們的行為與健康。就讓我們一起來看看，這股「正念」如何點滴流入浸潤心理健康範疇，如何在身心健康與公衛領域逐漸茁壯發展。

第一節　正向心理之心理學基礎

一、正向心理學的發展

健康與疾病的定義及其相互關係是長久以來交替辯證的焦點，在 20 世紀上半葉，沒有疾病或耗弱被認為是個體、社區與族群健康的唯一指標，因此相關研究與臨床介入多聚焦探討疾病的致病機轉、症狀與病程，以及患者對疾病進程與治療的依從性，從醫學、社會學到心理學各領域健康議題的探究在在凸顯這疾病導向意識形態 [1,2]。

這樣的觀點在世界衛生組織（World Health Organization, WHO）提出的組織法前言中有了重大的轉折點，該前言將健康正式定義為「健康是身體的、心理的與社會的幸福狀態（well-being），不僅僅是沒有疾病或虛弱而已」[3]，此重要宣示強調各層面的幸福感是組成健康的重要元素。然而，儘管此積極正面的健康定義具革新性意義，研究和臨床領域仍幾乎不為所動，疾病與病理學持續被認為是一個人健康狀態的主要指標，在心理領域尤為是，直到 20 世紀結束前以病理角度切入心理疾病探討仍然是重要主流，心理健康與心理疾病被以二分法看待，或是同一連續軸的兩個相反極端，具備心理疾病的知識足以瞭解心理健康，然而一些研究者的覺知與持續不懈的推動努力逐漸讓正向元素納入心理健康範疇。

Maria Jahoda [4] 是正向心理健康的重要先驅，根據翔實的文獻回顧提出正向心理健康的六大領域 [5]，包括：對自我的態度（自我接納、自信和自尊）；環境掌控（適應環境，不同生活領域的妥適性，以及解決問題的效能）；成長、發展和自我實

現（投資自己的人生目標和自我實現）；整合（內在平衡和統整的人生觀）；自主性
（自決和自我調整）；及不扭曲的現實感知（對現實的準確認知、同理心和社會敏感
度），整體而言，其心理健康觀點著重在自我成長與發展的建設性過程。

　　在同一時期，人本心理學亦強調人的主體性，自我、自我實現、人生價值、
人生成長等是關注的焦點，Carl Rogers 與 Abraham Maslow 的研究與臨床工作主在
探討如何透過個人潛能的發展達到最佳功能與自我實現，雖然困境難免阻礙此過
程，人本心理學家強調個人資源在此過程的重要支持力 [6,7]。另一方面，Aaron
Antonovsky [8] 的研究同時著重身體、心理、社會三層面的健康，是第一個以科學
方法探討如何以心理與社會因子提升個體因應困難而能促進健康的能力，從著重危
險因子預防轉移到保護力資源提升的論點影響後續健康政策發展 [9]，進一步引領
《渥太華健康促進憲章》[10] 提出積極的健康促進行動綱領之重大變革。此外，精
神疾病學家 George Engel [11] 提出生物心理－社會模式（biopsycho-social model），
強調病患作爲個體，生活在社會環境中並保有自己對健康和疾病的主觀看法，將生
物因素連結心理與社會，提出生物的、心理的、社會的三層面因素，同時會影響健
康，也會被健康影響，拓展生物醫學觀點。綜整來說，至少從理論角度而言，這些
研究與論點促使心理健康與心理疾病間的關係逐漸起了作用與變化。

二、Seligman 奠基之正向心理學

　　1998 年，美國賓州大學心理學系教授 Martin Seligman 在美國心理學會主席就
職典禮的演講爲正向心理學豎立重要的里程碑，正向心理學成爲他任內致力推動的
主軸，呼籲擺脫以往負面角度（如憂鬱、無助、悲傷）之「缺陷心理學」或「醫
學模式」，除過去心理學擅長處理的心理問題與精神疾病外，應進一步引導人過著
充實、愉快、有意義的生活，發展以愛、樂觀、快樂、心流（flow）、幸福感（well-
being）與心理韌性（resilience）等正向感受進行心理健康之探索，校正過去心理學
研究的不平衡。

　　Seligman 與 Csidszentmihalyi 主導發展一套系統性完整的正向心理學 [12]，特色
包括（1）科學的研究方法、（2）強調正面元素如樂觀、愉快，發掘個人與社會的
長處與美德，以及（3）強化對抗逆境的能力，積極面對人生挑戰與壓力，其研究
三大範疇爲探討正向情緒（例如快樂和希望）、正向性格（例如創造力和善良）與
正向組織（例如家庭、社區、職場）[12]。Seligman 指出藉由正向心理學的研究與

學習，我們可以依序經歷三種快樂與人生目標，即正向心理學帶領我們穿越愉快和
滿足的鄉間〔快活的人生（the Pleasure Life）〕，進入長處和美德的高地〔美好的人
生（the Good Life）〕，最後到達持久成就感頂峰：意義與目的〔有意義的人生（the
Meaningful Life）〕[13]。

　　Seligman 進一步在 2011 年提出幸福模型（Well-Being Theory）五元素，以五元
素英文首字命名為 PERMA 模型，分別為正向情緒（positive emotions）、全心投入
（engagement）、正向人際（positive relationships）、生命意義（meaning）以及成就
感（accomplishment），正向情緒如快樂、滿足、樂觀可以幫助我們擴大建立有用資
源；全心投入的狀態稱為「心流」（flow）[14]，在此狀態下全神貫注甚至失去時間
與空間感，讓我們學習、成長，並感到無比快樂；正向人際的社會支持網絡讓我們
從中得到支持溫暖，強調連結的質比量更為重要；生命意義的目的常為「利他」，
本質多與幫助別人有關，讓我們感受更強大的存在；成就感即完成對我們而言具意
義的任務，會感到滿滿的成就感。

　　21 世紀後，正向心理學逐漸蓬勃發展，繼 2005 年英國劍橋大學首度成立正向
思考研究中心，美國哈佛大學也於 2006 年首次開設正向心理學，成為全校最受歡
迎的課程，經過多年的科學驗證，2009 年 6 月第一屆正向心理學世界大會在美國
賓州費城召開，奠定正向心理學學術地位，Seligman 大力提倡被譽為當代正向心理
學之父。

第二節　正向心理意涵與 WHO 心理健康定義

　　正向心理強調的幸福感（well-being）是複雜的概念，由發展脈絡來看，其詮
釋依循兩條主軸，其一為 "hedonia"「享樂」，強調趨樂避痛，其二為 "eudaimonia"
「幸福」，強調不僅僅是快樂，更著重生命意義與自我潛能實現，是更深沉的滿足。

　　Keyes 研究 [15-18] 提出同時擁有情緒幸福感（emotional well-being）、心理幸
福感（psychological well-being）與社會幸福感（social well-being），才是心理上的健
康，其中情緒幸福感反應「享樂式快樂」取向，而心理幸福感與社會幸福感則反應
「深沉滿足幸福感」取向，請見圖 5-1 彙整，世界衛生組織對於心理健康的定義則
詮釋融合了以上觀點，茲分別說明如下。

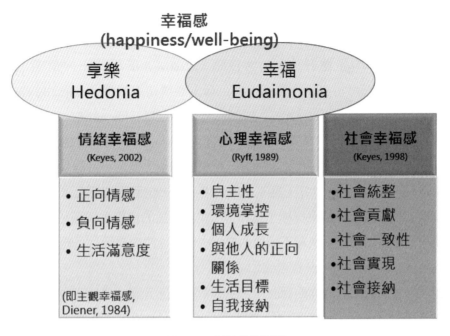

圖 5-1：幸福感的架構

一、幸福感（well-being）架構與意涵

　　正向心理學提倡發展自身心理健康與福祉潛能，人們傾向透過兩種方式獲得快樂（happiness）或幸福（well-being），包括「享樂」（hedonia）或「享樂式快樂」（hedonic happiness）[19]，以及「幸福」（eudaimonia）或「深沉滿足幸福感」（eudaimonic happiness）[20,21]。雖然有些研究者認為享樂（hedonia）和幸福（eudaimonia）是重疊的概念 [22]，多數研究人員認同此二者為相關而互補的觀點 [23]，簡單而言，「幸福」可視為快樂與意義的結合，幸福感的測量則通常包括情感性（正負向）、評價性（生活評價）與意義性（自我實現）等三大構面，說明如下。

（一）「享樂式快樂」（hedonic happiness）

　　「享樂式快樂」起源於希臘哲學家 Aristippus of Cyrene（435 to 356 BC），包含快樂、滿足與對生活感興趣，根據其觀點，一個人生活的主要目標是趨樂避痛，也就是盡可能體驗更多的快樂，同時避免經歷痛苦。舉例來說，若覺得快樂就是擁有富饒的物質生活以及享受朋友間的社交互動，那麼透過揮灑購物、盡情與朋友飲宴作樂便可以達到快樂的境地，因為「享樂式快樂」取向的目標就是盡可能享受更多

的樂趣,同時盡可能避免痛苦,例如迴避工作或無聊又無趣的瑣碎家務。

Diener 提出著名的主觀幸福感(subjective well-being)概念,是以本身角度對自己生活品質的整體評估,包含情感(affective)層面的正向情感(positive affect)與負向情感(negative affect)〔又可稱主觀情緒幸福感(subjective emotional well-being)〕,以及認知(cognitive)層面的生活滿意度(life satisfaction)等三元素[24,25]。雖然較精確的「享樂式快樂」取向主要以正向與負向情感來詮釋快樂,而以認知評估生活滿意度嚴格來說並非「享樂式快樂」概念,主觀幸福感仍廣義與「享樂式快樂」取向連結[19]。從享樂的角度來看,主觀幸福感追求正向與負向情感的享樂平衡,極大化快樂與極小化痛苦,並具高度的自覺生活滿意度[26],相對於快樂是個體直接體驗愉快和不愉快的情緒經驗所產生的自發性反應,生活滿意度則是對生活的長期權衡評估。

在「享樂式快樂」取向的探討中,主觀幸福感三元素(包括正向情感、負向情感與生活滿意度)已被許多研究所證實[27,28],Keyes 更進一步將含情感與認知層面的主觀幸福感視為情緒幸福感[15,29],縱貫式研究發現,在一般族群與臨床樣本中,高程度的主觀幸福感預測較佳的身體健康、較長的預期壽命和較低的死亡率[30,31]。

(二)「深沉滿足幸福感」(eudaimonic happiness)

不同於 Aristippus 所提出的「享樂式快樂」,希臘哲學家 Aristotle(384 to 322 BC)提出另一種取向,稱之為「深沉滿足幸福感」,認為僅僅因為一個人可以做某件事並可能感到快樂,並不表示這件事就應該執行或可以帶來幸福。從幸福(eudaimonia)角度而言,幸福感是基於目標設定、能力發展和意義賦予的個人持續成長過程,此過程亦含自我實現、自我潛力表達的機會[32],並能滿足能力、自主性和相關性的需求[33]。「深沉滿足幸福感」取向追求的不僅僅是快樂,而是個人自我實現和潛能發揮,是更深沉的滿足,例如,擔任志工幫助他人可以帶來幸福感,因為這能對社會做出貢獻。

「深沉滿足幸福感」取向涵蓋 Ryff [34] 所提出的心理幸福感以及 Keyes[35] 所提出的社會幸福感,分述如下。

1.Ryff 的心理幸福感

心理健康 [4] 和心理幸福感 [34] 指標綜整自人格、發展和臨床心理學的多元概

念，心理幸福感元素源自 Aristotle 的「深沉滿足幸福感」（Eudaimonia），亦即人類行為所能獲得的最高物品是「幸福」[36]，「幸福」化身於不同概念包括自我實現 [37]、充分發揮功能 [7]、個體化 [38]、成熟 [39] 與正向發展 [40]，具心理幸福感的人喜歡自己大部分的性格特點，善於處理日常生活的責任，與他人保持良好關係，並對自己的生活感到滿意。

　　Ryff（1989）將正向心理學觀點整合到心理幸福感的六大構面中 [34]，包括自主性（autonomy）、環境掌控（environmental mastery）、個人成長（personal growth）、與他人的正向關係（positive relations with others）、生活目標（purpose in life）及自我接納（self-acceptance）等，每一構面顯示個體努力充分發揮功能並實現其獨特潛能所遇到的挑戰 [34,41,42]，此六大構面及其意涵請見表 5-1。

表 5-1：Ryff（1989）之心理幸福感六大構面

心理幸福感六大構面	意涵
自主性	能抵擋社會壓力獨立思考與行動，且能根據內部標準與價值觀導引及評估行為的能力。
環境掌控	能管理日常事務、掌控複雜的外在活動、有效利用周遭機會以及選擇或創造適合個人需求情境的能力。
個人成長	對抱持才能、潛力與機會的不斷追求以實現個人發展和發揮個人潛能，也包括在各種情境下以開放的態度經歷因應挑戰的能力。
與他人的正向關係	與他人培養維持溫暖、信任與親密關係的能力，關心他人的福祉，能同理、合作及折衷妥協的能力。
生活目標	擁有生活目標與願景，涵蓋人生目標的存在感和方向感。
自我接納	為了感受美好的自己必須做的努力，其特點在於對自我積極正向態度，承認並接受各面向的自己，包括不愉快的一面，自我接納也涵蓋對過去生活的正面態度。

2.Keyes 的社會幸福感

　　上述 Ryff 的心理幸福感主要關注個人自我實現的最大功能發揮，Keyes [35] 進一步認為探討個人在社會參與及社會鑲嵌之社會功能積極發揮也很重要，社會幸福感強調個人與社會關係的適應與任務實踐，評估個人與他人及社會群體互動的幸福感，提出五大構面以描述個人在社會中發揮之積極功能，包括認同自己是社區的一份子〔社會統整（social integration）〕，對社會有所貢獻〔社會貢獻（social contribution）〕，社會運作的方式是有意義的〔社會一致性（social coherence）〕，相

信社會朝向爲所有人更好的地方邁進〔社會實現（social actualization）〕，以及能信任接納別人並相處融洽〔社會接納（social acceptance）〕，其五大構面及其意涵請見表 5-2。

表 5-2：Keyes（1998）之社會幸福感五大構面

社會幸福感五大構面	意涵
社會統整	對個人與社會及社區關係品質的評價，即個人與社會中他人共通的程度，覺得自身歸屬所處社會的程度。
社會貢獻	評價個人對社會的貢獻與價值。
社會一致性	對社會組織運作的感知，包含對認識世界的關心，評估社會是有邏輯、有意義、且可預測的。
社會實現	對社會潛力和發展軌跡的評價，也是對社會進化的信念，認為社會透過機構和公民具實現的潛力。
社會接納	具社會接納度的個人能信任別人，認為他人有善良的能力，並相信人們可以勤勉；接納社會的人對人性抱有良善正面的看法，並與他人相處融洽。

二、WHO 心理健康定義與幸福感關聯

2001 年世界衛生組織提出的心理健康定義納入正面積極意涵，將其描述爲「一種幸福（well-being）狀態，在此狀態下，個人能夠清楚瞭解自己的潛力所在，能夠因應日常生活中的壓力，能夠活得精彩多產豐富，並對社會有所貢獻」[43,44]，這個定義清楚表達心理健康絕不僅僅是沒有心理疾病而已。

WHO 心理健康定義包含正向情緒與正向功能兩大層面，同時涵蓋幸福感研究的「享樂式快樂」與「深沉滿足幸福感」兩主軸，其核心元素爲幸福感（well-being）、個人的積極功能以及社會的積極功能 [44]，正向幸福感受反應情緒面向（情緒幸福感）、因應生活壓力的認知與能力反應個人的積極功能（心理幸福感）、工作與對社會做出貢獻則反應在社會生活中積極運作之要素（社會幸福感），由此可知WHO 心理健康定義詮釋融合正向心理研究精髓。

第三節　正向心理面面觀

一、正向情緒

（一）正向情緒的意涵

正向情緒是正向心理學重要的研究範疇，前述 Seligman 提出幸福模型 PERMA 五元素即包含正向情緒，包括自信、樂觀、滿足、愉快等正面感受。的確，我們會在生命中的某些時刻體驗如快樂、滿足、愛等正向情緒經驗，而在此當下不被負面情緒如焦慮、悲傷或憤怒所困擾，我們對於正向情緒與負性情緒的平衡影響主觀的幸福感感受，因此早期研究中，正向情緒為幸福感的重要指標，例如 Diener 的主觀幸福感概念中，情感層面即包含正向情感 [25]，然而值得注意的是，根據 Ekman 著名的基本情緒（basic emotions）研究 [45]，人類七種基本情緒具明顯共通臉部表情，包括哀傷（sadness）、生氣（anger）、驚訝（surprise）、害怕（fear）、嫌惡（disgust）、輕蔑（contempt）和愉快（happiness）等，其中只有愉快是屬於正向情緒，由此可知，早期研究者雖然同意正向情緒具演化上的重要意義，卻未對其意涵類別深入探究 [46]。

在進一步探討前，有必要區分情緒（emotion）與情感（affect）兩概念，兩者在日常生活中常交替使用，然而其操作型定義其實不盡相同。一般認為，情緒是更廣泛的情感現象的一部分，多為相對短時間內的反應傾向，基本上情緒始於對某些前置事件的個人意義評估，此評估過程可能是有意識也可能是無意識的，它會觸發一系列反應傾向例如主觀經驗、面部表情、認知思考和生理變化，因為具短暫的特性，被視為與一些反應較迅速的生理機制有關。另一方面，情感是一個更普遍廣泛的概念，為對自身情緒經驗的整體評估，強調是在意識層面下透過認知評估過程所得，以將情緒經驗區分為正向或負向、愉快或不愉快等。綜整言之，在情緒中，可以被主觀意識且進行認知評估處理的情緒經驗，則可視為情感 [47]。

為了更好的詮釋正向情緒的獨特效應，Fredrickson [47] 提出正向情緒擴建理論（The Broaden-and-Build Theory of Positive Emotions），Fredrickson 研究發現負面情緒（例如悲傷、憤怒等）僅讓人狹隘的做出避免威脅危險、增加生存機會的行為，如遠離危險、靜止不動，而正向情緒則可以增進視野，促進注意力廣度與工作記憶，提高我們的認知、學習與對事件的回饋反應能力，也就是說，我們在正面的情緒狀

態下最具有擴展與創造性。Fredrickson 進行了一系列研究驗證支持其理論，在 2005 年的研究中 [48]，以 104 名大學生爲對象，透過影片誘發參與者的正向、中性與負向情緒，結果發現正向情緒的參與者展現較廣的注意力，列出較多當下想做的事，顯示正向情緒能增加注意力廣度，並讓我們有更多的認知資源增加行動選擇。

（二）正向情緒的測量

情緒的評估工具多元，包括自陳式與非自陳式測量 [46]，自陳式量表仰賴受訪者能正確詳實的報告自身情緒經驗，此方法執行上相對方便容易，然而受訪者必須能認知覺察自身所經歷的情緒，減少社會期待影響能如實陳述所經歷的情緒經驗。另一種非自陳式測量如記錄受訪者對刺激的生理反應，顯示自主神經系統的激發程度，與自陳式報告不同，生理測量不受社會期望偏誤影響，且可測得受訪者意識自主控制外的情緒反應，然而測量較爲不便且可能受個別差異及情境因素影響。以下介紹兩個（分別爲多題與單題）較廣泛使用的自陳式情緒量表。

常用的正負向情感量表（the Positive and Negative Affect Schedule, PANAS）由 Watson 等人所發展 [49]，屬多題自陳式情緒測量，含 10 題正向情感〔例如興奮的（excited）、熱誠的（enthusiastic）〕與 10 題負向情感〔例如焦慮的（anxious）、沮喪的（upset）〕題項，每題的回答採李克特（Likert Scale）五點量表，由 1「非常少或完全沒有」到 5「極度」進行評分，可用於臨床與一般族群，經評估具測量正負向情感良好的信效度 [49]。

常用的單題情緒量表情緒方格（Affect grid）[50] 能快速評估沿著兩向度的情感：愉快－不愉快（pleasure-displeasure）和激勵－想睡（arousal-sleepiness），同時測量情緒正負向性與生理喚起程度，因其單題測量的簡便性，適用於重複性測量研究，受訪者不致因疲累影響回答，但有賴受訪者能正確理解量表軸向意義做出適當反應，研究顯示此量表具良好信度、收斂效度和區別效度 [50]。

二、正向思考（認知）

（一）正向思考的意涵

當我們說「退一步路，海闊天空」、「失敗爲成功之母」等正向思考時，本意是讓人學會將「情緒」與「現實」分開，能釐清事實並從中看到轉機，這不是心靈的

自我安慰，而是一套積極解決問題的方法，我們來看看正向思考的發展與應用。

對於思考模式的溯源，仍然回到長久以來心理學的疾病負面導向，自 1960 年代認知心理學崛起，人的思考方式如何影響其因應與心理健康廣受探討，其中最著名的是 Beck 的「憂鬱認知三角」（cognitive triads）模式 [51] 與 Peterson and Seligman 的「歸因類型」（attributional styles）理論 [52]。

Beck 的憂鬱認知三角以認知治療角度的三個關鍵要素理解憂鬱症患者的認知問題，在於其無法控制的負面扭曲思想，包括對自我負面（如我是沒有價值的）、對所處世界環境負面（如沒有一個人喜歡我）、對未來負面（如事情只會更糟）。Peterson and Seligman [52] 的「歸因類型」理論則認為將不好的事解釋為內在的、長期穩定的與全面的歸因模式與憂鬱症狀有關。由此可知認知扭曲、負面思考是造成心理困擾的重要因素。

當正向心理學崛起，正向思考的力量逐漸被關注，正向思考能看見事情的光明面，使人具有建設性和創造性，與正向情緒及樂觀、希望、快樂和幸福等有關，McGrath [53] 將正向思考定義為反映思考、行為、感覺與對話的整體態度，有利於成長、擴充與成功。正向思考的人以樂觀態度面對環境，將遭遇的壓力視為可控制的，的確，壓力本身並非關鍵，是我們賦予壓力情境的意義決定了它的強度，與負面思考者相比，正面思考者傾向評估壓力的威脅性較小並採取實用有效、問題焦點的因應策略，這樣的思考方式幫助他們覺得生活順遂，能實現目標，且擁有充足資源 [54,55]。

正向思考與我們的健康息息相關，對健康的效益反應在身心健康如憂鬱 [56]、心血管疾病 [57]、癌症 [58]、免疫功能提升 [59]、感冒與過敏反應 [60] 等，且較長壽 [61]。

但值得注意的是，「正向思考」並非淪為自我感覺良好的「阿 Q 精神」，正向思考讓人保持樂觀，釐清所處困境坦然面對，累積正面能量思考執行有效的後續行動方案，但是「阿 Q 精神」是自我安慰甚至陷入鴕鳥心態，裹足不前沒有後續行動而對事情因應沒有太大助益。

（二）正向思考的測量

直接測量正向思考工具仍有待研究持續挹注發展，過去研究提出諸多工具來評估負面思考，其中廣泛使用的是 Hollon 與 Kendall [62] 的「自動化思考量表」（Automatic Thoughts Questionnaire, ATQ），共計 30 題，如 AT Beck [51] 所提出的

憂鬱認知特徵為負面思考模式，ATQ 主要測量與憂鬱相關的負面想法陳述，有鑑於正向自動化思考測量的缺乏，Kendall 等人 [63] 在 ATQ 修訂版中額外增加 10 題「正向自動化想法」，例如「不管發生什麼事情，我都知道自己可以做得到」、「我比大部分的人都幸運」，相關正向思考測量工具仍有待持續發展開拓 [46]。

三、正向性格

(一) 正向性格（特質）的意涵

「特質」（traits）是人格理論（personality theories）中重要的取向之一，也就是個人在行為、態度、感受和習慣模式中所呈現之跨場合、跨時間相對穩定、一致及持久的內在心理狀態，長久以來針對性格特質是「天生的」或是「習來的」有非常多的爭辯討論，我們常說「江山易改，本性難移」，在正向心理學觀點偏向認為是「難移」卻並非「不可移」；舉「樂觀」為例，眼前的半杯水，樂觀的人會說：「幸好還有半杯水耶！」而悲觀的人卻認為：「怎麼只剩半杯水了！」樂觀是否可由後天學習而來呢？「習得樂觀」對天生樂觀的人而言可能輕鬆可得，但是對天生偏悲觀的人而言或許不容易，但是若有心努力改變自我，根據當代正向心理學之父 Seligman 的觀點，「習得樂觀」是很樂觀的，每個人都可以擁有 [64]。

在價值實踐概念中，Peterson 與 Seligman 將多達二百多種關於人性正向特質進行彙整分類並找出測量的系統，選擇標準為：為心理層面的特質，需跨文化肯定崇尚、必須本身即有價值而非為達目的的手段、必須是可以訓練的，因此歸納出六種基本美德，包括智慧和知識（wisdom and knowledge）、勇氣（courage）、人道與愛（humanity）、正義（justice）、修養（temperance）與心靈的超越（transcendence）等；每一種抽象美德又可以進一步細分並發展出具體可測量的長處，例如智慧和知識可細分成創造力（creativity）、好奇心（curiosity）、開放胸襟 / 判斷力（open-mindedness）、熱愛學習（love of learning）與洞察力 / 觀點見解（perspective）等品格長處，六種美德共延伸出可具體評量的 24 項品格長處 [64,65]。Seligman 指出，若人能運用個人長處在工作、家庭與休閒等不同面向，將能感受到真實的快樂與幸福圓滿 [66]。

整體而言，達到美德的方式稱為品格長處，這些長處是可以測量、且可以學會的 [64,65]，因此品格長處是正向特質，具體反映在思考、情感與行為上，是正向

心理學關注的核心。

（二）正向性格的測量

　　傳統心理學以疾病／問題導向，使用 DSM（Diagnostic and Statistical Manual）疾病分類系統，此衡鑑方式基本建立於社會價值觀上，意圖區分正常與不正常，適應與不適應，分類到哪個疾病需接受哪些治療的概念。

　　迴異於疾病／問題導向，Seligman and Csidszentmihaly [12] 的正向心理學建構的衡鑑工具，主要提供的訊息是我們有什麼長處優勢，可以在哪些領域有所發揮讓日子更美好幸福，最廣爲人知的即是依價值行動方案（values in action classification of strengths, VIA）所發展的品格長處與美德（classification of character strengths and virtues, CSV）分類系統 [65]，並根據其意涵發展出「價值行動量表」（Values in Action Inventory of Strengths, VIA-IS）來測量人的美德與品格長處，此量表透過焦點團體訪談與結構式訪談等設計修訂而成，對象爲 18 歲以上成人，共 240 題（每個長處 10 題），採李克特五點量表設計，約需 30-45 分鐘的填答時間，通過數十個國家測試具良好信效度 [67]。

　　另有 10-17 歲青少年適用之「青少年行動價值優勢量表」（VIA Inventory of Strengths for Youth, VIA-Youth），爲檢驗品格長處爲正向特質，Park & Peterson [68] 將 VIA-Youth 分量表結構與基本性格特質之五大性格特質（外向性、神經質、親和性、嚴謹性與對經驗開放性）進行檢驗分析，結果發現 VIA-Youth 展現更多五大性格特質所測量不到的特質，且更能解釋生活滿意度，顯示品格長處之特異性與重要性。

四、心理韌性（resilience）

　　心理韌性或復原力（resilience）近年來廣爲探討使用，研究對象源於經歷負面生活事件之高風險青少年，發現具較高心理韌性孩子儘管遭遇重大挫折或逆境（例如家庭經濟困境、父母失業或離異等），也能快速自我調整持續展現正向的結果 [69]，此乃因其具備如彈性、適應性、樂觀、幽默感、內控歸因等健康心理特質或復原能力。心理韌性並非人格特質，而是在正向的家庭與學校關係／情境中所長期發展出的能力。

　　嚴格來說，心理韌性研究軸線並不同於正向心理學，例如心理韌性研究源起於

處在極度困境的孩童青少年，既探討有能力的、健康的調整，也考量精神病理學的逃避，追求克服難關避免長期負面影響，而正向心理學多為一般成人研究，更關注正向調整與健康促進，追求滿足與幸福感，然而兩者卻有許多相似處，例如希望感、幽默皆在心理韌性與正向心理中被凸顯，且皆強調能正向發展安適良好的過生活。

因此探討以正向角度切入心理健康，心理韌性往往也被納入為重要一環，依據Seligman 觀點，心理韌性屬可習得的「正向人格特質」[64]。自陳較高的心理韌性與較低程度的焦慮、心理困擾、及憂鬱相關，透過各種自陳報告量表評估，在童年及後續歷經創傷的個體，心理韌性有助降低憂鬱症狀，研究也顯示心理韌性能在壓力、創傷和逆境的負面事件中發揮重要的保護作用 [70,71]。

因此心理韌性幫助改變過去疾病與心理病理導向觀點，關心如何在困境中維持健康因應調適與發展，逆風前行，更因為心理韌性非天生特質，而是在正面環境中長期發展形塑的能力，是可以訓練的，讓我們能有機會透過介入方案助長心理韌性強化因應逆境的能力。

第四節　正向心理健康之全球大型調查與測量

聯合國大會於 2011 年 7 月通過一項具歷史意義的決議，邀請會員國評估其人民的幸福感並以此作為公共政策指引，隨後於 2012 年 4 月舉行第一次聯合國幸福與福祉高階會議，提出「幸福與快樂：定義新的經濟典範」（Wellbeing and Happiness: Defining a New Economic Paradigm），強化將快樂與幸福感作為社會與經濟發展指標衡量的重要元素，同時公布第一份世界快樂報告（World Happiness Report），幾個月後，經濟合作暨發展組織〔Organization for Economic Cooperation and Development，簡稱 OECD 或經合組織，素有世界貿易組織（World Trade Organization, WTO）智庫之稱〕進一步訂定幸福感測量的國際標準 [72]。

我們如何透過大型調查以標準化方法評估測量幸福感及其變化？國家內以及國際間人們幸福感的差異性又為何？快樂與幸福感如何詮釋國家社會與經濟發展程度？回應這些問題有助彼此比較觀摩學習並進一步依需求規劃提升幸福感，以下我們來看看聯合國與經合組織的兩個全球大型調查如何規劃執行及其成果。

一、聯合國之世界快樂報告（World Happiness Report）

（一）調查源起

世界快樂報告（World Happiness Report）源起於 2012 年，是由聯合國永續發展解決方案網絡（The UN Sustainable Development Solutions Network, SDSN）出版的一項大型國際調查報告，主要目的在於將各國的快樂程度進行量化，透過測量與分析探討各國快樂程度的差異，進而提出對於社會政策有效的改善方法，增加各個國家整體的快樂程度。

世界快樂報告之一系列報告中，除了例行各國快樂／幸福感排序與改變趨勢探討外，各年度著重的主軸包括強調快樂／幸福感是衡量國家經濟與社會發展的關鍵元素（2013）、一百五十多個國家快樂之改變與統計數據背後的脈絡（2015）、凸顯快樂與主觀幸福感是人類發展程度主要指標（2016）、國內與國外移民之幸福感探討（2018）、快樂／幸福感之發展並帶入科技、社會常模、衝突與政府政策所引發的改變（2019）、首度將城市列入主觀幸福感排名以深入探討社會、都市化與自然環境如何息息相關的影響快樂（2020）、COVID-19 的影響以及世界各國人們的因應（2021），並在 2022 年出版十周年紀念版本。

（二）調查意涵

「快樂」如何測量？快樂／幸福的定義可能包含很多種面向，如前述各研究者對快樂／幸福感的意涵演繹詮釋，快樂可以是一種情緒（emotion），回顧某一天的心情是否快樂，快樂也可以是評價（evaluation），評估對於現在生活的整體滿意度，而這兩種不同取向可能混淆人們的判斷，因為每個人對於快樂的反應可能不盡相同，例如：一個人在某種情況下對於情緒的衡量是高分的，但整體的生活評價卻是低分的，如此進而對於快樂的測量造成差異而降低準確性，減少我們解讀「快樂」的資訊量，為了避免此問題，世界快樂報告中將「情感」的快樂與對於「生活滿意度」的快樂做了區別，讓調查的參與者能夠適當地辨別「快樂」的面向 [73,74]。

世界快樂報告（World Happiness Report）以快樂／幸福感的三個主要元素進行測量，分別是（1）正向情感（positive affect）、（2）負向情感（negative affect）與（3）整體生活評價（life evaluation）；正向情感與負向情感皆詢問進行調查前一天的

感受，而此三個測量項目也構成了「主觀幸福感」的測量標準，讓快樂／幸福在情感與生活評價兩種意義上皆提供大量資訊 [73]。

（三）資料來源與測量方式

世界快樂報告的資料主要來自於蓋洛普全球民意調查（Gallup World Poll）資料庫，因資料庫龐大超過 150 個國家（超過 98% 世界族群）參與，是一份相當具可比較性的數據，蓋洛普全球民意調查每年會針對各國 15 歲以上的 1000 名的受訪者進行調查。

測量快樂之三大元素包括正向情感、負向情感與整體生活評價，其中正負向情感（各 3 題）以問卷進行測量，每題皆爲「是」與「否」兩個選項，詢問受訪者在調查前一天的情緒狀態，正向情感包括微笑或大笑（smile or laugh）、享受（enjoyment）、快樂（happiness），而負向情感包括擔心（worry）、悲傷（sadness）、生氣（anger），計分時分別將正負向回答爲「是」的數量加總構成一個正、負向情感分數，分數以 0~3 呈現，以正向情感爲例，若得分爲 0，則表示受訪者沒有任何正向情感經歷，若得分爲 1~3，則分別表示有 1~3 個正向情緒經歷，負向情感也以相同方式評量。此外，整體生活評價的測量含坎特里爾階梯（Cantril ladder）量表，受訪者將對於生活的滿意度視爲一個階梯，以 0~10 分表示對於生活滿意的程度，0 分爲最差，10 分爲最佳的生活進行評估。

世界快樂報告並以六個關鍵變項（six explanatory factors）解釋各國正、負向情感與生活滿意度表現的差異，此六變項涵蓋經濟、社會、心理與倫理四個層面，包括（1）人均國內生產毛額〔Gross Domestic Product（GDP）per capita〕、（2）健康餘命（years of healthy life expectancy）、（3）社會支持（social support）、（4）對於腐敗的看法（perceptions of corruption）、（5）慷慨的普遍性（prevalence of generosity）與（6）做出人生選擇的自由（freedom to make life choices）等 [72]。

（四）調查結果摘錄

整體而言，以坎特里爾階梯量表評估結果發現生活滿意度在全球十大區域具顯著差異性，以北美和大洋洲最高，接著依次爲西歐、拉丁美洲和加勒比地區、中歐和東歐、獨立國家國協、東亞、東南亞、中東和北非、撒哈拉以南非洲和南亞；而幸福感不平等在西歐、北美和大洋洲以及南亞最低，在拉丁美洲、撒哈拉以南非洲、中東和北非地區最高 [75]。

　　由 2005 到 2018 年全球趨勢顯示，生活評價滿意度在 2007 到 2009 年全球金融危機間急遽下降，直到 2011 年完全回復原來水準，然之後又穩定下滑直到 2018 年已降至與金融危機後相當之低點，自 2011 年全球生活評價下降主要與五個人口眾多國家（特別是印度）的表現有關。此外，正向情感隨時間沒有顯著波動，而負向情感則呈現顯著上升的全球趨勢。全球幸福感不平等方面，在國家間表現相當穩定，而在國內則顯著上揚，自 2012 年以來，幸福感不平等在西歐、中歐和東歐的下降幅度不顯著，然而在大多數其他地區，尤其是南亞、東南亞、撒哈拉以南非洲、中東和北非，以及獨立國家國協則顯著上升 [75]。

　　在 covid-19 疫情全球肆虐下，2021 年世界快樂報告顯示雖然隨著全球疫情爆發人們情緒產生變化，但生活的長期滿意度受到的影響程度較小，世界展現了因應 covid-19 疫情的心理韌性。芬蘭四度蟬聯全球最快樂的國家，而臺灣防疫有成，相較前一年進步一名為第 24 名，是世界快樂報告公布以來最佳的一年且蟬聯東亞最快樂國家 [76]。

二、OECD 之「美好生活指數」幸福感指標（well-being indicators）

（一）調查源起

　　過去我們常用國內生產毛額（Gross Domestic Product, GDP；即經濟體生產的所有商品與服務的市場價值）來衡量一個國家或地區的經濟發展程度與變化，然而此評估偏重社會整體經濟水準與成長以及個人物質生活及生活水準，缺乏心理生活層面考量，以此作為國家社會福祉與個人幸福感（well-being）之評量實具侷限性。為回應此需求，發展除經濟成長外，能以幸福感評量社會進步指標進一步支持政策訂定發展，OECD 領航國際提出「美好生活指數」（Your better life index）之幸福感評量指標，每兩年針對 OECD 會員國依據所涵蓋的 11 個幸福感面向進行調查分析與國際比較。

（二）調查意涵

　　OECD 美好生活指數將幸福感指標（well-being indicators）架構分成物質生活條件（material living conditions）以及生活品質（quality of life），涵蓋的指標面向

包括：(1) 居住條件、(2) 所得與財富、(3) 工作與收入、(4) 社會聯繫、(5) 教育、(6) 環境品質、(7) 公民參與及政府治理、(8) 健康、(9) 主觀幸福感、(10) 人身安全、(11) 工作與生活的平衡，前三項為物質生活條件（或經濟幸福感 [economic well-being]）的衡量、後八項為生活品質（非金錢可衡量項目）的評價，其中主觀幸福感為人們對於生活經驗與感受的主觀評價 [77]。

針對其中主觀幸福感概念，OECD 另於 2013 年發行《OECD 主觀幸福感評量準則》（OECD Guidelines on Measuring Subjective Well-being）[78]，提供研究設計、蒐集以及發表主觀幸福感結果之指引，以增加各國調查結果的可比較性。過去主觀幸福感的測量常侷限於評估是否感到快樂，但事實上幸福感指的是安適良好的心理狀態，包含人們對於生活的評價、正向及負向的情感與生活價值意義等，因此 OECD 將主觀幸福感的定義分成三個面向：(1) 生活滿意度（Life satisfaction）為人對於整體生活的主觀評價、(2) 情感（Affect）指人在特定時間的心理狀態或感受、(3) 深沉滿足幸福（Eudaimonic well-being）是指對於自身生命經驗的價值與自我實現。

（三）測量方式

OECD 每兩年會發布一次 How's your life 調查結果，使用美好生活指數為架構，調查各個會員國的國民在上述分屬物質生活條件與生活品質的 11 個指標面向是否感覺幸福。在 11 個指標面向資料蒐集分析中，有些指標（例如社會聯繫、公民參與及政府治理、主觀幸福感等）藉由問卷調查蒐集個人主觀評量與感受想法，有些指標則是國家整體表現的彙整（如就業失業率、空污 PM2.5 暴露程度等）。

其中針對主觀幸福感為個人問卷測量，包含「生活滿意度」（life satisfaction）與「負向情感平衡」（negative affect balance），生活滿意度的測量請受訪者以 0 到 10 分評價自己的生活，0 分為完全不滿意，10 分為完全滿意；負面情感平衡則詢問受訪者過去一天感受，題項包括正面情感之享受（enjoyment）、感覺精神充足（feeling well-rested）及微笑或大笑（laughing or smiling），與負向情感之生氣（anger）、悲傷（sadness）及擔心（worry），每題回答為「是」或「否」，負向情感平衡即為受訪者自陳前一天的負面情感比正面情感多 [79]。

（四）調查結果摘錄

1. OECD 之 How's your life 調查結果

　　針對主觀幸福感調查，2020 年發布的研究結果顯示各國生活滿意度的分數區間介於 5.7~8.3 分，平均分數為 7.4 分，在 2013 年至 2018 年間，平均生活滿意度水準略有上升（27 個 OECD 會員國中由 7.2 提高到 7.4 分），然而約 7% 民眾仍表達非常低的生活滿意度，約 13% 在日常的一天中經歷負向的情感比正面情感還多。男、女性的平均生活滿意度接近，但在近一半的 OECD 會員國中，報告負面情感多於正面情感的女性比例高於男性，在主觀幸福感方面存在年齡及教育相關不平等，不平等程度較大的國家的生活滿意度平均分數也往往較低 [79]。

2. 臺灣國民幸福指數調查暨主觀幸福感研究

　　我國雖非 OECD 會員國，主計總處為了建構我國國民幸福指數並與國際比較，在 2013-2016 年執行國民幸福指數調查暨主觀幸福感研究，以 OECD 美好生活指數的架構以及 OECD 的主觀幸福感評量準則為基礎，評量各個指標面向的幸福感。

　　其中有關主觀幸福感測量的題目包含生活滿意度與情緒感受，生活滿意度的測量請受訪者評價自己的生活，0 分為完全不滿意，10 分為完全滿意；情緒感受的測量則分別詢問受訪者前一天對於快樂、擔憂及沮喪等感受的持續程度，0 分為「完全不覺得」而 10 分為「整天都覺得」有這種情緒感受，分數愈高表示情緒感受愈持久，將負面情緒反向處理後，以三題情感分數加總計算。

　　整體而言，2016 年我國國民幸福指數為 6.96 分，與 39 個 OECD 會員及夥伴國相較，排名第 16，在 11 個指標面向中，「所得與財富」及「人身安全」排序為前 20%；「環境品質」為後 20%；其餘 8 面向居中間之 60%。針對主觀幸福感方面，2016 年的調查結果顯示臺灣人的生活滿意度平均分數為 6.62 分，略低於歐盟的 7.1 分，而平均情感平衡分數為 4.12 分，偏正向情感 [80]。

第五節　正向心理與健康之關係及公衛應用

很多坊間雜誌、書籍、網路、正向情緒練習 DIY、心靈雞湯等資源常自然而然認定提升正向心理有助我們的健康。然而,這是否有實證研究的基礎呢?的確,雖然仍遠不及過去心理學所習於探討的疾病負面導向角度(如憂鬱與健康的關係),許多研究者致力於深究正向情緒、思考、性格等與健康之關係,以下分別就死亡 /存活、疾病與健康行為來說明。

一、正向情緒、思考與死亡 / 存活之關係

有關正向心理與死亡風險的關聯性研究,通常以特定族群(例如某社區或國家)進行前瞻性研究,研究一開始即評估測量受訪者正向情緒或心理,然後追蹤一段時間後確認其存活與死亡情形,在研究對象的選擇上,可以是健康族群,或在基線調查時評估受訪者的健康狀態以便後續預測死亡時進行統計上的調整控制,這些研究通常著眼於長者族群(通常 60 歲以上),因較短的追蹤期能有較高的死亡風險,有利研究探討。

Chida 等人 [81] 以統合分析方法(meta-analysis)系統性回顧以前瞻、觀察型研究法探討正向心理健康與死亡之關係,其中 35 個研究納入健康族群,而 35 個研究納入疾病族群探討,正向心理評估包括情緒幸福、正向心情、愉快、幸福、有活力、滿意生活、充滿希望、樂觀、幽默感等,文獻彙整結果發現,正向心理在健康族群〔總和風險比(combined hazard ratio)=0.82,信賴區間為 0.76-0.89〕與疾病族群(總和風險比 =0.98,信賴區間為 0.95-1.00)中皆與較低的死亡風險有關,值得注意的是,在統合分析中考量負向情緒顯示,正向心理健康的保護作用是獨立於負向情緒的。Howell 等人 [31] 以統合分析回顧 150 個實驗、門診與長期追蹤型研究亦發現,在長期的健康結果中,與正向心理相關最強的是壽命與存活(longevity)的提升。此外,Lamers 等人 [82] 在彙整 17 篇文獻發現情緒幸福在罹患身體疾病(例如心臟病、中風、脊椎損傷等)的病人族群中具顯著的復元與存活保護作用;而在彙整 62 個於一般族群中探討死亡之研究,Martín-María 等人 [83] 分析超過百萬個研究參與者發現,主觀幸福感(依據 OECD 評量準則包括生活滿意度、正負向情感與圓滿 / 自我實現等三個面向)是死亡的顯著保護因子,雖然男女性皆顯著,但在男性身上保護作用更明顯。整體而言,雖然正向心理研究異質性高且可能

存在發表偏誤（publication bias），實證研究結果傾向支持正向心理對健康的影響不僅於特定疾病，而是能整體有助降低死亡與提高壽命／存活。

二、正向情緒、思考與健康／疾病之關係

可以預期的是，罹患嚴重疾病者的正向心理健康程度通常低於健康對照組，而且當疾病嚴重程度提升其正向心理則下降 [84]，但是正向心理程度是否與後續的疾病風險有關呢？此類研究通常選擇健康族群或在統計上考量校正基線時的健康狀況，在追蹤一段時間後調查受訪者是否罹患特定疾病。整體而言，雖然正向心理概念的測量（如正向情緒、樂觀、生活滿意）與調查的疾病種類（如中風、冠心病、感冒、意外等）多元差異性高，值得注意的是，這些橫斷式或追蹤型研究多一致的顯示正向心理與較低的疾病風險與較佳的健康狀況有關 [84]。

舉例而言，在分析來自 142 個不同國家的參與者資料後，Pressman 等人 [85] 發現正向情緒與自陳健康狀況呈現正相關，特別在發展中國家關係更強。Gale 等人 [86] 分析兩千多名六十歲以上長者發現，享樂式快樂與深沉滿足幸福感皆與四年期追蹤身體衰弱（physical frailty）風險降低有關；而較高的生活滿意度與四年期追蹤較少的醫療就診次數有關 [87]。許多研究針對心血管疾病進行探討，在有名的英國公職人員追蹤研究中（the Whitehall II study），評估近 8,000 名中年參與者之樂觀（對自己未來的正向期望）、情緒幸福感（即積極參與人際互動、情緒管理）與對生活領域如工作、家庭之滿意度，結果發現，與較低正向心理者相比，具中高度正向情緒樂觀者其 5 年後冠狀動脈心臟病風險降低約 20-30% [88]。此外，在美國具全國代表性樣本研究調查亦顯示，樂觀能預測較低的四年心臟衰竭發生率 [89]，較高程度的情緒活力（emotional vitality）且與較低的中風風險有關 [90]。此外，急性冠狀動脈症候群之後更樂觀與較低的心臟疾病復發與 6 個月後較佳的身體活動有關 [91]，在文獻彙整回顧後，Sin [92] 亦提出正向心理在健康族群中與較佳的心血管健康及較低的心臟病發生率有關，在心臟疾病族群中與較低的疾病風險有關，且正向心理幸福感進一步與更好的免疫、神經內分泌和心血管功能有關；較高的生活滿意度與較低的發炎反應生物標記有關 [93]，這些研究皆顯示正向心理對於降低疾病風險之重要影響力。

三、正向情緒、思考與健康行為之關係

我們在正向快樂或是負向沮喪時較可能從事健康行為呢？過去研究提供思考方向。研究指出，正向心理，包括樂觀、滿意生活及生活有目的意義與年輕及年長成人一系列較佳的健康行為有關，包括不吸菸、高身體活動、較佳的飲食型態與較少的睡眠問題等 [94-96]，Boehm & Kubzansky [97] 彙整文獻後指出，正向心理之主觀幸福感（如樂觀）與較佳的健康行為與生理反應有關；較快樂的人較可能從事例如運動、不吸菸等健康行為 [94]，且傾向避免有開車時的危險行為（如不繫安全帶）[98]。Sin [92] 在彙整分析文獻後進一步指出，健康行為（例如運動與不吸菸）是主觀幸福感與心血管疾病間最重要的中介因子，的確，前一章節所述正向心理幸福感與心血管疾病風險之關係，極大程度是透過較佳的健康行為（如身體活動、睡眠、飲食、不吸菸和藥物配合度）所影響 [94,99]。整體而言，相較正向心理幸福感較低者，幸福感較高者傾向有較好的健康行為，可能是因為較佳的動機與自我效能 [100]，或是具備較好的能力調整健康相關目標以因應挫折的能力 [101]。

然而，過去正向心理幸福感和健康行為的關係探討多來自橫斷式研究，迄今仍較少以長期追蹤型研究或針對心血管疾病患者進行探討，因此關係的方向性是高正向心理健康者較願意從事有益的健康行為，或是較佳的健康行為易讓人有較正向的心理健康，仍有待後續深究 [92]。

四、正向心理在公共衛生之應用與展望

正向心理之快樂／幸福感的許多理論源起於心理學，然而其影響因子以及與身心健康關係的實證探討常落實於公共衛生研究中，正如世界衛生組織的定義，「健康是身體的、心理的與社會的幸福狀態（well-being）」[3]，公共衛生是健康促進與疾病預防的科學與藝術，其間對於情緒、心理與社會幸福感的重視提升以落實促進身心健康狀況乃至關重要。

過去許多研究顯示正向情緒、思考等正向心理與疾病、死亡及健康行為之關聯，這些實證結果冀能進一步落實在健康政策規劃執行以影響提升族群健康狀態，的確，正如快樂／幸福感概念的演繹發展過程中，Aaron Antonovsky [8] 之保護力資源提升的論點影響後續健康政策發展 [9]，引領《渥太華健康促進憲章》[10] 之積極健康促進概念重大變革，此外，近十年間聯合國與經合組織也呼籲將快樂與幸福

感作爲社會與經濟發展指標衡量的重要元素，評量社會進步並導引各國健康政策的規劃發展。

　　整體而言，在正向心理研究上強化正向概念如情緒、思考及性格之測量信效度、以較嚴謹前瞻追蹤研究設計探討幸福感與健康及健康行爲之關係、持續進行國內與國際追蹤比較，並能將結果落實於公共衛生政策的規劃推動，爲正向心理及公衛健康領域未來重要應用與展望。

<h1 style="text-align:center">總　結</h1>

　　本章以正向心理之心理學基礎爲始，探討概念的演繹發展與 Seligman 所奠基之正向心理學意涵，說明幸福感詮釋發展的兩條重要主軸，即「享樂式快樂」與「深沉滿足幸福感」，並探討其與世界衛生組織心理健康定義之關聯性。在正向情緒、正向思考（認知）、正向性格與心理韌性之意涵測量中，進一步連結其對健康及健康行爲影響，並以聯合國與經合組織之全球正向心理健康大型調查爲例，進行國際／國內比較與趨勢變化說明，期能幫助對正向心理及其在公衛健康領域應用之瞭解。如本章一開始所言，能跳脫負面疾病的主流觀點，擴大正向心理對健康影響的探討與蓬勃發展空間，是未來公衛健康促進提升重要推動方向。

關鍵名詞

心理幸福感（Psychological well-being）

心理韌性（或譯復原力）（Resilience）

正向情感（Positive affect）

主觀幸福感（Subjective well-being）

快樂（Happiness）

社會幸福感（Social well-being）

幸福狀態（Well-being）

幸福（Eudaimonia）

享樂（Hedonia）

享樂式快樂（Hedonic happiness）

美好生活指數（Your better life index）

情緒幸福感（Emotional well-being）

負向情感（Negative affect）

深沉滿足幸福感（Eudaimonic happiness）

整體生活評價（Life evaluation）

複習問題

1. Seligman 所提倡的正向心理學，與過去心理學領域的主流觀點有何不同？

2. 幸福感（well-being）是正向心理學關注的焦點，請分別說明以下三種幸福感的意義與內容。（1）Keyes（2002）的情緒幸福感（emotional well-being）、（2）Ryff（1989）的心理幸福感（psychological well-being）、（3）Keyes（1998）的社會幸福感（social well-being）。

3. 試述世界衛生組織的心理健康定義與幸福感（well-being）的關聯。

4. 試舉一個快樂／幸福感之全球大型調查，說明其調查方式與快樂／幸福感的測量方法。

5. 請簡述正向情緒、思考之意涵，並分別依照以下說明其與健康（包括死亡／存活、健康／疾病、健康行為）之關係。

引用文獻

1. Maddux JE. Stopping the "madness": Positive psychology and the deconstruction of the illness ideology and DSM. In: Snyder CR, Lopez SJ, eds. Handbook of positive psychology. edn. New York: Oxford University Press, 2002;13-25.

2. Snyder CR, Lopez SJ, Edwards LM, Marques SC. The Oxford Handbook of Positive Psychology. 3rd ed. New York: Oxford University Press, 2021.

3.　WHO. Constitution of the World Health Organization. Geneva: World Health Organization, 1946.

4.　Jahoda M. Current concepts of positive mental health. New York: Basic Books, 1958.

5.　Tengland PA. Mental health: A philosophical analysis. Dordrecht, The Netherlands: Kluwer, 2010.

6.　Maslow A. Toward a psychology of being. Princeton, NJ: Van Nostrand, 1962.

7.　Rogers CR. On becoming a person. Boston: Houghton Mifflin, 1961.

8.　Antonovsky A. Health, stress, and coping. San Francisco: Jossey Bass, 1979.

9.　Kickbusch I. The contribution of the World Health Organization to a new public health and health promotion. Am J Public Health 2003;**93(3)**:383-388.

10.　WHO. Ottawa charter for health promotion. Geneva: World Health Organization, 1986.

11.　Engel GL. The biopsychosocial model and medical education. New England Journal of Medicine 1982;**306(13)**:802-805.

12.　Seligman MEP, Csikszentmihalyi C. Positive psychology: An introduction. Am Psychol 2000;**55**:5-14.

13.　Seligman MEP. Authentic Happiness: Using the New Positive Psychology to Realize Your Potential for Lasting Fulfillment. New York, NY: Free Press, 2002.

14.　Csikszentmihalyi M. Finding Flow: The Psychology of Engagement with Everyday Life. Basic Books, 1997.

15.　Keyes CLM. The subjective well-being of America's youth: Toward a comprehensive assessment. Adolescent and Family Health 2005;**4**:3-11.

16.　Keyes CLM. Mental health as a complete state: how the salutogenic perspective completes the picture. In: Bauer GF, H€ammig O, eds. Bridging occupational, organizational and public health. edn. Dordrecht: Springer, 2014;179-192.

17.　Keyes CL. Mental health in adolescence: is America's youth flourishing? Am J Orthopsychiatry 2006;**76**:395-402.

18.　Keyes CLM. The mental health continuum: From languishing to flourishing in life. J Health Soc Behav 2002;**43**:207-222.

19.　Kahneman D, Diener E, Schwarz N. Well-being: The foundations of hedonic psychology. New York: Russell Sage Foundation, 1999.

20.　Huta V, Waterman AS. Eudaimonia and its distinction from Hedonia: Developing a classification and terminology for understanding conceptual and operational definitions. Journal of Happiness Studies 2014;**15(6)**:1425-1456.

21.　Ryan RM, Deci EL. On happiness and human potentials: A review of research on hedonic and eudaimonic well-being. Annu Rev Psychol 2001;**52**:141-166.

22. Kashdan TB, Biswas-Diener R, King LA. Reconsidering happiness: The costs of distinguishing between hedonics and eudaimonia. The Journal of Positive Psychology 2008;**3(4)**:219-233.

23. Delle Fave A, Brdar I, Freire T, Vella-Brodrick D, Wissing MP. The eudaimonic and hedonic components of happiness: Qualitative and quantitative findings. Social Indicators Research 2011;**100(2)**:185-207.

24. Diener E, Lucas RE. Subjective emotional well-being. In: Lewis M, Haviland-Jones JM, eds. Handbook of emotions. 2nd ed. New York: Guilford, 2000;325-337.

25. Diener E. Subjective well-being. Psychol Bull 1984;**95**:542-575.

26. Biswas-Diener R, Kashdan TB, King LA. Two traditions of happiness research, not two distinct types of happiness. The Journal of Positive Psychology 2009;**4(3)**:208-211.

27. Bryant FB, Veroff J. The structure of psychological well-being: A sociohistorical analysis. J Pers Soc Psychol 1982;**43**:653-673.

28. Lucas RE, Diener E, Suh E. Discriminant validity of well-being measures. J Pers Soc Psychol 1996;**71**:616-628.

29. Keyes CLMS, Shmotkin D, Ryff CD. Optimizing well-being: The empirical encounter of two traditions. J Pers Soc Psychol 2002;**82**:1007-1022.

30. Diener E, Chan MY. Happy people live longer: Subjective well-being contributes to health and longevity. Applied Psychology: Health and Well-Being 2011;**3(1)**:1-43.

31. Howell RT, Kern ML, Lyubomirsky S. Health benefits: Meta-analytically determining the impact of well-being on objective health outcomes. Health Psychol Rev 2007;**1(1)**:83-136.

32. Waterman AS, Schwartz SJ, Conti R. The implications of two conceptions of happiness (hedonic enjoyment and eudaimonia) for the understanding of intrinsic motivation. Journal of Happiness Studies 2008;**9(1)**:41-79.

33. Deci EL, Ryan RM. Handbook of self-determination research. Rochester, NY: University of Rochester Press, 2002.

34. Ryff CD. Happiness is everything, or is it? Explorations on the meaning of psychological well-being. J Pers Soc Psychol 1989;**57**:1069-1081.

35. Keyes CLM. Social well-being. Soc Psychol Q 1998;**61**:121-140.

36. Waterman AS. The psychology of individualism. New York: Praeger, 1984.

37. Maslow A. Toward a psychology of being. 2nd ed. New York: Van Nostrand, 1968.

38. Jung CG. Modern man in search of a soul. New York; Hartcourt, Brace & World, 1933.

39. Allport GW. Pattern and growth in personality. New York: Holt, Rinehart & Winston, 1961.

40. Erikson E. Identity and the life cycle. Psychol Issues 1959;**1**:18-164.

41. Ryff CD, Keyes CLM. The structure of psychological well-being revisited. J Pers Soc Psychol 1995;**69**:719-727.

42. Keyes CLM, Ryff CD. Psychological well-being in midlife. In: Willis SL, Reid JD, eds. Middle aging: Development in the third quarter of life. edn. Orlando, FL: Academic Press, 1999;161-180.

43. WHO. Mental health: New understanding, new hope. Geneva: World Health Organization, 2001.

44. WHO. Promoting mental health: Concepts, emerging evidence, practice. Geneva: World Health Organization, 2005.

45. Ekman P. Expression and the Nature of Emotion. In: Scherer K, Ekman P, eds. Approaches to Emotion. edn. Hillsdale, NJ: Lawrence Erlbaum, 1984;319-344.

46. 張傳琳、陳坤虎、李怡真、王沂釗、何縕琪、危芷芬、許育齡：正向心理學。臺北：洪葉文化，2013。

47. Fredrickson BL. The role of positive emotions in positive psychology: The broaden-and-build theory of positive emotions. Am Psychol 2001;**56(3)**:218-226.

48. Fredrickson BL, Branigan C. Positive Emotions Broaden the Scope of Attention and Thought-Action Repertoires. Cogn Emot 2005;**19**:313-332.

49. Watson D, Clark LA, Tellegen A. Development and validation of brief measures of positive and negative affect: The PANAS scales. J Pers Soc Psychol 1988;**54(6)**:1063-1107.

50. Russell JA, Weiss A, Mendelsohn GA. Affect Grid: A single-item scale of pleasure and arousal. J Pers Soc Psychol 1989;**57(3)**:493-502.

51. Beck AT. Cognitive therapy and the emotional disorders. International Universities Press, 1976.

52. Peterson C, Seligman ME. Causal explanations as a risk factor for depression: Theory and evidence. Psychol Rev 1984;**91(3)**:347-374.

53. McGrath P. The burden of 'RA RA' positive: survivors' and hospice patients' reflection on maintaining a positive attitude to serious illness. Support Care Cancer 2004;**12**:25-33.

54. Carver CS, Scheier MF. On the self-regulation of behavior. Cambridge University Press, 1998.

55. Naseem Z, Khalid R. Positive Thinking in Coping with Stress and Health outcomes: Literature Review. Journal of Research & Reflections in Education 2010;**4(1)**:42-61.

56. Taylor S. Adjustment to threatening events: A theory of cognitive adaptation. Am Psychol 1983;**38**:1161-1173.

57. Kubzansky LD, Sparrow D, Vokonas P, Kawachi I. Is the glass empty or half full? A prospective study of optimism and coronary heart disease in a normative aging study.

Psychosom Med 2001;**63**:910-916.

58. Schou I, Ekeberg Ø, Rauland CM. The mediating role of appraisal and coping in the relation between optimism and pessimism and quality of life. Psychology 2005;**14**:718-727.

59. Dillon K, Minchoff B, Baker KH. Positive emotional states and enhancement of immune system. Int J Psychiatry Med 1985;**15**:13-18.

60. Cohen S, Doyle WJ, Turner RB, Alper CM, Skoner DP. Emotional style and susceptibility to the common cold. Psychosom Med 2003;**65**:652-657.

61. Danner DD, Snowdown DA, Friesen WV. Positive emotions in early life and longevity: findings from nun study. J Pers Soc Psychol 2001;**80**:804-813.

62. Hollon SD, Kendall PC. Cognitive self-statements in depression: Development of an automatic thoughts questionnaire. Cognit Ther Res 1980;**4(4)**:383-395.

63. Kendall PC, Howard BL, Hays RC. Self-referent speech and psychopathology: The balance of positive and negative thinking. Cognit Ther Res 1989;**13(6)**:583-598.

64. Seligman M. Authentic Happiness. London, England: Simon & Schuster, 2004.

65. Peterson C, Seligman MEP. Character strengths and virtues: A handbook and classification. New York: Oxford University Press and Washington, DC: American Psychological Association, 2004.

66. Seligman M. Flourish. New York, NY: Free Press, 2011.

67. Baumgardner SR, Crothers MK. Positive psychology. Prentice Hall/Pearson Education, 2009.

68. Park N, Peterson C. Moral competence and character strengths among adolescents: The development and validation of the Values in Action Inventory of Strengths for Youth. J Adolesc 2006;**29(6)**:891-909.

69. Luthar SS, Lyman EL, Crossman EJ. Resilience and positive psychology. In: Lewis M, Rudolph KD, eds. Handbook of developmental psychopathology. edn. Springer Science & Business Media, 2014;125-140.

70. Campbell-Sills L, Cohan SL, Stein MB. Relationship of resilience to personality, coping, and psychiatric symptoms in young adults. Behav Res Ther 2006;**44**:585-599.

71. Wingo AP, Wrenn G, Pelletier T. Moderating effects of resilience on depression in individuals with a history of childhood abuse or trauma exposure. J Affect Disord 2010;**126**:411-414.

72. Helliwell JF, Layard R, Sachs J. World happiness report 2013. New York: UN Sustainable Development Solutions Network, 2013.

73. Helliwell JF, Layard R, Sachs J. World happiness report 2018. New York: UN Sustainable Development Solutions Network, 2018.

74. Helliwell JF, Layard R, Sachs J. World happiness report 2015. New York: UN Sustainable Development Solutions Network, 2015.

75. Helliwell JF, Layard R, Sachs J. World happiness report 2019. New York: UN Sustainable Development Solutions Network, 2019.

76. Helliwell JF, Layard R, Sachs J. De Neve J-E. World happiness report 2021. New York: UN Sustainable Development Solutions Network, 2021.

77. Organization for Economic Cooperation and Development. Compendium of OECD Well-being Indicators. Paris: OECD Publishing, 2011.

78. OECD. OECD Guidelines on Measuring Subjective Well-being. Paris: OECD Publishing, 2013.

79. OECD. How's Life? 2020: Measuring Well-being. Paris: OECD Publishing, 2020.

80. 行政院主計總處：105 年國民幸福指數調查暨主觀幸福感研究（AA310004）。中央研究院人文社會科學研究中心調查研究專題中心學術調查研究資料庫，2016。Available from Survey Research Data Archive, Academia Sinica, 2017. doi:10.6141/TW-SRDA-AA310004-1.

81. Chida Y, Steptoe A. Positive psychological well-being and mortality: a quantitative review of prospective observational studies. Psychosom Med 2008;**70**:741-756.

82. Lamers SM, Bolier L, Westerhof GJ, Smit F, Bohlmeijer ET. The impact of emotional well-being on long-term recovery and survival in physical illness: a meta-analysis. J Behav Med 2012;**35**:538-547.

83. Martín-María N, Miret M, Caballero FF, Rico-Uribe LA, Steptoe A, Chatterji S, Ayuso-Mateos JL. The Impact of Subjective Well-being on Mortality: A Meta-Analysis of Longitudinal Studies in the General Population. Psychosom Med 2017;**79(5)**:565-575.

84. Pressman SD, Cohen S. Does positive affect influence health? Psychol Bull 2005;**131(6)**:925-971.

85. Pressman SD, Gallagher MW, Lopez SJ. Is the emotion-health connection a "first-world problem"? Psychol Sci 2013;**24**:544-549.

86. Gale CR, Cooper C, Deary IJ, Aihie Sayer A. Psychological well-being and incident frailty in men and women: the English Longitudinal Study of Ageing. Psychol Med 2014;**44(4)**:697-706.

87. Kim ES, Park N, Sun JK, Smith J, Peterson C. Life satisfaction and frequency of doctor visits. Psychosom Med 2014;**76**:86-93.

88. Boehm JK, Peterson C, Kivimaki M, Kubzansky L. A prospective study of positive psychological well-being and coronary heart disease. Health Psychol 2011;**30**:259-267.

89. Kim ES, Smith J, Kubzansky LD. Prospective study of the association between dispositional optimism and incident heart failure. Circ Heart Fail 2014;**7**:394-400.

90. Lambiase MJ, Kubzansky LD, Thurston RC. Positive psychological health and stroke risk: The benefits of emotional vitality. Health Psychol 2015;**34**:1043-1046.

91. Huffman JC, Beale EE, Celano CM, Beach SR, Belcher AM, Moore SV. Effects of Optimism and Gratitude on Physical Activity, Biomarkers, and Readmissions After an Acute Coronary Syndrome: The Gratitude Research in Acute Coronary Events Study. Circ Cardiovasc Qual Outcomes 2016;**9**:55-63.

92. Sin NL. The protective role of positive well-being in cardiovascular disease: Review of current evidence, mechanisms, and clinical implications. Current Cardiovascular Reports 2016;**18**:106.

93. Uchino BN, Grey RGK, Cronan S, Smith TW, Diener E, Joel S, Bosch J. Life satisfaction and inflammation in couples: an actor-partner analysis. J Behav Med 2018;**41(1)**:22-30.

94. Boehm JK, Vie LL, Kubzansky LD. The Promise of Well-Being Interventions for Improving Health Risk Behaviors. Curr Cardiovasc Risk Rep 2012;**6**:511-519.

95. Kim ES, Hershner SD, Strecher VJ. Purpose in life and incidence of sleep disturbances. J Behav Med 2015;**38**:590-597.

96. Steptoe A, Wright C, Kunz-Ebrecht SR, Iliffe, S. Dispositional optimism and health behaviour in community-dwelling older people: associations with healthy ageing. Br J Health Psychol 2006;**11**:71-84.

97. Boehm JK, Kubzansky LD. The heart's content: The association between positive psychological well-being and cardiovascular health. Psychol Bull 2012;**138**:655-691.

98. Goudie RJB, Mukherjee S, de Neve J-E, Oswald AJ, Wu S. Happiness as a Driver of Risk-avoiding Behaviour: Theory and an Empirical Study of Seatbelt Wearing and Automobile Accidents. Economica 2014;**81(324)**:674-697.

99. Sin NL, Moskowitz JT, Whooley MA. Positive Affect and Health Behaviors Across 5 Years in Patients With Coronary Heart Disease: The Heart and Soul Study. Psychosom Med 2015;**77**:1058-1066.

100. Charlson ME, Wells MT, Peterson JC, Boutin-Foster C, Ogedegbe GO, Mancuso CA. Mediators and moderators of behavior change in patients with chronic cardiopulmonary disease: the impact of positive affect and self-affirmation. Transl Behav Med 2014;**4**:7-17.

101. Rasmussen HN, Wrosch C, Scheier MF, Carver CS. Self-Regulation Processes and Health: The Importance of Optimism and Goal Adjustment. J Pers 2006;**74**:1721-1748.

第 6 章
健康識能

王英偉、魏米秀　撰

學習目標

一、知道健康識能的概念意涵及測量方式

二、瞭解個人健康識能的前置因素及影響結果

三、理解國際健康識能政策的精神與趨勢

四、能擬訂增進各層級健康識能的策略與措施

引 言

故事一：一位阿嬤帶著氣喘的孫子前來門診。醫師開了藥，並叮嚀當孫子氣喘發作時可以用這個藥來噴喉嚨。阿嬤點點頭，很滿意地回去了。隔了一週，阿嬤又帶著孫子來了，氣呼呼地拿著空的藥瓶，抱怨這個藥沒有效。醫師和護士很驚訝，一問之下才發現，原來阿嬤將藥噴在了孫子脖子外側的「喉嚨」……

故事二：一位年輕的新手媽媽，從網路搜尋生活各種資訊已是家常便飯。但每當遇到孩子出現健康問題而求助於網路時，卻發現這些健康資訊有些無法完全理解，有些難辨真假，有些資訊彼此不一致，即使透過社群媒體與其他家長交換育兒經驗，也不一定適合自己的小孩。她常在搜尋了一大堆的資訊後，還是無法得到放心的解答，仍不確定該如何處理孩子的健康問題……

上述這兩個故事顯示了健康資訊在健康照護過程中的重要角色。第一個故事中的阿嬤可能是因醫療人員在用藥溝通上少了確認的程序，對藥物的使用方法認知不正確，而做了錯誤的給藥行為。第二個故事中的新手媽媽雖然會主動獲取健康資訊，但面對良莠不齊的網路資訊，無法評判資訊對錯，對於解決問題的實質幫助仍有所受限。

在資訊爆炸時代，如何獲取所需資訊、理解資訊意義、評判資訊品質與可信度，並善用資訊，是在資訊社會中增進健康必備的重要技能。本章就是要帶領讀者認識資訊在健康領域的作用機轉，並從公共衛生角度探討解決健康資訊問題的相關策略。

第一節　健康識能的定義與意涵

健康識能（health literacy，國內也有譯為健康素養或健康知能）是從一般性的識字識能（literacy）概念演變而來。聯合國教科文組織（United Nations Educational, Scientific and Cultural Organization, UNESCO）定義識能是指「對各類文本的指認、瞭解、詮釋、創造、溝通、計算及使用書面與書寫媒材的能力。它牽涉到持續的學習，以使個人能達到目標，發展知識與潛能，並能充份參與社群甚至更廣泛的社

會」[1]。然而，人們在解決實際生活問題過程中，所需要的常不只是基本的讀、寫及理解能力，還牽涉到在特定議題或領域適應所需的相關能力。於是，在健康領域中，健康識能此一概念便應運而生 [2]。

　　世界衛生組織（World Health Organization, WHO）採用健康促進取向的觀點，將健康識能定義爲一種「認知與社會的技能，決定個人獲得、瞭解及運用訊息的動機與能力，藉此促進及維持良好健康」[3]。美國醫學研究院（Institute of Medicine, IOM）將健康識能定義爲「個人獲得、處理及瞭解基本健康資訊與服務，以做出適當健康決策的能力」，點出了健康識能在做決策過程中的角色 [4]。美國在《病人保護與可負擔照護法案》（Patient Protection and Affordable Care Act）中定義健康識能爲「個人有能力獲得、溝通、處理與瞭解基本健康資訊與服務，以做出適當的健康決策」，增加了溝通的能力 [5]。

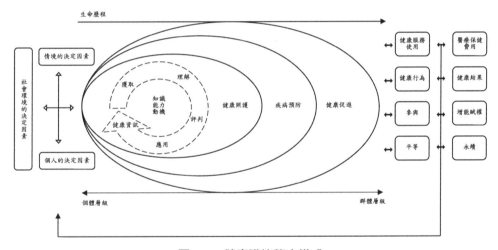

圖 6-1：健康識能整合模式

資料來源：譯自 Sørensen K, Van den Broucke S, Fullam J, Doyle G, Pelikan J, Slonska Z, et al., 2012, Health literacy and public health: a systematic review and integration of definitions and models. BMC Public Health 12:80 [6]。

　　在「歐洲健康識能調查」（European Heath Literacy Survey, HLS-EU）計畫中，由 Sørensen 等人發展出一個整合公共衛生觀點的定義，提出「健康識能整合模式」（Integrated Model of Health Literacy），定義「健康識能關聯到一般識能以及個人必備的知識、動機及能力，用以獲得（access）、理解（understand）、評判（appraise）及應用（apply）健康資訊，以便在整個生命歷程與健康照護（health care）、疾病預防（disease prevention）及健康促進（health promotion）有關的日常生活中，維持或

改善生活品質」（圖 6-1）[6,7]。在此模式中，核心為與健康資訊近用、理解、評判、應用有關的知識、能力與動機。這些能力使個人得以航行於健康光譜中的三個領域：健康照護、疾病預防及健康促進。在這三個領域中，人們運用他們的知識及特定的健康識能技能來掌握必要的資訊，理解、批判分析及評價這些資訊，並以行動克服個人、結構、社會和經濟造成的健康障礙，以控制自己的健康。其應用範圍由個人層級至群體層級，並持續於整個生命歷程中。

關於健康識能的概念結構，最廣為學界引用的是 Nutbeam 提出的健康識能三層次（圖 6-2）：（1）基本／功能性識能——指有效的讀寫技能，讓個體能在日常的生活情境中發揮功能；（2）溝通／互動性識能——較進階的識讀技能並伴隨著社會技能，用以參與日常活動，從不同的溝通管道中擷取訊息並瞭解意義，以及應用新的訊息來改變環境；（3）批判性識能——更進階的認知技能及社會技能，用以批判性的分析資訊、應用資訊，讓生活事件及情況獲得較佳的控制 [8]。

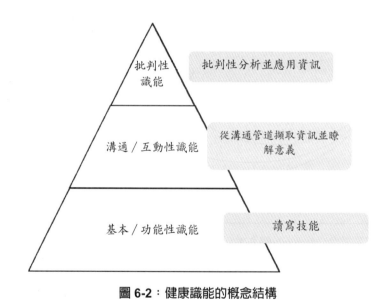

圖 6-2：健康識能的概念結構

資料來源：魏米秀、張美娟、謝至鍠、尤瑞鴻、Pelikan JM、王英偉，2018，健康識能機構實務指引。臺北：衛生福利部國民健康署，頁 11 [9]。

臺灣本土性的實證研究得出國人健康識能可分為五個面向：獲取健康資訊、理解健康資訊、評判健康資訊、應用健康資訊及溝通與互動 [10]。此五面向與加拿大《卡加利健康識能宣言》（Calgary Charter on Health Literacy）所定義的健康識能五項能力相吻合 [11]。由於健康識能概念本身的複雜及跨領域的特性，各學者或組織在健康識能的定義及結構上有大同小異的現象，反應出不同社會在文化、醫療

環境及生活經驗上的差異 [12]。

　　綜整而言，個體的健康識能在本質上是一種技能；其內容是關於健康資訊的獲得、瞭解、評判、應用及溝通的知識、能力與動機；其功能則是用於健康的增進與維護。

第二節　健康識能的測量與分布

一、健康識能的測量

　　健康識能是一個複雜的概念，要完整測量健康識能的所有面向並不容易。目前已發表的健康識能測量工具超過 150 種，且型式多元 [13]。這些健康識能測量工具可依其性質概分為客觀性（objective）及主觀性（subjective）兩大類。

（一）客觀性的健康識能測量

　　客觀性測量是以受試者能對測驗題做出正確表現為基礎（performance-based），答題結果多為對／錯的評量。國外較廣為採用的如美國的「Rapid Estimate of Adult Literacy in Medicine（REALM）」[14]，其題型是一些醫學相關的字彙，以受測者是否能正確讀出這些字彙來評分。「Test of Functional Health Literacy in Adult（TOFHLA）」[15] 及其簡式量表「S-TOFHLA」[16] 則是用短文來測量閱讀理解及數值技能。此外，「Newest Vital Sign（NVS）」[17] 則是用冰淇淋的食品標示為題目，來測量理解及數值能力。

　　中文的部分，較常被使用的有「中文健康識能評估表」[18] 及其簡式量表 [19]，其題型與 TOFHLA 相似，然經本土化發展，以國人較熟悉的醫療情境為題本。也有直接翻譯自 NVS 的「健康素養量表中文版」[20]。

（二）主觀性的健康識能測量

　　主觀性測量是以自陳式報告（self-reported）為主，填答者自評其對題目陳述的感受，答題無分對錯，而是強弱程度的評量。國外常見工具如歐洲健康識能調查的「European Health Literacy Survey Questionnaire（HLS-EU-Q）」及其簡式量表（HLS-EU 16）[21]、澳洲的「Health Literacy Questionnaire（HLQ）」[22] 及英國的「All

Aspects of Health Literacy Scale（AAHLS）」[23]。中文則有本土發展的「中文多面向健康識能量表（MMHLQ）」[10]、譯自歐洲 HLS-EU-Q 的中文版 [24] 及其簡式中文版量表 [25]。

（三）客觀、主觀性健康識能測量的比較

健康識能的主觀性及客觀性測量的優劣在學界有許多的探討，這兩類工具所測得的內涵各偏重健康識能構念中的不同部分。客觀性測量聚焦於目標技能（如閱讀能力、數值解讀）；主觀性測量則著重在個人知覺對於完成某些任務的能力感受，並可能融合了個人的信心、資源及技能 [26,27]。客觀性測量的優點是可直接測量出受試者的能力；缺點是測量的面向較受限，大多集中於功能性識能，測量題目可能和健康識能的實際應用無關，且答題過程讓受試者覺得很像在考試被評價，對低識能者可能帶來羞恥感及低自我評價 [12,13,28]。主觀性測量的優點是較易測量健康識能的多元面向，並可反應出受試者在生活情境脈絡中的感受及健康識能的影響，且施測容易、較不會有認知負擔、可提供有用的介入需求評估資訊並可重複測量。缺點是無法確知受試者實際的能力程度，並可能因社會讚許效應、同方向反應傾向而產生答題反應的偏差 [12,13,29]。

總合而言，健康識能測量工具的選用應視測量目的及目標對象特質而定。客觀性測量比較適用於評量個人能力；主觀性測量則較適用於評估群體的健康識能水平及介入措施前後的改變。而同時使用客觀及主觀性的測量，更有助於整體性地評價介入措施對於健康識能技能及心理層面感知的效果 [13,26,27,30]。現有的健康識能工具多為紙筆測驗型式，較少有工具測量口語溝通及批判性識能等較高階的能力，可期待未來會有更多測量工具問世。

二、健康識能的程度分布

在健康識能測量工具出現之後，許多國家經由調查來得知群體健康識能的分布狀態。美國 2003 年的「國家成人識能評量」（National Assessment of Adult Literacy）結果，有 14% 的美國成人未達基本識讀程度，達基本程度者有 22%，中等程度者有 53%，只有 12% 的成人具有精通的識讀能力 [31]。歐洲健康識能調查結果，在參與的 8 個國家樣本中，健康識能程度不足（insufficient）及有問題（problematic）者加起來佔了 47%，大約每 2 個人中就有 1 人的健康識能程度不足夠。個別國家

的成人健康識能程度不足率則落在 29%-62% 之間 [32]。澳洲統計局（Australian Bureau of Statistics）公布的國家資料顯示，達適當健康識能程度者不到一半 [33]。國外學者統合分析 85 篇來自醫學領域相關文獻，發現低健康識能的盛行率約 26%，邊緣性低健康識能的盛行率約 20%，顯示約有一半成人在健康醫療系統中難以適當的獲取訊息及理解訊息 [34]。2011-2012 進行的大型國際成人能力評估（Program for the International Assessment of Adult Competencies, PIAAC）將識讀能力分為五個等級，包含美國在內的 23 個國家 16-65 歲成人中，共有 15% 的人識讀能力不足或只達第一等級，34% 的人僅達第二等級，顯示有將近半數成人的健康識能程度有待提升 [35]。

臺灣的健康識能分布狀態，以客觀性測量的「中文健康識能評估表」調查結果，不足程度（inadequate）者佔 13.7%，邊緣程度（marginal）者佔 16.5%，充足（adequate）者有 69.7%，也就是有超過三成的臺灣成人的功能性健康識能程度並不足夠 [36]。主觀性測量的「中文多面向健康識能量表」調查結果，有 14.0% 的成人健康識能程度不足（insufficient），37.6% 為有限（limited/problematic）程度，40.3% 為充足（sufficient）程度，只有 8.1% 為良好（excellent）程度。相當於每 2 個成人中就有 1 個人的健康識能程度不足夠 [10]。2017 年國民健康訪問調查使用「中文多面向健康識能量表」題目但以不同量尺調查結果，20 歲以上國人中有 28.2% 的健康識能為不足或有限程度 [37]。

由上可看出，社會中存在著一群健康識能程度不足夠的人，這群人並非少數，他們可能是病人、家屬、照顧者或是尋求健康資訊的健康人，他們在尋求健康資訊及健康服務的過程中可能遇到輕重不等程度的障礙。如何提升個人及群體的健康識能，及如何協助這些人們無障礙地獲得所需的健康資訊與服務，是公共衛生的重要課題。

第三節　健康識能的前置因素與影響結果

一、健康識能的前置因素

從圖 6-1 的健康識能整合模式可看出，健康識能的前置因素可從個人及環境兩個層級來探討。

（一）個人層級因素

某些族群常有較高比例的健康識能不足，如：低教育程度、高齡者、社經弱勢、少數族群及移民等 [9]。這些個人因素的影響，經常是個人與情境及社會環境因素交織而成。例如，一位外籍新住民來到臺灣，可能因語言及文化的不熟悉而表現出不充足的健康識能。而即使是年輕人或受過高等教育者，也可能會在某些陌生或緊張的健康情境（如急診）而發生健康資訊相關能力不足的情形。

（二）環境層級因素

健康識能的核心是健康資訊，健康資訊的傳遞與溝通包括資訊產製端、溝通過程與接收端。在特定場域中，健康識能的運作結果不僅與個人能力有關，也取決於個人能力與環境的互動。如圖 6-3 所示，當環境所提供的資訊是易獲取、易理解、易評判、易應用的，那麼，對於個人在此情境中要能成功獲取、理解、評判及應用資訊的能力要求便可隨之降低 [9]。

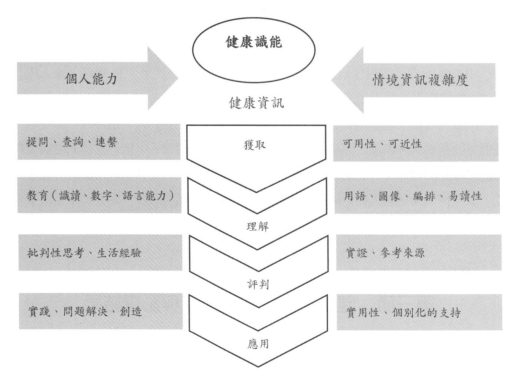

圖 6-3：健康識能能力要求與情境資訊複雜度的關係

資料來源：魏米秀、張美娟、謝至鎧、尤瑞鴻、Pelikan JM、王英偉，2018，健康識能機構實務指引。臺北：衛生福利部國民健康署，頁 15 [9]。

二、健康識能的影響結果

健康識能是健康不可或缺的決定性因素 [38]。健康識能對於健康結果的作用歷程之一，是先透過對大眾媒體、資源及衛生教育的獲取障礙而影響自我照護，進而經由自我照護及健康行為而影響健康結果 [39]。在個人層次，健康識能會影響健康行為、健康服務的使用、參與及平等；所造成的後果可涵蓋個人健康、醫療費用、**增能賦權**（empowerment）及永續等層面。

（一）健康行為及健康結果

健康識能不足者的健康知識及正向健康行為較不足（如：缺乏運動），可能有較多的不利健康行為（如：吸菸、經常飲酒），及較差的疾病管理行為（如：對高血壓疾病管理的知識及自我效能）[40-42]。健康行為與疾病的發生有關聯，研究發現健康識能不足與高血壓、糖尿病等疾病的發生有正向關係 [43]。不只生理健康，健康識能也與心理健康有關，健康識能不足者有較低的自我效能、幸福感，較可能產生憂鬱症狀 [44]。不佳的健康行為最終將導致較差的健康結果，包括較高的發病率、較差的健康狀態 [40,45]，甚至有研究發現在老人族群中健康識能不足者有較高的死亡率 [46]。

（二）健康服務的使用

在醫療場域中，健康識能不足者可能在閱讀及填寫醫療文件、理解藥物標籤、正確服藥、遵行醫囑時發生困難 [40]。表現在健康服務的使用上，研究發現健康識能不足者較少利用預防性的健康服務，例如流感預防接種率較低、癌症篩檢使用率較低；相反的，卻有較高的住院頻率、重複使用急診 [40]。影響所及除了健康照護結果外，也導致醫療費用的增加，估計因健康識能不足而額外增加的總體醫療費用達每年 3-5% [47]。

（三）健康參與及增能賦權

健康識能不足者尋求健康資訊的行為較為被動 [48]，他們較不善於與醫療人員進行建設性的互動，較不會向醫療人員問問題 [49]。他們可能會對自己的技能不足感到羞恥 [50]，而隱藏自己遇到的困難；或者因不好意思或不敢發問，而略過了重要或緊急的健康問題 [44]。他們在醫療共享決策（shared decision making）過程

中較少表達自己的想法、較無法感受到醫病之間的夥伴關係、較喜歡交由醫師做決定、參與程度較低，對疾病照顧的執行度也較低 [51]。

　　健康識能與健康促進在增能賦權的概念基礎下有共通的連結 [52]。增能賦權是人們獲得掌控其生活、民主式地參與社會及批判性地瞭解其環境的過程。健康識能關係人們健康資訊的獲取及有效使用資訊的能力，因此被視為是個人增能賦權的關鍵要素，較低的健康參與度將不利於個人增能賦權的實踐 [53]。

（四）健康平等及永續

　　上述因健康識能不足而造成的種種不利或限制，將透過較差的健康結果、健康服務使用及健康參與，而進一步擴大健康不平等的差距 [40]，最終將影響社會的永續發展。

　　由上可見，健康識能是健康的重要決定因子之一。不管個人或群體，健康識能不足是阻礙人們獲得健康的一種「風險」（risk）。從另一個角度來看，健康識能也是人們的一種「資產」（asset），個人及群體所擁有的健康識能，有助於人們及社會對健康決定有更大的主動及掌握 [54]。因此，增進個人及群體的健康識能，除了降低因健康識能不足而帶來的「風險」，也可提高個人及社會有效因應健康問題的「資產」。

第四節　健康識能的政策趨勢

　　有鑑於健康識能問題帶來對個人至社會層級的廣泛影響，各國政府及健康組織紛紛提出相關的政策及措施。

一、國際健康識能政策

　　美國在《健康識能改善國家行動計畫》（National Action Plan to Improve Health Literacy）中明確指出：「人人有權獲得有助於做出充分決定的健康資訊，醫療服務應以易理解且有益健康、長壽及生活品質的方式來傳遞。」[55] 其中有兩個核心原則，一是所有國民有權利獲得與瞭解健康資訊以幫助健康決策的執行；二是健康服務應以易理解的方式傳遞健康資訊。此計畫揭櫫了一項重要的價值與信念：個體

的健康識能限制不應成爲其獲得健康的阻礙。同年也頒布了《淺白用語寫作法案》（Plain Writing Act 2010）[56]，要求政府部門在發布官方資訊時皆應使用公眾易理解的清晰溝通及用語。強調健康資訊及健康服務提供者有責任提供健康識能友善的資訊及服務，讓不論健康識能高低的人們，都能有效獲得所需的健康資訊與服務。

美國醫療照護研究及品質機構（Agency for Healthcare Research and Quality, AHRQ）在 2011 年提出健康識能全面防護（universal precautions）的理念，並發展出健康識能服務工具箱 [57]。其理念是健康組織應提供對所有健康識能程度者都適用的服務。有鑑於在臨床實務上很難正確、快速、簡易地篩檢出健康識能不足的病人，此時健康識能友善的醫療服務，可讓所有病人都能從中得到益處。因此，在醫療場域中有用且符合實務的作法是，醫療提供者將每位就醫者都視爲可能的健康識能有限者，全面性地提供健康識能友善的醫療服務，讓不管任何程度健康識能的民眾，皆能充分有效的獲得健康資訊與服務。

WHO 在第九屆「全球健康促進大會」（Global Conference on Health Promotion）所發布的《上海宣言》（Shanghai Declaration）中明確揭示，健康識能可促使公民增能賦權及參與集體的健康促進行動，解決弱勢群體的健康問題，爲實現健康及社會永續發展的基礎 [38]。並將健康識能列爲達成 2030 年健康促進永續發展目標的三大承諾之一。同時鼓勵會員國採取下列健康識能行動方針，包括：（1）正視健康識能爲健康的決定因子；（2）以多場域、多層級的策略來提升健康識能；（3）善用數位科技；（4）營造資訊透明的消費環境，以有利健康的消費決定。

美國在最新的《Healthy People 2030》中更新了健康識能的定義，新的定義包含了**個人健康識能**（personal health literacy）及**機構健康識能**（organizational health literacy）兩個層級。宣告了個人健康識能能力與醫療提供者提供優質健康資訊與服務兩者同等重要 [58]。雖然健康識能是一個從個人能力出發的概念，但個人的健康識能程度非短時間可改變，若僅將健康識能不足造成的結果視爲個人的責任，那麼將可能形成「責備受害者」（victim blaming）的謬誤 [59]。因此，建立一個健康識能友善的環境，提高健康資訊及服務品質，爲解決健康識能問題的優先策略。

二、臺灣健康識能政策

我國於《2025 衛生福利政策白皮書》[60] 中將「強化健康傳播，增進國人健康識能」列入施政藍圖，目標爲消弭資訊障礙，透過健康傳播讓民眾理解健康資

訊。其策略可歸納爲四大方向：

1. 建立健康識能監測資料，包括各生命週期及不同群體的健康識能基本調查與分析。

2. 強化公共衛生的健康傳播，包括設計以民眾爲導向的健康訊息，提供正確、易取得、可落實的健康資訊，確保資訊品質並平衡錯誤資訊。

3. 提高國人的健康識能，包括利用多元行銷模式，提升各生命週期族群的健康識能，運用數位行動相關技術，加強個人健康管理能力與技巧。

4. 運用資訊科技發展健康管理系統，包括運用雲端科技整建與民眾相關之健康促進與預防保健服務資訊、發展智慧型健康管理工具、提供個人化互動式的衛教資訊、開發創新應用健康服務產品等。

　　衛生福利部國民健康署於 106 年首次將健康識能列入健康醫院認證標準的項目之一，吹響了引導醫院邁向健康識能機構的正式號角。在地方衛生單位，從 107 年開始於衛生局績效指標及金所獎評選中列入健康識能項目。資源工具的研發包括出版《健康識能友善教材評估指標使用指引》[61]、《健康識能機構實務指引》[9]、《健康識能工具包》[62] 等，以提供實務工作的具體參考。2017 年國民健康訪問調查，首次將健康識能列入調查項目，開啓建立國人健康識能監測資料的第一步 [37]。

　　從上述國內、外的政策趨勢可看出，解決健康識能問題所採用的是多管齊下的思維，從個人能力的提升、支持性健康服務的提供，到健全資訊環境的建立皆有重要的角色。

第五節　健康識能的因應策略與實務

　　健康識能並非固定不變，透過教育可以增進個人健康識能的程度，或是對應服務對象的健康識能程度，透過環境的改善縮小個人能力與環境要求的落差 [63]。以下將從公共衛生角度，分別從環境及個人層級來討論健康識能的因應策略，並輔以實例讓讀者瞭解具體的作法。

一、建立健康識能系統能力

健康識能是一個涉及多個層級且跨多種領域的公共衛生問題，因此相關的因應措施也必須採取多層級、跨領域的思維與策略，方能建立長久的組織結構、社區資源、承諾與行動，及永續前進的系統能力。圖 6-4 為 Sørensen 等人所提出的健康識能系統能力（health literacy system capacity）架構 [53]。

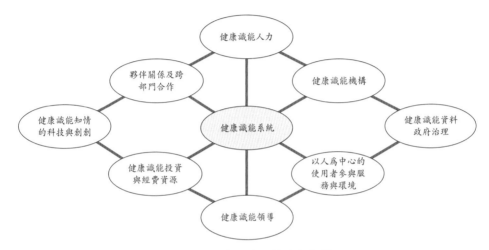

圖 6-4：健康識能系統能力架構

資料來源：譯自 Sørensen K, Levin-Zamir D, Duong TV, Okan O, Brasil VV, Nutbeam D, 2021, Building health literacy system capacity: a framework for health literate systems. Health Promot Int 36 (Suppl_1):i13-i23 [53]。

（一）健康識能人力

公共衛生及醫療專業工作者在民眾及服務對象獲取及理解健康資訊過程中扮演關鍵性的角色。健康識能應被列入公共衛生及醫療人員專業發展的一部分，包括養成教育及在職訓練。組織應發展專業人員的健康識能教育訓練課程與指引，建立人員的健康識能專業職能（competencies），並促進他們在工作實務中使用健康識能的技巧與服務策略。

（二）健康識能機構

健康識能健康照護機構（health literate healthcare organization）此一概念最早由美國醫學研究院提出，意指「健康照護機構能讓民眾容易獲得、理解、應用機構所提供的健康資訊與服務」[64]。隨著健康識能的發展，此概念逐漸擴展至健康照護

系統中的各式機構（包括醫院、藥局、基層診所等）[65]，文獻中常簡稱為**健康識能機構**（health literate organization）。依維也納健康識能健康照護機構模式（Vienna Model of Health Literate Healthcare Organization, V-HLO）[66,67]，一個健康識能友善的健康照護機構應致力於達成下列目標：

- 將健康識能整合於組織結構、程序、文化及評量。
- 以參與方式發展及評估文件與服務。
- 建立工作人員醫病溝通的健康識能技巧。
- 提供容易獲取的健康資訊與服務，確保有導航協助。
- 以健康識能最佳實務進行醫病溝通。
- 協助病人與家屬在離院後持續增進健康識能。
- 增進員工的健康識能。
- 增進社區的健康識能。
- 分享經驗作為角色模範支持健康識能的擴散與增長。

（三）健康識能資料政府治理

建立健康識能的監測機制，據以作為研訂相關政策之依據，並將健康識能資料列為公共衛生的重要指標之一。監測機制應確保健康識能資料的可近性、安全性、可用性、持續性及整合性，並應訓練工作人員運用健康識能資料據以擬訂政策的能力。

（四）以人為中心的使用者參與服務及使能環境

公共衛生及健康照護系統應幫助人們，使人們能為自己的健康負責而非只是被動的接受服務。採用以人為中心的照護與溝通，提高服務對象的知識、技能與信心，讓他們主動參與，成為主動的參與者。在服務的發展上，納入服務對象或相關的利益關係者參與設計、發展、評價文件、媒材及服務，成為共創夥伴，以確認所發展出的服務能真正切合對象的需求。創造使能的環境，例如經由定價策略、透明的資訊、清晰的標示等，支持健康識能友善及健康的選擇。

（五）夥伴關係及跨部門合作

健康識能議題經常涉及不同的部門，例如透明的食品標示需要食品業者合作、清晰易懂的醫藥新聞需要媒體的合作。因此需要透過正式或非正式的夥伴關係，

公、私部門協力來達成健康識能的目標。在政策制定上，透過與相關利益團體、網絡及平台的交流，聆聽相關利益團體的意見，採用開放式的溝通與學習，為政策提供有用的資訊。此外，透過整合社會力量，確保處於健康識能弱勢的群體能得到所需的健康資訊與服務。

（六）健康識能知情的科技與創新

　　數位科技的快速發展是世界的重要趨勢。人們有很多的機會獲取數位健康資訊、健康管理資源，及經由虛擬工具互動來促進健康。**數位健康識能**（digital health literacy）因而成為重要的能力，讓人們能平等地獲取數位健康資訊以及在虛擬世界與他人溝通健康議題。因應資訊過度負荷，健康資訊服務不只是提供資訊，同時也必須提供支持的系統或工具來協助資訊或服務接收者尋求、評判及分析資訊的品質。健康系統及組織應能整合數位健康與社會創新，運用社群媒體平台及各類數位資源來增進人們的健康。

（七）健康識能投資與經費資源

　　實證研究已發現健康識能和健康照護服務的利用及醫療費用呈現負向關係[47]。在一項對 WHO 歐洲區會員國的回顧研究發現，投資在健康識能介入的經費，可以在經濟上獲得的投資報酬（return on investment, ROI）為 0.62-27.4，社會投資報酬（social return on investment, SROI）則有 4.41-7.25，皆為正報酬。顯示出投資於健康識能可以為經濟及社會回收超過成本的效益[68]。政府及健康照護機構應有足夠及持續性的經費資源，投入個人、群體及機構的健康識能增進。

（八）健康識能領導

　　政府及機構的領導及管理階層對於機構健康識能的推動扮演領航者的角色。領導及管理階層可透過承諾、組織溝通、設立願景目標及監督等方式，成為引領組織實踐健康識能的重要推力。成功推動健康識能的領導特質包括：前瞻性的眼光、耐力、持續力、能說服決策階層，並對健康識能的思維及願景抱持信心。

二、提高環境的健康識能友善程度

　　健康識能友善環境意指藉由環境的設計，讓服務對象容易找到他想到去的地

點、想獲取的健康服務以及想知道的健康資訊。所謂的健康識能友善環境不只是物理性的硬體設備，還包括環境中的資訊、服務、及人員的溝通等 [69]。以下分別利用 3 個案例來說明相關的作法。

（一）健康識能友善的物理環境

公共衛生部門或是健康照護機構在環境的設計上，應使用容易理解的文字、圖像及聲音，以協助人們容易找到目的地或服務的方式來規劃。例如：清楚的指引、標誌、地圖、動線，妥善運用簡短文字、符號、圖像、顏色及聲音來提高引導的效果，尤其需要考慮低健康識能者的理解能力，或是不同母語者的需求。

案例 1：運用參與式方法發掘健康照護機構環境中，影響訪客「找路」（wayfinding）的設計要素

■ 背景：大型的健康照護機構經常讓病人及訪客在其中找不到目的地。研究團隊以美國德州一家有 866 床的大型急性醫療機構為場域，運用參與式方法來發掘有利於病人及訪客找路的環境設計策略。

■ 作法：召募 10 名健康成人，模擬來訪的訪客，給他們 11 條路徑，分別要找到醫院中的 11 個目的地，並請他們在找路過程中說出他們看到的事物以及他們的判斷。研究人員跟隨著這些訪客，記錄他們行經的路徑及想法。另外有 8 名醫院員工參與，他們則是要針對這 11 個目的地，說出他們在訪客問路時的引導說明。

■ 結果：對找路有用的環境要素包括：

  ➢ 地圖——在各處的樓層平面圖或配置圖。

  ➢ 標誌——字母、數字或符號，以代表或指示空間、方向及路徑。

  ➢ 功能性的集群——功能邏輯的空間安排，例如，看到大廳會認為咖啡吧可能就在附近，病人等候區應該會有兒童遊戲區等。

  ➢ 傢俱——大型的傢俱（如櫃台、沙發）常被作為認路的線索。

  ➢ 元素的配對——某些內裝元素會容易被配對在一起，例如看到櫃台會認為可能是辦理入出院的地方。

  ➢ 物理性結構——硬體結構性的元素，例如柱子、樓梯、走廊等，可作為認路及猜測路徑的線索。

  ➢ 建築特色——建築物或內裝上的特色，從建築內部往門外或窗外看到的景象，以及從內部中庭或穿廊看出去的景物，皆可作為判斷所在位置的線索。

  ➢ 其他如畫作、雕塑品、顏色、展示板等，皆是常用的找路線索。

■ 啟發：環境的設計對於環境的導航具有關鍵性的功能。研究團隊運用參與式方法，納入訪客及工作人員的經驗，找出該醫院中有用的設計元素，可讓醫院發現有利及不利於找路的環境設計，以改善環境導航。

資料來源：Pati D, Harvey TE, Jr., Willis DA, Pati S, 2015, Identifying elements of the health care environment that contribute to wayfinding. HERD 8(3):44-67 [70].

（二）健康識能友善的資訊

依美國《淺白用語寫作法案》（Plain Writing Act 2010）的精神，政府部門及健康照護組織所發布的資訊，包括平面、口語及影音資訊，皆應符合健康識能友善原則 [56]。其原則包括：可獲得、易讀（readability）、易理解（understandability）及可執行（actionablility）[9]。常用的訊息設計策略為運用**淺白用語**（plain language）及圖像。淺白用語原則包括：使用日常用語、簡明的語句、簡短子句，避免長句及專業用語等 [71,72]。淺白用語有助於關鍵訊息的傳達，在某些狀況下能協助醫療人員與病人溝通複雜的健康資訊 [73]。使用圖像輔助訊息理解是另一項重要的策略。圖像所需的認知負載較文字少，並較能促進注意、資訊保留、概念處理、理解及提升遵從行為。研究指出，圖像型式的健康訊息對於提高知識、理解及回憶有正向效果；且對低健康識能群體來說，圖像訊息可以產生的效果提升幅度更大 [74]。

案例 2：以淺白用語改寫政府部門的年度報告

■ 背景：美國聯邦政府水資源管理局（Water Resource Authority）每一年皆會出版該年度的《消費者信心報告》（The Consumer Confidence Report），其目標是提供消費者關於飲用水的資源、品質及安全性的資訊。作者接到政府單位委託針對該份年度報告進行淺白用語的改寫，目標在產出一份使用日常用語、清晰的語句結構、具連貫性的安排及親和性語調的版本。

■ 作法：團隊首先對報告的原始版本進行健康識能診斷，項目包括語調、句長、字彙及閱讀能力等級（reading grade level），找出不符合健康識能原則的文句及圖表。之後運用健康識能原則加以改寫，包括：使用一般性的用語、日常短語及句型、避免專業術語及複雜或不需要的長句。圖表的部分則刪除所有的英文縮寫，在可能的範圍內改以淺白用語替代，並改寫欄位標題、內文字彙、特殊的測量單位及縮短表格長度。另外加上必要的專業用語輔助說明方塊（box）。

■ 結果：原始版本所需的閱讀能力等級為 14（相當於大學二年級程度），經改寫後，再測得的閱讀能力等級降為 6.7（相當於 6-7 年級程度）。

■ 啟發：許多研究指出政府的公共衛生或健康照護組織的訊息不一定能切合其目標對象的識能程度。經由健康識能友善原則的檢視與修改，可以改善對閱讀能力程度的要求，讓服務對象更易於理解。此措施將有助於有效的政策溝通及健康訊息的傳達。

資料來源：Rudd RE, Kaphingst K, Colton T, Gregoire J, Hyde J, 2004, Rewriting public health information in plain language. J Health Commun 9(3):195-206 [75].

（三）健康識能友善的服務與溝通

絕大多數的健康服務都需要透過人員（如醫病溝通）或非人員（如告示、說明）溝通來達成。公共衛生或健康照護人員與服務對象進行溝通時，應運用容易理解的方式，傳達清楚的訊息，並鼓勵對象提出他們的問題，以確保服務對象能掌握足夠的資訊，採取對應的行動來處理健康照護上可能面對的各種問題。服務所需的各類書面資料，包括衛教教材、就醫指南、同意書及各種文件，應使用容易理解的訊息及清楚易讀的設計。妥善運用符合健康識能原則的書面資料，來提高口語溝通的效果。健康議題中常有許多高風險情境（例如疫情資訊），此時溝通失誤的結果可能影響人民安全甚至公共衛生措施的成敗。因此，高風險情境的溝通更需採用高標準的健康識能原則及確認的程序，以確保資訊正確傳遞。此外，某些族群可能因為背景或移民的關係，無法流利地使用主流語言，他們對醫療資訊的理解可能出現遺漏或錯誤，也可能無法清楚表達自己的意見。健康照護機構應盡可能提供母語翻譯協助，並確保醫療相關用語的翻譯正確性。

三、增進個人健康識能

健康促進與健康識能思潮重新形塑了傳統對衛生教育的目的、內容與方法的思考。學者 Nutbeam 與 Muscat 指出，傳統的衛生教育主要遵循知識－態度－行為（knowledge-attitude-practice, KAP）架構 [63]。經過長時間科學的檢驗後可愈發清楚地看到，行為介入若只是任務目標導向地傳送健康資訊，可能無法對健康行為產生持續性的影響。健康識能介入應整合行為的決定要素與社會脈絡，幫助人們發展出可轉移（transferable）的個人及社會性技能，以便能在生命週期中的不同時間點、不同情境下，也能做健康相關的決定。例如，對家長的健康識能介入，不只是教導幼兒保健或疾病知識，更重要的是建立幼兒家長獲得、理解、評判及應用相關健康資訊的技能，如此，方有助於家長將這些技能轉移到其他健康問題的處理，而不僅限於課程所教導的內容。

過往的健康識能介入可依其目標概分為三種類型 [76]：

1. 提高對象在某些健康識能面向的能力程度，例如教導長者網路搜尋健康資訊的技能、增進新生兒家長照顧嬰兒所需的技能。
2. 針對不同健康識能程度的群體發展其適用的介入方案。健康識能友善資訊與服務

的其中一種策略為「量身訂製」（tailoring）[77]，意指針對不同健康識能程度者
提供不同的健康資訊或服務，以滿足不同目標對象群的需求 [71]。其所強調的
是差異化的服務，讓每個人都能得到最適的服務，較適用於個別化的服務情境，
例如醫療場所的個別諮詢或教育場域的小眾衛生教育等。

3. 以增進健康行為或健康為目標，同時也連帶提高對象的健康識能。

案例 3：運用 podcast 增進國小學生家長對於醫療宣稱的批判性健康識能

■ 背景：人們對於各式的醫療宣稱，包括藥物、手術等醫療方法的效果，常無法評判，而
可能過度樂觀或低估其效果或風險。研究團隊以烏干達的國小學生家長為對象，製播一
系列的 podcast 節目，來增進他們的批判性健康識能能力。

■ 作法：團隊先定義出評判醫療宣稱的關鍵概念，用以設計 podcast 節目內容，並採用易
理解的語言，節目共 8 集，每集 5-10 分鐘。內容包括對治療效果及傷害的認識、個人
經驗、傳統醫療、專家看法及比較的方法等。研究方法為隨機控制試驗，共有 500 多位
家長完成實驗，並以評判醫療宣稱的關鍵概念進行認知測驗。

■ 結果：實驗組有 71% 的家長通過認知測驗，對照組只有 38% 通過測驗。

■ 啟發：健康識能介入方案的設計，應掌握所要增進的健康識能技能，將技能融入對象有
興趣的健康議題及生活脈絡中，以建立可轉移的技能為目標。課程及媒材的設計必須符
合健康識能友善原則，並以對象易接受的方式來傳送。

資料來源：Semakula D, Nsangi A, Oxman AD, Oxman M, Austvoll-Dahlgren A, Rosenbaum S,
et al, 2017, Effects of the Informed Health Choices podcast on the ability of parents
of primary school children in Uganda to assess claims about treatment effects: a
randomised controlled trial. Lancet 390(10092):389-98 [78].

總　結

　　資訊是當代的重要課題，資訊無所不在且對生活及個人權益的實質影響與日俱
增，以健康資訊為核心的健康識能的重要性愈發突顯。推動健康識能的基本信念，
乃在個人健康識能的限制不應成為其獲得健康的阻礙，願景則是建立一個健康識能
友善的社會，以達健康平等的理想。健康識能具有多層級及跨領域的特性，因而公
共衛生的政策措施對健康識能問題占有格外重要的角色功能。

關鍵名詞

增能賦權（empowerment）
健康識能（health literacy）
健康識能機構（health literate organization）
機構健康識能（organizational health literacy）
個人健康識能（personal health literacy）
淺白用語（plain language）

複習問題

1. 下列何者不是健康識能不足群體較易發生的結果？
    (A) 缺乏健康的飲食 (B) 無法理解衛教資訊 (C) 較少使用急診 (D) 較少向醫師提問

2. 有關健康識能全面防護措施的敘述，下列何者正確？
    a. 強調進行健康識能的篩檢，針對健康識能不足者擬訂策略。
    b. 強調任何就醫民眾皆有不同的健康識能問題，應有預防的策略。
    c. 識讀能力高的病人對醫療健康資訊的理解通常沒問題。
    d. 清晰的資訊不管對任何健康識能程度的人皆有益於接收與理解。
    (A) a b (B) a c (C) b d (D) c d

3. 健康專業人員的教育訓練課程中，下列何者不屬於健康識能的核心內容？
    (A) 如何應用 teach-back（回示教）與病人溝通 (B) 如何發展易讀的衛教教材 (C) 如何照顧糖尿病病人 (D) 如何改善醫療機構友善導航

4. 下列哪一項文件明確宣示政府部門在發布官方資訊時應使用公眾易理解的清晰用語？
    (A) 美國《健康識能改善國家行動計畫》(B) 美國《淺白用語寫作法案》(C) WHO《上海宣言》(D) 臺灣《2025 衛生福利政策白皮書》

5. 關於健康識能的客觀性測量及主觀性測量，下列何者錯誤？
    (A) 客觀性測量較易測量完整的健康識能面向 (B) 主觀性測量較不會有認知負擔

(C) 客觀性測量聚焦於目標技能；主觀性測量著重在個人知覺其完成任務的能力感受 (D) 客觀性測量較適用於評量個人能力；主觀性測量較適用於評估群體的健康識能水平

6. 下列介入措施何者較不符合健康識能的精神？
   (A) 提供贈品鼓勵長者做癌篩 (B) 提高新生兒家長照護嬰兒健康所需的技能 (C) 製作易讀易懂的衛教媒材 (D) 教導新移民認識社區的健康服務資源

7. 請運用「健康識能整合模式」（Integrated Model of Health Literacy）的健康識能四大面向，提出提高成人健檢使用率的策略。

8. 請用 WHO《上海宣言》的健康識能四大行動方針，說明改善長者肌少症的措施。

9. 請以基層健康服務中心為例，說明如何提高轄區健康識能友善環境的策略。

10. 如果你是一家醫院的院長，請說明你要用什麼策略讓醫院成為一個健康識能健康照護機構。

引用文獻

1. United Nations Educational, Scientific and Cultural Organization. The Plurality of Literacy and its Implications for Policies and Programmes. France: UNESCO Education Sector, 2004. Available from: http://unesdoc.unesco.org/images/0013/001362/136246e.pdf.

2. Peerson A, Saunders M. Health literacy revisited: what do we mean and why does it matter? Health Promot Int 2009;**24(3)**:285-96. doi:10.1093/heapro/dap014.

3. World Health Organization. Division of Health Promotion, Education Communication. Health Promotion Glossary. Geneva: World Health Organization, 1998. Available from: https://apps.who.int/iris/handle/10665/64546.

4. Institute of Medicine. Health Literacy: A Prescription to End Confusion. Nielsen-Bohlman L, Panzer AM, Kindig DA, eds. Washington, DC: The National Academies Press, 2004. 366p. doi:10.17226/10883.

5. Patient Protection and Affordable Care Act. Pub. L. No. 111-148. 2010.

6. Sørensen K, Van den Broucke S, Fullam J, Doyle G, Pelikan J, Slonska Z, et al. Health literacy and public health: a systematic review and integration of definitions and

models. BMC Public Health 2012;**12**:80. doi:10.1186/1471-2458-12-80.

7. 林季緯、何青蓉、黃如薏、王維典：健康識能的概念發展與實務應用。臺灣家庭醫學雜誌 2016；**26**（**2**）：65-76。doi:10.3966/168232812016062602001.

8. Nutbeam D. Health literacy as a public health goal: a challenge for contemporary health education and communication strategies into the 21st century. Health Promotion International 2000;**15(3)**:259-67. doi:10.1093/heapro/15.3.259.

9. 魏米秀、張美娟、謝至鎧、尤瑞鴻、Pelikan JM、王英偉：健康識能機構實務指引。臺北：衛生福利部國民健康署，2018。

10. 魏米秀、王英偉、張美娟、謝至鎧：中文多面向健康識能量表（MMHLQ）之發展。台灣公共衛生學雜誌 2017；**36**（**6**）：556-70。doi:10.6288/tjph201736106061.

11. The Centre for Literacy. The Calgary Charter on Health Literacy: Rationale and Core Principles for the Development of Health Literacy Curricula. The Centre for Literacy of Quebec, 2011 (cited 2022 March 3). Available from: http://www.centreforliteracy.qc.ca/sites/default/files/CFL_Calgary_Charter_2011.pdf.

12. Altin SV, Finke I, Kautz-Freimuth S, Stock S. The evolution of health literacy assessment tools: a systematic review. BMC Public Health 2014;**14**:1207. doi:10.1186/1471-2458-14-1207.

13. Nguyen TH, Paasche-Orlow MK, McCormack LA. The state of the science of health literacy measurement. Information Services & Use 2017;**37**:189-203. doi:10.3233/ISU-170827.

14. Davis TC, Long SW, Jackson RH, Mayeaux EJ, George RB, Murphy PW, et al. Rapid estimate of adult literacy in medicine: a shortened screening instrument. Fam Med 1993;**25(6)**:391-5.

15. Parker RM, Baker DW, Williams MV, Nurss JR. The test of functional health literacy in adults. J Gen Intern Med 1995;**10(10)**:537-41. doi:10.1007/BF02640361.

16. Baker DW, Williams MV, Parker RM, Gazmararian JA, Nurss J. Development of a brief test to measure functional health literacy. Patient Educ Couns 1999;**38(1)**:33-42. doi:10.1016/s0738-3991(98)00116-5.

17. Weiss BD, Mays MZ, Martz W, Castro KM, DeWalt DA, Pignone MP, et al. Quick assessment of literacy in primary care: the newest vital sign. Ann Fam Med 2005;**3(6)**:514-22. doi:10.1370/afm.405.

18. 蔡慈儀、李守義、蔡憶文、郭耿南：中文健康識能評估表的發展與測試。醫學教育 2010；**14**（**2**）：122-36。doi:10.6145/jme.201006_14(2).0005.

19. 李守義、蔡慈儀、蔡憶文、郭耿南：「中文健康識能評估量表」簡式量表的發展與效度檢測。台灣公共衛生學雜誌 2012；**31**（**2**）：184-94。doi:10.6288/tjph2012-31-02-10.

20. 林純雯：Newest Vital Sign 健康素養量表中文版之信效度檢驗與應用——以幼兒職前教師為例。健康促進與衛生教育學報 2010；**34**：1-31。doi:10.7022/jhphe.201012.0001.

21. Sørensen K, Van den Broucke S, Pelikan JM, Fullam J, Doyle G, Slonska Z, et al. Measuring health literacy in populations: illuminating the design and development process of the European Health Literacy Survey Questionnaire (HLS-EU-Q). BMC Public Health 2013;**13**:948. doi:10.1186/1471-2458-13-948.

22. Osborne RH, Batterham RW, Elsworth GR, Hawkins M, Buchbinder R. The grounded psychometric development and initial validation of the Health Literacy Questionnaire (HLQ). BMC public health 2013;**13(1)**:658-74. doi:10.1186/1471-2458-13-658.

23. Chinn D, McCarthy C. All Aspects of Health Literacy Scale (AAHLS): Developing a tool to measure functional, communicative and critical health literacy in primary healthcare settings. Patient Educ Couns 2013;**90(2)**:247-53. doi:10.1016/j.pec.2012.10.019.

24. Duong TV, Aringazina A, Baisunova G, Nurjanah, Pham TV, Pham KM, et al. Measuring health literacy in Asia: Validation of the HLS-EU-Q47 survey tool in six Asian countries. J Epidemiol 2017;**27(2)**:80-6. doi:10.1016/j.je.2016.09.005.

25. Duong TV, Chang PW, Yang S-H, Chen M-C, Chao W-T, Chen T, et al. A new comprehensive short-form health literacy survey tool for patients in general. Asian Nurs Res (Korean Soc Nurs Sci) 2017;**11(1)**:30-5. doi:10.1016/j.anr.2017.02.001.

26. Kiechle ES, Bailey SC, Hedlund LA, Viera AJ, Sheridan SL. Different measures, different outcomes? A systematic review of performance-based versus self-reported measures of health literacy and numeracy. J Gen Intern Med 2015;**30(10)**:1538-46. doi:10.1007/s11606-015-3288-4.

27. Schulz PJ, Pessina A, Hartung U, Petrocchi S. Effects of objective and subjective health literacy on patients' accurate judgment of health information and decision-making ability: survey study. J Med Internet Res 2021;**23(1)**:e20457. doi:10.2196/20457.

28. Wolf MS, Williams MV, Parker RM, Parikh NS, Nowlan AW, Baker DW. Patients' shame and attitudes toward discussing the results of literacy screening. J Health Commun 2007;**12(8)**:721-32. doi:10.1080/10810730701672173.

29. Dowse R. The limitations of current health literacy measures for use in developing countries. J Commun Healthc 2016;**9(1)**:4-6. doi:10.1080/17538068.2016.1147742.

30. Ayre J, Costa DSJ, McCaffery KJ, Nutbeam D, Muscat DM. Validation of an Australian parenting health literacy skills instrument: The parenting plus skills index. Patient Educ Couns 2020;**103(6)**:1245-51. doi:10.1016/j.pec.2020.01.012.

31. Kutner M, Greenburg E, Jin Y, Paulsen C. The Health Literacy of America's Adults: Results from the 2003 National Assessment of Adult Literacy (NCES 2006-483).

Washington, DC: National Center for Educational Statistics, 2006. Document No.: NCES 2006-483.

32. Sørensen K, Pelikan JM, Röthlin F, Ganahl K, Slonska Z, Doyle G, et al. Health literacy in Europe: comparative results of the European health literacy survey (HLS-EU). Eur J Public Health 2015;**25(6)**:1053-8. doi:10.1093/eurpub/ckv043.

33. Statistics ABo. Health Literacy, Australia (2006). Australian Bureau of Statistics, 2008. Document No.: 4233.0.

34. Paasche-Orlow MK, Parker RM, Gazmararian JA, Nielsen-Bohlman LT, Rudd RR. The prevalence of limited health literacy. J Gen Intern Med 2005;**20(2)**:175-84. doi:10.1111/j.1525-1497.2005.40245.x.

35. Goodman M, Finnegan R, Mohadjer L, Krenzke T, Hogan J. Literacy, Numeracy, and Problem Solving in Technology-Rich Environments among US Adults: Results from the Program for the International Assessment of Adult Competencies 2012. First Look. (NCES 2014-008). Washington, DC: National Center for Education Statistics, 2013. Document No.: NCES 2014-008.

36. Lee SYD, Tsai TI, Tsai YW, Kuo KN. Health literacy, health status, and healthcare utilization of Taiwanese adults: results from a national survey. BMC Public Health 2010;**10(1)**:614. doi:10.1186/1471-2458-10-614.

37. 衛生福利部國民健康署：2017 年國民健康訪問調查結果報告。https://www.hpa.gov.tw/Pages/Detail.aspx?nodeid=364&pid=13636。引用 2020/03/03。

38. World Health Organization. Shanghai declaration on promoting health in the 2030 agenda for sustainable development. Health Promot Int 2017;**32(1)**:7-8. doi:10.1093/heapro/daw103.

39. Paasche-Orlow MK, Wolf MS. Evidence does not support clinical screening of literacy. J Gen Intern Med 2008;**23(1)**:100-2. doi:10.1007/s11606-007-0447-2.

40. Berkman ND, Sheridan SL, Donahue KE, Halpern DJ, Viera A, Crotty K, et al. Health literacy interventions and outcomes: an updated systematic review. Evid Rep Technol Assess (Full Rep) 2011;**199**:1-941.

41. Osborn CY, Paasche-Orlow MK, Bailey SC, Wolf MS. The mechanisms linking health literacy to behavior and health status. Am J Health Behav 2011;**35(1)**:118-28. doi:10.5993/AJHB.35.1.11.

42. Suka M, Odajima T, Okamoto M, Sumitani M, Igarashi A, Ishikawa H, et al. Relationship between health literacy, health information access, health behavior, and health status in Japanese people. Patient Educ Couns 2015;**98(5)**:660-8. doi:10.1016/j.pec.2015.02.013.

43. Appleton S, Biermann S, Hamilton-Bruce M, Piantadosi C, Tucker G, Koblar S, et al., eds. Health literacy (HL) mediates the relationship of socioeconomic status (SES) and stroke in a population sample. International Journal of Stroke 2013;**8**:43.

44. Bittlingmayer UH, Harsch S, Islertas Z. Health Literacy in the Context of Health Inequality – A Framing and a Research Overview. In: Saboga-Nunes LA, Bittlingmayer UH, Okan O, Sahrai D, eds. New Approaches to Health Literacy: Linking Different Perspectives. Wiesbaden: Springer Fachmedien Wiesbaden, 2021;11-43. doi:10.1007/978-3-658-30909-1_2.

45. DeWalt DA, Berkman ND, Sheridan S, Lohr KN, Pignone MP. Literacy and health outcomes: a systematic review of the literature. J Gen Intern Med 2004;**19(12)**:1228-39. doi:10.1111/j.1525-1497.2004.40153.x.

46. Baker DW, Wolf MS, Feinglass J, Thompson JA, Gazmararian JA, Huang J. Health literacy and mortality among elderly persons. Arch Intern Med 2007;**167(14)**:1503-9. doi:10.1001/archinte.167.14.1503.

47. Eichler K, Wieser S, Brügger U. The costs of limited health literacy: a systematic review. International Journal of Public Health 2009;**54(5)**:313. doi:10.1007/s00038-009-0058-2.

48. Wei MH. Patterns of reasons for Taiwanese adults' health information-seeking efforts: a latent class analysis approach. J Health Commun 2016;**21(7)**:782-9. doi:10.1080/10810730.2016.1157656.

49. Katz MG, Jacobson TA, Veledar E, Kripalani S. Patient literacy and question-asking behavior during the medical encounter: a mixed-methods analysis. J Gen Intern Med 2007;**22(6)**:782-6. doi:10.1007/s11606-007-0184-6.

50. Chew LD, Bradley KA, Boyko EJ. Brief questions to identify patients with inadequate health literacy. Fam Med 2004;**36(8)**:588-94.

51. Smith SK, Nutbeam D, McCaffery KJ. Insights into the concept and measurement of health literacy from a study of shared decision-making in a low literacy population. J Health Psychol 2013;**18(8)**:1011-22. doi:10.1177/1359105312468192.

52. Bergsma LJ. Empowerment education: the link between media literacy and health promotion. American Behavioral Scientist 2004;**48(2)**:152-64. doi:10.1177/0002764204267259.

53. Sørensen K, Levin-Zamir D, Duong TV, Okan O, Brasil VV, Nutbeam D. Building health literacy system capacity: a framework for health literate systems. Health Promot Int 2021;**36(Suppl_1)**:i13-i23. doi:10.1093/heapro/daab153.

54. Nutbeam D, Lloyd JE. Understanding and responding to health literacy as a social determinant of health. Annu Rev Public Health 2020;**42**:159-73. doi:10.1146/annurev-publhealth-090419-102529.

55. U.S. Department of Health and Human Services & Office of Disease Prevention and Health Promotion. National Action Plan to Improve Health Literacy. 2010 (cited 2022 March 3). Available from: https://health.gov/sites/default/files/2019-09/Health_Literacy_Action_Plan.pdf.

56. Plain Writing Act, Pub. L. No. 111-274. 2010.

57. DeWalt DA, Broucksou KA, Hawk V, Brach C, Hink A, Rudd R, et al. Developing and testing the health literacy universal precautions toolkit. Nurs Outlook 2011;**59(2)**:85-94. doi:10.1016/j.outlook.2010.12.002.

58. Santana S, Brach C, Harris L, Ochiai E, Blakey C, Bevington F, et al. Updating health literacy for Healthy People 2030: Defining its importance for a new decade in public health. J Public Health Manag Pract 2021;**27(Suppl 6)**:S258-64. doi:10.1097/phh.0000000000001324.

59. Jamrozik K. Health literacy, victim blaming and the mission of public health. Aust N Z J Public Health 2010;**34(3)**:227. doi:10.1111/j.1753-6405.2010.00517.x.

60. 衛生福利部：2025 衛生福利政策白皮書。臺北：衛生福利部，2016。

61. 張美娟、魏米秀、謝至鎠：健康識能友善教材評估指標使用指引。臺北：衛生福利部國民健康署，2017。

62. 衛生福利部國民健康署：健康識能工具包。臺北：衛生福利部國民健康署，2021。

63. Nutbeam D, Muscat DM. Advancing Health Literacy Interventions. In: Logan RA, Siegel ER, eds. Health Literacy in Clinical Practice and Public Health; Vol. 269. Amsterdam: IOS Press, 2020;115-27. doi:10.3233/shti200026.

64. Brach C, Keller D, Hernandez LM et al. Ten attributes of health literate health care organizations. 2012 (cited 2022 May 1). Available from: http://gahealthliteracy.org/wp-content/uploads/2014/07/BPH_Ten_HLit_Attributes.pdf.

65. Lloyd JE, Song HJ, Dennis SM, Dunbar N, Harris E, Harris MF. A paucity of strategies for developing health literate organisations: A systematic review. PLoS One 2018;**13(4)**:e0195018.

66. Dietscher C, Pelikan JM. Health-literate hospitals and healthcare organizations─results from an Austrian Feasibility Study on the self-assessment of organizational health literacy in hospitals. In: Schaeffer D, Pelikan JM, eds. Health Literacy, Forschungsstand und Perspektiven. 1st ed. Bern: Hogrefe, 2017;303-13.

67. Pelikan JM, Dietscher C, Wieczorek C. Developing Health Literate Healthcare Organizations–An Introduction to the Vienna Model and Self-assessment-tool. 24th International HPH Conference; New Haven (CT), USA, 2016.

68. Stielke A, Dyakova M, Ashton K, van Dam T. The social and economic benefit of health literacy interventions in the WHO EURO region. European Journal of Public Health 2019;**29(Suppl_4)**:ckz186.390. doi:10.1093/eurpub/ckz186.390.

69. Groene RO, Rudd RE. Results of a feasibility study to assess the health literacy environment: navigation, written, and oral communication in 10 hospitals in Catalonia, Spain. J Commun Healthc 2011;**4(4)**:227-37. doi:10.1179/175380761

1Y.0000000005.

70. Pati D, Harvey TE, Jr., Willis DA, Pati S. Identifying elements of the health care environment that contribute to wayfinding. HERD 2015;**8(3)**:44-67. doi:10.1177/1937586714568864.

71. Kountz DS. Strategies for improving low health literacy. Postgraduate Medicine 2009;**121(5)**:171-7. doi:10.3810/pgm.2009.09.2065.

72. Schriver K, Cheek A, Mercer M. The research basis of plain language techniques: Implications for establishing standards. The Clarity Journal 2010;**63**:26-32.

73. Grene M, Cleary Y, Marcus-Quinn A. Use of plain-language guidelines to promote health literacy. IEEE Transactions on Professional Communication 2017;**60(4)**:384-400. doi:10.1109/TPC.2017.2761578.

74. Schubbe D, Scalia P, Yen RW, Saunders CH, Cohen S, Elwyn G, et al. Using pictures to convey health information: A systematic review and meta-analysis of the effects on patient and consumer health behaviors and outcomes. Patient Educ Couns 2020;**103(10)**:1935-60. doi:10.1016/j.pec.2020.04.010.

75. Rudd RE, Kaphingst K, Colton T, Gregoire J, Hyde J. Rewriting public health information in plain language. J Health Commun 2004;**9(3)**:195-206. doi:10.1080/10810730490447039.

76. Visscher BB, Steunenberg B, Heijmans M, Hofstede JM, Devillé W, van der Heide I, et al. Evidence on the effectiveness of health literacy interventions in the EU: a systematic review. BMC Public Health 2018;**18(1)**:1414. doi:10.1186/s12889-018-6331-7.

77. Aldoory L. The status of health literacy research in health communication and opportunities for future scholarship. Health Commun 2017;**32(2)**:211-8. doi:10.1080/10410236.2015.1114065.

78. Semakula D, Nsangi A, Oxman AD, Oxman M, Austvoll-Dahlgren A, Rosenbaum S, et al. Effects of the Informed Health Choices podcast on the ability of parents of primary school children in Uganda to assess claims about treatment effects: a randomised controlled trial. Lancet 2017;**390(10092)**:389-98. doi:10.1016/s0140-6736(17)31225-4.

第二篇

健康的社會決定因子

第7章
衛生政策、文化因素與社會結構對健康信念與行為的影響

吳文琪、陸玓玲　撰

學習目標

一、認識衛生政策、文化與社會結構的基本概念

二、理解衛生政策、文化及社會結構與健康信念及行為的關聯

三、瞭解國內外關於衛生政策、文化及社會結構與健康信念及行為
　　之關聯的實例

引 言

從生態模式的角度，影響健康的因素很多。就個人層次而言，健康行為與健康信念是最常被提到的影響因素。1974 年時加拿大衛生部長 Lalonde 所提出的報告指出，影響健康的因素中多數可歸因於生活型態；此處所指之生活型態即為多重行為所構成。於是與健康有關的行為，自此之後受到各界重視。在探討健康行為影響因素的理論中，健康信念乃為首要被提及的因素。早自 1950 年代，健康信念模式即開始探討各種與預防或偵測疾病相關的行為之信念，包括自覺罹病率、自覺敏感度、自覺利益、自覺障礙等。之後在探討影響健康狀態和健康行為的因素時，健康信念即為常配。

從生態模式來看，政策、文化和社會結構，亦會對健康信念和健康行為產生影響。此三大面向，處於生態模式的最外圈，是個人難以憑一己之力操控或改變的，因此一般情況下，人們不見得容易意識到自己有受政策、文化和社會結構的影響。然而，無論從學術理論或常民生活經驗而言，此三大面向對人的影響均頗為深遠。此三大面向在學術領域中各有一方天地，在本章有限的範圍內，難以深入描述，故以下將分別簡述此三大面向的基本概念及其與健康行為與信念的關係。

第一節　衛生政策對健康信念與行為的影響

一、衛生政策的概念與內涵

（一）定義

一般而言，政策是指某地區的某個或某些行為人，包括正式機構、政府機構或立法機構等，規範活動的行為，這些活動可能是大眾交通或者消費者保護等 [1,2]。政策通常會訴諸文字，具有某種程度的強迫性，且可應用在某個地區、機構、空間或人群上。若某政策規範公共領域的人事物，則歸於公共政策，反之，若該政策規範私領域的人事物，則屬於私人政策，此處將以公共政策為主要討論核心。

公共政策的制定，源自於解決某個問題，因此有其預定要達到的目的，通常是

由政府機關作爲制定者。這些公共政策制定，通常來自長時間的醞釀且預期達到長期效果，以滿足社會大眾的需求。

（二）類型

公共政策有很多型式，上至憲法、中央制定的法律，下至地方條例、行政機關頒布的命令辦法等 [1]。學者將公共政策統整爲以下幾種分類 [2]：

1. 實質性和程序性政策（substantive and procedural policies）：實質性政策是關於直接將利益或成本分散至群體中的政策，程序性政策則是關於規範事務應如何進行或由誰負責的政策。

2. 分配、管制、自我管制及重分配政策（disruptive, regulatory, self-regulatory and redistributive policies）：分配政策是指關於將服務或利益分配至不同群體的規範，此處之群體指個人、群體、公司或社區。管制政策是指強制或限制某些個人或群體行爲的政策，通常會減少受管者的自由，此處之受管者可能包括銀行、公共事業公司或其他公司行號。自我管制政策是指受管者用以保護或促進旗下會員之利益的政策。重分配政策是指政府將財富、收入、權力等在不同群體或階層間進行分配，通常是從擁有者（haves）轉移資源至缺乏者（have-nots）。

3. 物質與象徵性政策（material and symbolic policies）：此分類是關於政策所分配的利益之型式。物質政策是指實質提供有形資源或具體的權力給受益者的政策。象徵性政策是指與人民珍視的價值有關的政策，這些價值包括和平、愛國心和社會正義等。

4. 集體財與私有財政策（policies involving collective goods or private goods）：集體財是不可分割的，一旦提供這種財貨，整體群體會共同享有，個人對此財貨的消費也不會減少其他人對此財貨的消費，例如機場、國防設備、乾淨的空氣、交通管制、病媒蚊防治等。私有財是可以被分割成小單位來提供的財貨，可由個人或組織在市場上自由購買。傳統上，人民較接受公共財被公共政策規範。然而，時代變遷，政策開始規範一些有外部效應且偏向集體財的私有財，例如醫療服務、失業給付、工廠排放污染、工業意外等。有時，在政府供應財貨的同時，也會和獲益者收取費用，共同分攤財貨的成本，像是國家公園的入園費、公立學校的學費、社會住宅的租金、過路費和過橋費等。

二、衛生政策對健康信念與行為的影響

公共政策並非憑空產生，大部分的公共政策都有經過議題設定的過程，即由私領域的問題為起源，進而推展為公眾關注議題，接著進入公眾討論平台，最後漸漸進入立法的階段 [1]。法案形成後，其所設定的規範，會對人民的行為或信念產生影響。政策與民眾的行為與信念之關係，乃是一個互相影響的過程，民眾的力量可以改變政策，政策也可以影響民眾的信念與行為。

以家庭暴力防治法為例，一開始民眾認為家庭暴力是私領域的問題，外人不應干預，後來經過新聞報導與婦女團體的努力，才一步一步變成公眾關注的議題，最後經由立法委員的提案，在國會通過法案，才於民國八十七年通過家庭暴力防治法。此法規範家庭裡暴力行為，讓受害人獲得保護，因而降低暴力行為的發生，達到行為改變的目的。另外，此法通過也改變了大眾對家庭暴力的觀念，不再忽視或合理化在家中發生的暴力事件。

由此可見，政策可視為改變環境、社會常模、組織和系統運作的工具，這些改變均可潛在的影響人們的行為與決策，對改變健康狀況而言，政策所帶來的效果通常是顯著且有效的。

三、實例

（一）國外

以美國社區為例，2010 年在科羅拉多州的恰非縣薩利達校區（Salida School District, Chaffee County）推行一項學校福利政策，他們要求學校改善營養標準且支持當地生產的蔬菜與水果，鼓勵在校園條件允許的情況下，種植蔬果。此項政策在校區和社區推行後，學校增加了種植蔬果的區域，輸入了至少 3000 磅的在地蔬果，並增加學生攝取蔬果的量達 12% [3]。另外，2015 年在新罕布什爾洲斯旺齊鎮（Town of Swanzey）推行完全街道政策。該政策希望確保民眾在選擇交通方式時，可以將走路和騎自行車納入選項。此政策要求政府雇員在興建道路時，需考慮各種年齡、身體能力和交通時間的需要。在此政策實行後，靠近學校和社區中心的道路都改善了，以符合走路和騎自行車的需要 [3]。

以美國聯邦政府的交通政策為例，其於 1966 年設立聯邦高速公路安全法案

（the federal Highway Safety Act），此法案統一了過去州政府或地方層級對道路交通安全的規定，希望可以促進美國交通安全。政府運用一些誘因，促使各地符合國家交通安全的規定。例如：若州政府沒有設立某些交通法令，像是血中酒精濃度超過0.08％屬違法行為等，則其聯邦基金將會被縮減。此聯邦高速公路安全法案亦提供計畫經費，進行地方性、州政府或聯邦層級的計畫與研究。在此法案之下，另立一個漸進式駕駛執照（graduated driver licensing）的法令，給予新獲得駕照的新手駕駛，分階段的駕照核可，這些規定包含夜間開車限制、快速道路限制、無人監督駕駛限制等，經過不同時間逐一放寬限制，最後則正式獲得個人完整駕駛執照。此法案使得 1994 年到 2004 年間，16 歲駕駛涉入嚴重車禍的比率下降了 20% [4]。

（二）國內

臺灣 1995 年開辦全民健康保險後，研究證實全民健保的實施有效降低了貧富差距 [5]。全民健保引入分級醫療的概念，希望提升民眾分級就醫（即小病在小醫院看，大病在大醫院看）的行為。有研究發現 [6]，2005 年全民健保局在調漲部分負擔後，醫學中心及區域醫院之 A 類疾病（即應在基層及地區醫院就醫為主之疾病）顯著減少。由此可見，全民健保之部分負擔新制的政策，影響民眾選擇不同層級醫療院所的行為。

臺灣於 2007 年 6 月 1 日公布新修道路交通安全規則，規定機車騎士及乘客均需戴安全帽，違者處 600 元以上 1200 元以下之罰款。學者分析 1991 年至 2012 年的交通事故死亡人數，發現執行戴安全帽法，對於交通事故死亡人數有顯著的抑制效果 [7]。另外，有研究分析 2001 年至 2013 年的交通事故資料後發現，在我國強制執行汽車駕駛與前座乘客需繫安全帶的法案後，頭部外傷嚴重度減輕，出院時預後結果差的比率下降 [8]。由此可見，推行戴安全帽及繫安全帶的法案，有效改善民眾的戴安全帽及繫安全帶的行為。

第二節　文化因素對健康信念與行為的影響

一、文化的概念與內涵

（一）定義

　　文化是指一個社會群體特有且共享的思考模式和行為，這些模式和行為是透過社會化過程學習而得，通常歷久不衰 [9]。在公共衛生的領域裡，文化常被當成影響健康行為或健康結果的情境因素（contextual variable）。種族、籍貫或國籍等變項，通常作為文化的替代變項，用來代表文化背景。

　　文化包括物質與非物質兩方面，物質方面指的是該群體特有的藝術、工藝或生活物品等，而非物質方面指的是風俗、信仰、價值和溝通模式等 [10]。文化包含三個要素，即規範、價值和符號 [10]。規範是指在該群體中，個體所需遵循的某些準則，包括什麼事是合宜的，什麼事是不合宜的。這些規範可能以正式法條明文規定的型式存在，也可能以非正式約定俗成的方式存在，無論正式或非正式，在此族群中的個體一般均能感受到這些規範的存在。價值是指族群中的個體對某些事物的好壞所共有的概念，通常沒有正式條文，且不受情境限制，例如美國強調自由、民主、獨立等，這些可以說是美國的普遍價值。符號是指賦予具體形象事物意義，這些具象事物包括物體、手勢、聲音、顏色或圖案等，例如十字架背後代表之基督教或天主教的意義、國旗背後代表的國家意義，又或是兩隻手指做出的 V 字形代表的勝利意義等。

　　與文化相關的概念很多，較常提到的包括涵化（acculturation）、同化（assimilation）、文化能力（cultural competence）等 [9]。涵化是指次文化成員適應主流群體文化的程度。同化，通常發生在涵化之後，是指次文化中的成員逐漸接受主流文化的程度，同化程度越高越有可能弱化次族群的文化。文化能力是指與不同文化的人交流的能力，在醫療場域裡，可以指醫護人員提供適合不同文化者特定醫療服務的能力。

　　在健康相關的領域中，與文化研究最有關的學科為醫療人類學。醫療人類學家將疾病（disease）與生病（illness）作出區分 [9]。疾病（disease）是指生理上或病理上出現的現象，通常客觀且具體，需經由生物醫學理論診斷而得。生病（illness）泛指生病的狀態，是指對於生病的症狀或不舒服所產生的生理、心理或社會經驗。

在醫病互動中，通常醫療體系希望治療疾病，但是病人可能著重在描述生病的狀態。醫療人類學家也將自觀（emic）和他觀（etic）的信念作區分 [9]。自觀的信念是指特定文化群體的信念，也就是群體內部的人（insider）所持的觀點。他觀的信念是指群體外部的人所持的觀點，例如由群體外部的人訂定的標準，像是國際疾病分類（International Classification of Disease）。在醫病互動中，通常病人會採取主觀信念來解釋疾病的原因、結果或最適合的治療方式。

在醫療社會學中，學者帕森斯（Talcott Parsons）提出的社會文化取向（social culture approach）則將健康定義為一種能發揮社會功能的能力，即在社會化過程中能執行被賦予的角色所需完成之任務的狀態 [11]，而非僅是沒有生理失調而已。生病（illness）則是指對社會賦予的角色所正常預期可執行其角色任務之能力受到干擾，亦指執行角色任務能力下降的過程。

（二）類型

有學者將文化概念依據層級進行分類，在組織層級的文化包括組織文化、群體文化、家庭文化等，在社區層級的文化包括種族或民族文化、學校文化、城市次文化等，在社會層級的文化包括西方文化、醫療文化、地域文化等 [9]。

另一種分類是依據擁有文化群體的多寡區分為主流文化和次文化 [9]。主流文化通常是指某個地域或某個國家裡，大多數人擁有的文化。次文化（subcultures）可能是因為身體上或物理上的區隔（例如士兵、監獄、山地）、作法或想法上的區隔（例如不同的生產模式、不同的治病模式、母姓社會）、及對世界的意義有不同的理解（例如君權神授、天賦人權）所造成的區隔，而形成所謂的次文化。另有一種次文化，屬於反文化，它的價值、態度、與規範上，與優勢的主流文化相反或互相衝突。例如在西元 1960 到 1970 年代的嬉皮（hippie）文化，正是當時年輕人反對主流文化所形成的一個次文化。當時在 1969 年的夏天，有支持此文化傳遞概念的 50 萬青年人聚集在紐約附近的一處草皮，共同參加了以愛與和平為名之胡士托音樂節，共同對當時的主流文化中所存在的種族歧視及性別歧視等議題，表達了他們的心聲。

二、文化對健康信念與行為的影響

文化對健康信念與健康行為的影響與不同的文化如何看待健康和生病有關。不

同文化解釋生病的原因有差異，因此對健康或疾病的信念就有差異，導致生病時的生病行為（illness behavior）、疾病角色行為（sick role behavior）和求助行為（help seeking behavior）都有不同 [11]。生病行為是指當一個人認為自己出現不適症狀時，為了瞭解或定義這個狀態及尋求狀態的解除方式，所表現的行為。這些行為包括觀察自己的變化、蒐集資料、詢問周圍他人的意見、歸因、自我照護、尋求正式或非正式的照護等。疾病角色行為是在被確定或被診斷已經罹患某疾病後所做的行為，包括尋求治療方式、接受和遵循治療、積極復健等。求助行為指在有症狀或有疾病的情況下，尋求正式或非正式的各種協助，包括尋求合適的醫療、尋求責任替代者、蒐集相關資料及意見等。在生病行為和疾病角色行為中均包含求助行為。

以黎亞（Lia Lee）的故事為例 [12]，黎亞一家是從寮國移居美國的苗族人。黎亞是一個三個月大的小女嬰，她被診斷患有癲癇，因此在幾個月的時間內進出醫院多次。隨著癲癇發作的頻率越來越密集，醫生們發現黎亞的父母沒有依照醫師的囑咐服藥。在溝通的過程中得知，黎亞的父母認為，醫生所給的西藥，是讓孩子病情惡化的原因，他們認為黎亞生病是因為神靈附身的結果。黎亞的民族文化相信生病源自於神靈附身，因此他們的求助行為會尋找可以擁有醫靈的端工，這和主流文化會尋找醫生的求助行為有所不同。由此可見，文化影響健康信念，進而影響健康行為。

在不同文化下生病的原因可分為以下幾類 [13]：一是自然因素（natural causes），指以生物醫學的理論解釋病因，包括細菌論及病原論，亦包括有機體的崩壞、阻塞、激素不平衡或營養不足等。二是超自然因素（supernatural causes），通常是指與神靈有關的病因解釋，例如基督教或伊斯蘭教，認為神有醫治的能力。三是神秘因素（mystical causes），通常是指某種報應，與違反禁忌或道德禁令有關，例如有些傳統的非洲人相信某些人有邪靈之眼（evil eyes）或神秘力量，可以使人生病。四是遺傳因素（hereditary causes），除了屬於自然因素的遺傳因素外（包括基因），有些文化相信某些症狀也會遺傳，例如有些非洲人相信「怒氣」會從一個世代傳至下一個世代，認為這是一個家庭疾病，在非洲的伊斯蘭社群相信這種疾病的遺傳因素是一種宿命。

醫療人類學的大師亞瑟凱博文（Arthur Kleinman）將納入文化考量的醫療體系（cultural medicine system）分為三個互相重疊的區塊（圖 7-1）[14]。一是常民文化醫療體系，這是指一般民眾即非專業的照護體系，包括個人、家庭、社會網絡和社區，例如非專業自我照護團體或家庭護理等，都屬於這個體系。二是專業醫療

體系，通常需要擁有國家證照者才能進入這個體系，臺灣的西醫和中醫都屬於這個體系。三是民俗體系，指沒有經過專業化教育過程的專家，例如巫醫、乩童、靈媒等。這個分類也代表了不同文化對疾病歸因的差異。

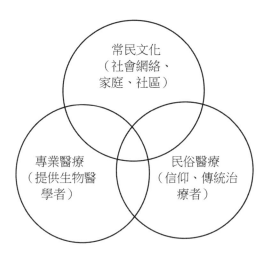

圖 7-1：凱博文之健康照護體系三大區塊 [14]

三、實例

（一）國外

　　喬丹女士撰寫的書中提到在四種不同文化（烏干達、荷蘭、瑞典、美國）生產的過程，其中與一般西方文化有較大差異的是烏干達 [15]。烏干達的婦女是由助產士在家協助生產，一般是由已經生產過的婦女擔任。她們像是一位社區中的大家長，從懷孕開始，她就會定期的來訪查探視，她對懷孕婦女的關心，不是從生產才開始，是在懷孕前期就開始關懷。她的聊天內容，不單只是懷孕，也包括一般的日常生活。她就像是懷孕者的最佳好友，藉由自己的專業及經驗，帶給婦女信心及信任。到生產的時刻，整個過程不是單屬於產婦及助產士的，而是屬於家庭的，丈夫可以協助產婦進行生產，重要的家人也可在旁陪伴，助產士會用溫暖的毛毯，覆蓋產婦的下身，讓產婦不會暴露，產婦在周圍親友及助產士的陪伴下，在自己熟悉的環境中，進行生產。周圍的人以她為中心，討論的也是她所熟悉的話題，先生以協助的姿勢環抱產婦，讓先生也可以感同身受一番。這樣的生產方式，和西方在產房的生產截然不同。此例讓我們瞭解，不同的文化看待生產的意義及信念有所不同，

烏干達認爲生產本身就是全家人的事，不僅是母親和醫療人員的事。烏干達的生產模式及嬰兒和產婦照顧行爲，較爲自然也較少醫療介入，乃當地文化傳承下的結果。

（二）國内

臺灣傳統醫療中有一項曾被國際學者深入研究，即爲乩童治病。亞瑟凱博文（Arthur Kleinman）及其伙伴在 1970 年代時來臺北龍山寺觀察乩童治病的過程 [16]，他們初期訪問了 19 位被乩童治療的病人，其中有 17 位認爲他們的社會心理健康問題（包括婚姻、家庭、工作和個人問題）獲得改善。他們接著比較接受乩童治療者（112 位）和接受正統醫師治療者（118 位）的自覺治療結果，發現接受兩種治療的受訪者改善的狀況差不多。有趣的是，他們發現，找西醫治療者，對治療結果的期望比找乩童者的低。此研究仍受限於自我選擇的限制，雖然已經盡力運用配對的方式使兩組具有可比較性，但因爲兩種治療的特性迥異，自我選擇的影響仍難以避免 [17]。

臺灣的產婦，一般仍保留漢系民族坐月子的行爲。學者將傳統坐月子時需要遵守的民俗禁忌歸類爲五大類 [18]，即心理的禁忌、身體的禁忌、月內房的禁忌、產婦不潔概念的禁忌，及飲食的禁忌，每類下有 2-10 項的行爲禁忌，總共有 32 個項目，且學者分析後發現這些坐月子的民俗規範有些並不符合科學理論或邏輯。例如坐月子的禁忌中有一項是忌梳洗，從身體衛生的角度而言，在身體狀況正常，疲勞消除的情況下，應該可以維持梳洗的習慣。再者關於月內房的禁忌（包括忌月內串門、忌帶鮮花，及忌有清除鍋底和劈柴的聲音）及產婦不潔概念的禁忌，這些在現代人的生活中不合時宜，亦無科學證據，故也較少人遵守了。然而，從現代的坐月子中心所提供的服務可以發現，很多禁忌至今仍保留，包括忌出門、忌生冷食物、忌搬重物等。這些習俗多數是文化傳統留下來的行爲，雖在時代變遷中有些改良有些淘汰，但仍可看見傳統習俗對臺灣產婦產後自我照顧行爲的影響。

第三節　社會結構對健康信念與行為的影響

一、社會結構的概念與內涵

（一）定義

社會結構（social structure）是指在社會中的成員形成的一種有組織的關係，社會學家常用社會結構來形容社會成員在社會互動中所形成之各種型態的正式或非正式網絡 [10]。社會成員並非完全雜亂無章的互動，乃依循社會設定的規範或常模產生特定的互動。這些互動形成多種連結鏈，成為多樣化的社會組織。社會中的成員在每個不同的組織中，具有各自的地位和角色，這些成員與組織的關係，形成了社會結構。

地位（status）是指成員在社會結構中所佔的位置（position），有些是天生地位（ascribed status），是指在生命週期不同階段被指定的地位，像是性別、年齡、或種族等先天特質所賦予的地位；有些是成就地位（achieved status），是後天得到的，像是職業、教育程度、收入等經由後天努力所得到的地位。還有一種稱為首要地位（master status），指主要決定某人社會認同的地位，通常是投入最多時間和精力的，或者是有特別意義的位份 [10]。例如某人同時是成年人、男性、小兒麻痺患者、及政治家，對他來說政治家可能是他的首要地位。

角色（role）指當某人具有某個地位時，就會有其所相對應的角色。在這個角色上，要表現出符合社會期望的行為，且要負擔該角色所需盡的義務，同時也可以享有該角色所附帶的權利。各種角色需要在與其他角色互動的情況下，確立自己的權利和義務，這個互動的過程也就是社會化的過程。例如，小學生的角色在社會期望下的行為包括要遵守校規、有禮貌等，其義務主要是唸書和聽師長的話，權利則可能為犯錯較易受到原諒及有較多的時間玩樂。小學生在與周圍其他角色（像是老師、家長）互動後，更理解自己的行為規範和權利義務，在良好適應這些社會期望的情況下，漸漸完成這個階段的社會化過程。

社會結構可以存在於家庭、宗教、法律、經濟或階級中。社會分層（social stratification）的概念即是使用社會結構來解釋社會成員被分成多層級的現象，這些層級的產生多半是依循社會系統中的社會結構所形成的 [19]。巨觀來看，社會結構和社經地位分層，即社會階層（social class）有關，社會階層中的一層指一群擁

有相似地位的人，通常也擁有相似的資源、常模和生活型態。

（二）類型

洛佩茲和斯科特（Lopez and Scott）將社會結構分為制度結構（institutional structure）和關係結構（relational structure）[20]。制度結構是由文化或社會常模的期待所組成，這些期待引導社會成員間的關係，且使得這些關係可以長久維持。此類制度包括大規模的制度，像是婚姻、父權、財產、契約等，及日常微觀制度，像是排隊、輪流談話、晚宴娛樂、餐桌禮儀、送禮等。關係結構是由關係本身所組成，這些關係乃社會成員間、其行動間、及其所佔據的位置之間的因果連結和相互依賴的模式，例如好友間的關係。

亦有學者將社會結構分為微觀結構（microstructure）和巨觀結構（macrostructure）[21]。微觀結構是社會基本成員之間的關係模式，這些關係無法再被細分，且這些成員間沒有自己的社會結構。例如一個群體中個體間的關係，這些個體間沒有社會結構，又或是一些社會地位或角色之間的關係，這些地位或角色之間沒有結構，像是師生、親子等。巨觀結構可說是第二層級的結構，是指擁有結構的個體間所形成的關係，例如政黨間的政治社會結構，這些政黨有他們自己的社會結構。

另一種分類是將社會結構分為理想結構（ideal structure）、規範結構（normative structure）、互動或組織結構（interactive or organizational structure）和機會結構（opportunity structure）[22,23]。理想結構將信念、信條、信仰、形象連結在一起，指不同社會地位的人依循某些特定信念和觀點而形成的關係模式。規範結構將價值觀、規範、規定的社會角色聯繫起來，指不同社會地位的人依循特定規範和運作方式形成的關係模式。互動或組織結構將地位（positions）和狀態（statuses）聯繫起來，指不同社會地位的人之間產生的互動、連結、承諾、忠誠及衝突模式。機會結構將既得利益和生活機會連結，界定不同社會地位的人獲取和控制資源、設施和各種財貨的差異，呈現個體間階層不平等（hierarchical inequality）。

二、社會結構對健康信念與行為的影響

社會結構與健康信念及行為的關聯，源自社會結構中的社會階層差異所帶來的資源差異，造成健康信念與行為表現的差異。此部分的理論源自於馬克思的社會階級理論和韋伯的社會流動理論。

　　馬克思的社會階層理論認為每個人在社會結構中因為擁有生產工具的狀態不同，因此產生了階級差異。擁有生產工具者，例如擁有土地、廠房、生產相關知識或關鍵資源者，屬於資本家，而沒有生產工具者則成為無產階級，即工人或僱傭。資本家和無產階級產生了階級差異，且研究發現，通常階級較低者，也容易有較多的疾病，健康狀況較差 [24]。

　　韋伯提出的社會流動理論認為在社會階層之間有不同程度的開放流動的現象，有人可能從較低階層向上流動至較高階層，也可能有人從較高階層向下流動至較低階層。社會流動的結果，會改變其所擁有的資源及地位，而這些改變，會對健康產生影響 [25]。

　　健康的社會決定因子相關理論中提到 [26]，社會結構在個人的生命歷程中，透過生物因素和社會因素交互影響個人健康。每個人的生物性發展都包含在某種社會背景之內，這些社會背景建構生活機會，使有利因子和有害因子，在橫斷時間面上集結，又在長期時間線上累積。暴露在某種環境危害時，也增加了暴露於其他危害的風險，而這些暴露又在生命歷程中持續累積。從橫斷時間面看，生活某層面的有利或有害因子，通常會伴隨著生活其他層面相似的有利或有害因子一起出現。例如，在較健全沒有危害的環境工作的人，也較能擁有高品質的居住環境，較能避免空氣污染，也有較充裕的收入可以買營養多元的食物。從長期時間線來看，社會結構透過社會互動，持續架構有利或有害因子。在生命歷程中某階段的有利或有害因子，很可能會接續引發類似的有利或有害因子至生命歷程的下一個階段。例如，在優渥家庭長大的孩子，較有機會在教育體系累積成功經驗，進而在優勢的勞動市場中較受歡迎，也因此可以有較完善的退休方案進入老年。反之，一個生於弱勢家庭的孩子，可能意味著在教育體系和勞動體系的失利，亦可能帶著這些不利因子進入老年。這些有利因子和有害因子，無論在橫斷時間面或長期時間線中出現，都會影響個人建構正確的健康信念和選擇有益的健康行為。

　　社會階層的差異通常與教育、收入和職業差異有關，另外會影響健康的階層差異有可能來自種族、性別、家庭結構、國籍、地區等，此部分的理論將在本書第二部分第 11 章有更深入的描述。

三、實例

（一）國外

英國的查德瑞克（Sir Edwin Chadwick）在 1843 年時發表英國勞工衛生條件報告（Report on the Sanitary Condition of the Labouring Population of Great Britain）[27]，此報告呈現所有死亡人數中，超過一半的死亡人數，屬於勞工及其家人的群體，是專業工作者及其家人群體死亡人數的 11.5 倍。其歸納的原因是勞工的家庭通常較擁擠，貧窮使得他們缺乏良好的生活條件，因此健康狀況和衛生習慣較差。1980 年英國的健康及社會安全部（Department of Health and Social Security）發表布萊克報告（Black Report），呈現社會階層間的健康狀況差異加劇，且低社會階層者使用醫療服務的比率較低，特別是使用預防保健服務的比率低於高社經地位者。此報告陳明，社會階層呈現的健康差異中有很多複雜因素，除了低社經階層者在生活條件上明顯較高社經地位者差以外，危害健康行為（例如吸菸行為）的比率也較高 [28,29]。

加拿大的衛生部長（Canadian Minister of National Health and Welfare）馬克拉農（Mark Lalonde）在 1974 年發表加拿大人健康新觀點（A New Perspective on the Health of Canadians）之報告中提到，不同性別及年齡層的人在影響健康因素的分布上有所差異 [30]。此報告呈現出男女兩性從事風險行為的比率不同，例如男性有較高的吸菸行為及飲酒行為。此報告進一步提出青少年階段所養成的健康風險行為，對其後健康發展有顯著影響。

美國的回顧研究顯示 [31]，社經地位（即教育程度和收入程度）的差異，與嬰兒、青少年、成年人的死亡率、自覺健康狀況、平均餘命及慢性病罹病率等健康指標有關。社經地位與健康指標呈現階梯關係，有較高的社經地位，也有較好的健康表現。羅伯武德強森基金會（Robert Wood Johnson Foundation）的報告指出 [32]，居住環境、工作條件、教育程度和收入，均會影響健康行為。此報告呈現收入較高者或有較高的教育程度者，有較高比率的人有規律運動、有均衡飲食、及不抽菸。

（二）國內

臺灣學者運用群眾分析法將 1990 年國民健康資料中 18 歲以上國人之十二項健康行為進行整體型態分析，針對菸、酒及檳榔三項成癮物質使用行為，可分為三大

類型，即少癮型、雙癮型及多癮型 [33]。相較於少癮型，雙癮型和多癮型兩類族群中，男性較多，年齡較輕，教育程度以國中以下居多，職業以藍領工人之比率較高。學者們認為，這些群體差異，可以韋伯的地位群體和次文化理論加以解釋，即社會地位和該群體所產生之次文化，均為個人、環境與文化互動的結果。此研究所發現的行為類型和其社會人口特質之關係，可看出社會結構呈現在性別、教育程度、職業等面向上，對個人健康行為模式的影響。

另外，臺灣成年男性吸菸率與地區剝奪程度有關 [34]。學者以各鄉鎮之「15至17歲不在學率」及「初級行業人口比例」兩指標之標準化分數相加成為地區剝奪程度指標，再分成高、中高、中低和低四組，比較各地剝奪程度與吸菸率的關係。結果發現高剝奪地區的成年男性吸菸勝算比為低剝奪地區的 1.46 倍。再者，家庭社經地位的差異與兒童接種疫苗的比率有關。學者發現高社經地位的家庭，其子女接種三合一疫苗及流感疫苗的比率均顯著高於低社經地位的家庭 [35]。

總　結

根據群體健康決定因子模式 [36,37]，政策、文化、及社會結構，會透過生活和工作情境，影響社會、家庭和社區網絡，亦會對個人行為產生影響。此模式中所指之生活和工作情境，包括心理社會因素、受僱狀態和職業因素、社經地位（即收入、教育及職業）、自然環境及人為環境、公共衛生服務，以及健康照護服務。個人層次的性別、年齡、種族及生物因子，也會對健康行為產生影響。本章所提之政策、文化及社會結構，雖然在本文之結構上分段呈現，但此三者間存在交互作用，即三者可同時影響個人的健康信念與行為。

政策、文化及社會結構對人的影響甚鉅，且各自有其獨立學門理論呈現此三者與健康和行為的關係。此章在各段中均點到為止，對此部分有興趣深入研究的讀者，建議可閱讀公共衛生政策、醫療人類學、醫療社會學及健康不平等這些學科的相關書籍，將可對此三大因素有更深入的瞭解與認識。

關鍵名詞

政策（policy）

文化（culture）

社會結構（social structure）

健康信念（health belief）

健康行為（health behavior）

複習問題

1. 請問以下何者不屬於公共政策？

   (A) 全民納保 (B) 三人以上之場所不可吸菸 (C) 十八歲以下不可買酒 (D) 入校需穿制服

2. 當健康促進專家想在原住民社區改善飲酒行為時，首要應著重哪方面？

   (A) 法律規範 (B) 文化習俗 (C) 傳播管道 (D) 居住環境

3. 以下何者敘述有誤？

   (A) 馬克思的理論認為階級差異來自生產工具擁有程度的不同 (B) 韋伯的理論認為社會階層之間有流動的現象 (C) 社會結構的影響具跨世代效應 (D) 社會結構與親子關係無關

4. 請說明集體財政策和私有財政策的差異。

5. 請說明自觀（emic）與他觀（etic）的差異。

6. 請說明社會結構對個人健康行為在橫斷時間面和長期時間線上的影響。

引用文獻

1. Crammond B, Carey G. What is policy and where do we look for it when we want to research it? Journal of Epidemiology and Community Health 2017;**71**:404-8. doi:10.1136/jech-2016-207945.

2.　Anderson JE. Public Policy Making. 3rd ed. Thomson Learning, 1984;4.

3.　Good Governance. What is policy? Understanding and defining policy. Available at: https://www.changelabsolutions.org/product/what-policy. 2022.

4.　Kahan S, Gielen AC, Fagan PJ, Green LW. Health Behavior Change in Populations. Johns Hopkins, 2014.

5.　江宛霖、江東亮：臺灣全民健康保險的減貧效果。台灣公共衛生學雜誌 2016；**35**：164-71. doi:10.6288/TJPH201635104082.

6.　黃惠萍：全民健保新制部分負擔對民眾就醫層級選擇之影響。國立臺灣大學衛生政策與管理研究所碩士論文，2007。

7.　Vorel G, Kao SC, Wu GH, Wu CG. Determinants of traffic fatalities in Taiwan. International Journal of Information and Management Sciences 2014;233-49.

8.　郭家英：臺灣地區城鄉汽車、腳踏車駕駛頭部外傷相關因子及以世界衛生組織障礙評估手冊 2.0 版（WHODAS 2.0）初探頭脊髓損傷身心障礙者失能之研究。臺北醫學大學公共衛生學系暨研究所博士論文，2015。

9.　Coreil J. Social and Behavioral Foundations of Public Health. 2nd ed. Thousand Oaks, CA, USA: SAGE Publications, Inc, 2009;74.

10.　林義男譯（Light D, Keller S 著）：社會學。臺北：巨流，1995;43。

11.　Wolinsky FD. The sociology of health: Principles, professions, and issues. Boston: Little, Brown, 1980;72.

12.　湯麗明、劉建台、楊佳蓉譯（Fadiman A 著）：黎亞：從醫病衝突到跨文化誤解的傷害。臺北：大家，2016。

13.　Amzat J, Razum O. Medical Sociology in Africa. 1st ed. USA: Springer, 2014;21-37.

14.　Belqaid K, Tishelman C, Orrevall Y, Månsson-Brahme E, Bernhardson B-M. Dealing with taste and smell alterations—A qualitative interview study of people treated for lung cancer. PLOS ONE 2018;**13**:e0191117. doi:10.1371/journal.pone.0191117.

15.　Jordan B, Davis-Floyd R. Birth in Four Cultures: A Crosscultural Investigation of Childbirth in Yucatan, Holland, Sweden, and the United States. 4th ed. Waveland Press, 1993.

16.　Gaines A. Culture, Medicine, Psychiatry and Wisdom: Honoring Arthur Kleinman. Culture, medicine and psychiatry 2016;40. doi:10.1007/s11013-016-9511-x.

17.　Kleinman A, Gale JL. Patients treated by physicians and folk healers: A comparative outcome study in Taiwan. Culture, Medicine and Psychiatry 1982;**6**:405-23. doi:10.1007/BF00118886.

18.　黃季平：做月內與坐月子中心——舊民俗轉為新產業。民俗曲藝 2006；**152**：139-74。doi:10.30157/JCRTF.200606.0004.

19.　Farkas, Z. Social Group, Social Structure and Stratification: Three Chapters for the Outline of Social Theory. 2022. Available at: https://www.researchgate.net/publication/363469959.

20. López J, Scott J. Social structure. England: Buckingham, 2000;3.

21. Lawler EJ, Ridgeway C, Markovsky BJST. Structural social psychology and the micro-macro problem. Sociological Theory 1993;**11(3)**:268-90.

22. Berger PL. Invitation to Sociology: A Humanistic Perspective. New York: Anchor Books, Doubleday, 1963.

23. Sztompka P. Social movements: Structures in statu nascendi. International Review of Sociology 1989;**3**:124-55. doi:10.1080/03906701.1989.9971398.

24. Fein O. The influence of social class on health status. Journal of General Internal Medicine 1995;**10**:577-86. doi:10.1007/BF02640369.

25. Obregón R, Waisbord S. The Complexity of Social Mobilization in Health Communication: Top-Down and Bottom-Up Experiences in Polio Eradication. Journal of Health Communication 2010;**15**:25-47. doi:10.1080/10810731003695367.

26. Blane D. Chapter 4: The life course, the social gradient and health. Oxford University Press (OUP), 2005;64-80.

27. Chadwick E. Report on the sanitary conditions of the labouring population of Great Britain. A supplementary report on the results of a special inquiry into the practice of interment in towns. London: W. Clowes and Sons, 1843.

28. Socialist Health Association. The Black Report 1980. 2022. Available at: http://www.sochealth.co.uk/public-health-and-wellbeing/poverty-and-inequality/the-black-report-1980/.

29. Smith GD, Bartley M, Blane D. The Black report on socioeconomic inequalities in health 10 years on. BMJ 1990;**301**:373-7. doi:10.1136/bmj.301.6748.373.

30. Lalonde M. A new perspective on the health of Canadians. Canada: Minister of Supply and Services Canada, 1974.

31. Braveman P, Gottlieb L. The social determinants of health: it's time to consider the causes of the causes. Public Health Report 2014;**129(Suppl 2)**:19-31. doi:10.1177/00333549141291S206.

32. Braveman P, Egerter S, Barclay C. What Shapes Health-Related Behaviors? The Role of Social Factors. In Issue Brief Series: Exploring the Social Determinants of Health. Robert Wood Johnson Foundation, 2011. Available at: https://www.rwjf.org/en/library/research/2011/03/what-shapes-health-related-behaviors---.html

33. 丁志音、江東亮：以健康行為型態分類臺灣地區之成年人口群——群聚分析之應用。中華公共衛生雜誌 1996；**15**：175-87. doi:10.6288/CJPH1996-15-03-01.

34. 李宜家、林慧淳、江東亮：地區剝奪程度、個人社經地位與臺灣男性成人的吸菸行為。台灣公共衛生學雜誌 2003；**22**：10-6. doi:10.6288/TJPH2003-22-01-02.

35. 黎伊帆、江東亮。臺灣兒童疫苗接種的社會差異：以三合一疫苗及流感疫苗為例。台灣公共衛生學雜誌 2011；**30**：257-64. doi:10.6288/TJPH2011-30-03-06.

36. Dahlgren G, Whitehead M. Policies and strategies to promote social equity in health. Background document to WHO – Strategy paper for Europe. 1991. Available at: https://core.ac.uk/download/pdf/6472456.pdf.

37. Boufford JI, Cassel C, Bender K, Berkman L, Bigby J, Burke T. The Future of the Public's Health in the 21st Century. Washington: Institute of Medicine of the National Academies, 2002;6.

... ...

第 8 章
社區與家庭對健康信念與行為的影響

張齡尹、陳端容、陸玓玲　撰

學習目標

一、瞭解社區與家庭對健康信念與行為的重要性

二、描述社區與家庭的定義與內涵

三、說明影響健康信念與行為之社區與家庭相關理論

四、解釋社區與家庭對健康信念與行為的關聯性

五、舉例說明家庭與社區對健康信念與行為之可能影響機制

引 言

　　就生態模式觀點，影響個人健康信念與行為的成因不僅來自個人因素，尚須考量其他環境因素（有關生態模式之詳細介紹請參閱第 16 章）；其中最重要的兩大環境即為「社區」與「家庭」。社區，是推動健康促進不可忽視的重要場域，由渥太華憲章中的健康促進五大行動綱領之「強化社區行動力」，即可知其重要性。家庭，則為個體出生最先接觸的環境，不論是其物理或社會環境，皆影響著個體的社會化過程及其健康信念與行為的發展。因此，本章將先從社區的定義、相關理論及重要概念進行介紹；之後，再說明家庭的內涵（包含定義與類型）及其相關理論與應用；最後，將統整過去文獻，分析社區與家庭對健康信念與行為的影響力及其影響機制。

第一節　社區的定義、相關理論及重要概念

一、社區的定義與類型

（一）社區的定義

　　「社區」通常指一群人集居生活，在某特定地區內有密切互動關係，有共同的活動，享有一定的規範與價值，多具有「我群觀念」與共同意識。社區的概念在傳統鄉鎮，因為有明顯的地理疆界，容易與其他聚落區隔，而有明顯的社區意識。然而，目前多數人口集中在都市，人口密度高、人口異質性高，人口流動大，社會接觸機會雖然多，彼此的社會互動則是多元且異質性高 [1]，因此，「社區」的概念並不是很清楚；都市居民較沒有所謂的「社區意識」，而多以行政單位或工作組織為社會互動的核心。

　　林萬億等人 [2] 歸納出構成「社區」的基本要素有四項：

1. 人民：對於構成社區的人數標準尚無定論，一般說來，一個社區的大小可由數百人到數千人（例如臺北市中正區的一個里，平均約 3,000-5,000 人左右），以維持較為密切而持久的社會互動，一般可稱之為理想的社區人口數。

2. 土地、活動區域、空間等的概念：並非所有社區皆有明確的地理疆界，且

其地理彊界常常是模糊的。要形成社區的「我群感」仍是需要有一定的「相同」土地連結感,或是相同實體或虛擬的空間範疇,或是相同活動領域。

3. **社會互動**:意指在社區內居民因交易、活動來往、情感交流等,例如互助、合作或衝突等形成的社會互動網絡。社會互動是形成社區最核心的部分。

4. **認同**:為形成「社區」最重要的指標;指的是居住在該地區,或是同屬一個活動領域的民眾,對該地區或活動區域所具有之社區集體意識,並從而對社區有熟悉感、認同感、歸屬感與榮譽感 [3]。

社區意識之重要,是因為社區意識乃是社區發展的動力,是社區的人、事、物的認同及參與行動之基礎。「社區意識」這個構念可以拆解為四個概念:熟悉感、認同感、歸屬感與榮譽感 [3]。熟悉感像是可以說出自己社區的名字;認同感像是肯定社區的存在對個人的意義;歸屬感則是除了肯定社區,且會願意參與社區活動;榮譽感像是樂於分享社區的生活,並對社區產生依賴感。

(二) 社區的類型

一般說來,社區的類型有以下幾種:(1) 最基本的「地理社區」:指的是居住在一個特定地理範圍內的地區,彼此互動及具有社區意識,如鄰里、村落、部落等;(2) 工作 / 組織社區:因共同的活動而形成的社區,例如,工作組織、照顧機構、監獄等,持續互動而產生共同的社區感;(3) 利益社區:因為共同利益或興趣而結合成一個具社區意識的團體,如獅子會或某種俱樂部,需要經由申請加入,並從事共同利益的活動,而形成一個社群;(4) 信仰社區:因共同的宗教信仰、族群、文化而構成的社區,如靈糧堂、慈濟會或是在美國常見的唐人街;(5) 網路社群:藉由社群媒體或網路(internet)所形成的網路社群,經由網際網路互動,彼此形成認同感與意義感,從而形成某種社區意識,即形成一種特殊的社會群體 [3]。

二、相關理論

(一) 社區組織(community organizing)與社區營造(community building)

促進健康可以從社區著手,如透過「社區組織」與「社區營造」。所謂社區組織,即為協助社區團體達到共同目標的過程,而此過程包括:確認共同問題或改變目標、資源的動員,以及發展與執行策略等 [4]。另一個相似的概念則是社區營

造，主要用來描述社區成員一起參與社區改變的過程，且在此過程中共同營造社區能力 [5]。

實務上，學者們則將不同的社區組織及社區營造進行分類，如：Jack Rothman 所提出的三種社區組織模式 [6]，包括：地區發展（locality development）、社會計畫（social planning）以及社會行動（social action）；爾後，更延伸包含其他混合型態，像是主要模式（predominant modes）與複合模式（composite modes）[7]。

另外，Minkler 與 Wallerstein（2005）進一步提出整合模式（圖 8-1），合併以需求為基礎（needs-based）和以優勢為基礎（strengths-based）的策略（圖之縱軸），並評估該策略是屬共識（consensus）或衝突（conflict）模型（圖之橫軸），以助於判斷應採用何者策略來促進社區居民之健康 [8]。如圖所示，該整合模式包含四種不同的社區組織與社區營造類型：社區發展、衝突導向的社會行動（或稱 Alinsky's 社會行動模型）、社區／能力營造、賦能導向的社會行動。

「社區發展模式」與「衝突導向的社會行動模式」皆屬以需求為基礎的策略，唯前者係透過與社區居民達到共識，在共同合作下達到社區需求；後者則立基在 Soul Alinsky 所提出的社區營造模式 [9]，強調透過賦能提升民眾能力，進而採取社會行動來對抗權威。「社區營造模式」與「賦能導向的社會行動」則屬於以優勢為基礎的策略；有別於社區營造模式透過提升社區能力（如：技能及資源、支持網絡、領導……等），來解決共同問題，賦能導向的社會行動強調藉由賦能的過程使社區居民有能力掌控自身及社區生活，進而達到社區共同目標。

整體而言，無論是以需求或以優勢為基礎的策略，採共識模型者（包括：社區發展模式及社區／能力營造模式）之主要特色為透過社區成員間的相互合作（collaboration）來達到改變的目標。另一方面，採衝突模型者（包括衝突導向與賦能導向的社會行動模式），其主要策略則是利用倡議（advocacy）與聯盟（ally building），來達到所倡議的目標。實務運用方面，則可視所處社區之特色，混合運用這四種不同的社區組織與社區營造類型，並非僅能使用單一模型於特定社區。策略上，亦可視社區發展及社會動態，結合運用多元的社區組織及社區營造策略（如圖之核心部位），包括：結盟、領導統御、草根性組織動員……等，以解決社區共同問題。

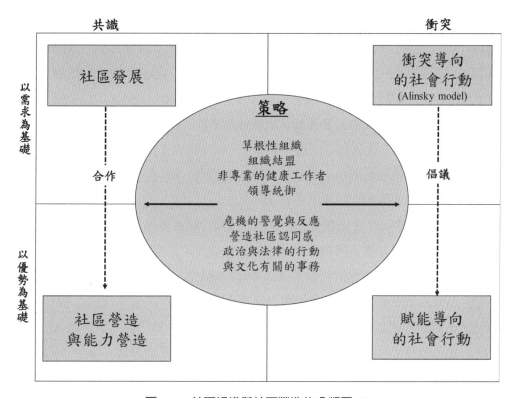

圖 8-1：社區組織與社區營造的分類圖 [4]

（二）以資產為基礎的社區發展模式（Asset-based community development）

　　過去的社區發展強調視社區居民為「服務對象」，並努力達成社區區民的需要，因而形成「以需求為基礎」的社區發展模式。近年來，學者發現與其注重「半瓶水」中沒有填滿的空間，應聚焦「半瓶水」中已經有的水，也就是著重於社區已存有的「資產」，藉由開發「資產」來解決社區的問題。也就是，應朝「以資產為本」，且將社區居民視為「資產」的方向來發展。

　　「以資產為基礎的社區發展模式」（以下簡稱 ABCD 模式）的重點即在於瞭解社區資產的存在，並意識到社區本身具有改革的能力。透過 ABCD 模式來推動社區營造，最重要的理念有三：（1）推動社區賦能，以解決社區問題；（2）組織與倡議；（3）為居民建立社會網絡以推動居民參與（participation）。與過去以社區需求為基礎的評估模式之最大差別在於，ABCD 模式強調評估社區的能力而非需求；另外，評估的目的應該有助於居民對社區能力的建立。

　　然而，ABCD 模式並不是忽略問題的存在、也非不去回應及解決社區問題，而是若由資產及優勢先入手，會更容易發動社區資源；若將關注問題的精力用於尋找

社區資產，社區會更有信心及能力去解決面對的問題。因此，ABCD 模式是一種從內部到外部，探索一個可以動員社區優勢及資源的路徑，以匯集社區的共同資產，並利用它們來解決問題，化阻力爲助力，推動社區健康。社區工作者的角色也因而轉爲促進者而非指導者。ABCD 模式有十二項重要原則 [10,11]：

1. **社區中的每個人均有其才能**：居民無論才能不同，都可以做出貢獻，也期望能有貢獻，也就是必須給予其機會，讓居民的才能被發掘。

2. **社會關係是社區的核心基礎**：有目的地看見、建立、運用及培養社區內的社會關係，是 ABCD 模式的核心。

3. **以居民爲中心**：必須讓更多社區居民成爲行動者而非只是服務使用者。

4. **領導者應讓其他人成爲社區中的活躍成員**：來自志願團體、鄰里及當地企業的領導者，應動員其他來自其領域的成員加入。這種「跟隨」關係是建基於對領導者的信任、其影響力及社會關係。

5. **人們關心社區事務**：機構及社區組織經常表示人們冷漠，事實上人們關心社區事務，其挑戰即是找出社區居民願意行動的動力爲何。

6. **找出社區居民原動力的來源**：人們會就某些令他們有強烈感覺的議題行動；貢獻個人才能，是每個社區「行動」力量的基礎。社區工作者需要仔細聆聽並找出來。

7. **聆聽式對話**：一對一或小組對話是探索原動力的方式。可以使用表格、調查及資產地圖來引領人們做有目的之相互聆聽及建立人群關係。

8. **提問、提問，再提問**：提出問題及邀請社區居民提問，是社區建立行動的主要方法。

9. **提問較提供答案更能引起人們積極參與**：社區經常會被要求遵從外來專家的方案以解決其社區問題，但更有效的方式是邀請居民參與、提問，並尋找答案，解決問題後再由內、外部機構跟進協助。

10. **建立以居民爲中心的組織**：能眞正邀請社區居民參與社區事務的關鍵，是建立一個以居民爲中心的組織，並由當地社區人士來管理與制定其日常工作事項。

11. **所有機構（例如政府、非營利組織、企業）在解決社區問題方面的能力已然不足**：若不將社區內人力及其社區組織納入解決社區問題的方案中，社區將無法解決問題。

12. **機構的角色是「僕人」**：機構應詢問社區居民的需要並提供協助，且要退一

步（step back），進而創造機會讓居民能一起做出行動。

三、社區營造過程的重要概念

（一）社區賦權與集體效能

社區工作者基於 ABCD 模式來進行社區營造，可檢視與反思社區是否達成「賦能充權」的五大面向，以利進行社區評估（assessment）[3]：

1. **自信程度**：社區居民在行動及組織技巧、知識和自信心的增進程度，居民是否相信集體行動將可帶來社區的改變。
2. **融入程度**：社區能夠正視其社區內人群的異質性，以及居民的不平等狀況，避免社會排除、社會歧視和偏見，降低弱勢居民參與及發聲的障礙，促進社區內不同團體間發展良好的關係，能瞭解社區的問題和政策與資源配置有關。
3. **組織與倡議**：是否能針對特定的社區議題採取集體聯合行動、居民是否可以與社區團體及組織結盟，同時組織與聯盟的運作是否符合透明開放的民主程序。
4. **合作關係**：社區內參與聯合行動的團體間是否可以發展正向的互動關係，與其他沒有參與聯合行動者也能保持友善的策略聯盟。
5. **形成影響力**：社區的聯合集體行動是否能夠形成決策、影響政策，以及是否可能導致修法或訂立新規範與新秩序。

其次，集體效能（collective efficacy）則是指社區居民願意且相信其可以透過分工協調來進行合作，以達成提升社區追求幸福的目標。當社區的集體效能愈高，社區能夠達成賦能及充權的程度就愈高。根據社會學者 Simpson 的研究 [12]，社區的集體效能可以依下列五個面向來進行評估：（1）社區的居民是否會願意彼此幫忙；（2）社區的居民是否彼此緊密團結；（3）社區的居民是否互相信賴；（4）社區的居民是否會互相往來；（5）社區的居民是否有相同的價值觀。總體而言，集體效能被定義為鄰里之間的社會凝聚力以及他們為共同利益而進行社區介入的意願，可減少社區內暴力行為 [12]。

（二）社區資產評估的面向

進行社區資產評估時，有六大面向可以進行資產盤點：

1. **個人的資產**（assets of individuals）：指的是社區成員的技能、知識、人際網絡、時間、興趣和熱情。

2. **協會（團體）的資產**（assets of associations）：這不僅是正式的社區組織或志願團體，它還包括人們聚集在一起的所有非正式網絡和方式，可以提供籌款、網絡和人力，如：社區媽媽教室、共餐廚房、長青俱樂部、長青會（老人會）等。

3. **組織（機關與機構）的資產**（assets of organizations）：不僅在於組織當地所提供的服務，還包括其控制的其他資產，例如公園、社區中心和信仰相關的建物。它也涵蓋了組織內任何可以改善社區福祉的事物，包括其員工、影響力和專業知識等。

4. **地區的有形資產**（physical assets of an area）：該區域內有哪些綠地、未利用的土地、建築物、街道、市場、交通？繪製這些資產的地圖有助於人們認識到它們的價值，並瞭解可用於生產的潛在用途。有形資產的特色在於它的不可移動性，它會持續且固定在一個地方很長的時間。因此，社區中有形資產的品質是相當重要的，像是：社區住宅房價是否為居民所負擔得起的？社區內的工廠是否對社區環境造成污染？社區活動中心之設施或設備能否補足社區需要，舉辦各類活動？社區道路是否有利於農產品的運銷？

5. **地區的經濟資產**（economic assets of an area）：經濟活動是重建社區的核心。地方協會如何通過吸引投資、創造就業機會和收入為地方經濟作出貢獻？該地區的經濟活動是否可以用來僱用當地人力？居民怎樣才能把更多的錢花在當地的商店和商業上，增加當地的經濟產能活動？

6. **地區的文化資產**（cultural assets of an area）：涉及到地區內的音樂、戲劇、藝術的資產地圖。一個社區的文化資產往往是強化社區認同的一項重要媒介，如歷史建物、考古場址、博物館、農產市集和民族節慶……等，若能夠經過仔細的盤點與分類，將可更具體地展現出社區文化的樣貌。這類文化的發展與確認，對於社區意識與社區凝聚力的提升，將有很大的貢獻。

（三）社區能力的建構

對社區居民來說，常不清楚什麼是社區議題；在此時，社區工作者即扮演著非常重要的「使能者」（enabler）角色，促使社區居民能意識到社區問題。社區議題形成後，依其優先順序，再逐步形成社區服務計畫，並協助社區組織向相關單位爭取資源，使計畫能夠在社區中順利推動執行。社區發展的終極目標，是幫助社區提升「能透過自身的集體行動以解決社區問題」的能力，學者稱之為社區能力建構（community capacity building）。

社區能力建構就其廣泛的意義而言，是指一種成為改變社區的積極行動者（active agents）及形成自身主體性的能力 [13]。Chaskin 等人 [14] 認為，社區能力是社區內人力資本、組織資源與社會資本的互動與總體，可以用以解決集體問題，改善或維持社區福祉。整體來說，社區能力即社區能夠主動參與，讓他們找出解決問題的能力，以及提出他們所關心的議題。

社區能力至今仍缺乏一個明確且通用的定義，然根據 Glickman 與 Servon [15] 針對社區能力指標所提出的操作性定義，社區能力應具備五項能力：

1. **資源能力**：有能力藉由申請政府及企業組織經費補助、貸款及向其他機構勸募來取得資源，且須適當的管理及維持資金去達成社區的目標。
2. **組織能力**：包含組織管理技巧以及財務自主的管理能力。
3. **方案能力**：有能力去建構與管理方案，提供社區人群服務，提供技術協助，發展活動方案。
4. **網絡能力**：有能力連結社區內不同組織、以及其他社區的組織、私人公司，進行各式合作關係，為方案或計畫進行募款。
5. **政治能力**：政治能力涉及社區領導人物是否可以有能力動員政治資源，以協助與支持社區居民所關心的議題。

（四）社區整備程度

社區在某些特定議題上可能已經形成想要改善的目標，然而社區是否已經準備好，足以進行集體行動，以有效地處理（社區的）某特定議題，需要多方面的評估與瞭解。Plested 等人 [16]，即提出所謂的「社區整備程度模式」（community readiness model）。

「社區整備程度模式」指的是一種整合社區的人力、資源與文化，讓社區瞭解

其在某項議題上（例如預防與減緩失智症），其自身社區的情境，從而協助社區界定其問題和解決策略，以促進社區改變的模式。「整備程度」（readiness）是社區針對某個議題採取行動前的準備程度，是可以從多方面加以測量，也會因不同議題而異。運用社區整備程度模式可以提升社區對議題的認知，以及掌握對該議題發展的主導性 [17]。

社區整備程度則可以由下列六個方向來評估，以診斷社區對該議題的需求，而發展適當對策 [17]。

1. **社區對該議題的既有努力**：社區領導人士在所討論的該項議題（或問題、需求）上已做了哪些努力？計畫和方法進行到什麼程度？

2. **社區對該議題既有努力的認知**：社區成員對各項社區的努力與其成效知道多少？社區成員都可以接收到相關資訊嗎？

3. **領導**：社區的領導者和具影響力的社區成員，他們在這個議題上的支持到什麼程度？

4. **社區氛圍**：社區內的居民普遍對該議題的態度爲何？是否有責任感和參與感？

5. **社區對該議題的認知**：社區成員對於問題產生的原因、後果，及其影響之瞭解程度爲何？

6. **與該議題相關的社區資源**：社區的資源，即人、時間、空間、金錢……等，在該議題的改善上，能支援到什麼程度？

當工作團隊針對其社區在某一特定議題上的「整備程度」進行評估後，將可以評量社區是處在哪一個發展階段；可大致分成九個不同的整備程度階段 [17,18]：

1. **尚未覺察期**（no awareness）：社區中的多數人或領導者尚未將該議題當成問題。

2. **否認或抵抗期**（denial/resistance）：至少有部分社區成員認爲它是個問題，但只有少數人承認它可能是社區的問題。

3. **模糊覺察期**（vague awareness）：多數人感覺社區有此問題，但沒有覺得要立即針對問題採取行動。

4. **計畫前期**（preplanning）：社區居民已經凝聚出對議題重要性的共識，甚至可能有組織化的努力，例如：成立委員會或工作團隊等組織，但還沒有聚焦投入的重點，或是細節還沒有成形。

5. **準備期**（preparation）：積極的領導者已成形，並開始認擬定計畫方案，社區

則感受到集體支持的力量，對要執行的計畫表達適當的支持。

6. **開始期**（initiation）：社區的各式活動在進行中。

7. **穩定期**（stabilization）：與社區相關的行政決策者表達支持活動方案的進行，與計畫相關工作人員逐漸穩定化，並累積相關的專業知能。

8. **確認或拓展期**（confirmation/expansion）：有計畫持續進行，社區成員使用服務，而且也支持拓展，並持續地蒐集當地的資料。

9. **社區高度主導期**（high level of community ownership）：對此議題有詳盡的認識，社區工作團隊可評估方案成效，並可導引新的方向。在此過程中累積的工作模式（best practice），可被用於社區其他議題的開發與運作。

（五）參與與關聯（relevance）

參與與關聯的核心價值在於「從民眾所處位置開始」（starting where the people are）[19]，且透過理解與認同社區居民之優勢與技能進行社區合作。因此，在進行社區實務工作時，從一開始的問題界定、策略規劃，乃至執行與評估，皆需把握一個原則，即「社區居民的參與」。

另外，在社區組織及社區營造的過程中，需從與社區關聯性最強的議題切入。因此，可透過不同的方式來協助社區居民取得相關資料，以確保議題的關聯性。舉例來說，可以透過焦點團體、家戶調查、一對一面訪等進行資料蒐集 [20]，亦或是使用網路來評估社區需求與優勢、進行社區能力營造，以及議題倡議等 [21]，來確保議題選擇之關聯性，並提升社區居民的參與。其他學者 [22] 則進一步提倡使用影像發聲（photovoice）的作法，讓社區居民藉由拍攝照片傳達所看到之社區問題，透過討論進行議題選擇，而在此過程中提升社區參與並激發社區改變。

第二節　家庭的內涵、相關理論及應用

一、家庭的定義、功能與型態

（一）家庭的定義

由於社會的變遷，不僅「家庭」的定義越趨多元，其內涵亦會隨著歷史及文

化的脈絡而異 [23]。整體而言，可以從三個面向來定義家庭 [24]，包括：結構面（structural）、功能面（functional）以及交換面（transactional）。傳統上，最常透過「結構」來定義家庭，即考量家庭成員共同居住的特性，並將家庭限於具有血緣、婚姻或法律之親屬關係。在此定義下，常透過年齡或性別來決定家中的地位，並以傳統的性別觀點來賦予家庭成員的角色，如：爸爸負責賺錢，媽媽負責在家照顧小孩。因此，單就「結構」面來定義家庭，可能無法用於描述更多元的家庭型態（如：同居、同性伴侶家庭）。

另外，亦可以基於任務取向來定義家庭，也就是從家庭所提供的「功能」（包括：情感功能、社會化功能、生育功能……等）來賦予家庭操作型定義。例如：將家庭定義爲一個具有養育及提供小孩社會化責任的社會單位 [25]；在此定義下，並無考慮家庭成員是否有血緣或法律的婚姻關係。也就是說，若以功能面來定義家庭，家庭的概念將不受其結構所限制，而更重視家庭的功能。

最後，利用「交換」過程來定義家庭者，則主要根據認同感、情感連結，以及共享價值來描述家庭。家庭因此可被看做是具有共同經驗且關係緊密的一群人，一起帶來屬於家或群體的認同感，因而成員間彼此有著強烈的情感與忠誠的連結 [26]。除此之外，此定義強調家庭溝通的過程，亦看重家庭關係中成員互相依賴的程度。

（二）家庭的基本功能

一般而言，家庭所提供的功能基本分爲五類 [27]，包括：生育、社會化、情感、經濟，以及健康照護。

1. 生育：家庭是提供生命傳承的主要場所，特別是傳統的華人家庭，更視傳宗接代爲家庭重要的任務之一，近年，此觀念已有所改變，有部分家庭選擇不生育子女，或是有人未婚生子。

2. 社會化：家庭是個人最早的教育及社會化場域，透過社會化及社會學習的過程，子女從其父母及其他家庭成員中習得社會的價值觀、態度及如何爲人處事。

3. 情感：從社會心理學家馬斯洛的需求層次理論（Maslow's hierarchy of needs）可知，愛與歸屬爲人類基本的需求之一，而家庭則是提供家庭成員支持與情感的來源之一。

4. 經濟：傳統農漁牧的社會，家庭透過共同耕種、成員互相資助而被視爲生產

單位，然隨著工業化與現代化，家庭逐漸轉變成為消費單位。整體而言，家庭的經濟功能包括家中資源如何取得、分配、交換與消費。

5. **健康照護**：家庭可保護家庭成員免於外在環境的傷害，也可依其成員所屬之生命歷程，提供所需之不同照顧，包括：足夠的食物、衣物、住所與健康照護。然而，在社會環境的變遷下，家庭的保護功能已有所變化，原以家庭為主的照顧功能，如：育兒及扶老，部分被托育及安養機構代替。

除了上述功能外，家庭尚提供「休閒娛樂」及「宗教」的功能 [28]。就休閒娛樂的功能來看，家庭成員一同參與休閒活動，可促進家人彼此的感情，亦可協助家庭成員降低工作帶來的壓力。在宗教面，傳統華人社會藉由祖先祭祀維持家人間的凝聚力，因此，宗教具有慎終追遠及傳承的意義。然隨著宗教信仰的多元化，家庭的宗教功能逐漸式微。

（三）家庭的型態

社會的變遷除了讓「家庭」的定義不僅限於法律規範，也使得家庭的型態有著更多元的樣貌。根據教育部，家庭的型態可以從世代組合、人口組成、居住狀態，以及世系傳承等四個面向進行分類 [29]。另可依家庭的權力分配將家庭型態分為父權制與母權制；或是依照婚姻方式將家庭型態分為一夫一妻、一夫多妻，或一妻多夫制 [30,31]。除此之外，家庭型態亦可根據配偶就業情形而有單薪家庭、雙薪家庭，與輪班家庭之分類。另有學者則應用物理學名詞，來進行家庭型態的命名 [32]，以更全面考量現代的家庭生活，因而將家庭型態分為六類，包括：質子（proton）、電子（electron）、核子（nuclear）、原子（atom）、分子（molecular），以及聯合（joint）家庭；亦可在前述六類命名字首前，加上「類」（quasi-）一詞，而形成新的型態，如：類核子（quasinuclear）家庭。茲將常見的不同家庭型態與定義統整如表 8-1。

整體而言，不同的分類型態在其內涵中或多或少有其重疊之處，不同的社會及文化條件下可能又會有相異的分類方法。因此，在探討家庭型態對健康信念與行為的影響時，可從學門領域、研究問題、資料取得、分析方法……等來考量欲研究的重點，及所具之政策及實務意涵。

表 8-1：不同家庭型態之定義

面向	家庭型態	定義
世代組合	核心家庭	為最基本的家庭型態，由配偶及其未婚子女組成。
	主幹家庭	由配偶的父母、配偶及其未婚子女所組成；又稱為「三代同堂」或「折衷家庭」。
	擴展家庭	由核心家庭或主幹家庭，加上旁系親屬所組成的家庭；又稱為「大家庭」或「血緣家庭」。
組成人口	單親家庭	由單一位家長及其未具生產能力的子女所組成的家庭。
	雙親家庭	由配偶雙方及其子女所組成的家庭。
	重組家庭	透過再婚所形成的新家庭；又稱為「重建家庭」、「繼親家庭」、「雙核心家庭」或「混合家庭」。
	同志家庭	由兩個相同性別的人所組成的家庭。
	同居家庭	未經法律規定之結婚手續而共同生活的家庭。
	異國婚姻家庭	配偶其中一方非本國國籍，透過婚姻而組成的家庭；又稱「新移民家庭」、「外籍配偶家庭」、「跨國婚姻家庭」及「跨文化家庭」。
居住狀態	同住家庭	配偶雙方或加上其子女居住在同一住所之家庭型態。
	通勤家庭	配偶分居兩地，每隔一段時間才能相聚的家庭型態；又稱「候鳥家庭」或「兩地家庭」。
	分居家庭	配偶雙方雖有法律上的婚姻關係，卻因某些因素而分居之家庭型態。
	隔代教養家庭	配偶因故無法與其子女同住，而讓其子女與祖父母同住的家庭；又稱「祖孫家庭」。
世系傳承	父系家庭	由父親擔任家庭世系及財產傳承的主體。
	母系家庭	由母親擔任家庭世系及財產傳承的主體。
	雙系家庭	母系與父系同等重要，世系和財產由雙系共同繼承的家庭。
就業情形	單薪家庭	配偶中僅一方從事全時且有薪給之職業。
	雙薪家庭	配偶雙方均從事全時且有薪工作的家庭；又稱「雙生涯家庭」。
	輪班家庭	配偶因其工作內容所需，而無固定之工作與作息時間。

資料來源：[29,30]。

二、家庭相關理論與應用

　　由於家庭定義及型態越趨多元及複雜，為了對家庭的脈絡及內涵有更清楚的瞭解，相關學者試圖從理論的建構來剖析家庭的樣貌。不同的理論亦有助於剖析家庭對於健康信念及健康行為的影響。以下針對幾個較傳統且被廣泛運用的家庭理論進行介紹，並呈現該理論在健康議題上的應用。

（一）家庭發展理論（family development theory）

家庭發展的概念最早可追溯至鄉村社會學家對於家庭生命週期的研究，而直至 1957 年，Duvall 於其《家庭發展》一書，系統性地描述家庭發展的核心概念，才使得理論之內涵越臻成熟。具體而言，家庭發展理論包括兩個主要的概念：家庭生命週期，以及家庭發展任務。

首先就家庭生命週期來說，如同人的一生有不同的階段，家庭發展理論視家庭為獨立的個體，主張每個家庭在時間的洪流中，循著週期性的歷程邁進，由一個階段過渡到另一個階段，直到歷程的結束。Duvall（1957）即根據家中最大子女的生長過程及教育階段，將家庭生命週期劃分為八個階段，包括：新婚無子女階段、初為父母階段、子女學前階段、子女學齡階段、子女青少年階段、子女離家階段、中年父母階段，及老年退休階段。基於這八個階段，則可進一步將家庭生命週期歸納成三個時期：家庭建立期、家庭擴張期以及家庭收縮期 [33]。

此外，如同人在不同的成長過程中有階段性任務，家庭在不同的生命週期中亦有其挑戰及任務需要完成，即所謂的「家庭發展任務」（family developmental task）[34]。家庭唯有肩負起各階段所應承擔的責任，並解決所面臨的挑戰，才能順利的通過家庭生命週期的每一階段。在家庭建立期，由於新婚無子女，因此主要的發展任務包括：婚姻關係的適應、家庭規則的建立、雙方親屬的認識，並且為了將來為人父母而做準備。在家庭擴張期（第二到第五階段），主要的家庭任務包括：初為父母的調適與準備、適應幼兒的成長、協助子女適應學校生活、協助子女成長及面對父母的老化……等。最後，在家庭收縮期（第六到第八階段），由於子女已成長自立，離開父母獨立生活，因此家庭在這階段的主要任務即為適應子女陸續離家所帶來的改變、中老年夫妻生活重新調整，以及退休生活的安排。

家庭發展理論在健康相關議題的應用上，學者多根據其研究需要，擷取理論中部分觀點（如：家庭生命週期）至探討的議題上。舉例來說，大部分研究針對家庭生命週期的某一階段進行探討，如檢視初為父母階段對健康的影響 [35]、父母於子女青少年階段之媒體監測 [36]……等。另外，有研究 [37] 透過質性訪談，探究個體在面臨生命週期的轉折，有哪些因素會誘發飲食障礙症（eating disorders），因而發現經歷這些轉折時，若缺乏適當的社會支持，將可能導致飲食障礙症的產生。亦有研究 [38] 探討不同家庭發展階段之生活滿意度，結果發現，身處後段家庭發展階段者（如：空巢期），其生活滿意度較好。

（二）Bowen 家庭系統理論（Bowen family system theory）

有別傳統的個人行為理論（詳見第 16 章），Bowen 家庭系統理論 [39] 強調影響健康信念與行為的「家庭環境」，認為行為的發展受到個人與其家庭環境的互動影響。由於每個人都是家庭的一份子，因此在瞭解其健康的決定因素時，必須將家庭的影響考量進去。該理論主要有八個核心構念，用來描述影響家庭功能的互動過程，包括：自我分化（differentiation of self）、三角關係（triangles）、核心家庭情緒系統（nuclear family emotional system）、家庭投射過程（family projection process）、情感斷截（emotional cut-off）、多世代傳遞過程（multi-generational transmission process）、手足位置（sibling position）以及社會退化（societal regression）。以下針對各構念簡要說明：

1. 「自我分化」指的是能夠自主做決定，同時與他人保持情感連結的能力。為因應發展需求，個體必須在獨立自主及與他人連結中維持平衡。若個體的自我分化程度較差，其在各樣的事上會需要他人的認同與同意才得以決定與行動。相反地，自我分化程度高者，能夠在理智與情感面，將自己與家庭關係的連結做良好的區分；一方面認同家庭的重要性，另一方面亦能自主面對家庭外部的困難與挑戰。

2. 「三角關係」描述的是當家庭成員的兩兩關係中，因壓力而產生焦慮時，加入第三者來形成三角關係，將有助於關係的平衡。

3. 「核心家庭情緒系統」描述的是單一世代家庭中的情緒功能樣貌；自我分化不良會導致四種家庭情緒功能問題，包括：婚姻衝突（marital conflicts）、伴侶失能（dysfunction in one spouse）、幼童傷害（impairment of one or more children）、情感距離（emotional distance）。

4. 「家庭投射過程」則是父母將自己的情感問題傳遞至孩子身上的過程。

5. 「情感斷截」呈現的是當家庭成員間的衝突與問題無法解決時，透過遠離家庭或減少與家庭聯繫的方式來做回應。

6. 「多世代傳遞過程」指的是家庭的情感與投射過程會跨世代的傳遞下去。

7. 「手足位置」強調的是出生序會影響個體在家庭的角色與功能，如：老大通常處領導地位，而老么傾向聽從命令。個體在原生家庭中的手足位置亦會影響著夫妻關係。

8. 「社會退化」指的是社會如同家庭一般，會受到歸屬及分化兩股勢力的影

響。家庭成員因自我分化不佳而產生的焦慮與壓力，會導致家庭功能衰退；
同樣地，社會上的壓力事件，如環境污染、天然資源減少、人口膨脹等，亦
會造成社會的退化。

　　由於 Bowen 家庭系統理論細緻描述了家庭成員在多世代中的互動過程，及其
中影響家庭整體功能的重要概念，因此常用於家庭治療中，協助臨床實務工作者
進行治療前的家庭評估，並幫助家庭成員瞭解其家庭問題，進一步發展治療方案
[40,41]。研究方面，該理論除被運用在檢視其他家庭因素（如：家庭暴力）影響
心理健康的可能機轉 [18]，其他重要概念包括：自我分化、三角關係，亦被證實與
健康有關 [42,43]。

（三）家庭壓力理論（family stress theory）

　　每個人生活中或多或少皆會面臨壓力，而壓力是影響健康的原因之一，若無
適當的因應與調適，將對生理及心理健康造成負面的影響（有關壓力、因應與調
適請見第 3 章）。瞭解壓力來源的方式之一即是檢視生命中的壓力事件，和其在疾
病發展上的角色，因此有學者 [44] 設計生活重新適應量表（social readjusting rating
scale），以測量個人因經歷生活重大事件所造成的適應問題。而從量表中所列之生
活壓力事件可知，最具壓力的 15 件生活事件中，就有 10 件來自於家庭，由此顯
示，大部分的事件發生在家庭中。即便如此，若家庭能夠有效的管理與適應壓力，
將能夠使家庭成功渡過家庭危機；相反地，若所經歷的壓力事件干擾了既有的家庭
系統，將對家庭帶來負面影響。

　　在家庭壓力相關研究中，Hill 所提出的家庭壓力 ABC-X 模式 [45] 為一被廣泛
運用的理論模式，有助瞭解家庭如何面對壓力事件，以緩衝壓力所帶來不同程度
的影響。該模式指出造成家庭危機（X）的成因有三，一是壓力事件，或稱壓力源
（A）；其次是家庭在壓力事件發生時所擁有的家庭資源（B）；最後是家庭對該壓力
事件的認知與評價（C）。以下就家庭壓力 ABC-X 模式中的主要概念進行說明。

1. 壓力事件（A 因素）

　　在此模式中，所謂的壓力源即會對家庭系統或價值帶來改變的事件，而進一步
可能導致危機產生。此外，在檢視壓力事件所帶來的影響時，尚需進一步考量壓力
的來源、類型、持續時間以及發生密度 [46]。就壓力的**來源**（source）而言，可分
為家庭內部（internal）或外部（external）事件。家庭內部的事件包括：新生兒誕

生、父母離婚……等；外部事件則包括發生於家庭系統外而無法控制的因素，像是天災、經濟蕭條……等。

在壓力事件的**類型**（type）方面，則可以從事件的常態性、模糊性，以及自願性來分類。常態性事件因為相較可預期，且可提前準備，因此較少對家庭造成壓力；相反地，若事件為非常態性（如：車禍、失業），就可能對家庭帶來高度壓力。另外，若壓力事件本質較模糊，導致家庭難以清楚判斷其來源或持續時間時，可能也會因此造成適應上的問題。最後，若壓力事件是自願發生，由家庭自主決定而引起的（如：為了找工作而搬家），其帶來的壓力相對較低。

以壓力事件的**持續時間**（duration）來看，相較於單一、即時的壓力事件，持續時間較久的事件（如：家人罹患慢性疾病），將成為長期壓力源，而對家庭帶來較大的衝擊。最後，家庭壓力事件亦可根據其**發生密度**（density）來考慮其影響力，若家庭壓力事件與個人其他壓力源一同發生，將可能造成壓力的累積，而使得家庭更難以因應與調適。

2. 家庭資源（B 因素）

所謂家庭資源即是幫助家庭預防或緩衝壓力事件所造成危害的資產。整體而言，家庭資源包括個人資源（如：教育、技能、個人特質）、家庭整體資源（如：家庭連結程度、有效溝通程度、適應能力），以及社區資源（如：社會網絡、正式及非正式機構）。家庭若在壓力事件發生時能有足夠的資源，將可以幫助家庭解決問題，並提升因應壓力的能力。

3. 壓力的意義（C 因素）

所謂壓力的意義即家庭對壓力事件的認知與評價，將影響壓力對家庭帶來的衝擊。而家庭對壓力事件的解讀，受到家庭價值觀、過去使用的定義，以及既有經驗的影響 [45]。若家庭對壓力事件的評價較負面，將使得該事件成為家庭的危機，而瓦解既有的家庭系統。倘若能以正面的態度來面對壓力事件，將有助於家庭面對及處理所遇到的問題。

4. 家庭危機（X 因素）

家庭危機的形成，取決於前面三項因素——壓力事件、家庭資源及壓力事件的意義——的交互影響。家庭在面對壓力事件時，若無可運用的資源，且缺乏對該事

件的正確認知，將沒有辦法因應壓力帶來的衝擊，而形成危機。

　　爾後，McCubbin 與 Patterson [47] 進一步結合「時間」的影響，在既有的 ABC-X 模式中加入後危機（post-crisis）時期變項，即 aA（壓力累積）、bB（家庭適應資源）、cC（對危機的整體認知），以及 xX 因素（適應的結果），而成爲「Double ABC-X」模式。用以描述（1）影響家庭適應的其他壓力源；（2）處理家庭危機所需的資源；（3）家庭爲使困境合情理而對壓力認知的改變；（4）家庭對危機的調適，及（5）最終適應的結果。

　　所謂的 aA 因素，指的是家庭在面對舊有壓力與困難之外，隨之而來爲適應生活轉折，或因面臨環境中的不確定性所結合而成壓力。bB 因素則代表家庭爲適應危機所需要的既有及新開發資源（包含個人、家庭與社區資源）。cC 因素意味著家庭對危機的整體認知（包括 X ＋ aA ＋ bB），即除了家庭如何看待危機之外，亦包括對累積壓力及家庭適應資源的解讀。最後，xX 因素描述的是家庭在危機後的適應結果，爲一連續的過程，由適應不良（maladaptation）到適應良好（bonadaptation）。另外，xX 因素亦受到家庭爲了因應危機所採取之行爲，並伴隨 bB 與 cC 兩因素互動之共同影響，其所反應的即是家庭的調適。

　　應用上，較新的研究多以 Double ABC-X 的架構作根據，將時間因素納入考量，除探討壓力對家庭的影響，亦進一步分析危機後時期的適應過程與結果。例如：Bernedo 等人於 2021 年的研究中探討新型冠狀病毒肺炎流行期間之封城措施，如何對家庭之壓力與適應造成影響 [48]。另外，有部分研究則應用模型於探討特殊需求家庭（如：育有身心障礙或自閉症孩童之家庭）之壓力因應與調適 [49-51]。整體而言，無論運用傳統 ABC-X 模型，或是 Double ABC-X 模型，都可以讓研究者更全面瞭解家庭受到哪些壓力源的影響，並透過家庭成員的視角看待問題，以提供其所需之資源與介入，進而促進家庭成員之健康。

第三節　社區、家庭對健康信念及行爲的影響

　　家庭與社區是個人生活的環境，在此環境中，個人與其他人互動，形塑了個人與彼此的信念與行爲，以下針對與健康相關之信念與行爲，說明社區及家庭對於個人之影響。

一、家庭對於個人健康信念及行為之關係

（一）與個人健康信念及行為有關之家庭因素

家庭因素，包括：家庭結構、家庭支持、家人互動……等，對於個人健康信念及行為之影響，會因關注對象（研究主體）之生命週期、性別及角色而異。在健康相關研究中，家庭多被視為自變項，研究者關注於家庭因素對於家庭成員之健康信念、健康行為、及健康狀態之影響，更進一步，試圖以家庭為介入單位，透過以家庭為基礎之介入計畫，來提升家庭成員的健康。

探討家庭對健康信念與健康行為影響之研究多以兒童及青少年為研究對象，加拿大的學者 Rhodes 於 2020 年透過文獻回顧，提出家庭對於兒童及青年之影響架構（引用並轉譯為中文如圖 8-2）[52]。Rhodes 設定之健康行為包括：身體活動、睡眠及靜態生活方式，在此借用 Rhodes 之架構圖說明與健康信念及行為有關之家庭因素，包括：（1）家庭功能，如：家庭凝聚力、家庭溫暖、家庭能力，均有助於較健康的行為；（2）利益相關之家庭成員：健康信念與行為會與家中成員之互動有關，例如：有多少兄弟姊妹、監護人、以及祖父母；（3）家庭結構與安排，由單親獨力扶養，或父母共同養育，甚至是更複雜的養育方式，都會影響家庭成員的健康信念與行為；（4）家庭之社會人口學特性，如：教育及收入，若為兒童青少年之研究，通常以父母或主要照顧者之教育程度為指標，收入則多以家庭總收入為測量，教育與收入對於健康信念與行為之影響方式不盡相同，但常被組合為家庭社會經濟地位指標，與多項健康行為有顯著之關聯性，如：吸菸、飲酒、嚼檳榔、身體活動／運動習慣、健康飲食等；（5）父母偏好與特徵，如：父母本身之健康信念與行為，會直接透過言教與身教的方式影響子女；（6）家庭教養之實踐方式，如：行為示範以及家庭支持；（7）教養型態，通常分為：權威、專制、放任、以及民主等不同的形式，對於子女的健康信念與行為會因為不同行為性質及子女之發展階段而有不同之影響力；（8）居家環境，包括：居家空間的大小、居住環境的安排、以及家戶設備等，舉例而言，生活於螢幕數量越多的家戶者之螢幕使用時數愈長、家中存放零食越多者之食用零食頻率也越高。

Rhodes[52] 也提出家庭之外的其他因素，包括：（1）社會影響，如：同儕、師長、社會規範；（2）社區環境（將於下一段說明）；（3）文化，如：種族及傳統；（4）政策，如：學校、工作場所及政府等不同層級之政策；（5）媒體。這些外在因

素不僅會直接影響每一個人的健康信念與行為，也會透過對於家庭的影響而間接影響到家庭成員。

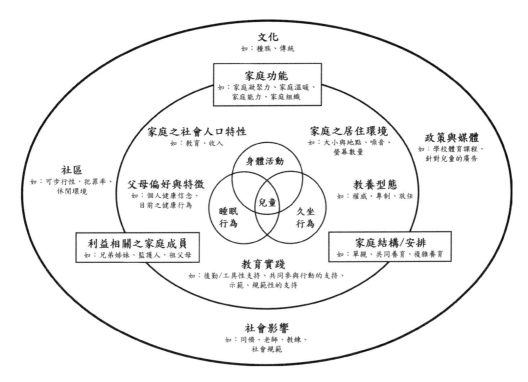

圖 8-2：家庭對於兒童及青少年健康行為之影響示意圖 [52]

（二）家庭因素對個人健康信念及行為之影響力

　　家庭對個人健康信念及行為之影響力，因行為及對象而異，雖然多數的橫斷研究顯示各種家庭因素與家庭成員（尤其是兒童與青少年）之健康信念及行為有關 [53]，但在長期追蹤調查及實驗介入，家庭之影響力卻呈現不同的效果，如：Kitzman-Ulrich[54] 發現以家庭為基礎的體重控制介入計畫，在介入中將健康議題（如飲食、運動）加入家庭影響之成分（如教養型態、教養技巧、家庭功能等），對於體重控制、飲食及體能活動行為皆有顯著之成效；Brown[55] 針對以家庭為基礎之兒童身體活動介入成果進行之統合分析，結論認為：以家庭為基礎之兒童身體活動介入的影響力不大；又如 Hubbard[56] 回顧以家庭為基礎之成人戒菸介入，提出非常保守之結論：以家庭為基礎之戒菸介入計畫仍未發現有效的家庭介入方式，並建議未來可納入更多元的家庭影響因子來驗證家庭對成人戒菸之效果。

　　家庭與成員健康行為的關聯性似乎不容易在介入計畫中展現成效，其原因可能

包括 [57]：（1）家庭結構與家庭組成之動態與複雜性、（2）家庭在發展其健康生活型態之自主性受到外在因素的限制、（3）家庭成員間及不同健康行為間之相互矛盾、以及（4）健康不一定是家庭生活中的唯一重要目標。

二、社區對於個人健康信念及行為之影響力

社區是由人群所組成的一種社會單位、是人們生活的空間，包含有形的物質環境與無形的社會環境，都會影響在其間生活的人們。其對於個人的影響多將之視為環境因素，會明確影響健康相關行為的環境因素包括：資訊環境、零售環境、建成環境（built environment）及社會環境，簡而言之，就是實踐健康影響金字塔（the health impact pyramid，圖 8-3）中的「改變情境讓人們的預設選擇更健康」[58]、以及渥太華憲章五大行動綱領的建立支持健康的環境與社區行動。

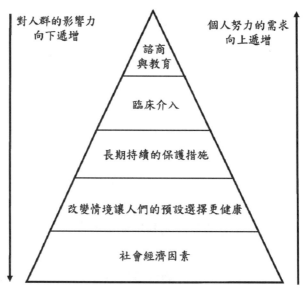

圖 8-3：健康影響金字塔 [58]

（一）社區資訊環境

社區是提供民眾資訊的重要場域，而健康資訊的提供可透過人際、環境安排（如：紅布條、布告）、廣播、以及辦理各項活動等方式傳遞。例如：透過社區中的健康專業人員（如：藥師），在與社區居民接觸時進行戒菸教育 [59,60]。

（二）社區零售環境（市場與商店）

　　社區中存在各式各樣的商品市場，雖不會被認為是健康相關產業，卻是生活非常重要的一部分，且與健康息息相關，不論是食衣住行都會受到社區零售環境的影響。在零售環境中關於商品的健康相關標示、定價與促銷、所在位置都與人們的健康選擇有關，同時也是另一種形式的資訊環境，在潛移默化中影響人們的健康信念與行為。例如：社區中的食物環境（如：飲料店、超商的密度及其與住家的距離）與人們的含糖飲料攝食習慣及肥胖程度有顯著的關聯性、甚至也會影響社區飲食教育介入之成效 [61]。

（三）社區建成環境

　　建成環境（或翻譯為建築環境），其定義可根據美國疾病預防中心對於建成環境之描述為：「我們居住、生活、學習、工作及娛樂的物質構成或裝扮（physical makeup），包含了我們的家庭、學校、企業、街道和人行道、開放空間、以及交通選擇。建成環境可以影響社區的整體健康以及個人的行為，例如：身體活動及健康的飲食。」（The built environment includes the physical makeup of where we live, learn, work, and play─our homes, schools, businesses, streets and sidewalks, open spaces, and transportation options. The built environment can influence overall community health and individual behaviors such as physical activity and healthy eating.）

　　簡而言之，建成環境是人類建造或設計的場所的總和，包括建築物、建築物周圍的場地、社區佈局、交通基礎設施以及公園和小徑。不斷變化的建築環境和相關政策對於人們會產生長期影響。建成環境已被多項研究證實與慢性病、心理健康、肥胖有關，其中最關鍵的機制是身體活動：建成環境影響人們的身體活動，進而影響健康 [62]。

　　美國健康與人類服務部（U.S. Department of Health and Human Services）的社區預防服務工作組（Community Preventive Services Task Force, CPSTF）於 2016 年提出有關透過建成環境策略來增加身體活動 [63]，將身體活動之介入措施與土地使用及環境設計相結合，尤其是行人與自行車的相關運輸系統，例如：街道間的連接、人行道及步道的基礎建設、自行車的基礎建設、大眾運輸的基礎建設；至於土地使用的環境設計方面，則建議以提升使用功能多樣性及可近性為目的來設計，以便人們生活、工作、及休閒娛樂可以方便地從事身體活動。透過建成環境之改善，可以增

加居住於其間的人們的身體活動量，進而降低疾病率、死亡率，同時提升生活品質（如圖 8-4 所示）。

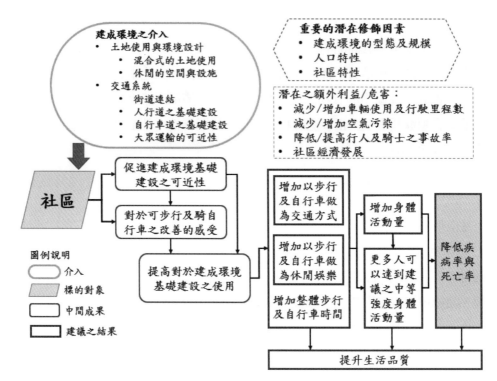

圖 8-4：透過建成環境以促進體能活動之概念架構示意圖 [64]

（四）社會環境

上述之資訊、零售與建成環境皆會影響到社區居民對於健康事務之感受、形成社區之社會環境。在社會環境方面，社區意識、傳統、風俗、習慣都會影響人們的健康信念與行為，例如：社區大多數人形成的一般性的社會氛圍（生死由命）、對於特定健康議題之輿論（檢查都沒好事）、以及諱疾忌醫或寧可不知道的社區耳語，都會影響到個人對於癌症篩檢的健康信念及篩檢服務的接受度。然而，透過社區具有影響力的重要關鍵人士或社區中健康專業人員的努力，可以有效地改變社區之健康氛圍，並進而改變社區居民之健康信念及健康行為，亦有助於社區健康服務之使用意願及使用率 [65,66]。

三、家庭與社區對於健康信念與行為的影響機制

　　家庭與社區對於健康信念與行為的影響不言可喻，不論是健康行為的建立、改變或維持皆然。家庭與社區究竟如何影響一個人的健康信念與行為？本節的最後一部分，將以健康行為相關理論為基礎，論述家庭與社區影響健康信念和健康行為之可能機制：

（一）家庭與社區作為物質環境之影響

　　社會認知理論之核心概念為「三元交互決定論」，強調人的行為可藉由「行為」、「個人因素」、「環境因素」三者彼此影響而形成，其中，環境因素指的是個體所處的環境，包括自覺（perceived）以及實際（actual）環境，後者就是個人現實所處的物質與社會環境。家庭與社區作為個人的物質環境時，可以提供或限制個人產生健康信念與展現健康行為的機會，公共衛生實務工作者也可以透過環境營造來影響成員之健康信念與行為。

1. 提供個人產生健康信念與展現健康行為的機會

　　家庭與社區形塑了人們採用和維持健康行為的機會。社會認知理論認為：環境中的「促進因子」（facilitators）或「阻礙因子」（impediments）會影響個人的健康信念及行為，例如：社區中的快餐店、酒類商店和香菸與檳榔販賣點的密度，皆與不健康飲食、飲酒及吸菸的信念與行為有關；社區中方便而安全的步道規劃、綠地、安全經濟的運動設施及便利的大眾運輸，則有利於展現足夠的身體活動與運動行為。

2. 透過環境營造來影響成員之健康信念與行為

　　運用 Richard Thaler 提出之行為經濟學（巧推），透過情境脈絡的設計，改變實體環境的選擇架構（choice architecture），就可以輕巧地引導人們做出健康的選擇，在不知不覺或無須掙扎地採取健康的生活方式。

（二）家庭與社區作為社會環境的影響機制

　　家庭與社區屬於 Bronfenbrenner 提出的生態模式之微系統；家庭與社區中的人們會互相交流與互動，在其中，個人不單是被動地受他人的影響，也會影響這個系

統內的其他人。當家庭與社區作爲社會環境時，對於個人健康信念與行爲之影響更爲多元，包括：家庭與社區是個人最初也最直接的學習場域、提供社會資本而影響個人的健康信念與行爲、以及透過規範以強制方式影響成員之行爲。

1. 家庭與社區是個人最初也最直接的學習場域

家庭與社區是個人最初也最直接的學習場域，其對於個人健康信念與認知之影響機制，可呼應多項行爲理論中重要概念，首先，社會認知理論的：（1）觀察學習：我們從小由家庭及生活之社區中，經由耳濡目染的觀察他人從事某行爲及其結果，來學習如何執行該行爲；（2）影響自我效能之替代性經驗：從觀察他人能成功執行某行爲，而相信自己也有能力從事該行爲；（3）社會結果期望：個人認爲社會對於從事某行爲的反應也是先由成長的家庭與社區所習得。其次，在理性行動論中，主觀規範之「規範信念」描述的是個體自覺重要他人對其執行某行爲的期待（認同或不認同），而所謂的重要他人，是指對個人具有影響力的家人、配偶、朋友等，多是家庭與社區中的成員。第三，健康信念模式之行動線索中也有很大的成分來自於家庭與社區，例如：家人之疾病經驗或家人之提醒。

2. 家庭與社區提供社會資本而影響個人的健康信念與行為

群體成員身分和社區內個體的特徵，可以通過兩種形式的社會資本影響健康行爲：首先，以健康爲導向的家庭成員、親戚、朋友和鄰居網絡支持健康行爲，制裁不健康行爲，並就交換信息的方式來改變家庭與社區成員之行爲。其次，基於社會凝聚力的社會資本有助於家庭與社區健康行爲的差異，例如：成員間的信任、互惠規範和促進互利合作的關係。

3. 家庭與社區透過規範以強制方式影響成員之行為

家庭與社區常被視爲社會控制以及個人社會化的重要場域，「規範」就是一個具體的方式，規範可以是具體而正式的（例如：家規、社區生活公約），也可以是廣泛且非正式的（例如：口頭共識的家庭或社區無菸規範），通常都會透過「獎勵」及「處罰」的方式來促使或維持某些健康行爲（亦即社會認知理論中的「增強」）。

四、結語

　　個人與家庭及社區是難以分割的存在，個人生活於家庭及社區之中，家庭及社區是由一群個人所組成。社區與家庭既是形塑個人健康信念與行為的環境，社區與家庭環境也是由其中每一位成員所形塑。家庭與社區對於生活於其中的每一個人的健康都有不容忽視的影響力，但，家庭與社區也受到更大的社會政治經濟環境所影響。

總　結

　　社區與家庭的定義皆會隨著社會的變遷而有所改變，在類型上亦可根據研究主題與方法而有不同的分類。然而，藉由理論，可以協助我們以不同的視角來解決社區與家庭問題，進而提升個人與群體健康。本章介紹之「社區組織與社區營造模式」，呈現四種不同的社區組織與社區營造類型，並強調可採取不同的策略至欲解決的議題；「以資產為基礎的社區發展模式」及其 12 項原則，則進一步說明如何以社區的優勢而非問題出發，來化阻力為助力推動社區健康。另外，瞭解社區營造過程中的重要概念，像是社區賦權、社區資產、集體效能、能力建構、社區整備程度，以及參與與關聯，都能有助於進行社區評估，進而發展出有效的介入策略。在家庭方面，本章所介紹之相關理論，分別從家庭生命週期、家庭系統以及家庭壓力來瞭解家庭影響個體信念與健康行為的不同面向，並呈現重要的家庭因素。綜合而言，社區與家庭密不可分，透過不同的影響機制對每個人的健康產生不容忽視的影響力。

關鍵名詞

倡議（Advocacy）
資產（Asset）
以資產為基礎（Asset-based）

以資產爲基礎的社區發展模式（Asset-based community development）

Bowen 家庭系統理論（Bowen family system theory）

建成環境（Built environment）

集體效能（Collective efficacy）

社區（Community）

社區營造（Community building）

社區能力（Community capacity）

社區發展（Community development）

社區組織（Community organizing）

社區整備程度（Community readiness model）

自我分化（Differentiation of self）

情感斷截（Emotional cut-off）

賦權（Empowerment）

家庭（Family）

家庭發展理論（Family development theory）

家庭生命週期（Family life cycle）

家庭投射過程（Family projection process）

家庭壓力理論（Family stress theory）

多世代傳遞過程（Multi-generational transmission process）

以需求爲基礎（Needs-based）

核心家庭情緒系統（Nuclear family emotional system）

參與（Participation）

整備程度（Readiness）

關聯（Relevance）

手足位置（Sibling position）

社會退化（Societal regression）

以優勢爲基礎（Strengths-based）

三角關係（Triangles）

複習問題

1. 請說明什麼是「社區」？一般來說，社區可以有哪些類型？

2. 在推動以社區為中心的健康促進方案之前，都需要進行社區診斷與評估。其中，常使用資產導向（asset approach）的社區資源評估模式，並利用「半瓶水」（a glass half-full）的理念來理解社區資產。請說明什麼是資產導向社區資源評估模式及「半瓶水」的理念，再進一步說明如何應用該模式在社區健康促進的推動。

3. 以社區為基礎的健康促進方案時，首要發揮以「社區為中心」的健康賦能模式（community-centered empowerment），請說明此模式的特性，並以「推動社區整潔以預防登革熱」為例，說明如何進行「健康賦能」模式，以達成預防失智症登革熱的社區健康目標。

4. 良好的家庭功能有助於個人健康的發展，請簡要說明家庭所提供的五類基本功能。

5. Duvall（1957）將家庭生命週期分為八個階段，請先描述各階段之名稱，再進一步說明各階段的主要發展任務。

6. 請以含糖飲料使用行為為例，說明家庭與社區對於兒童的相關健康信念與行為之影響。

7. 請條列家庭與社區對於個人健康信念與行為之可能影響機制，請以身體活動（運動）行為為例，分別描述各機制之實際範例。

8. 下列有關家庭壓力 ABC-X 模式中的概念敘述何者為「非」？
(A) 模式中的 A 因素指的是「壓力事件」(B) 家庭資源（B 因素）包括個人、家庭，及社區資源 (C)「壓力的意義」（C 因素）代表的是家庭對壓力事件的認知與評價 (D)「X 因素」所描述的是家庭危機適應的結果

引用文獻

1. Simmel G. The metropolis and mental life The urban sociology reader. 2nd ed. UK: Routledge, 2012.

2. 林萬億、李易駿、李宜興等：社區工作：理論與實務工作手冊。臺北：雙葉書廊，2020。

3. 李易駿：當代社區工作：計畫與發展實務。第六版。臺北：雙葉書廊，2020。

4. Wallerstein N, Minkler M, Carter-Edwards L, Avila M, Sanchez V. Improving health through community engagement, community organization, and community building. In: Glanz K, Rimer BK, Viswanath K, eds. Health behavior: theory, research and practice. San Francisco, CA: John Wiley & Sons, Inc., 2015;277-300.

5. Walter CL, Hyde CA. Building practice: an expanded conceptual framework. In: Minkler M, ed. Community Organizing and Community Building for Health and welfare. New Brunswick, NJ: Rutgers University Press, 2012;78-93.

6. Rothman J. Approaches to community intervention. Strategies of community intervention. 6th ed. Itasca, IL: Peacock Publishers, 2001;27-64.

7. Rothman J. Multi modes of intervention at the macro level. Journal of Community Practice 2007;**15**:11-40.

8. Minkler M, Wallerstein N. Improving health through community organization and community building: a health education perspective. In: Minkler M, ed. Community organizing and community building for health: Rutgers University Press, 2005;26-50.

9. Alinsky SD. Rules for radicals: A practical primer for realistic radicals. New York: Vintage, 1971.

10. Morgan A, Ziglio E. Revitalising the evidence base for public health: an assets model. Promotion & education 2007;**Suppl 2**:17-22. doi:10.1177/10253823070140020701x.

11. Foot J, Hopkins T. A glass half-full: how an asset approach can improve community health and wellbeing. IDeA, 2010.

12. Sampson RJ, Raudenbush SW, Earls F. Neighborhoods and violent crime: a multilevel study of collective efficacy. Science (New York, NY) 1997;**277**:918-24. doi:10.1126/science.277.5328.918.

13. Green GP, Haines A. Asset building & community development. USA: Sage publications, 2015.

14. Chaskin R, Brown P, Venkatesh S, Vidal A. Building Community Capacity. NY: Aldine de Gruyter, 2001.

15. Glickman NJ, Servon LJ. More than bricks and sticks: Five components of community development corporation capacity. Housing Policy Debate 1998;**9**:497-539. doi:10.10

80/10511482.1998.9521306.

16. Plested BA, Edwards RW, Jumper-Thurman P. A Handbook for Successful Change. Fort Collins: Tri-Ethnic Center for Prevention Research, 2006.

17. 黃肇新、邱靖媛、朱洪漢譯（Plested BA, Edwards RW, Jumper-Thurman P 著）：社區整備程度模式：成功轉變社區的指引。臺北：巨流圖書，2009。

18. Priest JB. A Bowen Family Systems Model of Generalized Anxiety Disorder and Romantic Relationship Distress. J Marital Fam Ther 2015;41:340-53. doi:10.1111/jmft.12063.

19. Nyswander D. Education for health: Some principles and their application. Health Education Monographs 1956;14:65-70.

20. Duran B, Wallerstein N, Avila MM, Belone L, Minkler M, Foley K. Developing and maintaining partnerships with communities. Methods for community-based participatory research for health. 2nd ed. San Francisco: Jossey-Bass, 2012;43-68.

21. Satariano NB, Wong A. Creating an online strategy to enhance effective community building and organizing. In: Minkler M, ed. Community organizing and community building for health and welfare. New Brunswick, NJ: Rutgers University Press, 2012;269-87.

22. Wang C, Pies CA. Using photovoice for participatory assessment and issue selection: Lessons from a family, maternal, and child health department. Community-based participatory research for health: From process to outcomes. 2nd ed. San Francisco: Jossey-Bass, 2008;183-98.

23. Miller LR. Definition of family. Encyclopedia of Family Studies 2016;1-7.

24. Koerner AF, Fitzpatrick MA. Communication in intact families. The Routledge handbook of family communication. Routledge, 2012;129-44.

25. Lerner RM, Spanier GB. Child influences on marital and family interaction: A life-span perspective. Elsevier, 2013.

26. Wamboldt F, Reiss D. Task performance and the social construction of meaning: Juxtaposing normality with contemporary family research. The diversity of normal behavior: Further contributions to normatology 1991;164-206.

27. Kaakinen JR, Coehlo DP, Steele R, Robinson M. Family health care nursing: Theory, practice, and research. FA Davis, 2018.

28. 周麗端：婚姻與家庭的變遷。王以仁等主編：婚姻與家人關係。新北市：空中大學，2016：1-34。

29. 教育部：高級中等以下學校及幼兒園家庭教育議題教師手冊。臺北市：教育部，2020。

30. Burgess EW, Locke HJ. The family: From institution to companionship. 1945.

31. Pacific UPROfAat. The changing family in Asia: Bangladesh, India, Japan, Philippines, Thailand. Bangkok United Nations Educational, Scientific and Cultural Organization, 1992.

32. Sharma R. The Family and Family Structure Classification Redefined for the Current Times. J Family Med Prim Care 2013;**2**:306-10. doi:10.4103/2249-4863.123774.

33. 林如萍：家庭發展理論。黃迺毓、林如萍、唐先梅、陳芳茹主編：家庭概論。臺北縣：空中大學，2001；82-97。

34. Duvall EM. Family development. 1957.

35. Martins CA. Transition to parenthood: consequences on health and well-being. A qualitative study. Enferm Clin (Engl Ed) 2019;**29**:225-33. doi:10.1016/j.enfcli.2018.04.005.

36. Padilla-Walker LM, Coyne SM, Fraser AM, Dyer WJ, Yorgason JB. Parents and adolescents growing up in the digital age: latent growth curve analysis of proactive media monitoring. J Adolesc 2012;**35**:1153-65. doi:10.1016/j.adolescence.2012.03.005.

37. Berge JM, Loth K, Hanson C, Croll-Lampert J, Neumark-Sztainer D. Family life cycle transitions and the onset of eating disorders: a retrospective grounded theory approach. J Clin Nurs 2012;**21**:1355-63. doi:10.1111/j.1365-2702.2011.03762.x.

38. 洪晟惠、周麗端：家庭發展階段與家庭結構對中年世代生活滿意度的影響。人類發展與家庭學報 2011；75-100。

39. Bowen M. Family Therapy in Clinical Practice. New York (Aronson), 1978.

40. Haefner J. An application of Bowen family systems theory. Issues Ment Health Nurs 2014;**35**:835-41. doi:10.3109/01612840.2014.921257.

41. Jakimowicz S, Perry L, Lewis J. Bowen Family Systems Theory: Mapping a framework to support critical care nurses' well-being and care quality. Nurs Philos 2021;**22**:e12320. doi:10.1111/nup.12320.

42. Xue Y, Xu ZY, Zaroff C, et al. Associations of Differentiation of Self and Adult Attachment in Individuals With Anxiety-Related Disorders. Perspect Psychiatr Care 2018;**54**:54-63. doi:10.1111/ppc.12200.

43. Cepukiene V. The Significance of Family-of-Origin Dynamics for Adults' Health and Psychological Wellbeing: The Perspective of Bowen Family System Theory. Interpersonal Relationships: IntechOpen, 2020.

44. Holmes TH, Rahe RH. The social readjustment rating scale. Journal of psychosomatic research 1967;**11**:213-218.

45. Hill R. 1. Generic Features of Families under Stress. Social casework 1958;**39**:139-50.

46. Boss P, Bryant CM, Mancini JA. Family stress management: A contextual approach. Sage Publications, 2016.

47. McCubbin HI, Patterson JM. The family stress process: The double ABCX model of adjustment and adaptation. Marriage & family review 1983;**6**:7-37.

48. Bernedo IM, Oliver J, Urbano-Contreras A, González-Pasarín L. Perceived stress, resources and adaptation in relation to the COVID-19 lockdown in Spanish foster and non-foster families. Child Fam Soc Work 2021. doi:10.1111/cfs.12871.

49. Alsaman MA, Abd El-Naiem HN. Stress in Egyptian parents of children with developmental disabilities. The moderating effect of social support. Res Dev Disabil 2021;**117**:104045. doi:10.1016/j.ridd.2021.104045.

50. Boettcher J, Zapf H, Fuerboeter M, et al. Perceived mental health in parents of children with rare congenital surgical diseases: a double ABCX model considering gender. Orphanet J Rare Dis 2021;**16**:384. doi:10.1186/s13023-021-01998-9.

51. Wong V, McGrew J, Ruble L. Predicting the Outcomes of Parents of Transition-Age Youth or Young Adults with ASD. J Autism Dev Disord 2020;**50**:2723-39. doi:10.1007/s10803-020-04362-1.

52. Rhodes RE, Guerrero MD, Vanderloo LM, et al. Development of a consensus statement on the role of the family in the physical activity, sedentary, and sleep behaviours of children and youth. Int J Behav Nutr Phys Act 2020;**17**:74. doi:10.1186/s12966-020-00973-0.

53. Woodruff SJ, Hanning RM. A review of family meal influence on adolescents' dietary intake. Can J Diet Pract Res 2008;**69**:14-22. doi:10.3148/69.1.2008.14.

54. Kitzman-Ulrich H, Wilson DK, St George SM, Lawman H, Segal M, Fairchild A. The integration of a family systems approach for understanding youth obesity, physical activity, and dietary programs. Clin Child Fam Psychol Rev 2010;**13**:231-53. doi:10.1007/s10567-010-0073-0.

55. Brown HE, Atkin AJ, Panter J, Wong G, Chinapaw MJ, van Sluijs EM. Family-based interventions to increase physical activity in children: a systematic review, meta-analysis and realist synthesis. Obes Rev 2017;**18**:491-4. doi:10.1111/obr.12493.

56. Hubbard G, Gorely T, Ozakinci G, Polson R, Forbat L. A systematic review and narrative summary of family-based smoking cessation interventions to help adults quit smoking. BMC Fam Pract 2016;**17**:73. doi:10.1186/s12875-016-0457-4.

57. Cresson G, Pitrou A. The role of the family in creating and maintaining healthy lifestyles. WHO Reg Publ Eur Ser 1991;**37**:213-27.

58. Frieden TR. A framework for public health action: the health impact pyramid. Am J Public Health 2010;**100**:590-5. doi:10.2105/AJPH.2009.185652.

59. Appalasamy JR, Selvaraj A, Wong YH, Dujaili JA, Kow CS. Effects of educational interventions on the smoking cessation service provided by community pharmacists: A systematic review. Res Social Adm Pharm 2022. doi:10.1016/j.sapharm.2022.01.008.

60. Zulkiply SH, Ramli LF, Fisal ZAM, Tabassum B, Abdul Manaf R. Effectiveness of community health workers involvement in smoking cessation programme: A systematic review. PLoS One 2020;**15**:e0242691. doi:10.1371/journal.pone.0242691.

61. Lorts C, Tasevska N, Adams MA, et al. Participation in the Supplemental Nutrition Assistance Program and Dietary Behaviors: Role of Community Food Environment. J Acad Nutr Diet 2019;**119**:934-43 e2. doi:10.1016/j.jand.2018.11.021.

62. Sallis JF, Floyd MF, Rodríguez DA, Saelens BE. Role of built environments in physical activity, obesity, and cardiovascular disease. Circulation 2012;**125**:729-37. doi:10.1161/circulationaha.110.969022.

63. Omura JD, Carlson SA, Brown DR, et al. Built Environment Approaches to Increase Physical Activity: A Science Advisory From the American Heart Association. Circulation 2020;**142**:e160-e6. doi:10.1161/cir.0000000000000884.

64. Community Preventive Services Task Force Recommendation for Built Environment Interventions to Increase Physical Activity. MMWR Morb Mortal Wkly Rep 2017;**66**:460. doi:10.15585/mmwr.mm6617a4.

65. Poggiogalle E, Kiesswetter E, Romano M, et al. Psychosocial and cultural determinants of dietary intake in community-dwelling older adults: A Determinants of Diet and Physical Activity systematic literature review. Nutrition 2021;**85**:111131. doi:10.1016/j.nut.2020.111131.

66. Ubert T, Forberger S, Gansefort D, Zeeb H, Brand T. Community Capacity Building for Physical Activity Promotion among Older Adults-A Literature Review. Int J Environ Res Public Health 2017;**14**. doi:10.3390/ijerph14091058.

第 9 章
組織與組織行為對健康信念與行為的影響

陳端容、陳富莉　撰

學習目標

一、瞭解組織氛圍與組織安全氣候對健康的重要性

二、描述組織工作特性的健康風險

三、說明影響健康的組織社會心理環境與相關理論

引　言

　　對世界各國多數成年人而言，他們將大部分時間花在工作上，因為工作提供了許多經濟和其他像成就感的好處。不過，由於化學物質、生物製劑、物理因素、不利的人體工程、過敏原、複雜的社會心理工作環境，工作者其實面臨著各種可能的危害 [1]。隨著逐漸全球化的社會政治發展、自由市場的建立、工作性質的演變、資訊和通信技術的發展，以及人口結構變化，工作場所的心理社會風險，例如工作壓力和工作場所暴力等，已被確定為重大的新興健康風險 [2,3]。需要注意的是，新的工作形式仍會產生新的社會心理危害。

　　工作組織的社會心理危害（psychosocial hazards），可以簡單定義為是由工作設計和管理制度，以及工作組織的社會互動環境，造成對員工心理或身體傷害 [4]。目前累積文獻中，學者對工作組織的心理社會危害大多具有共識，參考表 9-1 所列出的不同面向的心理社會危害因子 [5]。

表 9-1：社會心理危害

心理危害	
工作內容	缺乏多樣性或工作週期短、工作零散或無意義、技能使用不足、不確定性高。
工作量和工作節奏	工作超載或低載、時間壓力大、持續受制於最後期限。
工作日程	輪班工作、夜班、不彈性的工作時間表、不可預測的工作時間、長時間工作。
控制	決策參與度低，對工作量、工作進展節奏等缺乏控制。
環境與設備	設備可用性、適用性或維護不足；環境條件差，例如空間不足、光線不足、噪音過大。
組織文化和功能	溝通不通暢，對解決問題和個人發展的支持低，缺乏對組織目標的發聲或協議能力。
工作中的人際關係	社會或身體上的孤立、與管理階級關係不佳、人際衝突、缺乏社會支持、欺凌、騷擾。
組織中的功能	角色模糊、角色衝突。
職涯發展	職業停滯和不確定性、晉升不足或晉升過度、薪酬低、工作不安全、工作的社會價值低。
家庭工作方面	工作和家庭需求衝突，家庭支持不足。

資料來源：Adapted from Leka, Griffiths & Cox [6]。

　　工作組織的社會心理危害也包括工作壓力，以及長期暴露於不良社會心理環境所產生的倦怠（burnout）。倦怠爲一種身體、情感和精神疲憊的狀態，其他如暴力騷擾、欺凌（或圍剿），或是缺乏組織的職涯支持功能，也被廣泛接受爲工作組織安全與健康的重大挑戰 [2]。本章即針對各項工作組織的社會心理危害進行深入的討論，並在最後的總結部分，提出一個整合型分析架構，說明組織社會心理危害對健康的影響 [5]。

第一節　組織氛圍與組織安全氣候

一、組織氛圍（Organizational climate）

　　組織氛圍（或稱爲組織氣候）是反映一特定組織或其次系統所知覺的一套屬性。Reichers & Schneider [7] 將組織氛圍定義爲對組織政策、實踐和程序的共同看法。Litwin & Stringer [8] 則定義組織氛圍是一組可測量的工作環境屬性，可以被成員間接或直接所知覺，再影響成員之動機與行爲。De Long and Fahey [9] 認爲組織氛圍係組織內的共享價值、信念和工作氣氛。基本上，組織氛圍是屬於一種環境因素，組織內部環境長久特性與其成員交互作用之結果。組織若賦與員工在工作上的自主性，將可能使員工獲得成功的經驗，強化成員的成就感，自我效能感隨之提升 [10]。

　　組織氛圍對職場員工的工作表現有顯著影響，且正向的組織氛圍會提升組織員工的工作滿意度。許順旺等 [11] 研究即發現正向的組織氛圍能增加員工工作投入進而提升其工作滿意度。藍天雄與崔家豪 [12] 研究亦發現組織氛圍會影響組織信任與工作滿意，組織若能形塑良好的組織安全與健康氣候，對員工的職場身心健康與工作表現必然有正向的影響。

二、組織安全氣候及社會心理安全氣候

（一）組織安全氣候（Organizational safety climate）

　　組織安全氣候是避免職場安全危害的一種組織氛圍，員工對安全行爲重要性

的共同看法，指在某一特別地點或時間點的安全文化 [13]。它反映了安全法規政策、計畫和行為是如何被實踐、監督和重視的；安全氣候也是一個參考框架和規範，指導員工該做什麼，不該做什麼。安全氣候已被證實是各行業安全實踐的一個重要的領先指標（leading indicator）[14,15]。管理者對於職場安全的承諾是安全氣候中不可或缺的元素；另外，組織員工的參與和投入及員工安全訓練亦是提升組織安全氣候重要的因素 [16]。

近年來的研究及實務皆證實安全氣候有提升安全行為的效果。以醫院職場危害為例，Wu 等人 [17] 研究發現職場安全氣候可以顯著降低醫師遭受職場暴力的威脅。Chen 等人 [18] 研究亦發現醫療職場的安全氣候及醫師自我效能均能顯著預防醫師遭受針扎的危害。此外，Li 等人 [19] 研究即發現學校校長若能展現預防霸凌的領導將能營造學校預防霸凌組織氣候，降低學校學生受到霸凌發生率。

（二）社會心理安全氣候（Psychosocial climate）

Dollard [20] 定義社會心理安全氣候是為了保護工作者心理健康與安全的政策、行為、過程，是組織氣氛的一個具體組成部分，與工作中的心理傷害有關，特別針對工作中避免受心理傷害騷擾和欺凌。Dollard 與 Bakker [21] 提出社會心理安全氣候包含四個面向：（1）組織管理者之承諾，指組織管理者願意承諾致力於投入資源（如：金錢、時間、人力等），提升員工身心健康；（2）組織將員工需求視為優先順序，當有任何危及員工身心健康時，組織會以員工身心健康為第一優先考量；（3）組織溝通，組織和員工對於心理安全健康議題有很好的溝通，員工的職場心理健康資訊常常是透過管理者的告知而注意；（4）組織參與或投入，組織管理者會重視員工的建言，員工代表可以提出對於改善身心健康的想法，公司會採納。社會心理安全氣候是一種組織資源，影響工作環境，包括工作需求和工作資源。當組織中的社會心理安全氣候不好時，可能會導致工作設計不當和工作心理負荷，影響個人心理健康。Dollard 與 Bakker [21] 研究發現工作要求及工作資源會影響員工的健康，而社會心理安全氣候有調節的效果。

第二節　組織工作特性的健康風險

一、不良的工作時間（adverse work schedules）及輪班制（shift work）

　　隨著行業（例如服務業和製造業）轉變爲 24 小時的時間制 [22]，輪班制（shift work）、輪替排班（rotating schedules），早或晚班（early and late starts）爲主的工作時間模式，在世界大部分地區都持續增加。此外，在全球化經濟中，福利較少且工作時間不正常的非自願兼職工作變得越來越普遍。在美國，估計有 18% 的全職工人不是在所謂的正常工作時間（上午 6 點到下午 6 點）上班 [22]，在上午 6 點到下午 6 點以外的時間工作越來越普遍，且越來越多的工人，特別是中低收入戶，從事副業以增加其收入。夜班和輪班工人的健康風險尤其高，雖然少部分夜班工人能夠完全改變生理畫夜節律，但輪班工人幾乎永遠沒有機會完全克服這個問題，因此他們會面臨更多的健康風險 [22]。

　　在過去十年中，輪班與不良健康結果相關性的證據大量增加。Vyas 等人 [23] 回顧並綜合分析了 34 項研究，總共包含 2,011,935 員工樣本。結果指出輪班與心肌梗塞（myocardial infarction）和缺血性中風（ischemic stroke）的風險增加有顯著相關，輪班（特別是夜班）會導致更嚴重的健康後果。最明顯的是，輪班擾亂了工人的日常生活，因此他們最終會在不適宜的時間吃零食，或者在社交上與同儕疏離。輪班也會抑制褪黑激素的分泌，導致雌激素的增加，從而增加患乳腺癌的風險。Jia 等人 [24] 系統回顧並綜合分析了 13 項研究：8 項病例對照研究和 5 項關於夜間工作和乳腺癌風險的世代研究，發現整體風險比是 1.20（95%CI：1.08、1.33）[24]。在一項瑞典輪班工人的研究中，發現了脂質病症（lipid disturbances）[25]，van Mark 及其同事 [26] 在一項針對德國輪班工人的研究中，卻未發現輪班與 IL-6、TNF-α 或淋巴細胞數量的關聯。

　　輪班，特別是多年輪班工作，與工作壓力有相同的健康風險 [27]。SHEEP 研究指出，控制生物醫學風險因素後，工作壓力和輪班都會增加心肌梗塞的風險 [27]。輪班也與許多慢性病有關 [28-30]。輪班與不良健康結果之間的主要途徑是睡眠中斷（sleep disruption）[31-33]，從而影響代謝功能（metabolic function）和促進發炎反應（proinflammatory immune responses），並擾亂其他生理系統。輪班或太早或太晚的工作時間造成睡眠剝奪（sleep deprivation）和畫夜節律失調

（dysregulation of circadian rhythms），從而導致不良健康結果。隨著越來越多的行業轉向 24 小時工作，輪班變得越來越普遍。輪班不僅需要穩定的輪班人流（例如夜班），而且經常需要在每週或每月的一個週期內進行夜班和白班的交替。這種相反的工作時間對身體、社會生活和心理都造成很大影響。然而，從另一個角度來看，輪班制度卻也讓雙薪家庭越來越能承擔育兒或其他家庭責任，因爲至少有一位父母可以在一天中的大部分時間陪伴孩子。

二、不穩定工作（precarious work）

全球化的經濟活動導致「勞動靈活性」增加，這種趨勢也造成（非自願）兼職工作、臨時代理工作、固定－定期獨立承包的形態增加 [34]。目前，工業化國家多達三分之一的勞動力從事某種形式的非專職工作（有時稱爲不穩定工作）。非專職工作也具有許多優勢，例如雇主能夠在長期僱用之前對其進行篩選（從而降低培訓成本），或者工人能夠控制自己的工作時間（例如，在家中兼顧照顧需求）。非專職工作的主要缺點是它們通常與經濟學中的「壞工作」有關，因爲員工的薪水多半很低、缺乏養老金和醫療福利、缺乏安全感、且不受工會或相關勞動法的保護。目前研究已經開始關注這些「不穩定」工作是否對工人的健康構成危害，待未來更多研究的累積。

三、僵化的時間調控（inflexibility and schedule control）

Greenhaus 和 Powell [35] 將「彈性」定義爲對工作要求的時間、步調和地點有自由裁量權。時間自由裁量與調控，指的是工作的時間安排、工作人數、工作的起始和結束時間，以及是否可以在工作日請假 [36]。僵化的時間調控與不穩定的工作條件密切相關，並導致員工對工作時間的控制減少，然而，增加工作時間的彈性調控性也有可能減少工作與家庭的衝突 [37,38]。

第三節　組織社會心理環境的健康風險

一、工作壓力

　　自 1980 年代已有許多文獻討論工作中的社會心理環境可能是造成冠狀動脈心臟病的危險因子 [39,40]。例如，工作壓力與冠心病、精神崩潰、健康風險行為、工作不滿、事故、曠工、生產力損失、家庭問題和某些癌症的發病率有關 [41]。Quick、Horn 和 Quick [42] 指出，與工作相關的壓力會導致行為變化，包括：（1）酒精和藥物濫用；（2）吸菸增加；（3）事故傾向；（4）暴力。心理後果包括：（1）家庭問題；（2）睡眠障礙；（3）性功能障礙；（4）抑鬱症。醫療問題包括：（1）加速疾病的出現；（2）加重疾病的影響。Ganster 和 Schaubroeck [43] 對工作壓力和工作者健康文獻進行了系統性回顧，他們指出，儘管證據並不能強烈支持工作壓力和健康結果之間存在直接因果關係，但仍可以證明工作壓力的健康風險 [43]。目前文獻最常使用的工作壓力模式主要有兩個：（1）工作負荷控制模式（Job Demand-Control model，簡稱 DC）；（2）付出－報酬失衡模式（Effort-Reward Imbalance，簡稱 ERI）。以下就此兩個模式分別加以說明：

（一）工作負荷控制模式（Job Demand-Control model，簡稱 DC）

　　Karasek 在 1979 年提出「人與環境配適模式」（Person-Environment Fit model），強調人與環境適應不良，會產生壓力反應與疾病 [44]。Karasek 認為高度的工作需求（job demand）與工作缺乏控制感（job control），是引起生理壓力反應與心血管疾病的主要原因。工作控制感包括工作能發揮專業技能（skill utilization）及具有做決定（decision-making）的權力兩個概念，而高度的工作需求則包括工作需要很快速地完成、需要很努力地工作、沒有足夠時間完成工作等所造成的心理壓迫感。

　　後來許多研究證實 Karasek 的假說，支持高工作負荷與低工作控制較易引發心血管疾病、憂鬱與不良身心症狀 [45-47]。DC 模式視工作負荷與控制感為最主要壓力來源，對於職業所扮演的社會角色功能，以及工作對個人自尊與自我認同需求的意義則是相當忽略，且對個人在工作壓力情境下的心理反應較沒有明確論述。

（二）付出－報酬失衡模式（Effort-Reward Imbalance，簡稱 ERI）

　　Siegrist 則提出「付出－報酬失衡模式」，該模式主要立基於社會交換理論中分

配性公平的概念（distributive justice）[48]，以及員工與組織間形成的「心理契約」（psychological contracts）[49]。「心理契約」指的是，當員工進入工作職場後，會對組織是否予以回報晉升、尊重認可其工作投入，以及是否有工作保障等事項有所預期，並依據其對工作的付出與報酬進行評估，當員工知覺其工作的付出與報酬已失衡（unfair exchange），即會導致心理契約的破壞。Siegrist 指出工作會提供機會讓人可以獲得自我效能（如：成功的績效）、自尊（如：自我認知）還有自我整合（如：歸屬於某個有意義的團體），也就是所謂「報酬」。因此「報酬」應區分為工作晉升（promotion）、自尊地位（esteem），及工作保障（job security）等三個構面。

Siegrist 也將工作付出分為「外在付出」（extrinsic effort）與「內在努力」（intrinsic effort）二大部分。「外在付出」指的是為個人為因應工作需求所付出的努力與應盡的工作義務，「內在努力」原本涵蓋四個構面，定義為對控制的需求（need for control），後經因素分析檢定，修改為一個構面為工作過度投入（over-commitment）[50]。「工作過度投入」為在行為、態度及情緒上對工作過度投入，情緒難以從工作中抽離，希望從工作上得到肯定及尊敬的人格傾向，因此容易在報酬低的狀態下，為了掌握對工作的控制，反而會動員自身更大的工作能量，卻同時也低估了自己能力，以致對身心健康產生極大的破壞力。

因此，Segriest「付出－報酬失衡模式」有三個基本假說：（1）「付出報酬失衡」假說，指出個人與組織間交換若長期處於不公平性和缺乏互惠性（reciprocity），對自我效能（self-efficacy）、自尊（self-esteem）與自我整合（self-integration）會造成傷害，將會引起生理的壓力反應，導致健康危害；（2）「工作過度投入」假說，指出當個人對工作與報酬形成過度的控制需求，會形成類似「A 型人格」的壓力因應模式，將使個人更加投入工作，從而對生理形成壓力反應，產生健康危害；（3）「付出報酬失衡」與「工作過度投入」交互作用假說，指出當個人經歷「付出報酬失衡」而勞動市場卻無法容許離職，若合併工作過度投入人格傾向，將更加危害健康。此不安適狀態會自動引發身體免疫與內分泌系統形成壓力防衛反應（autonomic arousal and neuroendocrine stress responses），進而對健康產生負面影響 [39]。

近年來職業健康文獻逐漸支持「付出－報酬失衡模式」的假說 [51-53]。一篇系統性文獻回顧指出，自 Siegrist 等人在 1990 年與 1996 提出此一理論概念後，至 2005 年為止，共有 40 篇論文發表，多數研究支持付出報酬失衡假說，指出當員工處於不公平交換關係時，易罹患輕度心理憂鬱傾向、急性心血管疾病或是成癮行為等健康風險 [53]。另一篇文獻回顧同樣指出「付出報酬失衡」假說獲相當一致

的實證支持，雖然不同研究者建構「付出報酬失衡」變項方式不同，結果卻大致皆支持其對健康的負面效應，對發生心血管疾病與不良身心症候有顯著預測力，而「工作過度投入」假說的結果較不一致，僅在身心症狀疾病如輕度心理憂鬱傾向或自評健康等有一致支持，而「付出報酬失衡與工作過度投入」交互作用的探討較少 [52]。

　　上述兩個職業壓力模式的比較 [51,54,55]，大致指出 DC 與 ERI 模式分別對健康有不同影響，例如 Bosma 等人 [51] 研究指出，DC 模式的低工作控制與 ERI 模式的付出報酬失衡與初次罹患心血管疾病有顯著相關。Peter 等人將 ERI 與 DC 的不同構面加以組合，發現 DC 模式對男性員工患初次心肌梗塞有明顯預測力，然而對女性員工，ERI 模式的工作過度投入變項結合 DC 模式有較好預測力 [55]。Calpan 等人指出 DC 的工作需求與 ERI 外在付出二者可整合成一個構面，但仍以 ERI 模式三個構面，即工作外在付出、報酬與工作過度投入對工作壓力與憂鬱症狀有較佳預測力 [54]。整體而言，正如原作者 Segrist 所指出，DC 模式著重工作本身缺乏控制感與自主性，ERI 模式著重人與組織的社會交換，強調工作所扮演的社會角色，二者皆對心血管疾病有一定解釋力，然 ERI 模式對身心症狀與憂鬱傾向的解釋較好。

二、工作與家庭衝突

(一) 工作與家庭衝突的定義與類型

　　在工作與家庭間取得平衡是職場員工每日必須面對的任務。從好的方面想，擁有多重角色能夠帶來一些心理上的好處，像是身分地位、自我的滿足，以及增加自尊。但家庭和工作這兩個領域的角色期望並不總是兼容的，可能造成工作和家庭生活之間的角色衝突 [56]，並引發角色壓力（role strain）、心理壓力（psychological distress）、及身體與心理上的疾病（somatic complaint）等等問題。

　　工作與家庭衝突包含兩個不同衝突形式：(1)「工作－家庭衝突」（work-family conflict, WFC）及（2）「家庭－工作衝突」（family-work conflict, FWC）[57-61]。在「工作－家庭」這種衝突中，工作的一般要求、投入工作的時間和工作所造成的負荷，干擾履行家庭相關的責任。工作與家庭衝突假設工作的要求和期望（例如：工作到很晚）往往與家人的要求和期望相互競爭（如：接送孩子參加社團，或開車帶

孩子去看醫生）[62]。工作與家庭的衝突反映了來自工作和家庭領域的角色責任不相容的程度——當工作角色的能量，時間或行為需求與家庭角色的能量，時間或行為需求發生衝突時，就會發生——「工作角色的參與使家庭角色的參與變得更加困難」[58]。具體而言，過度的工作時間可能會導致難以履行家庭責任，導致工作與家庭衝突，再者，工作造成的煩躁和焦慮也會干擾履行家庭責任 [60]。相反的，在「家庭－工作」這種衝突中，家庭責任及需求、投入家庭的時間和家庭造成的壓力會干擾履行與工作相關的責任 [60]。

一般而言，當人經多重角色的衝突時，其工作與生活的滿意度都會降低。工作家庭衝突一方面影響員工的心理狀態及工作態度，如：工作滿意度低、組織承諾低、曠職、工作散漫、流動率高、離職等結果 [63-65]，與組織的工作效率 [66]。另一方面，也對其身心健康及生活滿意產生負面的影響，如：心理困擾（例如抑鬱症）以及對生活和婚姻的不滿 [58,67,68]。

由於雙薪家庭、單親家庭和有養老責任的家庭的增加，以及隨著科技發展，跨國工作和雙薪家庭的社會趨勢，工作與家庭之間的衝突未來是一個重要的社會問題 [57]。

（二）工作與家庭衝突的理論

工作與家庭衝突的理論根源主要歸因於角色理論（Role Theory）[62]。角色理論側重於工作和家庭領域的主觀角色需求衝突。基於角色理論 [69]，工作與家庭之間的衝突源於工作和家庭之間角色需求在時間、壓力或行為的不相容性 [58]。工作角色衝突可能發生在兩個方向上：工作到家庭或從家庭到工作 [70,71]。而工作與家庭衝突也區分成三大類：第一是在工作和家庭的時間需求相互競爭時，會發生「基於時間的衝突」（time-based conflict）[58]。例如，加班佔用了父母與孩子在一起的時間（工作－家庭衝突）；或是家庭成員的疾病可能會限制工作時間（家庭與工作之間的衝突）。其次，當一個角色的任務限制了個人扮演另一個角色的能力時，會發生「基於應變的衝突」（strain-based conflict）[58]。例如，一項針對專業人士的研究發現，工作的疲憊和焦慮可能會蔓延到家庭或生活領域（工作－家庭的衝突），從而限制個人的家庭角色表現。另一方面，新生兒父母可能睡眠不足，影響他們的工作表現（家庭－工作衝突）。最後，當與工作和家庭相關的行為模式不相容時，會發生「基於行為的衝突」（behavior-based conflict）[58]。某些職業，如軍事 [72] 或監獄看守 [73] 可能需培養出較具侵略性的人際互動模式，就與家庭互

動不相容（工作－家庭衝突）[74]。

　　然而，生命歷程理論（Life-Course Perspective）則提供了另一個不同的框架和概念，以檢視工作－家庭衝突 [75]。首先，與過去幾十年的員工相比，當代員工不太可能整個職業生涯都在一個組織中發展或晉升，因此，他們更有可能自行設定退休時間，追求靈活的工作安排，如減少工作量和遠端辦公，並尋求工作與家庭的平衡 [76]。Blair-Loy[77] 發現，與年長的女性主管相比，年輕女性主管的工作與家庭衝突較少，部分原因是因為勞動市場中有較多選擇，使她們更有可能僱用某人做部分家務。其次，隨著時間的推移，不同家庭結構也會影響工作與生活的衝突過程。例如，隨著老年人口的增加，為年長的家庭成員尋找家庭的非正式照護服務變成更大需求。同時少子化使家庭單位變小，以及單身獨居的人口增加，當老化需要醫療照顧時，工作與家庭衝突將又有不同的形式。

三、組織暴力與欺凌

（一）職場暴力與欺凌之概念

　　職場暴力是一項嚴重的職業危害，也是重要的職場安全與健康問題。國際勞工組織（ILO）、世界衛生組織（WHO）、國際護理學會（ICN）及國際公共服務（PSI）將職場暴力定義為「工作人員在其工作環境受到辱罵、威脅或襲擊，對其安全、幸福或健康造成傷害。」（Incidents where staff are abused, threatened or assaulted in circumstances related to their work, including commuting to and from work, involving an explicit or implicit challenge to their safety, well-being or health.）[78]。暴力類型包含了身體暴力和心理暴力，如：言語暴力、騷擾、欺凌／排擠、威脅等。身體暴力可能導致身體傷害甚至死亡、言語暴力可能導致負向心理傷害，如：焦慮、沮喪及壓力產生 [79]。ILO/ICN/WHO/PSI 對職場暴力的分類，包括肢體暴力及心理暴力，肢體暴力意指用身體力量去攻擊別人，造成他人身體、性或心理的傷害，包括打（beating）、踢（kicking）、摑耳光（slapping）、刺（stabbing）、推（pushing）、咬（biting）、捏（pinching）；心理暴力意指故意使用權力，包括肢體力量的威脅，對他人造成身體、心靈、精神、社會發展方面的傷害，如：言語辱罵（verbal abuse）、欺凌／聚眾滋擾（bullying/mobbing）、騷擾（harassment）以及威脅（threat）[80]。

欺凌（bullying）是暴力行為（aggression）的一種，其牽涉到人與人互動的過程，欺凌行為可分為不同形式，譬如：（1）心理欺凌（如：羞辱及威脅）或身體欺凌（如：肢體攻擊）；（2）直接的（如：對他人大聲嘶吼或打斷別人交談）或間接的欺凌行為（如：故意忽視或孤立他人）[81]。工作欺凌（workplace bullying）是一種發生在工作場所的攻擊行為，一般針對個體而非組織，經常發生在權力或力量不對等的情境之下，有權力或強勢的一方有意圖的敵意舉動，重複去壓迫傷害心理或生理較弱勢的一方 [82]。工作欺凌涵蓋了三種核心元素：（1）加害者與受害者權力或力量不對等，這種權力不對等可能展現在正式或非正式的權力結構上，正式的權力結構可能是組織中的資源或職位（主管與部屬）；非正式的權力結構，可能是在某種條件下的優勢（如：店家服務人員與顧客、教師與家長），（2）重複的發生欺凌動作及互動過程，（3）長時間持續的欺凌行為 [83]。

職場暴力及欺凌行為是一項重大的職業安全問題，也是世界各國政府所共同關注的重要議題。相關研究顯示美國 [84]、芬蘭 [85]、法國 [85]、英國 [86]，及愛爾蘭 [87] 等國家的工作場所暴力或欺凌發生率從 4%、8%、24%、38%、甚至高到46%。各國發生率的不同原因，主要是因調查對象職業、職務的不同所致。臺灣針對職場暴力所作的調查分為受僱者及僱者兩類，邊立中等人 [88] 一項在臺灣分析各行職業之職場暴力分布與盛行率狀況研究發現，在受僱者方面，過去一年發生職場暴力的頻率，以言語暴力最為普遍，依性別來看，言語暴力與性騷擾的比率都是女性（7.48%；1.70%）高於男性（6.80%；0.38%），肢體暴力則是男性（0.81%）高於女性（0.48%）；以職業類型區分，男性受僱者中，保安服務工作人員的言語與肢體暴力盛行率最高；女性受僱者中，肢體暴力最普遍的族群為醫療照顧人員，而性騷擾最普遍的族群為個人服務業工作者、財務與商務服務助理人員、醫療照顧人員，以及顧客服務人員。

（二）降低職場暴力與欺凌的策略

職場暴力與欺凌是一項嚴重的工作心理負荷，長期影響職場工作者身心健康。如何降低工作場所暴力對個人健康的影響？職場的組織資源應是一項不可忽視的重要因素。近年來，有些職場暴力的研究已採用工作要求－資源理論（Job Demands-Resources, JD-R）來解釋或預測影響職場工作者身心健康 [89]、職場投入或效能 [90]。宋雅琪 [91] 研究發現護理人員遭受組織欺凌的影響因素，包含工作特質、組織相關因素及政策問題三大類等。組織因素包含主管領導風格的問題、不友善的環

境（人際關係）、組織公平性、不當的組織政策等。所以，組織領導者對於降低工作欺凌的承諾是非常重要的策略。

領導者降低工作欺凌的承諾（management commitment）是創造組織心理安全氛圍很重要的一項組織資源 [92]。所謂「管理者降低職場欺凌承諾」是指工作場所的主要管理者，他們將「降低工作場所欺凌」視為政策的高優先順序 [93]，從最高主管制定政策、中級主管執行並落實政策，由上到下的管理機制去保護受僱者免於工作欺凌。當管理者降低職場欺凌的承諾越高，工作人員對於工作場所安全意識越強、安全效能愈高、工作欺凌及攻擊行為的傷害越低、幸福感越高 [94]。

四、組織正義

（一）組織正義概念與類型

組織正義（organizational justice）源於社會交換理論和平等理論，探討員工主觀認知組織在分配資源、決定各種獎懲措施與決策制定前是否具有公平性的問題，牽涉到決策程序、決策結果分配及決策過程中的人際互動。受僱者自覺組織正義包含了三種類型：

1. **分配正義**（distributive justice）：分配正義是指組織是否依照各部門、職位及工作內容的差異性，以相同的原則訂定合理的身心健康與安全指標或福利，不會因年齡、種族、性別、殘障等基本屬性差異而有不同決策。此類型是指最終結果獲得的公平正義，譬如：工作者工作最後表現的評比與獲得的報酬是一致的 [79]。根據公平理論，人們經常會相互比較自身的投入與分配產出。若個人自覺投入很多，但分配的產出與他人是一樣時，那麼將會產生不公平的知覺。所以組織根據組織目標提出適切的分配方法，才能提升組織成員自覺到的分配正義。

2. **過程正義**（procedural justice）：過程正義是指管理者在做決策過程的公平性，不會受到個人偏見或私利的影響。過程若出現程序不公平或操弄，將影響組織成員對管理者的信任，組織所做的決策將受到質疑。譬如：主管在執行工作欺凌政策過程或處理工作欺凌加害及受害者程序過程中，主管會去關注在工作欺凌事件中加害、受害或旁觀者不同人員表達的聲音、或是使用一些適當的決策評比標準，或者有一些相關資料在做決定的時候參考，以維持

程序及過程的正義 [95]。

3. **互動正義**（interactional justice）：互動正義是指組織決策者與其他受僱者之間互動過程是否公平一致。主管能夠尊重受僱者，或與每個部屬在互動過程提供公平的待遇 [96]。

（二）組織正義與職場健康

組織正義與工作場所工作者之身心健康與工作表現有關。感受到公平待遇的員工往往對他們的工作更加滿意，經歷較低水準的負面情緒，並參與較少的反作用和退出行為（例如，缺勤和離職）。另外，組織正義與職場欺凌行為亦有相關 [96,97]，因為組織不公平的待遇可能會引起受僱者生氣和憤怒，進而在工作場所中對他人產生敵意的行為，特別是組織產生互動不公正（interactional injustice）時，將導致受僱者採用工作欺凌方式作為報復的行為。所以提倡組織正義是有助於降低工作場所欺凌行為。

五、組織社會資本

（一）組織社會資本與「良師益友」（mentorship）

組織社會資本是指由組織內部的社會關係和關係的性質所產生的善意和正面支持，例如溫暖、理解、欣賞、協助和集體承諾。組織社會資本通常被認為會增加組織內部的公民行為，以及激勵正向的行為結果，可以緩衝工作環境的社會心理危害因子對健康的衝擊。組織中的社會資本通常以經驗豐富的「良師益友」（mentors）的形式出現，良師益友（mentor）指在組織中較資深的人員，擔任指引、老師、顧問及教練的角色，並給予資淺人員建議 [98]。在良師益友的關係中可獲得的益處，包括工作成功、晉升更快、薪水更高和自尊心增強 [99,100]。

（二）良師益友的職涯功能

良師益友也被視為在工作領域中取得關鍵知識與技術的關鍵來源 [101,102]。良師益友指導（mentoring）指有豐富經驗及知識的資深人員，給予資淺者或新鮮人生涯發展上的支持與鼓勵之過程與關係 [98,103-105]。Kram [98] 認為良師益友功能有 2 種：職涯功能（career-related function）與社會心理功能

（psychosocial function），職涯功能包含給予支援（sponsorship）、教導（coaching）、保護（protection）、給予發展機會（exposure）、分派挑戰性工作予以成長（calling-assignment）；而社會心理功能包含諮詢（counseling）、尊重與讚許以增加信心（acceptance and confirmation）、工作外的友誼（friendship）、角色模範（role modeling）。總結而言，Scandura 與 Ragins [106] 針對良師益友提出不同的功能，包括職涯指引功能、社會心理功能及角色模範功能。

　　許多組織與健康的研究文獻中，證明「良師益友」對員工在組織中的健康扮演重要角色，除了增加生涯相關的成功及資源外，正面社會心理功能（psychosocial function）對健康的關係特別重要 [107,108]。

（三）良師益友與性別差異

　　雖然良師益友對生涯成功有一定的影響力，但是卻存有性別差異。沒有良師益友或良師益友支持資源不足的女性比同齡男性承受更大的壓力。女性高層主管表示在已經被男性定義了的非正式網絡、文化和管理風格的工作環境中，她們感到孤立無援。在所謂的「老男孩」（good-old-boy）網絡中，將女性主管排除在此類網絡之外，從而增加她們的工作壓力 [109]。因此，女性擁有良師益友對於其要進入以男性主導工作領域尤為重要 [110]。其次，Burt [111] 發現，雖然支持性指導提供了同理心和支持，但它並沒有提高女性或少數族裔在其管理職業中的接受度。

　　以醫師生涯發展為例，即可看到組織社會資本對男女醫師職涯發展的重要性。Foster 等人 [112] 的研究發現，即使男性與女性擁有良師益友的比例是相等的，但仍有 24% 的女性認為她們無法打入男性的小團體。相較於男醫師，女醫師擁有男性良師益友的比例的確較少，其可能原因有二：擔心被誤會，致使年輕的女醫師不敢向男醫師請教，亦或是男性本身不願擔任女性的良師益友 [113]。針對婦產科男女住院醫師調查，多數人的良師益友仍為男性，但女性卻比較希望有同性的良師益友 [114]。即使如此，也有研究認為良師益友的性別並不會影響發表的數量或是研究時間的多寡，而是否有良師益友與學術界中的排名其實並無相關 [115]。Robinson 與 Psych[113] 認為相較於男性，女性選擇外科者仍屬於少數，與缺乏良師益友的角色模範及鼓勵有關 [116-119]。

　　從上述文獻可知，良師益友的數量、性別及類別是一種重要的組織社會資本，具有正面的社會心理功能，對於員工的生涯滿意有一定的影響，從而成為緩衝工作組織的社會心理危害對健康的衝擊 [107,108]。

總　結

　　由於全球化和工作性質的變化，特別是在已開發國家，學者越來越關注社會心理風險的原因和健康後果 [120]。圖 9-1 簡略說明上述各項工作組織的社會心理環境特性，對健康直接產生負面影響，也透過員工的壓力反應，進一步造成健康危害。因此，除了控制廣為人知的職業安全風險外，應針對社會心理風險（工作相關的壓力、工作場所暴力和騷擾）的預防及因應，同時增進組織的安全氣候與氛圍，並從組織的管理制度上增進公平正義原則的實踐，促進員工友善互動，以及發揮組織社會資本的社會支持功能，協助員工職涯發展，是未來組織永續發展的當務之急 [121]。

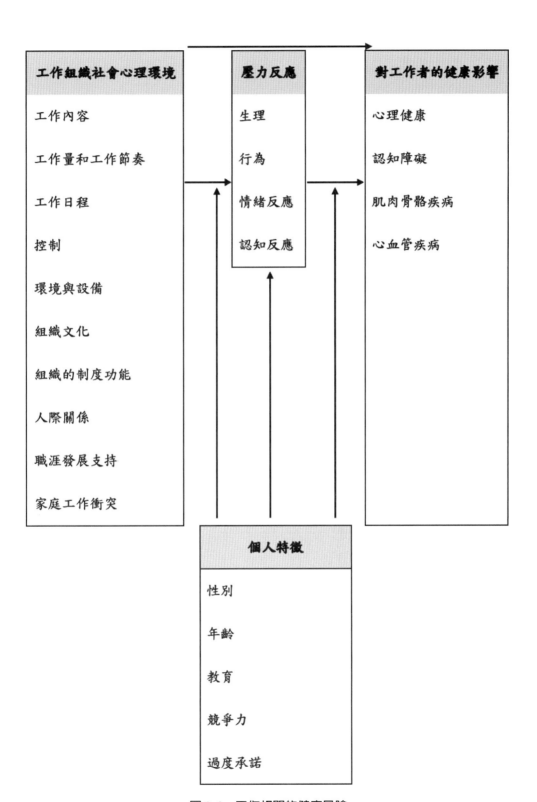

圖 9-1：工作相關的健康風險

資料來源：改編自 Kompier & Marcelissen [122]。

關鍵名詞

組織氛圍（organizational climate）

組織安全氣候（organizational safety climate）

社會心理安全氣候（psychosocial climate）

職場暴力（workplace violence）

職場欺凌（workplace bully）

組織正義（organizational justice）

分配公平性（distributive justice）

過程公平性（procedural justice）

人際互動公平性（interactional justice）

組織管理者之承諾（management commitment）

社會心理危害（psychosocial hazards）

輪班制（shift work）

不穩定工作（precarious work）

僵化的時間調控（inflexibility and schedule control）

不良的工作時間（adverse work schedules）

工作負荷控制模式（Job Demand-Control model, DC）

付出－報酬失衡模式（Effort-Reward Imbalance, ERI）

人與環境配適模式（Person-Environment Fit model）

心理契約（psychological contracts）

工作過度投入（over-commitment）

工作－家庭衝突（work-family conflict, WFC）

家庭－工作衝突（family-work conflict, FWC）

基於時間的衝突（time-based conflict）

基於應變的衝突（strain-based conflict）

基於行為的衝突（behavior-based conflict）

良師益友（mentorship）

複習問題

1. 下列何者對於組織安全氣候的描述是錯誤的？

(A) 員工對於安全行為重要性的共同看法 (B) 指某一特定地點之安全文化 (C) 主要與員工心理傷害有關 (D) 反映了安全法規政策、計畫與行為如何被實踐

2. 組織是否依各部門、職位及工作內容的差異性，以相同原則訂定合理的健康與安全指標，稱之為？

(A) 分配正義 (B) 互動正義 (C) 過程正義 (D) 結果正義

3. 如果要降低組織暴力或組織欺凌，以下哪一項是重要的組織資源？

(A) 工作正義 (B) 領導者降低組織暴力承諾 (C) 組織給予獎勵 (D) 員工的安全意識

4. 下列何者對於工作壓力的描述是錯誤的？

(A) 工作壓力與精神崩潰、健康風險行為、工作不滿、事故、曠工、生產力損失、家庭問題有關，但與癌症的風險無關

(B)「付出－報酬失衡模式」（Effort-Reward Imbalance, ERI）立基於社會交換理論中分配性公平的概念（distributive justice）以及員工與組織間形成的「心理契約」（psychological contracts）

(C) Karasek 在 1979 年提出「人與環境配適模式」（Person-Environment Fit model），強調人與環境適應不良，會產生壓力反應與疾病，並說明了哪些工作的特性會引起生理的壓力反應

(D) 工作負荷控制模式（Job Demand-Control model, DC）視工作負荷與控制感為最主要壓力來源，對於職業所扮演的社會角色功能，以及工作對個人自尊與自我認同需求的意義則是相當忽略

5. 請說明職場欺凌涵蓋之三種核心元素。

6. Segriest「付出－報酬失衡模式」有哪三個基本假說，並請分別敘明之。

7. 工作控制感包括哪兩種概念？

8. 工作與家庭衝突有哪兩種類型，並請分別敘明之。

9. 工作與家庭衝突的形式有哪三種？

10. 請說明良師益友有哪些功能，並請分別敘明之。

引用文獻

1. Concha-Barrientos M, Nelson DI, DRiSCOLL T, Steenland NK, Punnett L, FiNGERHUT MarA, et al. Selected occupational risk factors. Comp Quantif Health Risks Glob Reg Burd Dis Attrib Sel Major Risk Factors Geneva World Health Organ. Citeseer, 2004;1653.

2. Milczarek M, Brun E, Houtman I, Goudswaard A, Evers M, Bovenkamp M, et al. Expert forecast on emerging psychosocial risks related to occupational safety and health. European Agency for Safety and Health at Work, 2007.

3. Sauter SL. The changing organization of work and the safety and health of working people: Knowledge gaps and research directions. Department of Health and Human Services, Centers for Disease Control and Prevention, National Institute for Occupational Safety and Health, 2002.

4. Cox T, Griffiths A. The nature and measurement of work-related stress: theory and practice. Routledge, 2005.

5. Leka S, Jain A, Organization WH. Health impact of psychosocial hazards at work: an overview [Internet]. World Health Organization, 2010. Available from: https://apps.who.int/iris/handle/10665/44428.

6. Leka S, Griffiths A, Cox T, Organization WH. Work organisation and stress: systematic problem approaches for employers, managers and trade union representatives. World Health Organization, 2003.

7. Reichers AE, Schneider B. Climate and culture: An evolution of constructs. Organ Clim Cult 1990;1:5-39.

8. Litwin GH, Stringer RA. Motivation and Organizational Climate [By] George H. Litwin [And] Robert A. Stringer, Jr. Boston: Division of Research, Graduate School of Business Administration, Harvard University,1968.

9. De Long DW, Fahey L. Diagnosing cultural barriers to knowledge management. Acad Manag Perspect 2000;14:113-27.

10. Bandura A. Social foundations of thought and action: A social cognitive theory. Englewood Cliffs, NJ, US: Prentice-Hall, Inc, 1986;xiii,617.

11. 許順旺、王寶惜、黃韶顏、羅明庚、梁郁：員工之工作投入重要嗎？組織氣候調節工作投入，工作滿意度與組織承諾關係之研究。全球科技管理與教育期刊 2019；8：38-69。

12. 藍天雄、崔家豪：組織氣候影響組織文化與工作滿意之研究。管理資訊計算 2018；7：44-56。

13. Huang YH, Chen PY, Grosch JW. Safety climate: New developments in conceptualization, theory, and research. Accid. Anal. Prev. Elsevier, 2010;1421-2.

14. Christian MS, Bradley JC, Wallace JC, Burke MJ. Workplace safety: a meta-analysis of the roles of person and situation factors. J Appl Psychol. American Psychological Association, 2009;**94**:1103.

15. Smith DR, Muto T, Sairenchi T, Ishikawa Y, Sayama S, Yoshida A, et al. Hospital safety climate, psychosocial risk factors and needlestick injuries in Japan. Ind Health. National Institute of Occupational Safety and Health, 2010;**48**:85-95.

16. Zohar D. Safety climate in industrial organizations: theoretical and applied implications. J Appl Psychol. American Psychological Association, 1980;**65**:96.

17. Wu JC, Tung TH, Chen PY, Chen YL, Lin YW, Chen FL. Determinants of workplace violence against clinical physicians in hospitals. J Occup Health. Japan Society for Occupational Health, 2015;15-0111.

18. Chen FL, Chen PY, Wu JC, Chen YL, Tung TH, Lin YW. Factors associated with physicians' behaviours to prevent needlestick and sharp injuries. Plos One. Public Library of Science San Francisco, CA USA, 2020;**15**:e0229853.

19. Li Y, Chen PY, Chen FL, Chen YL. Preventing School Bullying: Investigation of the Link between Anti-Bullying Strategies, Prevention Ownership, Prevention Climate, and Prevention Leadership. Appl Psychol. Wiley Online Library, 2017;**66**:577-98.

20. Dollard MF. Psychosocial safety culture and climate; definition of a new construct. Adel Work Stress Res Group Univ S Aust, 2007.

21. Dollard MF, Bakker AB. Psychosocial safety climate as a precursor to conducive work environments, psychological health problems, and employee engagement. J Occup Organ Psychol. Wiley Online Library, 2010;**83**:579-99.

22. Geiger-Brown JM, Lee CJ, Trinkoff AM. The role of work schedules in occupational health and safety. Handb Occup Health Wellness. Springer, 2012;297-322.

23. Vyas MV, Garg AX, Iansavichus AV, Costella J, Donner A, Laugsand LE, et al. Shift work and vascular events: systematic review and meta-analysis. Bmj. British Medical Journal Publishing Group, 2012;345.

24. Jia Y, Lu Y, Wu K, Lin Q, Shen W, Zhu M, et al. Does night work increase the risk of breast cancer? A systematic review and meta-analysis of epidemiological studies. Cancer Epidemiol. Elsevier, 2013;**37**:197-206.

25. Karlsson BH, Knutsson AK, Lindahl BO, Alfredsson LS. Metabolic disturbances in male workers with rotating three-shift work. Results of the WOLF study. Int Arch Occup Environ Health. Springer, 2003;**76**:424-30.

26. van Mark A, Weiler SW, Schröder M, Otto A, Jauch-Chara K, Groneberg DA, et al. The impact of shift work induced chronic circadian disruption on IL-6 and TNF-α immune responses. J Occup Med Toxicol. Springer, 2010;**5**:1-5.

27. Knutsson A. Shift work and coronary heart disease. Scand J Soc Med Suppl. JSTOR,

1989;1-36.

28. Straif K, Baan R, Grosse Y, Secretan B, El Ghissassi F, Bouvard V, et al. Carcinogenicity of shift-work, painting, and fire-fighting. Elsevier, 2007.

29. Wang JL, Lesage A, Schmitz N, Drapeau A. The relationship between work stress and mental disorders in men and women: findings from a population-based study. J Epidemiol Community Health. BMJ Publishing Group Ltd, 2008;**62**:42-7.

30. Wang XS, Armstrong MEG, Cairns BJ, Key TJ, Travis RC. Shift work and chronic disease: the epidemiological evidence. Occup Med. Oxford University Press, 2011;**61**:78-89.

31. Åkerstedt T. Shift work and disturbed sleep/wakefulness. Occup Med. Oxford University Press, 2003;**53**:89-94.

32. Costa G. Shift work and occupational medicine: an overview. Occup Med. Oxford University Press, 2003;**53**:83-8.

33. Sallinen M, Kecklund G. Shift work, sleep, and sleepiness—differences between shift schedules and systems. Scand J Work Environ Health. JSTOR, 2010;121-33.

34. Kawachi I. Globalization and workers' health. Ind Health. National Institute of Occupational Safety and Health, 2008;**46**:421-3.

35. Greenhaus JH, Powell GN. When work and family are allies: A theory of work-family enrichment. Acad Manage Rev. Academy of management Briarcliff Manor, NY 10510, 2006;**31**:72-92.

36. Kelly EL, Moen P, Tranby E. Changing workplaces to reduce work-family conflict: Schedule control in a white-collar organization. Am Sociol Rev. Sage Publications Sage CA: Los Angeles, CA, 2011;**76**:265-90.

37. Galinsky E, Sakai K, Wigton T. Workplace flexibility: From research to action. Future Child. JSTOR, 2011;141-61.

38. Tausig M, Fenwick R. Unbinding time: Alternate work schedules and work-life balance. J Fam Econ Issues. Springer, 2001;**22**:101-19.

39. Cottington EM, Matthews KA, Talbott E, Kuller LH. Occupational stress, suppressed anger, and hypertension. Psychosom Med. Citeseer, 1986;**48**:249-60.

40. Diamond EL. The role of anger and hostility in essential hypertension and coronary heart disease. Psychol Bull. American Psychological Association, 1982;**92**:410.

41. Cooper CL, Cartwright S. Healthy mind; healthy organization—A proactive approach to occupational stress. Hum Relat. Sage Publications Sage CA: Thousand Oaks, CA, 1994;**47**:455-71.

42. Quick JD, Horn RS, Quick JC. Health consequences of stress. J Organ Behav Manag. US: Haworth Press, 1986;**8**:19-36.

43. Ganster DC, Schaubroeck J. Work stress and employee health. J Manag. Sage Publications Sage CA: Thousand Oaks, CA, 1991;**17**:235-71.

44. Karasek Jr RA. Job demands, job decision latitude, and mental strain: Implications for job redesign. Adm Sci Q. JSTOR, 1979;285-308.

45. Karasek R. Healthy work. Stress Product Reconstr Work Life. Basic books, 1990.

46. Schnall PL, Landsbergis PA, Baker D. Job strain and cardiovascular disease. Annu Rev Public Health. Annual Reviews 4139 El Camino Way, PO Box 10139, Palo Alto, CA 94303-0139, USA, 1994;**15**:381-411.

47. Theorell T, Berkman LF, Kawachi I. Working Conditions and Health [Internet]. Soc. Epidemiol. Oxford University Press, 2000. Available from: https://oxfordmedicine. com/view/10.1093/med/9780195377903.001.0001/med-9780195377903-chapter-5. Accessed: Jan 27, 2022.

48. Siegrist J. Place, social exchange and health: proposed sociological framework. Soc Sci Med. Elsevier, 2000;**51**:1283-93.

49. Bakker AB, Killmer CH, Siegrist J, Schaufeli WB. Effort–reward imbalance and burnout among nurses. J Adv Nurs. Wiley Online Library, 2000;**31**:884-91.

50. Siegrist J. Adverse health effects of high-effort/low-reward conditions. J Occup Health Psychol. Educational Publishing Foundation, 1996;**1**:27.

51. Bosma H, Peter R, Siegrist J, Marmot M. Two alternative job stress models and the risk of coronary heart disease. Am J Public Health. American Public Health Association, 1998;**88**:68-74.

52. Tsutsumi A, Kawakami N. A review of empirical studies on the model of effort–reward imbalance at work: reducing occupational stress by implementing a new theory. Soc Sci Med. Elsevier, 2004;**59**:2335-59.

53. Van Vegchel N, De Jonge J, Bosma H, Schaufeli W. Reviewing the effort–reward imbalance model: drawing up the balance of 45 empirical studies. Soc Sci Med. Elsevier, 2005;**60**:1117-31.

54. Calnan M, Wainwright D, Almond S. Job strain, effort-reward imbalance and mental distress: a study of occupations in general medical practice. Work Stress. Taylor & Francis, 2000;**14**:297-311.

55. Peter R, Siegrist J, Hallqvist J, Reuterwall C, Theorell T. Psychosocial work environment and myocardial infarction: improving risk estimation by combining two complementary job stress models in the SHEEP Study. J Epidemiol Community Health. BMJ Publishing Group Ltd, 2002;**56**:294-300.

56. Kahn RL, Wolfe DM, Quinn RP, Snoek JD, Rosenthal RA. Organizational stress: Studies in role conflict and ambiguity. John Wiley, 1964.

57. French KA, Dumani S, Allen TD, Shockley KM. A Meta-Analysis of Work-Family

Conflict and Social Support. Psychol Bull 2018;**144**:284-314.

58. Greenhaus JH, Beutell NJ. Sources of conflict between work and family roles. Acad Manage Rev. Academy of management Briarcliff Manor, NY 10510, 1985;**10**:76-88.

59. Michel JS, Mitchelson JK, Kotrba LM, LeBreton JM, Baltes BB. A comparative test of work-family conflict models and critical examination of work-family linkages. J Vocat Behav. Elsevier, 2009;**74**:199-218.

60. Netemeyer RG, Boles JS, McMurrian R. Development and validation of work–family conflict and family–work conflict scales. J Appl Psychol. American Psychological Association, 1996;**81**:400.

61. Shockley KM, Singla N. Reconsidering work—family interactions and satisfaction: A meta-analysis. J Manag. Sage Publications Sage CA: Los Angeles, CA, 2011;**37**:861-86.

62. Kossek EE, Lee KH. Work-family conflict and work-life conflict. Oxf Res Encycl Bus Manag, 2017.

63. Burke RJ. Some antecedents of work-family conflict. J Soc Behav Personal. Select Press, 1988;**3**:287.

64. Frone MR, Russell M, Cooper ML. Antecedents and outcomes of work-family conflict: testing a model of the work-family interface. J Appl Psychol. American Psychological Association, 1992;**77**:65.

65. Greenhaus JH. The intersection of work and family roles: Individual, interpersonal, and organizational issues. J Soc Behav Personal. Select Press, 1988;**3**:23.

66. Cascio WF. Costing human resources: The financial impact of behavior in organizations. Thomson South-Western, 1991.

67. Gutek BA, Searle S, Klepa L. Rational versus gender role explanations for work-family conflict. J Appl Psychol. American Psychological Association, 1991;**76**:560.

68. Voydanoff P. Work role characteristics, family structure demands, and work/family conflict. J Marriage Fam. JSTOR, 1988;749-61.

69. Katz D. Social psychology of organizations. 1978.

70. Byron K. A meta-analytic review of work–family conflict and its antecedents. J Vocat Behav. Elsevier, 2005;**67**:169-98.

71. Ernst Kossek E, Ozeki C. Work–family conflict, policies, and the job–life satisfaction relationship: A review and directions for organizational behavior–human resources research. J Appl Psychol. American Psychological Association, 1998;**83**:139.

72. Britt TW, Adler AB, Castro CA. Military life: The military family. Greenwood Publishing Group, 2006.

73. Kinman G, Clements AJ, Hart J. Working conditions, work–life conflict, and well-

being in UK prison officers: The role of affective rumination and detachment. Crim Justice Behav. Sage Publications Sage CA: Los Angeles, CA, 2017;**44**:226-39.

74. Dierdorff EC, Ellington JK. It's the nature of the work: examining behavior-based sources of work-family conflict across occupations. J Appl Psychol. American Psychological Association, 2008;**93**:883.

75. Elder Jr GH. The life course as developmental theory. Child Dev. Wiley Online Library, 1998;**69**:1-12.

76. Greenhaus JH, Kossek EE. The contemporary career: A work–home perspective. Annu Rev Organ Psychol Organ Behav. Annual Reviews, 2014;**1**:361-88.

77. Blair-Loy M. Competing devotions: Career and family among women executives. Harvard University Press, 2009.

78. Wynne R, Clarkin N, Cox T, Griffiths A. Guidance on the prevention of violence at work. Brussels, European Commission, DG-V, Ref. CE/VI-4/97;1997.

79. Gillespie GL, Gates DM, Miller M, Howard PK. Workplace violence in healthcare settings: risk factors and protective strategies. Rehabil Nurs. Wiley Online Library, 2010;**35**:177-84.

80. ILO/ICN/WHO/PSI Joint Programme on Workplace Violence in the Health Sector. Framework guidelines for addressing workplace violence in the health sector [Internet]. 2002. Available from: https://apps.who.int/iris/handle/10665/42617.

81. Guerin S, Hennessy E. Aggression and Bullying - PACTS 2 : Parent, Adolescent and Child Training Skills 2 [Internet]. Malden, USA: BPS Blackwell Book, 2002. Available from: https://blackwells.co.uk/bookshop/product/Aggression-and-Bullying-by-Suzanne-Guerin-Eilis-Hennessy-British-Psychological-Society/9781854333513. Accessed Mar 10, 2022.

82. Snyder LA, Chen PY, Grubb PL, Roberts RK, Sauter SL, Swanson NG. Workplace aggression and violence against individuals and organizations: Causes, consequences, and interventions. Explor Interpers Dyn. Emerald Group Publishing Limited, 2004.

83. Einarsen S, Hoel H, Zapf D, Cooper CL. The concept of bullying at work: The European tradition. In: Einarsen S, Hoel H, Zapf D, Cooper CL eds. Bullying and emotional abuse in the workplace. [Internet]. London: Taylor & Francis, 2003. Available from: https://www.research.manchester.ac.uk/portal/en/publications/the-concept-of-bullying-at-work-the-european-tradition(5381f3a2-4992-4d32-b706-555da680aa99)/export.html. Accessed Mar 10, 2022.

84. Lutgen-Sandvik P, Tracy SJ, Alberts JK. Burned by bullying in the American workplace: Prevalence, perception, degree and impact. J Manag Stud. Wiley Online Library, 2007;**44**:837-62.

85. Salin D. Prevalence and forms of bullying among business professionals: A comparison of two different strategies for measuring bullying. Eur J Work Organ Psychol. Taylor &

Francis, 2001;**10**:425-41.

86. Quine L. Workplace bullying in NHS community trust: staff questionnaire survey. Bmj. British Medical Journal Publishing Group, 1999;**318**:228-32.

87. O'Moore M, Lynch J, Daeid NN. The rates and relative risks of workplace bullying in Ireland, a country of high economic growth. Int J Manag Decis Mak. Inderscience Publishers, 2003;**4**:82-95.

88. 邊立中、鄭雅文、陳怡欣、陳秋蓉：職場暴力盛行率與受僱者健康狀況之相關。台灣公共衛生學雜誌 2014；**33**：36-50。

89. Bakker AB, Demerouti E. The job demands-resources model: State of the art. J Manag Psychol. Emerald Group Publishing Limited, 2007.

90. Bakker AB, Van Emmerik H, Van Riet P. How job demands, resources, and burnout predict objective performance: A constructive replication. Anxiety Stress Coping. Taylor & Francis, 2008;**21**:309-24.

91. 宋雅琪：從組織工作因素探討護理職場霸凌。輔仁大學公共衛生學系碩士論文，2018。

92. Clarke S. The relationship between safety climate and safety performance: a meta-analytic review. J Occup Health Psychol. Educational Publishing Foundation, 2006;**11**:315.

93. Neal A, Griffin MA. Safety climate and safety at work. Psychol Workplace Saf. Washington, DC, US: American Psychological Association, 2004;15-34.

94. Law R, Dollard MF, Tuckey MR, Dormann C. Psychosocial safety climate as a lead indicator of workplace bullying and harassment, job resources, psychological health and employee engagement. Accid Anal Prev 2011;**43**:1782-93.

95. Colquitt JA. On the dimensionality of organizational justice: a construct validation of a measure. J Appl Psychol. American Psychological Association, 2001;**86**:386.

96. Cropanzano R, Prehar CA, Chen PY. Using social exchange theory to distinguish procedural from interactional justice. Group Organ Manag. Sage Publications Sage CA: Thousand Oaks, CA, 2002;**27**:324-51.

97. Hershcovis MS, Turner N, Barling J, Arnold KA, Dupré KE, Inness M, et al. Predicting workplace aggression: a meta-analysis. J Appl Psychol. American Psychological Association, 2007;**92**:228.

98. Kram KE. Mentoring at Work: Developmental Relationships in Organizational Life. Glenview: IL: Scott, Foresman and Company, 1985.

99. Chao GT, Walz P, Gardner PD. Formal and informal mentorships: A comparison on mentoring functions and contrast with nonmentored counterparts. Pers Psychol. Wiley Online Library, 1992;**45**:619-36.

100. Lin N. Social capital: A theory of social structure and action. Cambridge: Cambridge

University, 2001.

101. Brandenburger-Shasby S. School-based practice: Acquiring the knowledge and skills. Am J Occup Ther. The American Occupational Therapy Association, Inc, 2005;**59**:88-96.

102. Kram KE, Hall DT. Mentoring in a context of diversity and turbulence. Boston University, School of Management, 1994.

103. Allen TD. Mentoring others: A dispositional and motivational approach. J Vocat Behav. Elsevier, 2003;**62**:134-54.

104. Awaya A, McEwan H, Heyler D, Linsky S, Lum D, Wakukawa P. Mentoring as a journey. Teach Teach Educ. Elsevier, 2003;**19**:45-56.

105. Lundin F. Mentoring relationships: Everyone who makes it has a mentor. Harv Bus Rev 1978;**7**:89.

106. Scandura TA, Ragins BR. The effects of sex and gender role orientation on mentorship in male-dominated occupations. J Vocat Behav. Elsevier, 1993;**43**:251-65.

107. Oksanen T, Kivimäki M, Kawachi I, Subramanian SV, Takao S, Suzuki E, et al. Workplace social capital and all-cause mortality: A prospective cohort study of 28 043 public-sector employees in Finland. Am J Public Health. American Public Health Association, 2011;**101**:1742-8.

108. Gao J, Weaver SR, Dai J, Jia Y, Liu X, Jin K, et al. Workplace social capital and mental health among Chinese employees: a multi-level, cross-sectional study. PloS One. Public Library of Science San Francisco, USA, 2014;**9**:e85005.

109. Chusmir LH, Parker B. Success strivings and their relationship to affective work behaviors: Gender differences. J Soc Psychol. Taylor & Francis, 1992;**132**:87-99.

110. Ragins BR, Scandura TA. Gender differences in expected outcomes of mentoring relationships. Acad Manage J. Academy of Management Briarcliff Manor, NY 10510, 1994;**37**:957-71.

111. Burt RS. Structural Holes: The Social Structure of Competition [Internet]. Rochester, NY: Social Science Research Network, 1992. Report No.: ID 1496205. Available from: https://papers.ssrn.com/abstract=1496205.

112. Foster SW, McMurray JE, Linzer M, Leavitt JW, Rosenberg M, Carnes M. Results of a gender-climate and work-environment survey at a midwestern academic health center. Acad Med. LWW, 2000;**75**:653-60.

113. Robinson GE, Psych D. Stresses on women physicians: Consequences and coping techniques. Depress Anxiety 2003;**17**:180-9.

114. Coleman VH, Power ML, Williams S, Carpentieri A, Schulkin J. Continuing professional development: racial and gender differences in obstetrics and gynecology residents' perceptions of mentoring. J Contin Educ Health Prof. Wiley Online Library,

2005;**25**:268-77.

115. Levinson W, Kaufman K, Clark B, Tolle SW. Mentors and role models for women in academic medicine. West J Med. BMJ Publishing Group, 1991;**154**:423.

116. Hueston WJ, Mainous III AG. Family medicine research in the community setting: what can we learn from successful researchers? J Fam Pract. [New York, Appleton-Century-Crofts], 1996;**43**:171-7.

117. Pincus HA, Haviland MG, Dial TH, Hendryx MS. The relationship of postdoctoral research training to current research activities of faculty in academic departments of psychiatry. Am J Psychiatry. American Psychiatric Assn, 1995.

118. Shapiro T, Mrazek D, Pincus HA. Current status of research activity in American child and adolescent psychiatry: part I. J Am Acad Child Adolesc Psychiatry. Elsevier, 1991;**30**:443-8.

119. Wakeford R, Evered D, Lyon J, Saunders N. Where do medically qualified researchers come from? The Lancet. Elsevier, 1985;**326**:262-5.

120. Kortum E. Work-related stress and psychosocial risks: Trends in developing and newly industrialized countries. Glob Occup Health Netw Newsl Spec Issue 2007;3-6.

121. Houtman I, Jettinghof K, Cedillo L, TNO Kwaliteit van Leven. Raising awareness of stress at work in developing countires : a modern hazard in a traditional working environment : advice to employers and worker representatives [Internet]. World Health Organization (WHO), 2007. Available from: http://resolver.tudelft.nl/uuid:4fb4f2c9-d55c-4bd6-b101-618afc8b16e1.

122. Kompier MAJ, Marcelissen FHG. Handbook of Work Stress: A systematic approach for organizational practice. Amst NIA, 1990.

第 10 章
社會支持與社會網絡

陳端容 撰

第一節 社會支持與健康
第二節 社會網絡與健康
第三節 以社會網絡為基礎的行為改變介入方案

學習目標

一、瞭解社會支持的定義、類型及對健康的影響

二、瞭解社會網絡定義、類型與概念及對健康的影響

三、瞭解社會網絡介入方案類型與成效

四、說明社會支持與社會網絡影響健康的整合性概念架構

引 言

　　許多研究證實，社會關係（social relationship）對健康及健康行為的影響甚鉅 [1,2]，不良的社會關係或社會孤立所造成的死亡風險甚至與抽菸或飲酒所造成的死亡風險相近，也超過不運動及肥胖所造成的死亡風險 [3,4]。最早研究社會關係與健康關係的學者首推法國社會學家涂爾幹提出的社會整合論（social integration），他認為自殺率與社會整合的不同形式及程度有相關 [5]。例如，自私型的自殺是由於過度的個人主義和個人缺乏融入社會或家庭生活所造成的結果。

　　社會關係與健康的關係有許多面向，大抵區分成兩類：（1）功能性（Functional）；（2）結構性（Structural）。功能性的社會關係層面包括如感知（perceived）的與實際的（received）社會支持（social support）與死亡率的研究 [6,7]；或是社區社會資本（community social capital）概念強調社會凝聚力對健康的重要性 [8,9]。結構性的社會關係包括如涂爾幹的社會整合論（social integration），指出社會整合形式，包括是否積極參與社會活動或在社會組織中扮演角色等參與社會整合的程度，與自殺類型有密切關係 [10]，到以社會網絡位置探討青少年抽菸行為 [11,12]，以及最近探討飲酒、憂鬱，戒菸以及肥胖在社會網絡（social network）中傳播模式等研究 [13,14]，皆屬結構面的社會關係與健康的研究。

　　社會支持與社會網絡的研究已廣泛地應用於健康不平等、行為改變、健康促進等專業學術領域。本章簡述社會網絡及社會支持的定義與類型、重要理論概念、以及對健康的影響，並介紹近年來逐漸形成以「社會網絡為基礎」的健康行為改變介入方案的類型與成效。

第一節　社會支持與健康

一、社會支持的定義與類型

（一）社會支持的定義

　　「社會支持」指的是個人察覺到舒適、關心、尊重或得到他人或團體的協助 [15,16]。Cobb [15] 最早將社會支持定義為一個人受到關心、愛戴、尊重，並且是

相互支持網絡的一部分。社會流行病學家 Cassell [17] 在許多動物及人類的研究中發現「社會支持」因素可能改變生理運作（例如：血壓或內分泌活動），認爲社會支持提供了重要的「保護作用」，可以幫助人們在面對壓力事件時，降低壓力對其健康帶來的危害。第一個探討社會關係與死亡率關聯的社會流行病學研究首推 1979 年 Berkman 和 Syme [6] 的研究，他們探討加州近 7,000 名居民的社會聯繫程度與整體死亡率（all-causes mortality）的關聯，發現社會連繫較少的人死亡率較高。這篇研究爲社會關係與死亡率之間的聯繫提供了具有說服力的關鍵證據。1988 年，House 和他的同事發表〈社會關係與健康〉的前瞻性研究論文 [18]，也再次證明社會融入對死亡率具有獨立的保護作用。

　　雖然社會支持不是死亡率或罹病唯一的影響因素。然而，研究累積至今，許多流行病學證據顯示社會支持程度高者，死亡率及罹病可能性均較低，且生病後康復的速度較快。

（二）社會支持的類型

　　House [19] 將社會支持依其所提供的功能分爲以下四種類型：

1. **情感性支持**（Emotional support）：指社會關係中的成員，提供或表達同理心、愛心、信任、關懷等支持，使個人在情感上獲得滿足。例如，好朋友受到挫折時，給予鼓勵及關心。

2. **工具性支持**（Instrumental support）：指社會關係中的成員，提供具體的幫助或服務，使個人在物質上獲得滿足。例如，提供金錢協助；朋友需要就醫，協助陪同看診；或友人從遠方來辦公事，協助他到家裡借住一晚等。

3. **資訊性支持**（Informational support）：指社會關係中的成員，提供生活及工作相關的資訊等。

4. **評價支持**（Appraisal support）：提供有助於個人提高自我評價的訊息，包含肯定其價值、強化其主觀感受、正向的社會提醒等。例如，當一個人對自己失去信心時，朋友提醒他的優點及潛力，因而得到正向的鼓勵和回饋，進而肯定自己且回復信心。

　　一般來說，一個人會從不同的人取得不同的支持，而一個人也可能同時提供多種的支持。例如父母可以提供成年兒女情緒性的支持，也可能提供工具性支持，如貸款買房子；一個人可能會從朋友身上獲得訊息性支持，但這個朋友可能不願意借錢給你（工具性支持），或他可能有時會對你提出褒貶，告誡你不應該這麼做。無

論如何，個人獲得不同的支持種類越多，這塊社會支持的海綿就會越厚，面對外在壓力衝擊的承受程度就會越大，壓力所產生的負面健康效果就會減緩 [20]。

二、社會支持健康效果的理論模型：直接效果與緩衝效果模型

社會支持健康效果之影響機制的假說有兩種，一個是「緩衝假說」（buffering hypothesis），一個是「直接效果假說」（direct effects hypothesis）。所謂「緩衝假說」指的是透過「保護」的作用，使得個人免於受到高度壓力情境的負面影響。「直接效果假說」則是指不論壓力大小、教育程度或身體狀態的好壞，社會支持都可以增進個人健康。因此，在低壓力的情況下，社會支持的有無或高低，對於健康較無影響；但當壓力越大，社會支持的有無或高低對於健康的影響較大。圖 10-1 說明「直接效果假說」與「緩衝假說」的不同。

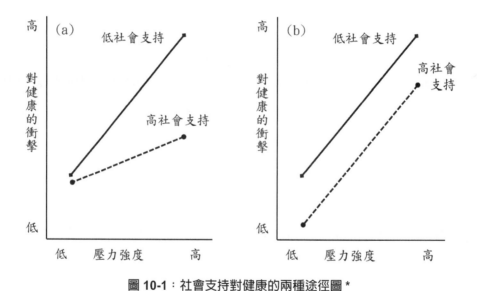

圖 10-1：社會支持對健康的兩種途徑圖 *

* 註：圖（a）說明的是緩衝假說，此假說認為社會支持只能修緩高度壓力對健康的負面效果。圖（b）說明的是直接效果假說，此假說則認為無論壓力高低，社會支持對健康皆有益。

三、調節社會支持健康效果的因素

研究指出，獲得的支持與健康之間的關係需要考慮個人社會經濟背景因素。例如，壓力源和支持類型之間的相符、關係品質，和接受者因素（例如：對自主性的要求而不願接受協助），都會影響社會支持對健康產生的影響之有無或大小

[21-23]。以下就三個方向來討論調節社會支持的健康效果的因素：（1）感知與獲得的支持；（2）關係品質；（3）網路科技的使用。

（一）感知支持（perceived support）及獲得的支持（received support）的不同

社會支持又分爲感知支持（perceived support）及獲得的支持（received support）前者指的是個人認爲其社會關係成員會在需要時提供支持的程度，而獲得的支持則是指他人提供的實際支持。感知支持與接受支持僅適度相關，因此它們是屬於不同的構念 [24]。有些研究發現社會支持和身體健康間的關係是基於感知支持，而非獲得的支持，感知支持高的個人也會得到更多實質的支持 [22,23]。然而，有的研究也指出獲得的支持（尤其是有形的支持）與後續死亡率有關 [25,26]，指出接受支持也可能增加壓力，導致不佳的健康結果 [21]。

（二）關係品質

許多社會支持與健康相關的流行病學證據並未考慮關係的品質，並假設所有關係都是正向的。然而，儘管我們與他人的關係可能是關懷、體貼和溫暖和愛的來源，但這些社會關係也可能是苛刻的、麻木不仁的，以及衝突和壓力的來源。儘管壓力緩衝模型表明人際關係可以緩衝壓力對健康的負面影響，但某些人際關係也可能是壓力的來源。例如，一項對 2,264 名乳腺癌患者平均追蹤 10.8 年的研究發現，雖然社會支持與更好的癌症預後相關，但家庭關係的品質差則與全因死亡率相關 [27]。

其次，研究也指出，儘管婚姻狀況對健康有好處，但痛苦的婚姻與更高的罹病率和死亡風險相關 [28]；人際關係困擾也與有害的健康結果有關，包括免疫失調和傷口癒合延遲 [29]、高血壓和代謝綜合症 [30]；缺乏伴侶支持與乳腺癌女性較差的生活品質有關 [31]；同樣，人際壓力可能比其他壓力來源對健康更具負面影響力，例如，斯德哥爾摩女性冠狀動脈風險研究發現，在控制標準風險因素後，婚姻痛苦與復發事件風險顯著相關，而工作壓力則與其無關 [32]。

綜上所述，首先，我們應該考慮個人背景因素，例如支持提供者因素和特徵、支持接受者個人因素和支持願望。其次，關於關係品質的研究也表明，社會支持的研究不能忽略負面的社會關係對健康的殺傷力。

（三）網路科技的使用

在過去的十年中，科技進步導致社會支持的溝通方式發生了巨大變化 [33-35]。網路和智能手機變得普遍，與面對面社會支持相比，線上的社會支持具有一定優勢和劣勢。例如，受到人際歧視的人可以尋求線上的社會支持 [36]；或是透過線上論壇的貼文獲得訊息和情感支持 [37]。其次，研究也顯示，參與線上的社會互動可以促進幸福感，並在壓力時期提供緩衝作用 [38]。

然而，線上的社會支持可能沒有正面支持效果，甚至會產生負面影響。例如在創傷事件後，人們使用網路尋求社會支持，最終對心理健康並沒有正面效益 [39]。未來需要更多的研究來探討感知和接受的社會支持的效果，以及透過網路媒介的社會支持，與實際來自社會關係的社會支持，何者對身心健康有顯著的關係。

第二節　社會網絡與健康

一、社會網絡的定義與類型

（一）社會網絡的定義

社會網絡分析（Social Network Analysis，簡稱 SNA），是由社會學、社會心理學、人類學等不同領域發展而來 [40]。而廣泛地應用量性分析方法，以「社會關係圖」來呈現社會關係的型態 [41]，則是以 Moreno 所發展的社會網絡研究為代表 [42]，其後在 1960 年代，由哈佛大學社會學家 Harrison White 為核心的一群學者，進行一系列的量性網絡研究 [43-46]，奠定目前社會網絡分析方法及理論的基礎。其後在 1970 年代中期，組成國際社會網絡分析網絡協會（INSNA），持續吸引世界各國學者進行社會網絡分析，也成為一個主要的學術發展領域。

社會網絡簡單來說是指「以某人為中心所形成的社會關係網絡」。社會支持是社會網絡重要功能之一，對健康具有正向影響及保護作用。由於社會支持具有主觀的、親身經歷、自覺感受等特質，因而有別於社會網絡的其他功能。社會網絡除了提供正面支持關係，也具有其他不同四種主要的社會功能，包括：（1）社會影響（social influence），指行為者受他人影響的過程；（2）社會資本（social capital），指行為者在具有互惠和信任特質的社會關係網絡中，可取得寶貴「資源」，從而可有

利於行為者的個人利益；（3）社會損害（social undermining），指社會網絡中成員表達負向的批評或作為，會傷害網絡中其他成員的信譽，導致其無法達成目標；（4）陪伴關係（companionship），指行為者與網絡成員間相互陪伴或是共處，並不一定要具有緊密的情感連結。以上這些社會網絡功能對行為者的態度與行為都具有一定影響力，從而影響行為者的健康行為與健康結果 [47]。

其次，社會行為科學的分析大多根據行為者本身所具有的屬性（attribute），例如性別或教育程度，以瞭解不同社會類別在健康上的差異。社會網絡分析是以行為者、社會關係特質，以及社會關係所形成的網絡結構為主要核心，分析這些關係特質及關係網絡結構如何影響個人的行為。簡單來說，社會網絡是指「以點所形成的連結，連結本身形成的結構」為核心。社會網絡的構成元素至少有下列三部分：（1）一組行為者（a system of actors）；（2）行為者間的關係（relations among actors）；（3）由關係所構成的網絡結構（network structure）[48]。如同 Burt [48] 所指出，社會網絡分析假設關係結構的位置決定個別行動者的行為動機（motivation）、行動機會（opportunities）及侷限（constraints）[48]。

社會網絡結構可以從以下幾個面向來加以討論：

1. 關係的類型（type of relationship）：有親屬、師生、朋友、上司、合作夥伴等。
2. 關係的多面性（multiplexity）：例如既是同學又是同事的多重關係。
3. 關係的強度（strength of ties）：關係的親近度（closeness）。
4. 關係頻率（frequency）：多久見一次面？
5. 實體距離（physical proximity）：實際距離有多遠？
6. 關係的穩定性（stability）：認識的長短時間。
7. 關係的方向（direction）：相互性或單方向。
8. 密度（density）：就某個特定網絡中的所有成員而言，他們彼此之間認識或互動的程度。密度的計算可參考下列公式：

$$\frac{網絡內兩兩成員已形成連結關係的數量}{兩兩成員均形成連結關係的最大可能數量}$$

（二）社會網絡的類型

社會網絡有兩種基本的類型，第一種是所謂的個人中心網絡（ego-center network, personal network），可依據一般的隨機抽樣方式取得代表性的樣本，然後

針對每一個個別樣本（行為者），蒐集個別行為者直接關聯的對象，稱之為個人中心網絡，個體中心網絡除了瞭解個別行為者的直接關聯對象，也可進一步詢問受訪者的互動對象之間的關係。最早由 1985 年美國的社會基本調查（General Social Survey）中，加入個人中心網絡的問題。研究者蒐集行為者談論心事的「情感性」個人中心網絡，也蒐集行為者工作上的問題需要找人討論時，其所形成的「工具性」個人中心網絡。個人中心網絡的優點是可以理解個人的重要關係及其資源對其行為的影響。例如，多數社會支持或社會資本的研究即以個人中心網絡為資料來源。

另一種社會網絡類型是所謂的「整體」社會網絡（full network, whole-network），此整體社會網絡必須先確立網絡的界限。理想上，有一個清楚的界域，才能蒐集這個特定範圍內的所有關係（links）為何，再由這些關係的訊息，找出關係的結構，以及個別行為者在此關係結構中的位置，才能看出社會網絡位置的結構變數（structural variables）對於行為者的影響。然而，要界定出清楚社會網絡調查的界限並不容易，此即所謂的網絡界限問題（boundary specification）[49]，就是在缺乏明顯網絡界限之下，如何決定研究對象，以及如何蒐集所有關係的資訊。Laumann、Marsden 與 Prensky[49] 等學者提出三種界定整體網絡界限的策略，首先，以正式位置或身分（positional strategies）來界定，如以公司的正式僱用身分來界定組織成員；其次，參與事件或活動（event-based strategies）的頻率來作為篩選標準；第三種策略是以關係（relational strategies）作為界定網域的標準，可請網絡成員提供初始名單，再採用滾雪球採樣的方式，逐步將與初始名單成員有關係的其他成員納入。

整體社會網絡的分析關心個人在關係網絡結構中所處的位置，並認為該網絡位置所隱含的機會與侷限，是影響個人行為的重要原因。

二、社會網絡的重要概念

（一）弱連結優勢（strength of weak tie）、「結構洞」（structural hole）理論

社會互動的類聚原則（homophily）是認為個人會基於物以類聚的原則，比較喜歡與自己相似的人來往，也透過彼此的相互影響，在態度與行為上趨於相似。因

此，多數人會組成親密且同質性很高的小群體。通常，親密而同質的小團體多半也是社會支持的團體。然而，社會學家 Granovetter[50] 提出弱連結優勢的理論，認為多數人基於「物以類聚」的原則所組成團體，雖然有較強的凝聚力，但因為成員彼此的同質性高，因此大家的想法、態度與所知道的訊息可能都會很相似，對行為者的效益可能不高，例如找工作，或是取得有價值的職場資訊等。Granovetter 認為不是很熟的關係（如高中或大學同學、以前的同事），因為是來自不同的生活圈，反倒可能帶來新的資訊與機會 [50]。

　　Burt [48] 延續這個論述，進一步形成所謂的「結構洞」（structural hole）理論，認為個人在社會網絡中的優勢位置，主要來自於其可以連結兩個彼此沒有關聯的團體，也就是所謂的「結構洞」。當網絡中存有「結構洞」時，就表示個人可以連結兩個完全沒有連結關係的團體，能為行為者帶來異質性的資訊與資源，有利於行為者的策略性運用 [51]。

（二）平衡理論（Balance theory）與遞延性理論（Transitivity theory）

　　網絡學者利用社會心理學的認知平衡理論，認為正向關係如喜歡、愛等具有遞移性，即若 A 喜歡 B，B 喜歡 C，則 A 與 C 發展出正向關係的機率較高。依此指出，人類傾向於組成彼此親密的小團體，因為如果 A 不喜歡 C，則 A、B、C 三者的關係就傾向斷裂（即 A 喜歡 B，B 喜歡 C，A 與 C 卻討厭彼此，使 B 夾在 A、C 兩者之間，因此會想辦法整合或斷裂以維持「平衡」）。因此，這種不平衡的三角關係稱為禁忌的三角關係（forbidden triad）。Bearman & Moody [52] 分析美國 13,465 名青少年長期友誼互動資料，發現友誼關係不遞延性與自殺意念和自殺企圖有顯著關係，特別是女學生社交關係中不遞延性愈高，自殺意念愈高。他認為不遞延性程度高的社會關係網絡，行動者可能夾在朋友之間的緊張關係，較易造成焦慮不安，從而增加自殺的意圖，而女學生受人際關係的困擾較男學生嚴重，所以可以看到只有女學生的友誼關係不遞延性與自殺意念和自殺企圖有顯著關係。

三、社會網絡資料蒐集

（一）網絡資料類型及蒐集方式

　　網絡資料來源主要包括問卷（questionnaire）、面訪（interviews）、觀察

（observations）、檔案文獻記錄（archival records）、實驗（experiments）等。資料的類型可分為三大類，第一大類是所謂的「初級資料」，也就是「選擇資料」（choice data）包括問卷調查（如請學生在問卷上列出同班好友的名單），也就是透過行動者主觀評估所形成「選擇關係」（choice data）資料，如 Chen & Lu [53] 以問卷方式來研究青少年班級友誼網絡。選擇資料不僅限於友誼或喜好等正向偏好的選擇，也可以用來測量負面選擇的敵對關係，Sánchez-Sandoval & Verdugo [54] 運用正面及負面關係的朋友提名，找出國中生在班級友誼網絡中的五種不同位置，被認可者（accepted）、被拒絕者（rejected）、被忽略者（neglected）、具爭議者（controversial）及一般者（average）。最後，利用觀察法來蒐集網絡資料，也是屬於一種初級資料。研究者參與被研究對象的生活領域，以觀察行動者的互動網絡。實驗法近年來也為網絡學者重視，為了分析社會網絡對健康行為改變的影響，多位學者採用實驗介入的方法（見「社會網絡為基礎的介入方案」一節），發現社會網絡的介入方案對行為改變有顯著影響 [55]。

第二種為「次級資料」，是指透過檔案文獻記錄及團體成員名單，如董事會的董事名單，或是醫院合作契約，或是從期刊論文共同作者，或論文引用來看學者社群是否有跨領域的關係網絡。例如，美國學者 Barnett 等人 [56] 利用美國的健康保險資料，透過分析醫師轉介病人的次級資料，找出醫師的互動網絡 [57]，就是近年來最具代表性的著作。

第三種為共同事件資料，指的是行為者因為共同參與特定活動或事件所形成的共同事件資料（joint involvement data），也是一種網絡資料，透過共同事件資料可以建構「行為者」因為參與相同事件而形成的關係網絡，或是透過共同事件建構出「事件」之間的關係網絡 [58]。

（二）蒐集社會網絡（他者，Alter）的方式：定名法（name generator）及定位法（position generator）的不同

1. 定名法（name generator）

定名法是最常使用的一種蒐集網絡資料的方式，在 1985 年的美國社會基本調查（GSS）即被用來測量美國民眾的情感性及工具性核心網絡。國內的社會變遷基本調查也從 1997 年開始使用這個方法。這個方法首先透過一個「定名」問項（identity question）來產生核心網絡名單：「請問您最近一年來（2005 年 8 月到現在）最常跟哪些人討論對你重要的事情？請寫下最常討論重要事情的五個人名字或

稱呼。」訪員寫下這五位網絡成員的名字後，再接連詢問受訪者關於這五位成員的性別、年齡、教育、認識多久、有多親近等個人及關係屬性問題，最後再詢問這五位成員彼此之間的關係（是否認識），此種方法稱之為固定名額提名（fixed choice）（表 10-1）。

表 10-1：定名法問卷範例

B4.請問您最近一年來(2005 年 8 月到現在)最常跟哪些人討論對你重要的事情？請寫下最常討論重要事情的五個人名字或稱呼：

	(1)	(2)	(3)	(4)	(5)
人名或稱呼：	_____	_____	_____	_____	_____
a.是你的什麼人?					
b.現在(大概)幾歲?					
c.認識幾年了					
d.性別(1)男(2)女					
e.教育程度					
f 有多親近?					

除此之外，研究者也可以提供全班的完整名單（roster）供受訪者勾選，也可以請受訪者任意提名（free recall）他們的好友名單，任意提名可進一步細分成不限名額提名（free choice）或限定名額。一般來說，回答完整名單或完全排序皆需要較長的時間及心智負擔，任意提名的設計可以減輕受訪者的心智負擔，但容易有遺忘及回想錯誤等問題。在關係強度的測量上，也可以用評比（ratings）與完全排序（complete rankings）來測量關係的強度 [59] 。

上述 GSS 的問法僅能建構出生活中諮詢重要問題的網絡關係，若要獲得情感、社交、經濟交換等其他社會支援網絡，則必須重新再另問一組定名問項來產生另一個網絡。由於網絡問項比一般傳統問卷問項更為複雜繁瑣，基於成本及受訪意願考量，一般較少詢問多重網絡。

2 定位法（position generator）

定位法則是基於職業聲望分數，用來測量個人社會資本的一種方法，此方法率先由林南和 Dumin[60] 使用，其後由林南、傅仰止及熊瑞梅三位學者共同發展而成 [61]，見表 10-2。定位法先按照職業聲望高低選出十幾類具有代表性的典型職業，然後詢問受訪者是否認識從事該職業的人。依照受訪者的回答，計算出蘊含不同面

向社會資本的各種指標，如：

（1）將受訪者所有認識的人的職業數加總可得到接觸職位的廣度（extensity），
代表一個人認識各行各業的程度。

（2）接觸職位的不同縱深異質性（range）計算受訪者所認識的人，最高職業聲
望與最低職業聲望分數之間的差距，可用來測量一個人所能觸及的社會地
位的高低距離。

（3）以所認識的人中，職業聲望最高者的分數來測量個人所能接觸之社會資本
的上限（upper reachability）。

表 10-2：定位法問卷範例

C1.請問在您所有認識的人裡面，有沒有是現在正在做下列這些工作的？

《以最先想到的那一位為準》

《「認識」是指：可以互相認出及叫出對方的稱呼(例如:老王、張大同、李小姐、林經
理、……等)，如果只有您單方面叫得出對方，但對方叫不出您，這樣並不算認識。》

題目	C1 有/沒有認識的？	C2 [他/她]是您的什麼人？	C3 是不是透過您先生/太太/同居伴侶認識的？	C4 [他/她]的性別？	C5 您和[他/她]彼此認識幾年了？	C6 您和[他/她]有多親近？
選項	(1)有(2)沒有 1,2	對照本表下方 C2 選項 01-28	(1)是(2)不是 1,2	(1)男(2)女 1,2	請直接填寫年數	(1)很親近 (2)還算親近 (3)普通 (4)不太親近 (5)很不親近
a 護士						
b 作家						
c 農民						
d 律師						
e 中學老師						
f 褓姆						
g 清潔工						
h 人事主管						

資料來源：臺灣社會變遷調查資料，2017。

定位法也可用來測量組織成員在組織內部所擁有的社會資本。例如，Chen 等
人 [62] 即從社會資本的角度探討女性主管升遷的問題，他們發現女性主管如果有
朋友是在其他部門，且相對是位於較高階地位，相較沒有這樣的社會資本的女性主

管，擁有此一社會資本的女性主管的健康狀況較佳。因此，研究者可以選擇公司內部高低不同的代表性部門及職位，詢問員工是否在各部門職位中有認識人，此可以衡量組織內部社會資本。定位法主要用來測量與工具性行動如地位取得、就業等有關的社會資源（表 10-2），然而職業聲望的測量可能無法正確反映實際職業地位的價值與產業變化，使用時必須小心。

四、社會網絡變項的測量

（一）連結核心性、中介核心性、鄰近核心性

網絡研究中最常用來描述個別行動者的網絡特性即是所謂的核心性指標（centrality）。核心性代表其在網絡中的重要性，「核心性」的得分越高，代表在網絡中愈居於核心地位。

最常使用的指標為連接核心性（degree centrality），指的是個人（ego）連結網絡成員（alters）的數目。最小值為 0，常稱為孤立點（isolate），最大值為除自己（ego）之外，與網絡中所有其他人的連結數（n-1）。例如，在以學校為基礎的友誼網絡中，連結核心性為 0，即所謂的「孤立」青少年有較高的可能會產生自殺意念和自殺企圖 [63]。在有向關係中，度數可以進一步區分為內度（in-degree）與外度（out-degree），分別為：（1）向內連結核心性（in-degree centrality）：指某人被網絡內其他成員提名有連結關係的總數，通常被當成是該行為者被其他成員接納或肯定的程度；（2）向外連結核心性（out-degree centrality）：指行為者自行提出其與網絡內其他成員間有連結關係的總數，數值越高表示此人認為其與網絡中成員有互動關係的人數愈多 [64]。一般代表此行為者願意與他人進行社會互動的「社交性」（sociability）。例如 Chen & Lu[53] 使用向內核心性與向外核心性指標建構出「社會疏離」指標，發現肥胖的國中生其在班級中的社會疏離指數顯著高於體位正常的國中生。

除了點的連結度之外，我們也可以描述點與點之間的距離。連結兩個行動者的最短路徑（path）的長度稱為最短距離（geodesic distance）。如果將每一個直接關係的距離設為 1 步，則朋友的朋友與我的距離為 2 步。一個行動者 i 是否能快速的連結到網絡中所有的行動者，可由 i 與其他所有 j 的平均路徑距離來衡量，稱為鄰近度（closeness）。因此，當一個行為者與所有人的平均距離最小，代表此行為者能最

快將資訊傳達給所有人，也代表此行爲者在網絡中的重要地位，因此稱之爲鄰近核心性（closeness centrality）。

最後，一個行動者不一定要有很多的連結或位居鄰近大家的位置才具有優勢，如果居於溝通路徑的必經橋樑，也會產生中介與橋樑的控制效果，此即所謂的「居間核心性」（between-ness centrality）。「居間核心性」測量一個行動者居於所有網絡成員彼此連結的最短路徑之中的程度，也就是兩兩網絡成員如果不通過此行爲者（居中者）而無法連結的程度。一般以所有網絡成員彼此之間的最短路徑中，有多少比例必須經過此一行爲者來計算居間程度。居中位置不特別區分接收還是發送的關係，重點在於行動者所關聯的關係模式。一般而言，居中者因爲連結兩個以上彼此不連繫的群體，因此在網絡中具有中介（bridging）的功能，而佔據網絡中的重要地位。

（二）次團體及角色地位

團體的形成是社會生活中一個很重要部分。團體成員透過緊密的互動及相互影響，使成員彼此形成共同想法、認同及行爲，並遵守共同的行爲規範。因此，從網絡分析的角度來定義團體，團體的形成就在於團體成員彼此之間具有相互關係（mutuality），且每一個成員與其他成員間多半有連結關係（direct ties）。同時，與非成員相比，成員之間的互動密度（density）較高 [65]。當團體的連結愈緊密，團體成員受制於團體的規範就會增強，因此團體的內在凝聚性就會增強 [66,67]。

網絡分析根據團體凝聚性的特質來定義凝聚力程度不一的次團體，其中有 3 個指標較爲易懂：群組（component），N- 派系團體（clique），以及 K- 核心（core）3 個概念。

群組（component）指的是網絡成員彼此之間可透過直接及間接的關係連結起來的團體，此一群組成員的關係相對鬆散。

N- 派系團體（N-clique）指的是最少三人以上，成員彼此之間都有直接關係的團體，稱爲 N- 派系團體。N- 派系團體成員必須與所有其他成員有直接關係，在一個相對鬆散關係中，通常不容易找到 N- 派系團體，或只能找到很小的團體。因此，後來學者放鬆標準，N- 派系團體的成員彼此間不一定非要有直接關係才算，而是只要能透過間接關係而有連結，也就是任意兩個行動者的直接及間接的連結不超過 N，即稱之爲 N- 派系團體，例如，2- 派系團體爲所有團體成員彼此的路徑不超過 2 所形成的小團體。

K- 核心團體（K-core）則是指團體成員必須至少與 K 個其他團體成員有直接相連，才能形成 K- 核心團體。每一個 K- 核心團體成員都必須與至少一定數量（K）的其他團體成員直接相連。Friedman 等人 [68] 針對紐約市 HIV 感染傳播的研究，即利用 K- 核心團體的概念，找出紐約市吸毒者的 2-core 核心團體，發現他們在危險性高的注射性毒品使用行為及不安全性行為的盛行率高，且他們也販賣毒品。作者認為這一個 2-core 核心團體相當活躍，可能即是造成紐約市吸毒者中 HIV 感染居高不下的主要原因。

最後，網絡分析也會找出所謂的「團體」的外圍者（peripheral individuals）：他們與網絡中的小團體並非完全沒有連結，只有少數的連結，常稱之為團體外圍者。由於他們較不受網絡中小團體的社會規範約束，外圍者還可能與其他團體有更多的連接，在這種情況下，他們將成為網絡之間的橋樑。

（三）整體網絡的結構特性

網絡學者常以幾個不同的指標來描述整體網絡的結構特性（structural configuration）。例如網絡規模指的是整體網絡的行為者人數；網絡包容度（inclusiveness）為網絡中彼此有連結的人數佔所有人的比例；連結度或可達性（connectivity, reachability）為網絡中行動者可以透過直接或間接關係相互連結的程度，經常以網絡中任意兩人之間的平均路徑距離來衡量；網絡的密度（density）為存在的關係佔所有可能存在關係的比例，其數值介於 0 與 1 之間，數值愈高代表網絡中的關係愈綿密，反之則關係愈稀疏；同質性（homogeneity）指網絡內的所有成員，在人口學特徵，如性別、年齡、社經地位等，有很高的相似度。

五、社會網絡對健康與健康行為的影響

（一）肥胖與社會網絡的相關性

過去長期累積的社會網絡研究因為資料蒐集的繁複，導致無法建立長期追蹤資料，以致當看到社會網絡中的群聚結構時，常受制於是「雞生蛋還是蛋生雞」的問題。也就是說人們因為相似而選擇在一起，所謂的「物以類聚」效應（homophily effect），或是因為社會影響而形成社會模仿及傳染。然而，自 2007 年，Christakis 和 Fowler 等人陸續以弗雷明漢心臟研究（The Framingham Heart Study）的長期追蹤

資料為基礎，發表多篇的社會網絡分析論文 [69-71]，透過嚴謹的統計分析方法，支持社會網絡的對象會影響行為者的戒菸及飲酒行為、快樂或憂鬱的心理狀態，以及肥胖狀態。同時，當一個朋友的朋友（即「2 度分離」），及朋友的朋友的朋友（「3 度分離」）的行為或心理狀態改變，即會影響到行為者產生相似的行為或狀態。例如，在肥胖傳播的研究中，如果一個人的朋友在特定的時間間隔內變得肥胖，那麼他或她變得肥胖的機率會增加 57%；如果一個兄弟姐妹變得肥胖，另一個變得肥胖的機會增加了 40%；如果配偶一方肥胖，另一方肥胖的可能性增加 37%，而鄰居中沒有看到這些影響；與異性相比，同性對彼此變成肥胖的影響相對更大 [14]。

　　Chen & Lu[53] 使用向內核心性與向外核心性指標建構出「社會疏離」指標，發現肥胖的國中生其在班級中的社會疏離指數顯著高於體位正常的國中生。

（二）吸菸行為與網絡結構位置

　　Christakis 和 Fowler 等人發表以弗雷明漢心臟研究中吸菸行為來看，也出現明顯的吸菸者和非吸菸者群集。儘管總人口中的吸菸人數減少，吸菸者也逐漸轉移到人際交往群集的外圍。然而，人際關係在戒菸上則是顯得相當重要，例如，就行為者而言，配偶戒菸使其吸菸的機會減少 67%；兄弟姐妹戒菸，其吸菸的機會減少 25%；朋友戒菸，其吸菸的機會減少 36%；受教育程度較高的朋友比受教育程度較低的朋友對行為者影響更大 [13]。

　　Seo 和 Huang[72] 針對社會網絡與青少年吸菸行為研究進行系統性文獻回顧，篩選出 10 篇以社會網絡分析方式進行的研究，其中涉及 28,263 名青少年。結果顯示，在 10 篇研究中，即有 6 篇研究利用社會網絡資料來確認青少年在學校班級中的網絡位置類型，主要有團體成員、孤立者、團體間聯絡人（laison）三種類型。而處於孤立者的青少年的抽菸率明顯高於團體成員或團體間聯絡人。其次，有 8 篇研究都明確指出同儕影響青少年的吸菸行為要大於青少年本身的吸菸意圖。楊雪華、陳端容等人 [11] 運用社會網絡分析法，以圖像呈現臺灣某一個學校高中生的網絡結構，進一步分析人際網絡位置與吸菸行為的關聯性。其在執行問卷調查時，請受測高中生針對自認為要好的朋友（至多七人）來回答，前四位必須是同班同學；後三位可以是非班上的同學。因此，每位學生填寫的好朋友數，最少是 0 人；最多是 7 人。當兩位同學「互指對方為好朋友」時，表示其人際關係為雙向關係（reciprocal relationship）。研究者發現，這些高中生的人際網絡位置可分為三類：

（1）有三位以上同學互指對方爲好朋友者，稱爲「小團體」；（2）沒有被任何一位同學指其爲好朋友者，稱爲「孤立者」；（3）非屬團體成員亦非孤立者，則稱爲「團體外圍者」，其與小團體之間可能有連結，但也可能沒有連結。結果指出 [73]，在 274 位樣本中，有 36.5% 的人屬於小團體成員；有 34.7% 的人爲團體外圍者；另有 28.8% 的人爲孤立者。各班的小團體數在 3~9 個之間；小團體多由相同性別的學生組成，但有三個班級出現由不同性別學生組成的小團體。此外，大多數的小團體是由 3 名學生組成；但有兩個班級各出現一個由 4 名學生組成的小團體。至於沒有與班上任何一位同學建立雙向人際關係的孤立者，在每個班級中均存在且以男生居多。學生所屬的班別、人際網絡位置與其吸菸行爲之間有顯著的關聯性，並且有交互作用存在。亦即，職業班學生吸菸的機率遠高於普通班的學生，達到 6.82 倍之多；在普通班看到的現象是，孤立者之吸菸率高於小團體成員；但在職業班卻看到相反的現象，是小團體成員的吸菸率高於孤立者。社會網絡中個人的位置的不同，會影響到健康行爲的養成。

（三）憂鬱與幸福感的人際網絡傳播

就快樂感及寂寞感此兩種不同的心理狀態，也可以看到人際關係網絡的影響。第一，快樂和不快樂的人呈現不同的群集，有許多快樂的朋友，以及在網絡中處於核心地位的人，變得快樂的機會較大。住在鄰近地區（約 1.6 公里）的朋友變得快樂會使一個人快樂的機率增加 25%，而同居配偶（8%）、居住在附近的兄弟姐妹（14%）和隔壁鄰居（34%）都有不同程度的影響效果 [74]。而寂寞感也是有類似的人際效果，發現一個人的寂寞感較易受朋友的寂寞感影響，且寂寞感較高的人屬於人際網絡外圍者的機會也比較高。

（四）飲食行爲與睡眠

飲食行爲的研究也發現社會網絡中存在飲酒者和戒酒者的不同群集，與朋友肥胖的研究類似，當一個朋友飲酒，或是朋友及朋友的朋友飲酒，或是朋友的朋友的朋友（「3 度分離」）飲酒，行爲者會飲酒的機會即大大增加，此即反映了人際影響的重要性。鄰居和同事的飲酒行爲與行爲者的飲酒行爲則沒有顯著相關性，但親戚和朋友的飲酒卻具有影響力 [70]。

最後，較少學者關注社交網絡與睡眠形態、睡眠不足的關係，最近 Li 等人的研究 [75]，利用 2,550 名青少年的友誼網絡資料，確認出三種青少年在班級網絡內

的不同位置（如團體成員、孤立、團體間聯絡人）和受歡迎程度（收到的友誼提名
數量）。控制了社會人口變項、自評健康、吸菸和飲酒狀況，加上不同的環境影響
（學校、家庭和宗教），以及朋友的睡眠不足的狀況，發現網絡群體位置為團體間的
聯絡人的青少年睡眠不足風險高於屬於團體成員的青少年；同時，較受歡迎的青少
年有較短的睡眠時間和較多時間睡眠不足。進一步依性別分層分析，受歡迎的女孩
與不太受歡迎的女孩相比，睡眠時間更短，及有更多的睡眠不足狀況。其次，與屬
於團體成員的女孩來比，團體間聯絡人的女孩更容易出現睡眠不足。相較男孩的狀
況，孤立的男孩比屬團體成員的男孩，有更多的失眠症狀。

　　這些結果顯示社交網絡對屬於個人的睡眠行為有關聯，青少年在學校生活中必
須面對不同社交網絡位置，處於兩個團體間的緊張關係，或是不被同儕接受的孤立
位置，都可能造成青少年的情緒壓力，導致不良的健康結果。未來可以針對青少年
睡眠健康提出有效的介入方案，以提升青少年的睡眠品質。

第三節　以社會網絡為基礎的行為改變介入方案

一、以「社會網絡為基礎」之介入方案的特性

　　近年來較大規模的社會網絡介入方案行為改變方案是來自 2012 年 8 月 4 日至
8 月 14 日期間，洪都拉斯倫皮拉省 32 個農村（villages of the Department of Lempira,
Honduras）的一項隨機試驗。該研究使用三種不同的社會網絡介入傳遞訊息的方
式，包括：（1）隨機選擇的村民；（2）社會聯繫最多的村民，也就是所謂的「意見
領袖」介入策略；以及（3）隨機選出的村民的指定朋友。結果發現，相較於將資
訊交給由隨機選擇出的村民來傳遞，以村民的指定朋友來進行介入的效果最好，反
倒是所謂的「意見領袖」介入策略並不如預期能有最佳的結果。顯示「指定朋友」
策略似可以具有友誼關係的擴展性，以取得額外優勢，從而提高介入措施的效果，
從而改善人口健康。

　　Hunter 等人 [76] 廣泛蒐集 2000 年 1 月 1 日至 2017 年 3 月 1 日以社會網絡
介入方法，達成健康行為改變的研究文獻，在 23,234 論文中，有 39 筆論文是符
合此一篩選目標。文獻分析的結果指出，有明確證據顯示社會網絡介入在行為改
變上有明顯效果（39 項研究中有 32 項指出介入後的顯著差異，82%），有 88%

（29/33）的研究顯示介入後的效果持續。在類別上以「意見領袖」介入策略、「分割」（Segmentation）策略和「改變」（Alteration）策略有顯著的介入效果和維持介入效果。其中並指出，社會網絡介入的方式對危險性行為的改善有明顯的效果。

二、四種不同的社會網絡的介入策略與成效

　　Valente（2019）所提出的四種不同的社會網絡介入策略，第一種是「意見領袖」（Opinion leader/Individual）介入策略：即找出網絡中最具核心性或影響力的個人，再由此個人宣傳而達到行為改變的目標，此一種方式是最常看到的社會網絡介入方法 [77-79]。第二種是「分割」（Segmentation）策略，就是找出網絡中團體，選擇一個團體來進行介入，使引導第二階後其他團體的行為改變；或是選擇具有中介核心性的個人，因為具有橋接的功能，可以被當成促進小團體整合的角色 [80]。第三種是「誘導」（Induction）策略，就是讓已存在的社會聯繫來傳播健康行為，類似所謂的「口碑傳播」（Word-of-mouth, WOM），就是傳統的「好康相通報」的概念，利用原有的人際管道來進行的新資訊或新產品的流通 [81]。第四種是「改變」（Alteration）策略：通過增加新成員或打破現有連結來改變網絡結構。例如社區常引入外界專家或工作團隊，來提升社區凝聚力或共識，即是一種常見改變社區內原有人際網絡的方式 [82]，或是如同 Burt [51] 所建議，增加具橋樑功能的人，即可打破原有的網絡結構。

　　Valente [83] 就社會網絡介入的不同策略、操作方式及行為改變的可能機轉進行分類說明，由筆者轉譯並修改後如表 10-3。 從表中可以看到，當運用不同的社會網絡介入策略時，其操作方式不同，而其能動員行為改變的機轉也會有所不同。以下就四種不同的社會網絡介入策略加以介紹說明，見表 10-3：

表 10-3：社會網絡為基礎的行為改變介入策略及改變機轉

社會網絡介入策略(Strategy)	操作方式 (Tactic)	機轉(Mechanism)
意見領袖：意見領袖做為推動改革者 (Individual identification)	領導者 (Leaders)	權力 (Power)
	橋樑者 (Bridges)	衝突 (Conflict)
	關鍵成員 (Key players)	凝聚 (Cohesion)
	外圍者 (Peripherals)	孤立 (Isolation)
分割：在網絡中識別小團體成員 (Segmentation)	團體 (Groups)	團體識別 (Group Identification)
	位置 (Positions)	
誘導：運用既存網絡結構，引入改變 (Induction)	口碑傳播 (Word of mouth)	資訊擴散 (Information diffusion)
	滾雪球 (Snowball)	難以接觸的人群 Hard-to-reach populations
	外展(Outreach)	封閉 (Closure)
	配對 (Matching)	同質性 (Homophily)
改變：改變網絡結構 (Alteration)	刪減/增加節點 (Deleting/adding nodes)	
	刪減/增加連結 (Deleting/adding links)	結構改變 (Structural change)
	重新佈陣 (Rewiring)	結構改變 (Structural change)

（一）「意見領袖」（Opinion leader/Individual）介入策略

「意見領袖」（Opinion leader/Individual）介入策略，即是找出網絡中最具核心性或影響力的個人，再由此個人宣傳而達到行為改變的目標，此一種方式是最常看到的社會網絡介入方法 [77-79]。其運用的方法是立基於個人的網絡位置來進行介入策略規劃。例如，研究者透過社會關係連結的資訊，計算出「向內連中心度」（in-degree centrality），找出最受歡迎或最受重視的人作為領導者（leaders）或是關鍵成員（key players），透過其影響力來促進其他人的行為改變。或是找到橋樑者（bridges），橋樑者即為中介核心性高（between-ness centrality）的個人，因為具有橋接的功能，可以被當成是分化團體或促進小團體整合的角色 [80]，也就是利用此橋樑位置串連原本彼此不連繫的群體，達成不同意見或資訊的交流，而達成行為改變，或是確認外圍者（peripherals），如果外圍者是屬於需要行為改變的人，即可以透過「夥伴」關係的介入，使其改變行為。

此種介入方法常用於在愛滋病（又稱人類免疫缺乏病毒 Human Immunodeficiency Virus, HIV）預防的介入研究中，運用「意見領袖」的介入策略，獲得不少成效。例如，Kelly 等人 [84] 的研究針對美國男同性戀者性風險行為進行介入研究，招募了社區中受歡迎的男同性戀者，並培訓他們以對話的形式向同儕傳播行為改變建議，減少了該群體的愛滋病風險行為。Amirkhanian 等人 [85,86] 的研究針對俄羅斯和保加利亞，以及俄羅斯和匈牙利的愛滋病高風險社區，蒐集男男性行為（MSM）

的社交網路，並篩選出網絡領導者參加培訓和指導計畫，並向其他網絡成員提供持續的 HIV 預防建議，也獲得很好的成效。從 Kelly 等人和 Amirkhanian 等人的研究結果可以發現，由「受歡迎和被喜愛的成員（領導者）」，提供系統性支持和降低風險行為的建議，可以促使其社交網絡中的其他人改變性風險行為 [84-86]。其他研究如注射毒品使用者 [87]、保加利亞羅姆（吉普賽）年輕男性的高風險社交網路 [77] 等，結果皆表明社交網絡領導者對 HIV 預防的認可和建議會減少該網絡其他成員的危險性行為。

此外針對有影響力的個人，可透過人際關係傳播訊息和行為，Campbell 等人 [88] 以同儕為主導的青少年吸菸預防介入計畫（A Stop Smoking In Schools Trial, ASSIST）培訓有影響力的學生在課堂外，在非正式互動中，當其同儕支持者，以鼓勵他們的同儕不吸菸。在介入後在第 1 年和第 2 年進行追蹤，結果顯示運用社會網絡介入可以會降低青少年吸菸 [88]。Van Woudenberg 等人 [89] 利用社會網絡的介入，促進青少年身體活動，通過找出社交網絡中最有影響力的個人，並培訓他們達成目標行為，後來也能改變同儕行為 [89]。

（二）「分割」（Segmentation）介入策略

「分割」（Segmentation）社會網絡介入策略則是找出網絡中存在的小團體，並從中選擇一個團體來進行行為改變，未來可引導其他團體的行為改變，因為其他團體可能會因為與改變中的團體是屬於「結構對等」（structural equilalence），因此造成模仿效應，而達成行為改變的目標 [90]。

Shaya 等人 [91] 評估了社交網絡對改善型 2 糖尿病管理的影響，介入組（n=68）患者被要求招募同儕，組成小組，每月參加糖尿病教育課程，強調同儕支持。對照組（n=70）的患者參加標準的糖尿病教育課程。結果發現與對照組相比，介入組隨著時間的推移在體重、生活品質、自我效能、社交網絡評分和糖尿病知識方面，有明顯的改善，從而導致 HbA1c 和血糖更大的下降 [91]。Cobb & Poirier[92] 研究對 1,503 名美國成年人進行線上幸福感改善的介入方案，介入組每天都會收到採用一種基於電子郵件、網絡和行動設備的多模式介入；對照組則採用傳統的每週健康通訊方案。研究結果發現與沒有社會聯繫的參與者相比，有社會聯繫的參與者的幸福感有更大的提升（30 天時：p=0.02；90 天時：p=0.003）。因此利用社交網絡效應的多模式線上介入比起控制組，更能顯著改善個人的幸福感；更高程度的社交參與，以及持續提高的社會融合程度與提升更多的幸福感有關 [92]。

（三）「誘導」（Induction）介入策略

「誘導」（Induction）介入策略即是讓已存在的社會聯繫傳播健康行為，類似所謂的「口碑傳播」（Word-of-mouth, WOM），就是傳統的「好康相通報」的概念，利用原有的人際管道來進行的新資訊或新產品的流通 [81]。此種介入方法是透過團體的同質性及封密性，來增強彼此原有關係中的信任，以達成行為改變的目標。此種社會網絡介入的策略也常應用在注射吸毒者的愛滋病毒預防。例如 Latkin 等人 [93-95]、Garfein 等人 [96]、Tobin 等人 [97]、Hoffman 等人 [98]、Booth 等人 [99] 的研究指出，在注射吸毒者的個人網絡中，進行介入措施（例如提供訊息、提供風險降低技能和通過同儕教育培訓促進行為改變），可以降低 HIV 感染風險，或是提高接觸前服用預防愛滋病毒藥物，或是增加安全性行為的依從性 [90-96]。另外在男同性戀者的行為改變研究中，若進行個人社會網絡介入措施，如透過同儕提供訊息或提高同儕影響等方式，Kegeles 等人 [100]、Elford 等人 [101] 及 Flowers 等人 [102] 的研究也發現可以改變男同性戀者的不安全性行為發生率。

在健康行為的研究中亦可發現社會網絡介入改變行為的重要性。例如在體重管理方面，提升受試者的社會支持會影響其瘦身成效和健康行為的持續性 [103]。或是，針對美國非裔農村婦女的研究發現，提供健康顧問（coaching），也是一種運用社會網絡介入的方法，可以增加其乳房篩檢的使用率 [104]。

（四）「改變」（Alteration）介入策略

「改變」（Alteration）介入策略即是通過增加新成員或打破現有連結來改變網絡結構。例如社區常引入外界專家或工作團隊，來提升社區凝聚力或共識，即是一種常見改變社區內原有人際網絡的方式 [82]，或是如同 Burt [51] 所建議，增加具橋樑功能的人，即可打破原有的網絡結構。

Wingood 等人 [105] 研究阿拉巴馬州和喬治亞州的 366 名感染愛滋病病毒的婦女，運用的介入方案為強調維持現有和認識新的網絡成員，結果證明能減少危險性行為和性傳播疾病 [105]。Litt 等人 [106,107] 研究透過改變飲酒者介入組的社交網絡，介入後其不僅社交網絡增加，也增加了對飲酒節制的支持，其對戒酒團體／戒酒匿名會（Alcoholics Anonymous, AA）的參與度都較高，因此可得知網絡支持治療可以影響飲酒者社交網絡的長期變化，這些變化有助於長期改善飲酒結果 [106,107]。Graham 等人 [108] 在提高戒菸治療的持續性研究中，亦發現藉由透過

線上社交網絡來提供藥物供應和社交互動，可以提高戒菸計畫中所重視的技能培訓、社會支持和藥物治療使用的持續性 [108]。

由上述文獻中可以發現，將「以社會網絡為基礎的行為改變介入」應用於不同的敏感族群，像是男同性戀者、注射藥物使用者、癌症患者，以及非敏感族群，如一般青少年班級成員、公司員工等，可以明顯降低愛滋病傳染風險、吸菸盛行率、提升蔬果攝入量、X 光檢查、維持瘦身等等。然而，由於文獻品質不一且大多為西方樣本，未來有必要在本土執行小型試點研究，以確定介入方案之有效性，並能確實瞭解社會網絡的結構與功能，方能在理論基礎上發展適合的介入策略。

總　結

Berkman 等人 [109] 針對社會網絡如何影響健康及健康行為，提出一個整合性概念架構。筆者根據現有研究文獻修改如表 10-4。依此社會網絡影響健康的整合架構可以看到社會結構包括：（1）社會經濟系統，例如一個是以資本主義市場為經濟體，以及社會文化崇尚個人主義及價值的程度，或是其勞動市場以競爭及不平等為社會互動原則，或容許貧富差距的剝削關係等；（2）社會變遷發展，指的是如都市化程度，或經濟變化劇烈等屬於結構性的「上游因素」，皆會影響到中間層次，即社會互動網絡結構的形成，如社會關係的大小及密度等，以及社會關係的特質，如關係親密性或是持續性的表現。

社會網絡的結構會影響到下游因子如社會互動關係的心理社會機轉的表現，再透過行為途徑及心理、生理變化的途徑，最終影響健康的結果。社會互動的心理社會機制有六項：（1）社會支持之結構及功能；（2）社會影響機制如透過社會互動中的社會提醒、社會規範、社會比較，受同儕壓力等方式來影響態度及行為；（3）社會參與，如可透過社會參與強化社會角色的意義感，並透過參與增加人際情感聯繫；（4）人際接觸增進互動，也可能增加傳染風險；（5）獲取資源及物質，如透過社會互動獲得就業資訊及房屋租賃，或是醫療資訊等重要資源；（6）負面的社會互動，例如人際批評、需索或心理創傷，或刻意孤立，或是存在人際間的直接衝突等。

以上六項社會互動的心理社會機制會透過不同路徑如行為、心理及生理途徑，來造成不良健康結果。例如，透過不健康的行為途徑如抽菸、飲酒或不遵醫囑等，

表 10-4：社會支持及社會網絡影響健康的整合性概念架構

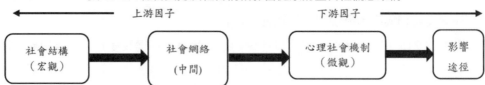

| 社會結構
（宏觀） | 社會網絡
（中間） | 心理社會機制
（微觀） | 影響
途徑 |

社會經濟
- 資本主義市場
- 個人主義
- 勞動市場
- 貧富差距

社會變遷
- 都市化
- 戰亂
- 經濟景氣
- 傳染病流行

網絡結構
- 大小規模
- 遞延性
- 密度
- 同質性
- 核心性

關係特質
- 面對面或虛擬接觸
- 組織或社團參與或私人關係
- 互惠性
- 多重性
- 關係持續性
- 關係親密性

社會支持
- 工具性
- 資訊性
- 評價性
- 情感性

社會影響
- 社會提醒(cues)
- 社會規範
- 同儕壓力
- 社會比較

社會參與
- 強化認知
- 強化有意義的社會角色
- 與人情感聯繫

人與人的接觸
- 密切人際接觸
- 人際接觸傳染風險

獲得資源和物資
- 就業經濟機會
- 獲得健康照護
- 住房及租賃

負面的社會互動
- 需索
- 批評
- 感覺孤立
- 直接衝突和虐待，包括童年創傷、婚姻衝突

行為途徑
- 抽煙
- 飲酒/吸毒
- 飲食
- 運動
- 醫囑遵從
- 求助行為

心理途徑
- 自我效能
- 自尊
- 抑鬱
- 情緒調節

生理途徑
- HPA軸(下視丘-垂體-腎上腺軸)反應
- 身體調適負荷
- 免疫功能
- 心血管反應
- 炎症
- 易受感染

進一步影響健康，或是透過心理機轉，如自尊貶抑、情緒困擾等，或是透過破壞免疫系統，造成心血管系統運作的負荷，或增加生理上易受感染病毒機會，或是增加炎症的嚴重度等生理途徑，來造成不良的健康後果。

　　人的生活是以社會群體爲主。每一個人與其周遭的親人、朋友、同學、同事、鄰居等，或者與透過網路認識的朋友，都會因爲互動而建立了各式不同的社會關係。這些社會關係有其結構及功能，「社會網絡」取徑詳細說明社會關係與結構的特性，以及關係結構對健康的影響；「社會支持」強調社會關係中的正面功能，可以說是社會關係影響健康的許多機轉之一。瞭解社會網絡及社會支持的核心概念，同時參考近年來累積的「社會網絡爲基礎的行爲改變介入方案」之成效，有助於規劃與執行符合在地社會文化的健康行爲改變方案。

關鍵名詞

社會支持（social support）

情感性支持（emotional support）

工具性支持（instrumental support）

資訊性支持（informational support）

評價支持（appraisal support）

感知支持（perceived support）

獲得的支持（received support）

直接效果假說（direct effects hypothesis）

緩衝假說（buffering hypothesis）

社會網絡（social network）

社會影響（social influence）

社會資本（social capital）

社會損害（social undermining）

夥伴關係（companionship）

弱連結優勢（strength of weak tie）

結構洞理論（structural hole theory）

定名法（name generator）

定位法（position generator）

向內核心性（in-degree centrality）

向外核心性（out-degree centrality）

鄰近核心性（closeness centrality）

群組（component）

N- 派系團體（N-clique）

K- 核心團體（K-core）

「意見領袖」（Opinion leader/Individual）介入策略

「分割」（Segmentation）介入策略

「誘導」（Induction）介入策略

「改變」（Alteration）介入策略

複習問題

1. 社會支持之影響機制的假說有哪兩種？並請分別敘明之。

2. 社會支持的四種基本類型為何？並請分別敘明之。

3. 社會網絡具有哪四種社會功能？並請分別敘明之。

4. 除了問卷調查外，請列舉三項網絡資料的蒐集方法。

5. 核心性（Centrality）又可分為向內核心性（in-degree centrality）及向外核心性（out-degree centrality），請說明核心性的兩種分類。

6. 網絡分析根據團體凝聚性的特質來定義凝聚力程度不一的次團體，其中有哪三個指標？並請分別敘明之。

7. 網絡研究學者 Valente（2019）所提出的四種社會網絡介入的策略分別為何？

8. 下列何者對於社會支持（social support）的描述是錯誤的？

    (A) Cobb 將社會支持定義為一個人受到關心、愛戴、尊重，並且是相互支持網絡的一部分

    (B) 社會流行病學家 Cassell 認為社會支持可以幫助人們在面對壓力事件時，降

低壓力對其健康帶來的危害

(C)「社會支持」指的是個人察覺到舒適、關心、尊重或得到他人或團體的協助

(D) 社會支持的類型不包含工具性支持（instrumental support）

9. 下列何者非為 Valente（2019）所提出的四種社會網絡介入的策略？

(A)「意見領袖」（Opinion leader/Individual）介入策略 (B)「分割」（Segmentation）介入策略 (C)「資訊」（Information）介入策略 (D)「改變」（Alteration）介入策略

引用文獻

1. Heaney CA, Israel BA. Social networks and social support. Health Behav Health Educ Theory Res Pract 2008;**4**:189-210.

2. Holt-Lunstad J, Smith TB. Social relationships and mortality. Soc Personal Psychol Compass 2012;**6**:41-53.

3. Holt-Lunstad J, Smith TB, Layton JB. Social relationships and mortality risk: a meta-analytic review. PLoS Med. Public Library of Science, 2010;**7**:e1000316.

4. Cacioppo JT, Hawkley LC, Crawford LE, Ernst JM, Burleson MH, Kowalewski RB, et al. Loneliness and health: Potential mechanisms. Psychosom Med. LWW, 2002;**64**:407-17.

5. Durkheim E. Suicide: a study in sociology. Trans Spaulding JA, Simpson G. Glencoe Ill: Free Press, 1951.

6. Berkman LF, Syme SL. Social networks, host resistance, and mortality: a nine-year follow-up study of Alameda County residents. Am J Epidemiol. Oxford University Press, 1979;**109**:186-204.

7. Cohen S. Social relationships and health. Am Psychol. American Psychological Association, 2004;**59**:676.

8. Kawachi I, Berkman L. Social cohesion, social capital, and health. Soc Epidemiol 2000;**174**:290-319.

9. Kawachi I, Kennedy BP, Lochner K, Prothrow-Stith D. Social capital, income inequality, and mortality. Am J Public Health. American Public Health Association, 1997;**87**:1491-8.

10. Durkheim E. Suicide: A study in sociology. Routledge, 2005.

11. Jeon KC, Goodson P. US adolescents' friendship networks and health risk behaviors: a

systematic review of studies using social network analysis and Add Health data. PeerJ 2015;**3**:e1052.

12. Ennett ST, Bauman KE. Peer group structure and adolescent cigarette smoking: A social network analysis. J Health Soc Behav. JSTOR, 1993;226-36.

13. Christakis NA, Fowler JH. The collective dynamics of smoking in a large social network. N Engl J Med 2008;**358**:2249-58.

14. Christakis NA, Fowler JH. The spread of obesity in a large social network over 32 years. N Engl J Med 2007;**357**:370-9.

15. Cobb S. Social support as a moderator of life stress. Psychosom Med. Lippincott Williams & Wilkins, 1976.

16. Gentry WD, Kobasa SC. Social and psychological resources mediating stress-illness relationships in humans. Handb Behav Med 1984;**1**:87-116.

17. Cassel J. The contribution of the social environment to host resistance: the Fourth Wade Hampton Frost Lecture. Am J Epidemiol. Citeseer, 1976;**104**:107-23.

18. House JS, Landis KR, Umberson D. Social relationships and health. Science. American Association for the Advancement of Science, 1988;**241**:540-5.

19. House JS. Work stress and social support. Addison-Wesley Ser Occup Stress. Addison-Wesley Publishing Company, 1983.

20. LaRocco JM, House JS, French Jr JR. Social support, occupational stress, and health. J Health Soc Behav. JSTOR, 1980;202-18.

21. Bolger N, Amarel D. Effects of social support visibility on adjustment to stress: experimental evidence. J Pers Soc Psychol. American Psychological Association, 2007;**92**:458.

22. Dunkel-Schetter C. Differentiating the cognitive and behavioral aspects of social support. Soc Support Interactional View. John Wiley & Sons, 1990;267-96.

23. Uchino BN. Understanding the links between social support and physical health: A life-span perspective with emphasis on the separability of perceived and received support. Perspect Psychol Sci. SAGE Publications Sage CA: Los Angeles, CA, 2009;**4**:236-55.

24. Wills TA, Shinar O. Measuring perceived and received social support. Oxford University Press, 2000.

25. Forster LE, Stoller EP. The impact of social support on mortality: A seven-year follow-up of older men and women. J Appl Gerontol. Sage Publications Sage CA: Thousand Oaks, CA, 1992;**11**:173-86.

26. Krause N. Received support, anticipated support, social class, and mortality. Res Aging. Sage Publications Sage CA: Thousand Oaks, CA, 1997;**19**:387-422.

27. Kroenke CH, Quesenberry C, Kwan ML, Sweeney C, Castillo A, Caan BJ. Social

networks, social support, and burden in relationships, and mortality after breast cancer diagnosis in the Life After Breast Cancer Epidemiology (LACE) study. Breast Cancer Res Treat. Springer, 2013;**137**:261-71.

28. Robles TF, Slatcher RB, Trombello JM, McGinn MM. Marital quality and health: a meta-analytic review. Psychol Bull. American Psychological Association, 2013;**140**:140.

29. Kiecolt-Glaser JK, Loving TJ, Stowell JR, Malarkey WB, Lemeshow S, Dickinson SL, et al. Hostile marital interactions, proinflammatory cytokine production, and wound healing. Arch Gen Psychiatry. American Medical Association, 2005;**62**:1377-84.

30. Troxel WM, Matthews KA, Gallo LC, Kuller LH. Marital quality and occurrence of the metabolic syndrome in women. Arch Intern Med. American Medical Association, 2005;**165**:1022-7.

31. Manne SL, Ostroff J, Winkel G, Grana G, Fox K. Partner unsupportive responses, avoidant coping, and distress among women with early stage breast cancer: patient and partner perspectives. Health Psychol. American Psychological Association, 2005;**24**:635.

32. Orth-Gomer K, Wamala SP, Horsten M, Schenck-Gustafsson K, Schneiderman N, Mittleman MA. Marital stress worsens prognosis in women with coronary heart disease: The Stockholm Female Coronary Risk Study. Jama. American Medical Association, 2000;**284**:3008-14.

33. Griffiths KM, Calear AL, Banfield MA, Tam A. Systematic review on Internet Support Groups (ISGs) and depression (2): What is known about depression ISGs? J Med Internet Res. JMIR Publications Inc., Toronto, Canada, 2009;**11**:e41.

34. Meier A, Lyons E, Frydman G, Forlenza M, Rimer B. How cancer survivors provide support on cancer-related Internet mailing lists. J Med Internet Res. JMIR Publications Inc., Toronto, Canada, 2007;**9**:e12.

35. Rimer BK, Lyons EJ, Ribisl KM, Bowling JM, Golin CE, Forlenza MJ, et al. How new subscribers use cancer-related online mailing lists. J Med Internet Res. JMIR Publications Inc., Toronto, Canada, 2005;**7**:e32.

36. Malik SH, Coulson NS. Computer-mediated infertility support groups: An exploratory study of online experiences. Patient Educ Couns. Elsevier, 2008;**73**:105-13.

37. Wright KB, Bell SB. Health-related support groups on the Internet: Linking empirical findings to social support and computer-mediated communication theory. J Health Psychol. Sage Publications Sage UK: London, England, 2003;**8**:39-54.

38. Nicholas DB, Fellner KD, Frank M, Small M, Hetherington R, Slater R, et al. Evaluation of an online education and support intervention for adolescents with diabetes. Soc Work Health Care. Taylor & Francis, 2012;**51**:815-27.

39. Vicary AM, Fraley RC. Student reactions to the shootings at Virginia Tech and

Northern Illinois University: Does sharing grief and support over the Internet affect recovery? Pers Soc Psychol Bull. Sage Publications Sage CA: Los Angeles, CA, 2010;**36**:1555-63.

40. Scott J. Social network analysis. Sociology. British Sociological Association Publications Limited, 1988;**22**:109-27.

41. Moreno JL. Who shall survive?: A new approach to the problem of human interrelations. Nervous and mental disease publishing co, 1934.

42. Moreno JL. Who shall survive? Foundations of sociometry, group psychotherapy and socio-drama. Beacon House, 1953.

43. Mayer TF. Social Mobility Models: Chains of Opportunity. System Models of Mobility in Organizations. Harrison C. White. Cambridge, Mass.: Harvard University Press, 1970;xvi,418. Science. American Association for the Advancement of Science, 1971;**172**:462-3.

44. White HC. An anatomy of kinship. Englwood Cliffse. NJ: Prentice-Hall, 1963.

45. White HC. Search parameters for the small world problem. Soc Forces. The University of North Carolina Press, 1970;**49**:259-64.

46. White HC, Boorman SA, Breiger RL. Social structure from multiple networks. I. Blockmodels of roles and positions. Am J Sociol. University of Chicago Press, 1976;**81**:730-80.

47. Smith KP, Christakis NA. Social networks and health. Annu Rev Sociol. Annual Reviews, 2008;**34**:405-29.

48. Burt RS. Toward a structural theory of action. Elsevier, 1982.

49. Laumann EO, Marsden PV, Prensky D. The boundary specification problem in network analysis. Res Methods Soc Netw Anal 1989;61.

50. Granovetter MS. The strength of weak ties. Am J Sociol. University of Chicago Press, 1973;**78**:1360-80.

51. Burt RS. Brokerage and closure: An introduction to social capital. OUP Oxford, 2005.

52. Bearman PS, Moody J. Suicide and friendships among American adolescents. Am J Public Health. American Public Health Association, 2004;**94**:89-95.

53. Chen DR, Lu HH. Social alienation of adolescents with obesity in classrooms: A multilevel approach. Journal of Adolescence 2022;**94(1)**:81-91.

54. Sánchez-Sandoval Y, Verdugo L. School Adjustment and Socio-Family Risk as Predictors of Adolescents' Peer Preference. Front Psychol. Frontiers Media SA, 2021;12.

55. Hunter RF, de la Haye K, Murray JM, Badham J, Valente TW, Clarke M, et al. Social network interventions for health behaviours and outcomes: A systematic review

and meta-analysis. PLoS Med. Public Library of Science San Francisco, CA USA, 2019;**16**:e1002890.

56. Barnett ML, Christakis NA, O'Malley AJ, Onnela J-P, Keating NL, Landon BE. Physician patient-sharing networks and the cost and intensity of care in US hospitals. Med Care 2012;**50**:152.

57. Landon BE, Onnela J-P, Keating NL, Barnett ML, Paul S, O'Malley AJ, et al. Using administrative data to identify naturally occurring networks of physicians. Med Care 2013;**51**:715.

58. Berger BM. Working-class suburb. University of California Press, 1960.

59. 蘇國賢：社會及行為科學研究法——社會網絡研究。瞿海源、劉長萱、畢恆達、楊國樞主編：社會及行為科學研究法。第二版。臺北：東華書局，2012。

60. Lin N, Dumin M. Access to occupations through social ties. Soc Netw. Elsevier, 1986;**8**:365-85.

61. Lin N, Fu YC, Hsung RM. Measurement techniques for investigations of social capital. Soc Cap Theory Res. Aldine de Gruyter New York, 2001;57-81.

62. Chen DR, Lin YY, Chung KP. Career stress and female managers' health in Taiwan's hospitals: A multilevel model approach. Health Care Manage Rev. LWW, 2008;**33**:40-50.

63. Wyman P, Pickering T, Valente TW. Network influences on suicide ideation and attempts. Pap Present 34th Annu Meet Int Netw Soc Netw Anal Hambg Ger, 2013.

64. Freeman LC. Centrality in social networks conceptual clarification. Soc Netw. North-Holland, 1978;**1**:215-39.

65. Wasserman S, Faust K. Social network analysis: Methods and applications. Cambridge university press, 1994.

66. Coleman JS. Loss of power. Am Sociol Rev 1983;**38**:1-17.

67. Friedkin NE. Theoretical foundations for centrality measures. Am J Sociol. University of Chicago Press, 1991;**96**:1478-504.

68. Friedman HS, Tucker JS, Schwartz JE, Tomlinson-Keasey C, Martin LR, Wingard DL, et al. Psychosocial and behavioral predictors of longevity: The aging and death of the" Termites.". Am Psychol. American Psychological Association, 1995;**50**:69.

69. Christakis NA, Fowler JH. The spread of obesity in a large social network over 32 years. N Engl J Med. Mass Medical Soc, 2007;**357**:370-9.

70. Rosenquist JN, Murabito J, Fowler JH, Christakis NA. The Spread of Alcohol Consumption Behavior in a Large Social Network. Ann Intern Med 2010;**152**:426-33.

71. Smith KP, Christakis NA. Social networks and health. Annu Rev Sociol. Annual Reviews, 2008;**34**:405-29.

72. Seo D-C, Huang Y. Systematic review of social network analysis in adolescent cigarette smoking behavior. J Sch Health. Wiley Online Library, 2012;**82**:21-7.

73. 楊雪華、陳端容、李蘭、柯姍如：臺北市某高中一年級學生的班級人際網路位置與吸菸行為的關係。台灣公共衛生學雜誌 2002；**21**：164-72。

74. Cacioppo JT, Fowler JH, Christakis NA. Alone in the crowd: the structure and spread of loneliness in a large social network. J Pers Soc Psychol 2009;**97**:977.

75. Li X, Kawachi I, Buxton OM, Haneuse S, Onnela J-P. Social network analysis of group position, popularity, and sleep behaviors among U.S. adolescents. Soc Sci Med 2019;**232**:417-26.

76. Hunter RF, de la Haye K, Badham J, Valente T, Clarke M, Kee F. Social network interventions for health behaviour change: a systematic review. The Lancet. Elsevier, 2017;**390**:S47.

77. Kelly JA, Amirkhanian YA, Kabakchieva E, Vassileva S, Vassilev B, McAuliffe TL, et al. Prevention of HIV and sexually transmitted diseases in high risk social networks of young Roma (Gypsy) men in Bulgaria: randomised controlled trial. Bmj. British Medical Journal Publishing Group, 2006;**333**:1098.

78. Starkey F, Audrey S, Holliday J, Moore L, Campbell R. Identifying influential young people to undertake effective peer-led health promotion: the example of A Stop Smoking In Schools Trial (ASSIST). Health Educ Res. Oxford University Press, 2009;**24**:977-88.

79. Valente TW, Ritt-Olson A, Stacy A, Unger JB, Okamoto J, Sussman S. Peer acceleration: effects of a social network tailored substance abuse prevention program among high-risk adolescents. Addiction. Wiley Online Library, 2007;**102**:1804-15.

80. Valente TW, Fujimoto K. Bridging: locating critical connectors in a network. Soc Netw. Elsevier, 2010;**32**:212-20.

81. Aral S, Walker D. Creating social contagion through viral product design: A randomized trial of peer influence in networks. Manag Sci. INFORMS, 2011;**57**:1623-39.

82. Thomas JC, Eng E, Clark M, Robinson J, Blumenthal C. Lay health advisors: sexually transmitted disease prevention through community involvement. Am J Public Health 1998;**88**:1252-3.

83. Valente TW. Social networks and health behavior. Health Behav Theory Res Pract 2015;**5**:205-22.

84. Kelly JA, Murphy DA, Sikkema KJ, McAuliffe TL, Roffman RA, Solomon LJ, et al. Randomised, controlled, community-level HIV-prevention intervention for sexual-risk behaviour among homosexual men in US cities. The Lancet 1997;**350**:1500-5.

85. Amirkhanian YA, Kelly JA, Kabakchieva E, Kirsanova AV, Vassileva S, Takacs J, et al.

A randomized social network HIV prevention trial with young men who have sex with men in Russia and Bulgaria. Aids. LWW, 2005;**19**:1897-905.

86. Amirkhanian YA, Kelly JA, Takacs J, McAuliffe TL, Kuznetsova AV, Toth TP, et al. Effects of a social network HIV/STD prevention intervention for men who have sex with men in Russia and Hungary: a randomized controlled trial. AIDS Lond Engl. NIH Public Access, 2015;**29**:583.

87. Latkin CA. Outreach in natural settings: the use of peer leaders for HIV prevention among injecting drug users' networks. Public Health Rep. SAGE Publications, 1998;**113**:151.

88. Campbell R, Starkey F, Holliday J, Audrey S, Bloor M, Parry-Langdon N, et al. An informal school-based peer-led intervention for smoking prevention in adolescence (ASSIST): a cluster randomised trial. The Lancet 2008;**371**:1595-602.

89. Van Woudenberg TJ, Bevelander KE, Burk WJ, Smit CR, Buijs L, Buijzen M. A randomized controlled trial testing a social network intervention to promote physical activity among adolescents. BMC Public Health. BioMed Central, 2018;**18**:1-11.

90. Burt RS. Structural holes. Struct Holes. Harvard university press, 1992.

91. Shaya FT, Chirikov VV, Howard D, Foster C, Costas J, Snitker S, et al. Effect of social networks intervention in type 2 diabetes: a partial randomised study. J Epidemiol Community Health. BMJ Publishing Group Ltd, 2014;**68**:326-32.

92. Cobb NK, Poirier J. Effectiveness of a multimodal online well-being intervention: a randomized controlled trial. Am J Prev Med. Elsevier, 2014;**46**:41-8.

93. Latkin CA, Mandell W, Vlahov D, Oziemkowska M, Celentano DD. The long-term outcome of a personal network-oriented HIV prevention intervention for injection drug users: The SAFE study. Am J Community Psychol. Wiley Online Library, 1996;**24**:341-64.

94. Latkin CA, Sherman S, Knowlton A. HIV prevention among drug users: outcome of a network-oriented peer outreach intervention. Health Psychol. American Psychological Association, 2003;**22**:332.

95. Latkin CA, Donnell D, Metzger D, Sherman S, Aramrattna A, Davis-Vogel A, et al. The efficacy of a network intervention to reduce HIV risk behaviors among drug users and risk partners in Chiang Mai, Thailand and Philadelphia, USA. Soc Sci Med. Elsevier, 2009;**68**:740-8.

96. Garfein RS, Golub ET, Greenberg AE, Hagan H, Hanson DL, Hudson SM, et al. A peer-education intervention to reduce injection risk behaviors for HIV and hepatitis C virus infection in young injection drug users. Aids. LWW, 2007;**21**:1923-32.

97. Tobin KE, Kuramoto SJ, Davey-Rothwell MA, Latkin CA. The STEP into Action study: A peer-based, personal risk network-focused HIV prevention intervention with injection drug users in Baltimore, Maryland. Addiction. Wiley Online Library,

2011;**106**:366-75.

98. Hoffman IF, Latkin CA, Kukhareva PV, Malov SV, Batluk JV, Shaboltas AV, et al. A Peer-Educator Network HIV Prevention Intervention Among Injection Drug Users: Results of a Randomized Controlled Trial in St. Petersburg, Russia. AIDS Behav 2013;**17**:2510-20.

99. Booth RE, Davis JM, Dvoryak S, Brewster JT, Lisovska O, Strathdee SA, et al. HIV incidence among people who inject drugs (PWIDs) in Ukraine: results from a clustered randomised trial. Lancet HIV. Elsevier, 2016;**3**:e482-9.

100. Kegeles SM, Hays RB, Coates TJ. The Mpowerment Project: a community-level HIV prevention intervention for young gay men. Am J Public Health. American Public Health Association, 1996;**86**:1129-36.

101. Elford J, Bolding G, Sherr L. Peer education has no significant impact on HIV risk behaviours among gay men in London. Aids. LWW, 2001;**15**:535-8.

102. Flowers P, Hart GJ, Williamson LM, Frankis JS, Der GJ. Does bar-based, peer-led sexual health promotion have a community-level effect amongst gay men in Scotland? Int J STD AIDS. Sage Publications Sage UK: London, England, 2002;**13**:102-8.

103. Wing RR, Jeffery RW. Benefits of recruiting participants with friends and increasing social support for weight loss and maintenance. J Consult Clin Psychol. American Psychological Association, 1999;**67**:132.

104. Earp JA, Eng E, O'Malley MS, Altpeter M, Rauscher G, Mayne L, et al. Increasing Use of Mammography Among Older, Rural African American Women: Results From a Community Trial. Am J Public Health. American Public Health Association, 2002;**92**:646-54.

105. Wingood GM, DiClemente RJ, Mikhail I, Lang DL, McCree DH, Davies SL, et al. A Randomized Controlled Trial to Reduce HIV Transmission Risk Behaviors and Sexually Transmitted Diseases Among Women Living With HIV: The: WiLLOW: Program. JAIDS J Acquir Immune Defic Syndr. LWW, 2004;**37**:S58-67.

106. Litt MD, Kadden RM, Kabela-Cormier E, Petry N. Changing network support for drinking: initial findings from the network support project. J Consult Clin Psychol. American Psychological Association, 2007;**75**:542.

107. Litt MD, Kadden RM, Kabela-Cormier E, Petry NM. Changing network support for drinking: network support project 2-year follow-up. J Consult Clin Psychol. American Psychological Association, 2009;**77**:229.

108. Graham AL, Papandonatos GD, Cha S, Erar B, Amato MS, Cobb NK, et al. Improving adherence to smoking cessation treatment: intervention effects in a web-based randomized trial. Nicotine Tob Res. Oxford University Press, 2017;**19**:324-32.

109. Berkman LF, Krishna A, Kawachi I, Glymour MM. 7: Social network epidemiology. Soc Epidemiol. Oxford University Press New York, NY, 2014;234-89.

第 11 章
社會階層與健康不平等

喬芷、莊媖智、吳文琪　撰

學習目標

一、定義健康不平等下的社會階層概念

二、瞭解健康不平等的測量

三、解釋社會階層形塑健康不平等的機制

四、熟悉與社會階層相關的健康政策與學科應用

引 言

　　自英國政府 1980 年發表《布萊克報告》(The Black Report)，消弭健康不平等成為全球公衛學界與政府非常重視的健康議題。當 1990 年代跨領域學科的頻繁互動，社會學觀點在此時進入公共衛生，社會流行病學 (Social Epidemiology) 亦快速發展。健康不平等旨在對「社會性致病的決定性因素」(Social Determinants of Health)，在社會結構中的社會模式 (Social Pattern) 存在可避免、卻未避免的健康差距。2009 年世界衛生大會 (WHA)「健康之社會決定因素委員會」(The Commission on Social Determinants of Health, CSDH) 提出消弭健康不平等的全球健康政策:「Closing the gap in a generation」的推波助瀾下，健康不平等的政策議題，更獲得廣泛重視。本章從「健康不平等」定義出發，介紹社會階層的概念與其機制對健康的影響。其中包括:什麼是健康不平等?社會階級在健康不平等的應用是什麼?以及根本原因理論、健康不平等測量、當前研究主題，和相關社會流行病學取向的預防政策應用。

第一節　社會階層的定義與影響健康的機制

一、健康不平等與社會階層的定義

　　根據世界衛生組織對「健康不平等」的定義 [1]:

　　"Health inequities are avoidable inequalities in health between groups of people within countries and between countries. These inequities arise from inequalities within and between societies. Social and economic conditions and their effects on people's lives determine their risk of illness and the actions taken to prevent them becoming ill or treat illness when it occurs."

　　「健康不平等」指的是在不同社會群體間，健康上的差異是非必然 (Unnecessary)、可避免 (Avoidable)，並且被大多數人視為不公 (Unjust) 以及不平 (Unfair) [2]。然而，與健康不平等的相關名詞，涉及價值判斷，用法上有所不同。常用的名詞有:「差異」(Difference)、「落差」(Disparity)、「不平等」(Inequality)、以及「不公平」(Inequity)。前述四個名詞，放在價值判斷的光譜上，「差異」是較不具價值

判斷的統計數據描述；例如：老年人死亡率高於青少年死亡率，這是一個大家通常可以接受的生物「差異」，很少人會對這個差距加入價值判斷。接下來是「落差」、「不平等」；「不公平」則是具有最強規範性（Normative）[3]。應用「不公平」最著名的是 1980 年英國出版的健康不平等報告：《布萊克報告》，指出英國的健康不平等的擴大 [4]。

　　Kawachi 等人指出：同一個不同社會群體的健康差異數據，會因不同的時空環境、不同的價值判斷有所不同 [5]。舉例而言，當我們檢視肥胖率，低收入者要較高收入者高出兩倍，某些學者判定解讀上，是不好且不應該的。因爲收入低是因爲金融風暴，接著因爲工作環境相關風險引發肥胖，造成低收入者的肥胖風險提高。因此，肥胖是可以避免且不應該發生。相對的，對其他學者，解讀這個差異可能是合理存在，因爲有規律的體能活動，是可以降低肥胖風險，正向面對健康不平等，可能達到激勵積極追求健康促進。Whitehead 曾將造成健康差距的原因區分爲七種，以判斷是否爲「健康不公平」：第一：生物因素；第二：自我危害健康行爲的自己選擇；第三：由於時間落差所造成；第四：生活型態條件選擇受限；第五：健康危害環境的暴露；第六：基本公共資源不足；第七：健康原因導致社會生存競爭中失敗 [2]。前三類原因所造成不同社會群體間的健康差距，比較不會被認爲是健康不公平，但是第四至第六類原因，造成不同社會群體間的健康差距，則相對是可以避免的，較可說是健康不公平。至於第七類，如果能妥善對健康不佳或障礙者給予適當的社會協助，非常可能減少或甚至避免他們成爲較低的社會階層者。

　　Whitehead 強調上述七類原因的界定，會因處在不同社會脈絡有所不同 [2]。舉例而言，在高收入、醫療資源豐富的國家，兒童因呼吸道感染而死亡是較無法被接受。然而，低收入、醫療資源匱乏的國家，可能較難避免。此外，對於第二類原因的「自己選擇」界定需要格外小心。當一個青少年的成長於周邊長輩、同儕抽菸的環境，大眾傳播和其所接觸的書籍中也常傳遞陽剛男性與吸菸的正相關，他「自己選擇」吸菸其實並非自我意願，而是受到所處環境的形塑，某種程度上也可界定爲第五類原因。最後，Whitehead 認爲七類原因不完全互斥，彼此間可能交互影響，或可能存在不同層級間的相互加乘，所以在界定原因時不能脫離社會脈絡解釋 [2]。

　　健康不平等的「社會脈絡」，主要是對健康在社會結構中的社會經濟分布（Socioeconomic Distribution in Health）。這些社會經濟模式（Socioeconomic Pattern）因不同教育、收入或職業等，在健康分布上存有社會梯度（Social Gradient）。過往

健康不平等研究，常從三個面向討論社經地位（Socioeconomic Status, SES）[6]，第一：理論起源上建構在馬克思的生產工具理論（Means of Production）和資本主義（Capitalism），以及韋伯對階級（Class）的多項度定義，包括：收入（Income）、地位（Status: Honor, Prestige）和權力（Power）。因此，社會階級在健康不平等的概念上，強調收入、財富（Wealth）、人力資本／教育（Human Capital/Education）、地位或名聲（Prestige）的連續性指標（Continuous Indicators）。第二：研究測量社經地位具多向度特質，除了延伸馬克思與韋伯理論中的絕對指標（Absolute Measure），測量教育程度、收入和財富；過往研究也常應用相對指標（Relative Measure）。例如：吉尼指數（Gini Index）、相對剝奪（Relative Deprivation）。此外，國內外研究發現：自評方式評估個人在社區或所處的主觀社會地位（Subjective SES），與心理健康顯著相關 [7-9]。

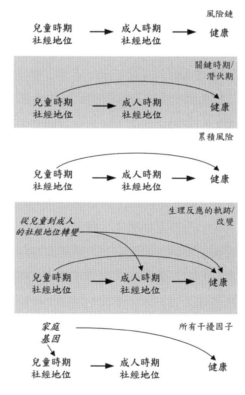

圖 11-1：社經地位與健康的生命週期模式

資料來源：翻譯自 Glymour et al., 2104, p.25 [6]。

　　最後是討論對社經地位與健康的生命週期模式（Lifecourse），此模式提供政策重要的介入時間點訊息 [6]（圖 11-1）。現有文獻指出五種可能的時間路徑，例如：圖 11-1 中關鍵時期模式（Critical, or Sensitive Period Model），認為社會經濟資源在關鍵時間點或時期的暴露，會影響成人或老年期的健康。圖中接下來的是累積風險模式（Accumulation of Risk Model），假設生命時期中任一時期的社會經濟暴露，透過長期累積表現於成人或老年期的健康。生理反應軌跡模式或風險鏈模式（Trajectory or Chain-of-Risk Model）則指生命週期中社會經濟的暴露，環環相扣彼此影響，此變動的社會經濟地位（Instability in SES），最終影響成人或老年期的健康。然而，生命週期中變動的社會經濟地位，是否真的與成人或老年期健康相關？會不會其實是健康決定了社經地位，然而我們導因為果（Reverse Causation）推論社經地位影響健康？少數研究從向上社會流動（Upward Social Mobility）思考。當成長於低社經環境，在追求高社經環境中的不適應，才是造成健康上的危害 [10]，認為社經地位並未扮演直接影響健康的因子。

二、影響健康不平等的機制

　　社會學中的階層化理論（Social Stratification Theory）對社會階級（Social Class）在社會結構中的存在與持續性做理論性的探究與解釋；然而，因其較少對社會弱勢暴露的改變與人口健康中的關聯作討論，其在連結健康不平等的公共政策論述上薄弱。然而，Bruce Link 與 Jo Phelan 提出的根本原因理論（Fundamental Cause Theory）[11]，主要討論社會經濟地位與健康的關係。在此理論中，社會經濟地位不僅是影響健康的原因，更是形塑健康的根本原因（fundamental cause）。該理論認為高社經地位（High-SES）者擁有的資源（Resources），包括：金錢（Money）、知識（Knowledge）、名聲、權力，以及優勢的社會連結（Beneficial Social Connections），緊密與他們的高社經地位連結，維持他們的健康以及延長壽命，並同時造成與低社經地位者在健康上持續性的差距，形成健康不平等。既使 20 世紀時疾病、死亡的原因改變，此健康不平等仍持續中。

　　除了社經地位與健康的生命週期模式外，學者們也試圖從根本原因理論，探究連結社會經濟地位和健康的機制。過去研究提出四種解釋，第一：高社經地位者因為具有高的經濟能力，可以支付較好的醫療服務，例如，醫療保健 [12]。此外，因為他們掌握豐富的醫學，並能更好地運用這些知識 [13]。第二：高社會經濟地

位者能獲得或負擔更多有助於健康的物質資源，例如，安全／純淨的飲用水、有機飲食、良好的住宅、優質的居住環境等 [14]。第三：高社經地位者具有支持性的心理社會因子 [15]。這些因子包括：人格特質（例如，自我掌控力：Mastery）、社會網絡（Social Network）、健康行為（Health Behavior）以及來自家庭、工作、社區方面的壓力等。第四：高社會經濟地位者借助資源優勢，較快吸取新知識、應用新技術來保持他們的健康，例如：抽菸的危害傳播開來後，高社會經濟地位族群首先開始戒菸 [16] 以及社會經濟地位高的婦女較快地接受子宮頸癌和乳腺癌的檢測方法 [17]。總體來說，過往研究指出：在健康保險納保率高和就醫可及性高的國家，大部分民眾能藉由公共或者私人醫療保險獲得醫療照顧服務。在這樣的國家中，醫療服務的獲得變得未必是影響人口健康最為重要的因素；隨著社會經濟地位較低者的生活條件的改善和傳染疾病發生率降低，物質資源對健康不平等的解釋力逐漸下降；生活型態（Lifestyle）和健康行為則成為健康不平等越來越重要的解釋機制 [11]。國際文獻提出實徵結果，生活型態和健康行為，例如：勤洗手、不抽菸、適度飲酒或不喝酒、均衡飲食、保持運動、注重體重、以及社會參與等，是提升健康的重要機制 [18-25]。

第二節　健康不平等的測量

　　為量化健康不平等的程度，學者發展各種健康不平等的測量指標。其中涵蓋「絕對」（absolute）和「相對」（relative）概念的測量。絕對是指兩個數值相減；相對則指兩個數值相除，選擇何種方式均無對錯，主要以能回答所欲研究的問題為主要依歸。下列整理的健康不平等測量，內容摘錄自《社會流行病學方法》書中第六章的部分內容 [26]。

　　1. 總群體不平等（Total Inequality）的測量，是不細分不同的社會群體，而將所有個體的健康指標值加以統整運算的方式計算。這種指標適用於探究某一群體中所有人的健康差異，常用在進行長期比較和跨國比較。但是，無法呈現社會群體間的健康差異。

　　（1）個體平均差異（Individual-Mean Differences, IMD）：計算「每個人的健康指標值」和群體健康平均值差異之總和。

　　（2）個體間差異（Inter-Individual Differences, IID）：計算所有個體間的健康指

標值的差異之總和。

$$IID(\alpha, \beta) = \frac{\sum_{i=1}^{n} \sum_{j=1}^{n} |y_i - y_j|^{\alpha}}{2n^2 \mu^{\beta}}$$

y_i 是第 i 個人的健康指標值，y_j 是第 j 個人的健康指標值，μ 是群體的健康指標平均值，n 是人數。α 的意義是 *IID* 的值對於較大的個體間差異之敏感程度，α 越大表示此 *IID* 的值對於較大的個體間差異越敏感，也就是越容易受到較大的個體間差異的影響。β 的意義與 *IMD* 相同。此處，α 等於 2，β 等於 1，*IID* 會等於基尼係數（Gini Coefficient）。

2. 社會群體不平等的測量：以社會階層分層呈現健康不平等 10 個指標。

（1）配對比較（Pairwise Comparisons）：直接將兩個次群體的健康指標值進行比較。例如，某疾病發生率在擁有大學以上學歷者間是 a，在擁有大學學歷以下者間是 b，則可直接運用此兩個發生率進行計算。若用 a 和 b 相減，表示計算絕對差異；若用 a 和 b 相除，則表示計算相對差異。有些學者傾向使用相對差異，然而，當 a 和 b 的數值很小時，計算出來的相對差異可能很大，絕對差異卻很小。配對比較的缺點是當次群體數目超過兩組時，在進行兩兩比較時，容易忽略其他組別的資訊。

（2）迴歸模式爲基礎的指標（Regression-Based Measure）：在組別或次群體之間有序位關係，且假設這個組別的序位和健康指標的值是線性關係，則可以將組別作爲一個自變項納入迴歸模式中進行分析。例如，教育程度的高低有序位關係，想瞭解教育程度與憂鬱分數之間的關係時，可直接把教育程度作爲一個自變項，憂鬱分數作爲依變項納入線性迴歸模式中，分析後可得到的斜率：看出增加或減少一個單位的教育程度，憂鬱分數相對應的變化。

（3）斜率指標（Slop Index of Inequality, SII）：延續運用線性迴歸模式的作法，可以計算斜率指標。例如：將社會階層按照最低階至最高階排序，每一社會階層計算出其排序序位的組中點，在線性迴歸模式中，運用這些組中點作爲自變項，每個階層的健康指標平均值作爲依變項，藉此產生以組爲分析單位的線性迴歸模型 [27]。

（4）不平等的相對指標（Relative Index of Inequality, RII）：將 SII 除以總群體的健康指標平均值，即爲不平等的相對指標。此指標測量和群體健康平均值相比的該社經地位造成的健康不平等的程度 [28]。後期有學者提出類似相對危險性的概念

算法 [29]。RII 和 SII 只可適用在可以排序的社會階層指標。

（5）群體可歸因風險（Population Attributable Risk, PAR），又稱群體衝擊指標（Population Impact Measures）：計算現總體的健康指標值與表現最好的群組之間的絕對或相對差異；也就是，若每一組都和最好的組一樣，可帶來多少健康指標值的改變 [29]。

$$PAR = r_{pop} - r_{ref}$$

$$PAR\% = \frac{(r_{pop} - r_{ref})}{r_{ref}}$$

r_{pop} 是總群體某健康指標或疾病指標的比率，r_{ref} 是表現最好的一組的比率。$PAR\%$ 另一層意義是依據各組人數加權後的各組之相對危險性 [30]：

$$PAR\% = \frac{\Sigma_{P_j}(RR_j - 1)}{\Sigma_{p_j}(RR_j - 1) + 1}$$

P_j 是第 j 組人數佔全體人數的比率，RR_j 是第 j 組和參考組相比的相對危險性（$RR_j = \frac{r_j}{r_{ref}}$，且 $\frac{r_{ref}}{r_{ref}}$=1）。$PAR\%$ 介於 0 到 1 之間，代表總群體若表現的與最好的組一樣時，整體健康指標值的改善比率。

（6）差距指標（Index of Disparity, ID_{isp}）：總和每組的某健康指標值與某參考組的值之差異，呈現總群體相對於該特定參考比率的整體差異 [31]。

（7）組間變異（Between-Group Variance, BVG）：與計算變異數的方法一樣，各組的值和總群體的平均值之差異的平方和，以各組人數大小作爲權值後加總。

（8）不成比例分布程度的平均值（Measures of Average Disproportionality）：研究健康不平等的學者們關注的現象是：爲什麼健康風險、生病或死亡的情況，在不同的族群中分布不同，且通常是相對弱勢的族群，風險較大、罹病率或死亡率較高。例如根據美國 2000 年的資料，在男性的所有死亡人數中，低教育程度者佔 24%，但是低教育程度者在男性人口中僅佔 12%，而高教育程度者在男性人口中佔 55%，但是在男性所有死亡人數中，高教育程度者僅佔 32%。

這種不公平的現象被稱爲「不成比例的分布」（Disproportionate Share）或不平等的負擔（Unequal Burden）。呈現不成比例的分布時，通常會以總群體的健康指標值作爲參考組。如果某健康風險 y 在所有族群中呈現平均分布時，這表示在某次群體中有 y 風險的人數應該與該群體在總人口的佔比成正比，這也表示每組的 y 風險比率（y_j），等於總群體中 y 風險的比率（$\bar{y}$），且每組 y 風險的比率都相同，即 $y_j=\bar{y}$。但有不平等的情況則非如此，因此需計算另一個指標。r_j 是各組 y 風險比

值，等於每組的 y 風險比率（y_j）除以總群體中 y 風險的比率（$\bar{y}$）：

$$r_j = \frac{y_j}{\bar{y}}$$

此比值爲相對風險指標。據此所得之健康不平等指標爲：

$$I = \sum_j P_j f(r_j)$$

P_j 是第 j 組的佔總人口的比率，$f(r_j)$ 是 r_j 經過某不成比例函數的轉換，此指標 I 乃經由各組人數加權後的指標。

（9）吉尼係數：計算吉尼係數時，需運用健康指標值進行排序後的人數累積百分率繪製羅倫茲曲線（Lorenz Curve）（圖 11-2）。羅倫茲曲線與完全公平曲線（Line of Equality）之間的面積設爲 A，羅倫茲曲線與右下直角邊線之間的面積設爲 B。吉尼係數等於 A 除以（A + B），即爲 A 在右下三角形總面積之佔比，介於 0 到 1 之間，越接近 1 表示越不平等。當羅倫茲曲線越偏離完全公平曲線時，表示健康不平等的情況越顯著。在以個人爲單位探討個人差異時，吉尼係數等於之前所提到的個體間差異係數將 α 設爲 2 及 β 設爲 1 時計算而得的值。在探討群體差異時，可以運用計算不成比例分布程度的平均值的 I 指標，將其中的函數換成吉尼函數，則可獲得吉尼係數的值。

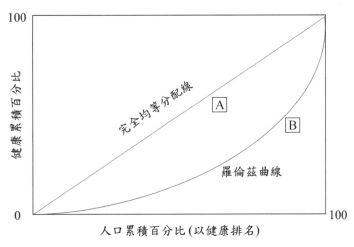

圖 11-2：吉尼係數的羅倫茲曲線圖

資料來源：翻譯自 Harper & Lynch, 2006 [26]。

（10）集中係數（Concentrate Index）：集中係數類似吉尼係數，需繪製健康集中曲線（Health Concentration Curve）。將群體依據社經地位階層排序後計算累積百分率作為橫軸，將該組的健康風險之累積百分比作為縱軸。當縱軸是健康風險的累積百分比（例如：將各組吸菸人數除以總吸菸人數計算累積百分率），所繪製的是相對健康集中曲線（Relative Health Concentration Curve）。當縱軸是對健康指標平均值的累積貢獻，例如：將各組的吸菸率與平均吸菸率的差計算累積差時，所繪製的則是絕對健康集中曲線（Absolute Concentration Curves）。

運用相對健康集中曲線與完全平等線的關係，可以計算相對集中指數（Relative Concentration Index, RCI）：

$$RCI = \frac{2}{\mu}\left[\sum_{j=1}^{J} p_j \mu_j R_j\right] - 1$$

P_j 是第 j 組佔總人口的比例，μ_j 是第 j 組健康指標平均值，R_j 是第 j 組按社經地位排序之百分位

$$R_j = \sum_{j=1}^{J} p_r - \frac{1}{2} p_j$$

p_r 是包含第 j 組的累積百分率，P_j 是第 j 組在總群體的佔比，R_j 表示累積至該組中點的百分率。絕對集中指數（Absolute Concentration Index, ACI）的計算則是將相對集中指數（RCI）乘以健康指標的平均比率，ACI=μRCI，μ 是總群體的健康平均值。此指標僅適用於有自然序位且與健康指標值有階梯效果（gradients）的社經地位。因為當社經地位與健康指標之序位之間沒有線性關係，而是曲線關係時，例如：中間程度的社經地位組別之健康風險最低時，RCI 計算出來的值有可能近於0，即表示此健康指標沒有該社經地位組別差異造成的不平等現象。但是，事實卻非如此。

最後，在指標的選擇上，計算健康不平等時，若該社會階層有自然序位，建議使用絕對集中指標或斜率指標來呈現絕對健康不平等。另外可以使用相對集中指標或不平等的相對指標來呈現相對健康不平等。這些指標適用於次群體人數隨時間改變的情況，在計算時運用所有次群體的資料，可以估計社經地位與健康指標間關係的方向。若該社會階層沒有自然序位，例如種族或地區等，且組別有超過三類以上時，建議可以使用組間變異指標（BGV）來呈現絕對健康不平等的程度，因為

BGV 可以區分出組間變異，組間變異的訊息對於發展降低健康不平等的政策或介入方案而言，至關重要。

第三節　社會階層與健康不平等的研究主題

一、收入不平等（Income Inequality）

貧窮已被證明會造成個人健康的危害，貧窮除了會影響一個人是否可獲得基礎所需的物質，也會影響一個人參與社會活動的程度；特別是在一個富裕的社會中，個人生活的目標已經不僅僅是在滿足基礎的需求，常常需要購買額外的商品（例如：網路設備）[32]。就像哲學家塞那加（Seneca The Younger, C. 4 BC-AD 65）曾表示：「在富裕的國家裡當窮人是最悲慘的一種貧窮。」[32] 至於收入不平等是如何影響到公眾健康？過去的研究提出了三種解釋 [33,34]，第一：絕對收入效益（Absolute Income Effect），絕對收入效益理論指出個人收入和健康的關係呈現凹向下的趨勢（Concave Shape），當個人收入增加時，健康狀況雖然更佳，但對健康的邊際效益會遞減，依著這個分布趨勢去計算，一個社會的收入越平等，其人民的整體平均健康狀況和平均壽命會上升。第二：相對收入假設（The Relative Income Hypothesis），這個假設提出當一個人的收入和他人收入的差距加大，經由和他人相比較，會形成壓力源和其他心理問題，並造成相對剝奪感。第三是收入不平等的脈絡效應（The Contextual Effect of Income Inequality）。這個假設指出收入不平等會形成情境脈絡，對人口健康會造成直接的影響。Wilkonson 和 Pickett 開啓了一系列對於收入不平等和健康的討論 [35]，他們強調當一個國家有比較高的收入不平等（指標爲吉尼指數），則會有比較高的各種健康和社會問題（例如：藥物濫用、肥胖、青少女懷孕等等），他們指出國家的收入不平等會降低社會凝聚力，進而降低群眾健康。其中的原因在於高財富所得的人大多使用私人服務設施（例如：私立學校、高爾夫球場），也大力支持節稅政策，故會傷害到公共服務設施的建立，進而影響到社會的整體生活品質 [36]。另一個原因是居住在一個收入不平等的社會，會造成社會差距、和他人比較的心理焦慮、與社會分裂的不安全感，故會傷害到個人和人口健康 [37]。收入不平等的脈絡效應和相對收入假設不同之處在於，在相對收入假設中大部分高財富所得的人不會有和他人比較而產生的負面影響，反而會獲得

好處；但收入不平等的脈絡效應則是認為，經由整體社會品質的下降和社會分裂的心理效應，幾乎所有的民眾都會受到影響 [38]。在相關的實證研究方面，目前仍有許多需要進一步探討的議題 [32]，例如：為什麼收入不平等對不同的健康結果產生迥異的效果？干擾因子的種類和影響程度一直無法清楚釐清？什麼樣的地理單位最適宜測量收入不平等所產生的健康效應？以及哪一類的健康結果會最容易受到收入不平等的影響？這些議題都有待未來研究的釐清。

二、就業與健康（Employment and Health）

過去的研究顯示就業對個人健康有顯著的好處，而且在考慮了國籍、社經地位、種族、性別、年齡和婚姻狀況之後仍呈現穩定的關係 [39]。許多社會學或心理學相關的理論解釋了就業影響健康的機制 [40]，其中經濟剝奪模式（Economic Deprivation Models）指出，失業會影響個人收入、降低了所擁有的物質資源，進而影響個人健康。另一些學者，則強調了工作的非財務性的好處（The Nonfinancial Benefits of Work），指出失業之所以會影響到健康，是因為就業本身提供了生活的結構、增加和他人互動的可能性、自信和自尊、以及貢獻社會的機會 [41]。壓力模式（The Stress Model）則提出，失業會成為一個慢性的壓力源，削弱個人對於生活的控制感和生活動機，長期性地影響個人健康 [42]。也有研究指出失業會影響一個人的社交網絡，也可能會造成家庭關係緊張，進而降低所擁有的社會支持 [39]。另外有學者表示，失業是經由風險行為而影響到健康，像是有些研究指出，失業雖然會降低社交性的抽菸和喝酒的機會，但長期失業卻會引發重度的菸酒使用 [43]。

在實證研究上，大部分的研究會經由比較失業者和非失業者的健康狀況來進行分析，但最大的爭議點在於其因果關係難以建立 [39]，因為一個人可能是本來健康狀況就不佳，或是其他因子的影響，所以不容易找到工作，所以不良的健康結果並非導因於失業。為了解決上述的困難，有的研究會進一步將自願失業和非自願失業者分開分析，來降低干擾因子的影響 [39]，或是使用傾向分數（Propensity Score）來增加就業者和失業者的可比較性 [44]。在使用了上述的方法後，大部分的研究發現就業和個人健康之間的關係強度雖然有減弱，但仍有穩定的正向關係。

至於大環境上經濟的波動會如何影響死亡率？過去的研究呈現不一致的結果 [39]。流行病學家提出的解釋也呈現兩極化的趨勢，一方面相信經濟衰退使得失業

增加、減少收入、和家庭關係破裂，而這些現象都會導致較差的健康結果 [45]；另一方面，也有學者認為，在經濟發展迅速的階段，個人會減少休閒活動的時間，忙碌的工作和高壓力的工作環境，也會使得健康狀況變差 [39]。根據目前有限的回顧型研究顯示，在美國經濟衰退的時期，雖然整體的死亡率降低 [46]，但是自殺率呈現上升趨勢 [47]；反之，在其他國家卻發現不同的研究結果，可能是因為不同的國家、地區之福利國體制相異，而福利國的政策和措施對於經濟衰退的負面健康效應產生了保護作用 [48]。

三、工作環境和健康（Working Conditions and Health）

現今社會中，工作環境和個人健康息息相關，研究常從下述三個理論架構探究工作環境和健康之間的關係。第一個最常被提及的理論架構為 Karasek 提出，為工作的心理要求（Psychological Demand）和工作控制、工作自主性（Job Control/Autonomy）對工作緊張（Job Strain）和學習成效產生影響的「工作要求－控制模式」（The Demand-Control Model）[49]。Johnson 和 Hall 更將社會隔離（Social Isolation）進一步加入「工作要求－控制模式」，提出了「隔離緊張模式」（Iso-Strain Model）[50]，指出除了有高度工作緊張的特質外，對健康有最大負面影響的工作類型，包括高度社會隔離和低度的社會支持，這樣的工作會增加個人罹患心血管疾病的風險 [51]。第二個理論架構為強調當一個人在工作上所付出的努力和獲得的回饋不成比例時，心理和生理的疾病就容易發生的「付出－回饋失衡模式」（The Effort-Reward Imbalance Model）[52]。第三個理論架構建立在角色理論，指出工作和家庭常有衝突要求，但同時也提供了多樣的資源，所以不同角色加乘的結果，對個人（特別是婦女）[53]，有正面或負面的健康影響 [54]。上述理論細節詳細說明，請參照第 9 章〈組織與組織行為對健康信念與行為的影響〉。

上述工作環境和健康理論，除了剖析工作環境與場域的社會性，也說明工作的結構性，如；工時、輪班工作、彈性工作等等對群體健康造成的健康差異的影響 [50]，例如特定職業的輪班工作如何影響到睡眠的規律性而造成健康危害 [55]，此特定職業員工與其他職業員工相較，其睡眠影響健康更為嚴重，造成職業類別間健康的差距。此外，目前全球約有三分之一的工作屬於非正式的僱用工作，這一類的工作雖然對企業和雇主有好處，可以彈性地運用人力資源，但對於僱員來說，通常這類的工作薪資和工作福利較差，也不是穩定的工作，相較於正式僱用的僱員，其

身心健康長遠的負面影響，也是造成健康不平等的來源之一 [56]。

第四節　健康不平等的相關政策與學科應用

一、全球健康政策轉向關注社會決定因子

　　二次世界大戰後，1948 年世界衛生組織（World Health Organization）成立，成立目的在致力倡導：健康是基本人權；保障人民的健康是國家的責任和義務。促進健康則是為了保障人權、積極促進人類的潛能。然而，隨著政府部門的大幅擴張，社會福利支出的不斷擴張，以及醫療健保費用的快速膨脹，1970 年代西方國家開始出現政府財政危機，經濟學家開始建議管制、彈性化、私有化、甚至全球化等產業經濟政策；社會政策方面，不斷攀升的社會福利亦受到批判；部分學者開始質疑醫療科技，是否真能提升人口健康？英國社會醫學學者麥克翁（Thomas Mckeown）對醫療科技的論點在此時期廣受採納。麥克翁分析 19 世紀歷史資料，強調過去歐美國家人口的成長與壽命的延長，主要是來自生活條件和社會環境的進步，包括：均衡營養增強民眾的抵抗力、改善環境衛生減少危險物質的暴露。麥克翁更指出；醫療科技，如：疫苗施打和臨床醫學，對人口健康的貢獻其實有限 [57]。1974 年加拿大著名的健康政策白皮書：《Lalonde Report》，即轉向強調個人健康行為與生活型態對疾病的重要性，建議社會大眾不要過度依賴醫療，也不要過度依賴政府。

　　1980 年代以來，隨著經濟自由化與全球化的發展，國際間與族群間的貧富差距日益擴大，健康在不同階層的差異更日益極化。基於社會和諧、實現社會正義，英國自 1997 年工黨執政以來，對於如何降低健康不平等成為英國政府非常重視的政策目標之一。流行病學與人口健康研究也逐漸關注到社會面，包括：貧富差距、低教育程度、失業、社區品質問題；健康促進的焦點也由健康行為、生活型態，更進一步與社會環境的互動。2005 年世界衛生組織召集「健康之社會決定因素委員會」，由英國學者 Michael Marmot 擔任委員會的主席，2009 年第 62 屆世界衛生大會根據主席 Michael Marmot 提出 CSDH 報告：「消弭世代健康不平等」，通過對健康之社會決定因子採取政策行動，消弭健康不平等的決議。由於社會決定因子相關政策，牽涉面向廣泛，世界衛生組織於 2015 年第 68 屆世界衛生大會則進一步提出促進健康及健康公平的國家跨部門行動架構，期待各國透過政府各個部門（Whole-

of-government）的具體行動，落實所有政策都是健康政策「Health in All Policies」，
朝向實踐健康公義的國家級計畫。圖 11-3 是健康之社會決定因素委員會所提的概
念架構，提供國家政策方針思考。此架構中清楚指出造成健康不平等的群體層面因
素，是追溯至上游成因。而這些成因往往涉及國家經濟政治結構（Socioeconomic &
Political Context），包括：政府治理（Governance）、政策（Policy）與社會文化規範
與價值（Cultural and Societal Norms and Values）。在全球的政治經濟脈絡下進一步
形塑每個人在其社會中的社會地位，與其所處社會環境互動。

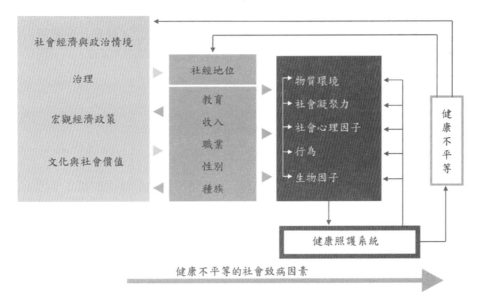

圖 11-3：健康之社會決定因素委員會的概念架構

資料來源：翻譯自 Avendano & Berkman, 2014, p.564 [39]。

二、新興學科的挑戰

　　消除健康不平等是全球公共衛生學界以及政府非常重視的政策。公共衛生領
域，應用流行病學觀點加上「社會性」去分析與討論人口健康。流行病學源自生物
醫學的訓練，著重觀察後歸納的研究典範；然而，健康不平等的實作，是與社會脈
絡息息相關，亦需融入社會科學中觀察後演繹的思維。衍伸的「社會流行病學」兼
容兩種研究典範，適合應用探討健康的社會成因與決定因子。相較於傳統流行病
學、臨床醫學主要關注個體，社會流行病學則強調社會階級的健康不平等，應用群
體取向。然而，群體取向的研究、政策取向，對流行病學是陌生的。此外，大部分

社會流行病學的研究在探究多層次的社會關係連結或社會群體互動，較少從理論或 CSDH 架構，討論跨世代健康不平等的「根本原因」。舉例來說，研究描述心理健康在社會階層上的差異，呈現出心理健康分布上的社會不平等，但是對於從社會流動、代間關係或兒時負向經驗的角度進一步追溯根本原因及其機制，則是未來社會流行病學研究與其相關政策的重要方向。具體而言，2020 年 COVID-19 的大流行，衝擊全球健康以及社會經濟結構，臺灣的全民防疫，公共衛生的日常習作，重新建構社會與家庭的關係。在後疫情時代，重新省思全球遷移、社會流動的脈絡下，社會決定因子如何與不同世代的群體健康相連接，在有別於疫情前的日常，從社區、工作職場及家庭層級兼具文化性的釐清「根本原因」，會是社會階層與健康不平等所需面對的下一次挑戰。

總　結

社會階層不僅是影響人口健康的因素，而且是影響他們健康的根本原因。這隱含著根本原因理論、CSDH 架構對健康不平等研究與政策的適用。對政策制定者而言，該理論架構與其連結的機制有著非常重要的啟發。與其政策、介入直接影響健康的風險因子（例如：如抽菸、營養不均等），展現政策短期效果，然而長遠而言，從根本原因的理論架構來看，這類型政策對於消弭健康不平等的影響有限。若想提升人口健康，又減緩健康不平等，政府應該著力於縮小不同社會階層在社會資源方面的差距。政策評估上，為減低主觀上區分健康差異是「不平等」、甚至「不公平」判斷，可應用學者 Asada 等人建議的三階段測量健康不平等與不公平的評估方式 [58]。第一階段：呈現健康差距的分布，例如：吉尼係數。第二階段：將前述健康差距分布的來源，依「可否有相同機會獲得健康」與「政策實施後可避免」兩個面向，進一步區分哪些社會特質（如：年齡、性別、教育、收入、或族裔等）的健康不平等是可被接受的。最後，再以統計模型估計去除可接受不平等特質造成的不平等，提供政策實徵性參考之用。

關鍵名詞

社會階級（Social Class）

健康不平等（Health Inequality）

社會流行病學（Social Epidemiology）

健康之社會決定因素委員會（The Commission on Social Determinants of Health, CSDH）

布萊克報告（The Black Report）

社會梯度（Social Gradient）

生產工具理論（Means of Production）

資本主義（Capitalism）

人力資本（Human Capital）

社會資本（Social Capital）

絕對指標（Absolute Measure）

相對指標（Relative Measure）

吉尼指數（Gini Index）

相對剝奪（Relative Deprivation）

生命週期模式（Lifecourse）

累積風險模式（Accumulation of Risk Model）

軌跡模式（Trajectory Model）

導因為果（Reverse Causation）

社會流動（Social Mobility）

階層化理論（Social Stratification Theory）

根本原因理論（Fundamental Cause Theory）

自我掌控力（Mastery）

社會網絡（Social Network）

健康行為（Health Behavior）

生活型態（Lifestyle）

總群體不平等（Total Inequality）

個體平均差異（Individual-Mean Differences, IMD）

個體間差異（Inter-Individual Differences, IID）

配對比較（Pairwise Comparisons）

迴歸模式爲基礎的指標（Regression-Based Measure）

斜率指標（Slop Index of Inequality, SII）

不平等的相對指標（Relative Index of Inequality, RII）

群體可歸因風險（Population Attributable Risk, PAR）

差距指標（Index of Disparity, IDisp）

組間變異（Between-Group Variance, BVG）

不成比例分布程度的平均值（Measures of Average Disproportionality）

不平等負擔（Unequal Burden）

吉尼係數（Gini Coefficient）

集中係數（Concentrate Index）

收入不平等（Income Inequality）

相對收入假設（The Relative Income Hypothesis）

經濟剝奪模式（Economic Deprivation Models）

壓力模式（The Stress Model）

工作要求－控制模式（The Demand-Control Model）

社會隔離（Social Isolation）

隔離緊張模式（Iso-Strain Model）

付出－回饋失衡模式（The Effort-Reward Imbalance Model）

世界衛生組織（World Health Organization）

健康之社會決定因素委員會（The Commission on Social Determinants of Health, CSDH）

複習問題

1. 1990 學者 Whitehead 曾將造成健康在不同社會地位間差距的原因，區分為七種，且強調下列哪一項最可能是健康不平等的主要原因？

   (A) 生物因素 (B) 自我危害健康行為的自己選擇 (C) 因時間落差所造成 (D) 基本公共資源不足

2. 下列有關健康不平等測量的敘述，何者正確？

   (A) 絕對是指兩個數值相除；相對則指兩個數值相減 (B) 量化健康不平等的測量

指標，涵蓋「絕對」（absolute）和「相對」（relative）概念的測量 (C) 相對指標優於絕對指標 (D) 吉尼係數介於 0 至 1，越接近 1 表示越平等

3. 下列對收入不平等如何影響到人口健康的解釋，何者是依據絕對收入效益（Absolute Income Effect）假說？

    (A) 當一個人的收入和他人收入的差距加大，經由和他人比較，造成相對剝奪

    (B) 個人收入和健康的關係呈非線性關係，個人收入增加，健康狀況雖更佳，但對健康的邊際效益則會遞減

    (C) 收入不平等會形成情境脈絡，影響人口健康

    (D) 工作和家庭的衝突，影響健康

引用文獻

1. WHO. Social Determinants of Health: Key Concepts. Available at: https://www.who.int/news-room/questions-and-answers/item/social-determinants-of-health-key-concepts. Accessed March 15, 2022.

2. Whitehead M. The Concepts and Principles of Equity and Health. Copenhagen: World Health Organization, Regional Office for Europe, 1990.

3. Ward A, Johnson PJ, O'Brien M. The normative dimensions of health disparities. J Health Dispar Res Pract 2013;**6**:46-61.

4. Braveman P. Health disparities and health equity: concepts and measurement. Annu Rev Public Health 2006;**27**:167-94. doi:10.1146/annurev.publhealth.27.021405.102103.

5. Kawachi I, Subramanian SV, Almeida-Filho N. A glossary for health inequalities. J Epidemiol Community Health 2002;**56**:647-52. doi:10.1136/jech.56.9.647.

6. Glymour M, Avendano M, Kawachi I. Socioeconomic status and health. In: Berkman LF, Kawachi I, Glymour MM, eds. Social Epidemiology. 2nd ed. New York: Oxford University Press, 2014;17-62.

7. Adler NE, Epel ES, Castellazzo G, Ickovics JR. Relationship of subjective and objective social status with psychological and physiological functioning: preliminary data in health white women. Health Psychol 2000;**19(6)**:586-92. doi:10.1037//0278-6133.19.6.586.

8. Chiao C, Weng LJ, Botticello AL. Economic strain and well-being in late life: findings from an 18-year population-based longitudinal study of older Taiwanese adults. J

Public Health (Oxf) 2012;**34(2)**:217-27. doi:10.1093/pubmed/fdr069.

9. Singh-Manoux A, Adler NE, Marmot MG. Subjective social status: its determinants and its association with measures of ill-health in the Whitehall II study. Soc Sci Med 2003;**56(6)**:1321-33. doi:10.1016/s0277-9536(02)00131-4.

10. James SA. John Henryism and the health of African-Americans. Cult Med Psychiatry 1994;**18(2)**:163-82. doi:10.1007/BF01379448.

11. Link BG, Phelan J. Social conditions as fundamental causes of disease. J Health Soc Behav 1995;**35(extra issue)**:80-94.

12. Blendon RJ, Aiken LH, Freeman HE, Corey CR. Access to medical care for black and white Americans. A matter of continuing concern. JAMA 1989;**261(2)**:278-81.

13. Lutfey K, Freese J. Toward some fundamentals of fundamental causality: socioeconomic status and health in the routine clinic visit for diabetes. Am J Sociol 2005;**110(5)**:1326-72.

14. Evans GW, Katrowitz E. Socioeconomic status and health: the potential role of environmental risk exposure. Annu Rev Public Health 2002;**23**:303-31. doi:10.1146/annurev.publhealth.23.112001.112349.

15. Williams DR. 1990. Socioeconomic differentials in health: a review and redirection. Soc Psychol Q 1990;**53(2)**:81-99. doi:10.2307/2786672.

16. Link BG, Phelan J. The social shaping of health and smoking. Drug Alcohol Depend 2009;**104(Suppl 1)**:S6-10. doi:10.1016/j.drugalcdep.2009.03.002.

17. Link BG, Northridge ME, Phelan JC, Ganz ML. Social epidemiology and the fundamental cause concept: on the structuring of effective cancer screens by socioeconomic status. Milbank Q 1998;**76(3)**:375-402. doi:10.1111/1468-0009.00096.

18. Chiao C, Weng LJ, Botticello AL. Social participation reduces depressive symptoms among older adults: an 18-year longitudinal analysis in Taiwan. BMC Public Health 2011;**11**:292-300. doi:10.1186/1471-2458-11-292.

19. Cutler DM, Lleras-Muney A. Understanding differences in health behaviors by education. J Health Econ 2010;**29(1)**:1-28. doi:10.1016/j.jhealeco.2009.10.003.

20. Du S, Mroz TA, Zhai F, Popkin BM. Rapid income growth adversely affects eiet quality in China − particularly for the poor! Soc Sci Med 2004;**59(7)**:1505-15. doi:10.1016/j.socscimed.2004.01.021.

21. Kim S, Symons M, Popkin BM. Contrasting socioeconomic profiles related to healthier lifestyles in China and the United States. Am J Epidemiol 2004;**159(2)**:184-91. doi:10.1093/aje/kwh006.

22. Lantz PM, Golberstein E, House JS, Morenoff J. Socioeconomic and behavioral risk factors for mortality in a national 19-year prospective study of U.S. adults. Soc Sci

Med 2010;**70(10)**:1558-66. doi:10.1016/j.socscimed.2010.02.003.

23. Marmot M, Ryff CD, Bumpass LL, Shipley M, Marks NF. Social inequalities in health: next questions and converging evidences. Soc Sci Med 1997;**44(6)**:901-10. doi:10.1016/s0277-9536(96)00194-3.

24. Adesanya OA, Chiao C. A multilevel analysis of lifestyle variations in symptoms of acute respiratory infection among young children under five in Nigeria. BMC Public Health 2016;**16(1)**:880. doi:10.1186/s12889-016-3565-0.

25. Pampel FC, Krueger PM, Denney JT. Socioeconomic disparities in health behaviors. Annu Rev Sociol 2010;**36**:349-70. doi:10.1146/annurev.soc.012809.102529.

26. Harper S, Lynch J. Measuring health inequalities. In: Oakes M, Kaufman JS, eds. Methods in Social Epidemiology. 1st ed. San Francisco: Jossey Bass, 2006.

27. Preston SH, Haines MR, Pamuk E. Effects of industrialization and urbanization on mortality in developed countries. In: IUSSP Solicited Papers Vol 2. Proceedings of the 19th International Population Conference on International Union for the Scientific Study of Population; 1981 Dec 9-16; Manila, Philippines.

28. Pamuk ER. Social-class inequality in infant mortality in England and Wales from 1921 to 1980. Eur J Popul 1988;**4(1)**:1-21. doi:10.1007/BF01797104.

29. Kunst AE, Mackenbach JP. Measuring socioeconomic inequalities in health. Copenhagen: World Health Organization, Regional Office for Europe, 1995.

30. Szklo M, Nieto FJ. Epidemiology: Beyond the Basics. Gaithersburg(MD): Aspen Publishers, 2000.

31. Pearcy JN, Keppel KG. A summary measure of health disparity. Public Health Rep 2002;**117(3)**:273-80. doi:10.1093/phr/117.3.273.

32. Kawachi I, Subramanian SV. Income inequality. In: Berkman LF, Kawachi I, Glymour MM, eds. Social Epidemiology. 2nd ed. New York: Oxford University Press, 2014;126-152.

33. Subramanian SV, Kawachi I. Being well and doing well: on the importance of income for health. Int J Social Welfare 2006;**15(Suppl 1)**:S13-22. doi:10.1111/j.1468-2397.2006.00440.x.

34. Wagstaff A, van Doorslaer E. Income inequality and health: what does the literature tell us? Annu Rev Public Health 2000;**21**:543-67. doi:10.1146/annurev.publhealth.21.1.543.

35. Wilkinson R, Pickett K. The Spirit Level: Why More Equal Societies Almost Always Do Better. London: Allen Lane, 2009.

36. Stiglitz JE. The Price of Inequality: How Today's Divided Society Endangers Our Future. New York: Norton, 2012.

37. Merton R. Social Theory and Social Structure. Rev ed. New York: Free Press, 1957.

38. Deaton A. The Great Escape: Health, Wealth, and the Origins of Inequality. Princeton(NJ): Princeton University Press, 2013.

39. Avendano M, Berkman LF. Labor markets, employment policies, and health. In: Berkman LF, Kawachi I, Glymour MM, eds. Social Epidemiology. 2nd ed. New York: Oxford University Press, 2014;182-233.

40. Janlert U, Hammarström A. Which theory is best? Explanatory models of the relationship between unemployment and health. BMC Public Health 2009;**9**:235. doi:10.1186/1471-2458-9-235.

41. War PB. Work, Unemployment, and Mental Health. Oxford: Clarendon Press; New York: Oxford University Press, 1987.

42. Vinokur AD, van Ryn M, Gramlich EM, Price RH. Long-term follow-up and benefit-cost analysis of the jobs program: a preventive intervention for the unemployed. J Appl Psychol 1991;**76(2)**:213-9. doi:10.1037/0021-9010.76.2.213.

43. Bartley M. Unemployment and ill health: understanding the relationship. J Epidemiol Community Health 1994;**48(4)**:333-7. doi:10.1136/jech.48.4.333.

44. Browning M, Dano AM, Heinesen E. Job displacement and stress-related health outcomes. Health Econ 2006;**15(10)**:1061-75. doi:10.1002/hec.1101.

45. Catalano R, Goldman-Mellor S, Saxton K, et al. The health effects of economic decline. Annu Rev Public Health 2011;**32**:431-50.

46. Tapia Granados JA. Increasing mortality during the expansions of the US economy, 1900-1996. Int J Epidemiol 2005;**34(6)**:1194-202. doi:10.1093/ije/dyi141.

47. Reeves A, Stuckler D, Mckee M, Gunnell D, Chang SS, Basu S. Increase in state suicide rates in the USA during economic recession. Lancet 2012;**380(9856)**:1813-4. doi:10.1016/S0140-6736(12)61910-2.

48. Tapia Granados JA, Ionides EL. The reversal of the relation between economic growth and health progress; Sweden in the 19th and 20th centuries. J Health Econ 2008;**27(3)**:544-63. doi:10.1016/j.jhealeco.2007.09.006.

49. Karasek RA. Job demands, job decision latitude, and mental strain: Implication for job redesign. Adm Sci Q 1979;**24(2)**:285-308. doi:10.2307/2392498.

50. Berkman LF, Kawachi I, Theorell T. Working conditions and health. In: Berkman LF, Kawachi I, Glymour MM, eds. Social Epidemiology. 2nd ed. New York: Oxford University Press, 2014;153-181.

51. Johnson JV, Stewart W, Hall EM, Fredlund P, Theorell T. Long-term psychosocial work environment and cardiovascular mortality among Swedish men. Am J Public Health 1996;**86(3)**:324-31. doi:10.2105/ajph.86.3.324.

52. Siegrist J. Adverse health effects of high-effort/low-reward conditions. J Occup Health Psychol 1996;**1(1)**:27-41. doi:10.1037//1076-8998.1.1.27.

53. Bianchi SM, Milkie MA. Work and family research in the first decade of the 21st century. J Marriage Fam 2010;**72(3)**:705-25. doi:10.1111/j.1741-3737.2010.00726.x.

54. Martikainen P. Women's employment, marriage, motherhood and mortality: a test of the multiple role and role accumulation hypotheses. Soc Sci Med 1995;**40(2)**:199-212. doi:10.1016/0277-9536(94)e0065-z.

55. Geiger-Brown J, Lee CJ, Trinkoff AM. The role of work schedules in occupational health and safety. In: Gatchel RJ, Shultz IZ, eds. Handbook of Occupational Health and Wellness. Boston(MA): Springer, 2012;297-322.

56. Kawachi I. Globalization and workers' health. Ind Health 2008;**46(5)**:421-3. doi:10.2486/indhealth.46.421.

57. McKeown T, Record RG. Reasons for the decline of mortality in England and Wales during the nineteenth century. Popul Stud 1962;**16(2)**:94-122.

58. Asada Y, Hurley J, Norheim OF, Johri M. A three-stage approach to measuring health inequalities and inequities. Int J Equity Health 2014;**13**:98. doi:10.1186/s12939-014-0098-y.

第 12 章
健康傳播與媒體影響

陳富莉、聶西平　撰

學習目標

一、瞭解健康傳播概念與理論

二、說明健康傳播的媒體策略與訊息設計

三、瞭解媒體對民眾及社會的影響

引 言

　　大眾媒體的目標主要爲了商業利益，娛樂、說服或告知民眾訊息、反映社會現況或個人關注的事物，與傳統公共衛生宣導目標在於教育民眾、關注社會健康問題、促進公眾健康是不同的。然而，隨著媒體科技發展，健康傳播（health communication）成爲公共衛生重要宣傳策略。健康促進工作者傳遞健康訊息來喚醒民眾對健康的知覺、學習相關技能以改變不健康的行爲，或是倡議公共衛生政策。健康傳播是應用傳播理論來設計健康訊息，並透過各種媒體或管道傳遞給閱聽人（在公共衛生領域中常指「社會大眾」或「一般民眾」），以達到傳播效果。爲使健康訊息及傳遞方式符合社會大眾的需求，在設計時常需瞭解閱聽人的想法，一方面可以爭取他們的認同與支持；另一方面也可以根據他們的需要來做決策。本章將從介紹健康傳播的概念與理論，進而應用於大眾傳播媒體、新媒體、人際傳播不同管道的健康傳播策略及訊息設計，最後論述媒體傳播效果。

第一節　健康傳播定義與理論

一、定義

　　根據牛津英文辭典的解釋，傳播或溝通（communication）這個詞彙，是來自拉丁文「讓另外一個人成爲參與者」之意。所以，傳播可被定義爲「藉說話、寫作或形象，將觀念及知識與他人分享、傳遞或交換」。根據這個定義，傳播涵蓋了以下許多要素：情境、來源、接收者、訊息、管道、路徑、製碼過程、接受過程、譯碼過程、回饋反應、傳播效果等。因此，傳播是一種「過程」，是「傳送者」和「接收者」在某個情境中產生的互動及結果。資訊可以經由各種不同的管道傳送出去。其中，「人際傳播」是人類互通訊息最常使用的管道。藉著人與人之間的口耳相傳，許多特定的知識、態度與行爲自然形成，當然包含了正確和不正確的各種訊息。「小眾傳播」是指資訊在小團體中或少數人群中傳遞的型式，例如老師在課堂上教學、專家在會議廳演講、民眾在活動中心參加里民大會、觀眾在劇場欣賞戲劇等。換句話說，此種傳播管道有一定的範圍，資訊僅在有限的群體中傳遞，當然其影響面較小。至於，「大眾傳播」則是無遠弗屆的傳播方式，媒體（media）扮演了

重要的傳播角色。舉凡報章、雜誌、書籍、單張、海報等所謂的「平面媒體」；或者如廣播、電視、網路等所謂的「電子媒體」，不斷地在社會上許多角落傳達著各種訊息。因為大眾傳播能在較短時間內將訊息傳至廣大群眾，所以它對人們的影響也較大。

　　不論哪一種型式的傳播，只要善加利用並做有效的規劃，均能發揮健康宣導和衛生教育的功能。然而，從人力和經費考量時，大眾傳播比小眾傳播常需付出較高的成本。因此，在選擇採用何種傳播方式時，需要考量重要性、影響面、急迫性、可用資源、成本等指標。

二、健康傳播理論

　　傳播理論可以從個人或社會行為改變傳播效果的層次去探討 [1]。早期傳播理論較從個人層次，亦即「微觀面」去探討傳播的效果，主要在探討個體暴露於特定訊息之後，其動機、認知、感受、態度及行為是否會受到影響，所以此類研究大多應用心理學和社會心理學的理論，譬如：期望價值理論、理性行為理論、社會認知理論、媒體效果或說服溝通理論。1960 年後，傳播研究由個人層次轉向社區或社會層次，也就是從群體層次或「巨觀面」去探討傳播的效果。此類研究主要是探討資訊在人群中如何傳遞？人群接收資訊之後，其動機、態度及行為等是否被改變？自從以社區為基礎的健康促進計畫陸續展開後，社區成為從事傳播研究的理想場域，因為社區健康促進工作的推展，常需應用社會學和行銷學之理論來開發有效的傳播策略。以下由微觀及巨觀面向介紹傳播理論。

（一）微觀面向之傳播理論

1. 期望價值理論

　　期望價值理論（expectancy-value theories）強調個人行為選擇的驅力來自對於行為後果的期待 [1]。最常見的理論包括理性行為或計畫行為理論、健康信念模式、平行反應模式等。理性行為理論是強調行為意圖的產生來自於個人態度與主觀規範。健康信念模式是假設行為受到個人信念的影響，包括：對疾病的威脅、自覺疾病罹患性及嚴重性、健康行動的利益與成本，以及行動線索。媒體的溝通必須針對改變或強化其信念或價值期待，才可能改變行為。譬如：陳富莉與陳凱倫（2014）研究癌症篩檢訊息認知，發現民眾認為自己不需接受篩檢的因素包含個人的錯誤信

念、缺乏信任、逃避心態、害怕檢查結果以及宿命觀，訊息來源主要是人際傳播管道，如親友支持及醫護人員的建議。媒體的溝通必須針對改變或強化其信念或價值期待，才可能改變行為 [2]。

平行反應模式（extended parallel process model）是一種訊息的處理過程模式，包含三類資訊的認知處理過程，分別為：（1）外在危險訊息，（2）個人情緒行為反應，（3）個人因應行為 [3]。譬如，人對面對外在危險訊息會產生恐懼之情緒行為反應，如：迴避、否認、分散注意力；並期待能去除危險的因應行為，如：遵循健康行動規定，危險控制是否發生端視訊息所提供的勸戒或建議的有效性。以新冠肺炎疫情為例，當民眾面對新冠肺炎疫情（COVID-19）帶來重大身體傷害甚至死亡的危險（外在危險訊息），將會產生恐懼的反應（害怕得病），若其自覺危險控制效能（透過具備公信力的媒體宣導接種疫苗、戴口罩、勤洗手及保持社交距離，避免COVID-19 威脅，產生個人控制危險的自信心）大於恐懼情緒，此時危險控制的過程被掌控、恐懼訊息就能被接受。

2. 社會學習理論

社會學習理論（social learning theory）強調觀察學習（observational learning）及增強學習（reinforcing learning）兩個概念。「觀察學習」是指個體經由注意或觀察他人的行為模式（如，參加運動社團規律地做運動）及行為結果（如，看到他神清氣爽又結交到志同道合的朋友），產生替代性增強（如，自己也參加運動社團的話，會身體健康及認識朋友）而仿效該行為 [4]。其過程為：將觀察到的行為轉化成象徵性的符號；進而轉化成自我認知；再經演練而產生該行為。譬如：林志玲以六分鐘護一生代言子宮頸抹片檢查，許多婦女也藉由六分鐘護一生的媒體傳播過程，觀察學習增強其接受子宮頸抹片檢查的動機及行動 [5]。

3. 媒體效果理論及說服溝通

媒體效果理論及說服溝通是一種行為主義典範，閱聽人是被動的接受者、傳播者。訊息製播者主要著重在媒體訊息架構如何引發或強化個人態度改變。一般而言，說服溝通的訊息設計可分為三類：（1）情感利益訴求（emotional benefit appeal），如透過恐懼訴求、理性訴求或正向情感訴求，讓民眾接受特定訊息並願意改變行為。以恐懼訴求為例，它乃情緒性說服的一種，是利用恐懼感的負面情緒去激發接收者的認知，使其因為感受到威脅而願意採取正向的行動 [6]。（2）啟

發式的訴求（heuristic appeal），是利用間接的方式如特殊的音樂、色彩或風格，去喚起人們願意接納該訊息的意念或動機，然後帶來行為的改變。(3) 行為預防注射（behavioral inoculation），是一種正反二面訊息並陳策略 [7]。利用疫苗接種的概念，將引誘產生不利健康行為的訊息製成一種疫苗，以強化宿主抵抗病原入侵的能力。此理論特別適用於預防小學生產生不健康的行為。以拒絕菸害為例，藉媒體傳播菸害訊息給小學生時，同時提供正反兩面的相關資訊，可以幫助他們產生強烈的拒菸信念和態度，就好像打過預防針一樣具有免疫力，可以抗拒吸菸的誘惑。另有所謂的「社會預防注射」，則適用於面臨同儕壓力的青少年。因為它結合了社會學習理論，強調在不同的社會環境下，具備因應此特殊環境的能力。可以採用角色扮演或情境模擬的方式，演練並熟習因應技巧；以及預防注射理論，強調能區辨正向與負向的訊息，而且產生抗拒誘惑的能力。運用媒體傳播正向及負向的訊息，或經由同儕間的討論及辯論來澄清價值的概念，幫助青少年在面對同儕壓力時，能更具信心並正確因應。

（二）巨觀層次之傳播理論

1. 知溝理論

假設一項訊息在社會中流通時，高社經地位者的接受程度優於低社經地位者，表示是社會中出現了「知溝現象」。因為社會是由各種不同背景的群體組成，所以知溝現象普遍存在於社會當中。造成知溝的來源可能是屬性不同（如年齡、性別、教育程度、居住地區）、個性不同（如內向或外向、主動或被動、理性或感性）、或生活經驗不同（如社團經驗、工作經驗、求醫經驗）等。由於各個群體在學習的動機、興趣和能力上呈現差異，所以健康傳播需要隨著對象不同而做特殊規劃。換句話說，想要針對某一個群體進行健康傳播時，需將健康訊息本身先做特殊的設計與包裝，並且選用適合的傳播管道，方能促使該群體樂意接收訊息並從中學習。

2. 創新擴散

Rogers（1995）[8] 提到，創新（innovation）是指任何一個想法、物品、政策或服務，對某一個人或某一群人感覺是新鮮的；創新擴散（diffusion of innovation）則指一個社會體系在某一段時間內，成員之間經由某種管道相互傳遞著一個「創新的」訊息。創新擴散已被應用在健康促進領域之健康議題，譬如：家庭計畫、愛滋病預防、疾病篩檢等健康宣導。對於健康促進工作者而言，創新擴散的過程需要包

括基礎研究、應用研究、臨床調查、臨床試驗、觀摩學習和推廣教育等步驟。透過這些步驟把研究上證實有效的「創新」想法或作為，突破實驗情境的限制應用到日常生活中。

（1）「創新」成功的要素

早期探討創新擴散的基本假設是：任何一項「創新」是否被社會大眾接受，取決於該項創新是否符合科學，以及擬訂擴散的對象具有哪些特質。因此，創新擴散的研究專注在「創新」和「群眾」的分析上，並且認為只要能掌握這兩個重點，創新擴散就能成功。任何一項創新必須符合以下條件方能成功 [9]：

①相容性（compatibility）：被提出的「創新」本身，必須與採用者所處之社會經濟、文化習俗、價值體系等一致且不相違背，才可能被接受。

②彈性（flexibility）：任何一項「創新」若由許多可以單獨執行的單位組成，而非一個龐大且無法分割的整體時，則被人們接受和推廣的可能性較大。

③可逆性（reversibility）：若有人因為某種緣故而想要回復原狀時，不會因為採納了這項創新而無法終止，則該項創新被人們接受的可能性就高。

④相對利益（relative advantage）：與過去或正在使用的方法比較，如果該項創新確實可獲取較大的利益，則被接受的機會也大。

⑤複雜性（complexity）：本身既複雜又不易說明清楚的「創新」，要被接受的可能性較小。

⑥成本效益（cost-efficiency）：任何一項「創新」，不論在實質上或非實質上，都需讓人感到是有利可圖的且符合成本的。

⑦危害性（risk）：任何一項會讓人們顧慮或不確知是否具有傷害性的「創新」，要被接納的機會不大。

（2）可能造成「擴散」失敗的原因

擴散的過程是由許多步驟集合而成的，只要其中任何一步出了差錯就可能失敗。所以，想將「創新」成功地擴散出去，而且希望人們長久使用，還需要瞭解可能潛藏的危機。這些危機可能是：

①創新本身就有缺陷：若「創新」不能帶給人們預期的結果，即使它很被推崇仍會因為設計不良、評估不當或欺瞞行為等遭到民眾的排斥。

②溝通管道出了差錯：「創新」本身雖極具潛力，卻可能因為溝通管道不通暢而使擴散失敗。經常遇到的情況是，採納者根本不瞭解「創新」可能帶來的好處，或者因為獲得不正確的訊息而對「創新」產生錯誤的印象。

③採納者產生的錯誤：即使「創新」本身很好，或運用了很有效的管道將它傳遞出去，採納者仍可能因為本身認知、信念、態度或價值觀上的偏差而拒絕接受。

④採納者在執行中出了差錯：「創新」被接受之後並不代表擴散已經完成，因為採納者可能使用了一段時間遇到困難而放棄；也可能根本在操作方法上或執行的某個步驟上出了差錯，以致於無法達成原先預期的結果。發生此種差錯的可能情況是，提供者認為某個操作步驟非常簡單，或以為是一般人都知道或常用的，所以在說明或示範的時候就將這個步驟給省略了。

⑤採納者在持續執行時遭遇困難：採納者執行某項創新一段時間後，因為失去興趣或缺乏動機而放棄使用。

3. 涵化理論

針對大眾傳播媒體如電視、廣播、網路等進行研究，發現透過這些媒體所形成的主流意識，以及因共鳴機轉而產生的涵化作用，會影響社會大眾對真實世界的認知。因此，越常看電視且受電視影響時間越長的人，就越容易認為電視節目中所描繪的情境是在反應社會的真實，此即為涵化理論（cultivation theory）。

Gerbner 和 Gross 從涵化理論探討電視暴力鏡頭對個人行為的影響，提出以下三項假設：（1）電視節目所呈現的內容，在本質上充滿著刻板及重覆的形象，反映出類似的價值、信念及行為。（2）觀眾通常是不經選擇或習慣性地收看千篇一律的電視節目，似乎將看電視當作一種儀式性的行為。（3）觀看電視的量會影響個人對於真實世界的看法，所以看電視時間愈長者，其對真實世界所持之觀點越接近電視節目所呈現的樣貌 [10]。媒體透過每天所播放的節目，傳遞給觀眾（或稱閱聽人）大量且相同的訊息（或稱共同符號）。換句話說，其掌控或製造的共同符號與文化環境，塑造成主流的文化意識型態，讓閱聽人建構了類似的世界觀、價值觀及刻板印象等 [11]。常看電視者對社會所持的信念及價值觀不同於少看電視者，尤其是將電視當作唯一資訊來源者，其受到電視的影響更為深遠 [12]。電視或新興網路媒體透過聲光傳遞訊息，而閱聽人不需具備太多的知識或技能就可以使用，故能發揮潛移默化的涵化效果。因此，長期觀察及模仿電視中人物的言行舉止，容易讓兒童及青少年產生暴力或攻擊行為、性氾濫或物質濫用行為等。

有研究證實 [13]，電影所播放的吸菸情節是引發青少年吸菸的危險因子。電影中對吸菸的描述，類似菸品廣告所行銷的意涵，將吸菸行為塑造成叛逆、獨立、性

感、財富、權力、慶賀或讚揚等。許多受歡迎的電影及歌曲中，常有描述吸菸、飲酒及用藥的情節，因而影響青少年對於物質使用行為持正面的態度。陳富莉和李蘭研究亦發現臺灣青少年喜愛吸菸行為，包括，剛開始嘗試吸菸行為、以及轉換菸品品牌行為的確受到菸商行銷策略所形塑的菸品流行文化影響 [14]。

4. 議題設定及媒體倡議

當媒體針對某一個議題重複且深入的報導及論述時，該議題常會成為社會大眾所關注的焦點，此乃議題設定（agenda setting）。因為媒體的報導與公眾的意見是交互影響的，所以公眾的意見也會影響政治及政策的方向。應用議題設定及公共政策倡導二種概念，藉大眾媒體的影響力來促成公共政策的制定，稱為媒體倡議（media advocacy）[15]。參與議題設定以影響社會與政治環境之改變，或以促進大眾健康為目的。以菸害問題為例，菸商為了自身利益，常透過經費的提供去購買社區民眾的友誼；以支持文化體育活動的方式收買組織或團體；以人權及言論自由的訴求去塑造吸菸無罪的社會意識。拒菸團體為了與菸商抗衡，則透過各種媒體傳達「菸商是死亡商人，專門剝削青少年、婦女和少數民族」的形象，並不斷揭露菸商以金錢換取文化體育活動中菸品廣告的事實，呼籲社會大眾共同促成菸害防制相關政策以規範菸商的作為 [16]。基本上，媒體倡議是從社會與政治面去改變大環境，但實際運用時仍會遭遇一些限制，如沒有很明確的實施原則、執行的方法與過程很複雜、不容易受到媒體界的關心和注意等。所以，迄今將媒體倡議運用於健康促進實務上的案例尚不多見。

5. 風險溝通

所謂風險溝通（risk communication）是指個人、團體或組織對於風險訊息的交換過程。風險訊息包含風險的本質，以及個人或團體對於風險訊息的關心、意見及反應，或者組織機構對於風險的管理 [17]。「風險溝通」是公共衛生領域相當關注的議題，許多危害暴露與民眾的健康息息相關，譬如：核能外洩、游離及非游離幅射、交通事故、二手菸、酒後駕車、暴力、愛滋病、SARS、流感或新型流感、新冠肺炎等。

這些令人害怕或焦慮的風險事件，可以經由客觀的測量評估出來，從發生危害的機率（如勝算比）及民眾主觀的知覺可以得知。一般而言，公共衛生決策者需要與民眾進行風險溝通的情境有三種：第一種情境是在「面臨危機的時刻」，此時的

風險溝通是「處理好危機情境」的關鍵；第二種情境是「照護好民眾的必要性」，為減少民眾暴露於危害情境以保護其健康，透過風險溝通提供民眾特別的建議，以改變其不適當的行為；第三種情境是「輿論一致性的需要」，特別是針對政策的決定，以及提供民眾的風險訊息，必須統一切忌紊亂。

影響風險溝通是否成功的因素，包括風險特性、風險知覺、信任程度、樂觀偏誤等 [18]，分別說明如下：

（1）**風險特性**

風險特性涵蓋很多，例如：非志願性的風險暴露；不公平的風險分布；經由個人的預防措施仍難以避免的風險；不熟悉之因素引發的風險；人為因素造成的風險；長期暴露形成不可逆的傷害；對兒童或孕婦特別具有危害性的風險；已確認有受害者的風險；科學尚無法解釋的風險；風險資訊提供者之說詞相互矛盾等。

（2）**風險知覺**

進行風險溝通時，風險知覺（risk perception）是一項非常重要的因素。所謂「風險知覺」是指個人針對某些行為或情境可能導致之風險所做的價值判斷。不同的人對同一風險的知覺不完全相同，因為每個人根據自己對風險的瞭解程度、害怕程度、關注程度、控制程度、有無經驗等來判斷之外；也會考量風險是自然的或人為的、是自己或他人造成的、風險影響的範圍及時間、風險對個人安全及財富造成的衝擊、風險訊息提供者可否信賴、政府及相關單位執行風險溝通是否公平和誠實等 [19]。以新冠肺炎疫情為例，Rosi 研究發現無論是哪個年齡層，對於 COVID-19 疫情大流行越焦慮者，其風險知覺越高 [20]。

（3）**信任程度**

對資訊提供者的信任程度，是影響風險溝通成敗與否的重要因素。雖然政府機關是風險訊息的主要來源，民眾對其提供之風險訊息常會扭曲或產生懷疑。一般而言，不良生活型態危害健康的風險溝通，訊息來源多為醫護專業人員，比較容易被民眾採信。

（4）**樂觀偏誤**

民眾面臨風險時，可能出現「低估」或「高估」二種不同的反應。低估風險是一種不真實的樂觀態度所造成，稱之為樂觀偏誤（optimistic bias）。風險訊息提供者在風險溝通過程中，必須重視民眾的樂觀偏誤反應。若民眾認為自己具備風險知識、有信心可以控制危害、不害怕並志願去嘗試、對風險訊息提供者有信心等，則容易產生「風險不可能發生在我身上」的低估心態 [18]。

第二節　健康傳播策略與訊息設計

一、大眾傳播媒體策略

傳統大眾傳播媒體運用期望價值理論或說服溝通架構來設計健康傳播策略，包含正負向情感訴求、娛樂教育的媒體訊息設計。

（一）負向情感訴求：恐懼訴求

恐懼訴求是健康傳播經常使用之負向訊息設計策略，告訴閱聽人不健康的行為的種種負面後果利用恐懼感的負面情緒去激發接收者的認知，使其因為感受到威脅而願意採取正向的行動。設計恐懼訴求架構可分為得架構（gain frame），亦即獲得機會；及失架構（loss frame），即失去機會或增加負向後果 [6]。以乳篩為例，得架構的訊息內容設計如：「如果妳執行乳房自我檢查，妳可以瞭解自己的乳房健康狀況，並且早期發現疾病」；失架構之訊息內容如：「如果妳沒有執行乳房自我檢查，妳不會瞭解自己的乳房健康狀況，也就無法早期發現疾病」。一般而言失架構效果較佳。此外，恐懼訴求的內容設計可包含：（1）生理傷害，譬如：在一項實驗中，研究者讓吸菸者觀賞一部名為 "Dying for a Fag?"，片長 25 分鐘的錄影帶。影片內容是在描述一位死於肺癌的中年人，後來經胸腔科醫師證實是長期抽菸造成的結果。該研究發現，吸菸者在觀賞錄影帶之後，不僅恐懼性認知被強化，戒菸意向也明顯提高了 [21]。（2）社會傷害，譬如：酒駕造成家庭破碎；拒菸廣告強調為了下一代的健康，拒吸二手菸等 [16]。

恐懼訴求雖然是一項不錯的健康傳播策略，然而，恐懼訴求效果因人而異，恐懼訴求對非自願者相較於自願者而言，效果較差，因為閱聽人覺得被迫暴露在恐懼訊息中產生抗拒現象（reactance），對訴求停止反應；年長者相對於年輕人效果較好，因為年長者疾病罹患性及嚴重性認知較高；低焦慮者相較於高階焦慮者的效果較佳。至於，隨著恐懼訊息產生的恐懼感應以何種程度為宜，是設計者需要慎重考慮的，畢竟過猶不及均不恰當。

（二）正向情感訴求

正向情感訴求包含了情感利益訴求及啟發性訴求二項。情感是一系列的感覺和情緒，正向的感受是一種主觀的反應，譬如：愉悅、享受、吸引、歡樂感受等。情

緒正向情感訊息設計是讓人卸下防衛心而注意訊息，一般而言，若民眾對於正向情感訊息有好的回憶就容易投入訊息中而被說服。情感利益訴求傳播策略是同時使用情感性（affective）與理性（rational）訊息，例如：利用名人做廣告（運用人們對名人的信任）[22]。

表 12-1：恐懼訴求與正向情感訴求訊息之差異

恐懼訴求	正向情感訴求
告訴閱聽人：「你的處境有危險」	告訴閱聽人：「你的處境很舒適」
針對問題面思考	不針對問題面思考
引起較仔細的、較深入的、較分析性的思考	邊緣性思考（peripheral processing）：花很少時間思考，且不太專注

（三）娛樂教育（Entertainment-education）

娛樂教育被定義為「在娛樂媒體內容中，有意圖的嵌入教育內容或利社會行為（prosocial behavior）訊息」[23,24]。娛樂教育是一項常用的健康傳播策略，將健康相關訊息融入流行的娛樂媒體，影響觀眾產生正向的健康訊息認知、態度及行為。過去相關研究發現運用在性教育、暴力防治均有相當成效 [25]。娛樂教育應用社會認知理論、觀眾投入、戲劇理論、議題設定、知溝理論或創新擴散理論等，主要透過戲劇方式呈現，將說服訊息融入在故事情節中，觀眾情感被捲進故事，並與故事中的人物產生連結，該策略比傳統的說服訊息更能影響其態度及行為。

娛樂教育影響過程包含了受眾對故事投入（narrative involvement）及人物投入（involvement with characters）。故事投入是一種觀眾和媒體劇情故事融合的過程，所有個人身心都集中到劇情發生的事件上。人物投入包含對劇情人物本身的認同（character identification）；期待自己變成故事中人物的期待認同（wishing identification）；自覺與戲中的人物很相似（similarity）；觀眾和媒體人物產生一種交互作用，從而形成一種虛假的連結（parasocial interaction）；在互動過程中對劇中人物產生正面評價（Liking）[24]。盧鴻毅等研究運用娛樂教育取向的歌中劇，將藥物濫用等宣導內容置入「歌中劇」，劇情中的故事主要教導社區居民不要再透過電台買藥，並瞭解濫用藥物對身體健康的威脅，以娛樂型態的角度出發，在說說唱唱中將健康促進的相關知識傳遞給社區居民，讓他們在輕鬆的狀態下學習，並具體落實在日常生活中 [26]。

二、創新擴散之傳播策略

（一）個體從接觸創新訊息到接納的階段

　　創新擴散是結合大眾傳播與人際傳播的策略。創新訊息被接納的過程，包含個體從接觸創新訊息到接納的階段，其過程可以分為五階段（圖 12-1）：

1. **認知階段**：在此階段，個體開始意識到創新訊息的存在，或進一步瞭解到創新訊息的目的及功能，也有自己的看法。一般而言，教育程度較高者、社經地位較高者、暴露較多大眾媒體訊息者、或有較多社會參與機會者，比較會接觸到或意識到創新訊息的存在。

2. **說服階段**：個體是否會被創新訊息所說服，端賴他們對該訊息的喜好程度。通常創新訊息經過專業的設計與包裝，加上有效的媒體傳播，因為具有吸引力而容易打動人心，產生說服的效果。

3. **決定階段**：個體被創新訊息說服之後，接著需「做決定」是否要採納。若有意見領袖成為他們觀察模仿的對象，通常有較高的意願去採行。至於未採行者，通常包括主動拒絕、被動拒絕、嘗試後決定不採行、或從未考慮採行。

4. **完成階段**：個人實際採行創新的事物或作為，就會帶來行為的改變，持續不間斷地執行下去，甚至可形成個人的習慣。

5. **確認階段**：個人評量執行之後的結果，肯定可以從中獲益的話，會樂意持之以恆並建立正向的價值觀。

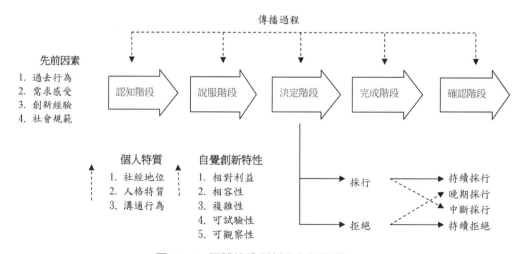

圖 12-1：個體接納創新訊息的過程 [25]

（二）創新訊息之擴散效應

　　創新訊息在人群中會隨時間演進而逐漸擴散開來，將暴露於創新訊息下之比率隨時間累計，在統計圖（圖 12-2）上就可以看到一個 S 曲線。當人群依其對創新訊息的接收及反應來分群時，在統計圖上可以看到五個次群體（圖 12-3），分別說明如下：

1. **創新者**（innovators）：創新者在人群中佔 2.5%，是極少數。這群人多數具有大膽、勇氣、冒險等特質；通常有較高的學識或技術；實質上控制財務或資源；有能力因應創新的不確定結果等。

2. **早期採納者**（early adopter）：這群人佔 13.5%，不算多。多數為菁英份子或意見領袖、受歡迎或受同儕尊敬的人、高教育程度者、或成功人士等。

3. **早期多數採納者**（early majority）：這群人佔 34.0%，在社會體系中約有三分之一的人歸屬之。他們在採納創新意見前會經過深思熟慮，多數人和其同儕有較多的互動，接觸者多無實質領導職位的意見領袖。

4. **晚期多數採納者**（late majority）：這群人也佔所有人的 34.0%，亦即在社會體系中擁有三分之一的人。他們的觀念比較傳統與保守，對新的事物常持懷疑的態度，多為低社經地位者，很容易因為同儕壓力而受到影響。

5. **落伍者**（laggards）：這群人佔 16.0%，是較孤立且資源缺乏的一群人，他們當中很少有意見領袖，對於創新訊息常抱持懷疑的態度，既使做決定其過程非常漫長，多數情況仍是拒絕接納。

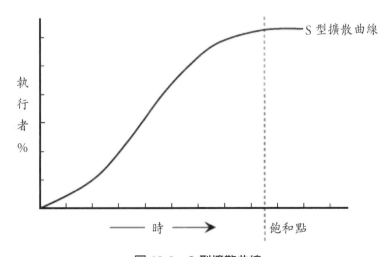

圖 12-2：S 型擴散曲線

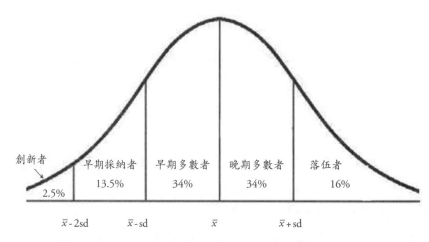

圖 12-3：創新訊息在人群中被接納的類別 **[25]**

　　以國民健康署推動健康促進學校政策為例，為了促進學童與青少年健康，自 2002 年起衛生署與教育部開始共同規劃健康促進學校計畫，由於學校主管或教師皆不瞭解健康促進學校的意涵與六大範疇運作策略，故該計畫採用增能、創新擴散與社會行銷等策略推動。自 2003 年起，先徵求 10 所有熱忱的學校校長進行試辦，並將其推動學校健康促進成果的經驗加以擴散。2004 年擴大 48 所學校加入且成為全臺其他學校的示範。2006-2007 年透過增能及輔導網絡建置，由 8 個健康促進學校示範縣市擴增至 18 個，共 773 所學校加入；2008-2009 年建置健康促進學校推動中心整合各項資源、共 3868 所學校全面實施健康促進學校計畫。2010 年開始，教育部正式啟動二代健康促進學校機制，宣示全國中小學均為健康促進學校 [27]。

三、新媒體傳播策略

　　隨著傳播科技快速的演進，媒體已經沒有特定的形式，所謂新媒體就是對於網路 2.0 後發展出的網路平台、網際社群網絡、虛擬實境、社群媒體等各種傳播科技的通稱 [28]。根據臺灣傳播調查資料庫的調查 [29]，臺灣民眾使用傳統媒體的比例逐年下降，除了電視仍維持近九成的閱聽人比例，報紙、雜誌、廣播的閱聽人比例都降到 30% 以下。另一方面，因為網路的普及，民眾的網路使用比例從 2012 年的 69% 上升到 2018 年的 83%，民眾使用社群媒體的比例在 2018 年也有七成。隨著新媒體使用者持續增加，與新媒體相關的傳播研究也持續增加。2018 年一篇針對臺灣傳播學術論文進行的分析發現，自 2010 年來有關新媒體的相關研究有顯著

增加的趨勢，而從四大臺灣傳播期刊搜尋到的 219 篇新媒體相關的論文中有 14 篇
（佔 6.4%）和健康與風險傳播有關 [30]。

　　除了使用比例逐漸取代傳統媒體，新媒體的一些特質也讓健康傳播計畫有了不
同以往的考量。透過新的傳播科技，健康傳播計畫在設計時可以打破成規地進行革
新，也有機會解決一些傳統媒體無法解決的健康傳播現象。例如，新媒體資訊的流
動更為快速，訊息來源和訊息使用者互動的機會增加，訊息本身可能被一般使用者
轉譯甚至重製，而複雜的新媒體環境更仰賴使用者的媒體識能。Shi 等人認為以網
際社群網絡作為健康傳播的媒介有兩個不同於傳統媒介的特性，第一個是健康資訊
的接受者可能透過轉傳或重製而成為資訊的來源，因此健康傳播的擴散和觸及會更
為擴大；第二個是在評估健康傳播訊息的效果時，對於原始訊息是否被轉傳或重製
也可作為訊息效果的指標之一 [31]。

　　Duffy 和 Thorson 在 *Health Communication in the New Media Landscape* 一書中提
到，新媒體具有即時性（Immediacy）、移動性（Mobility）、豐富性（Rich media）、
使用者參與（Participation）、可搜尋（Search）、客製化（Customization）、延時性
（Time shifting）等七種特徵 [32]。「即時性」是指使用者可以在需要資訊的時候即
時取得，而不會像傳統媒體一般需要仰賴媒體來源的時間表。因此，對於健康傳播
計畫者來說，訊息可以更即時的觸及需要的對象。「移動性」指的是使用者可以隨
時隨地使用新媒體的訊息內容，也可以隨時得到更新的訊息。「豐富性」指的是同
樣的管道可能同時可以有影像、文字、圖片、音效等不同性質的訊息，不像傳統媒
體通常一種管道只能侷限於一種性質的訊息。「使用者參與」指的是新媒體的使用
者可以產生訊息、再製現有的訊息、或是透過互動傳遞訊息，不像傳統媒體中的閱
聽人多是處於被動的訊息接受者的角色。「可搜尋」指的是使用者可以透過搜尋選
擇自己有興趣的內容，對於資訊的選擇上使用者有更大的決定權。同樣地，「客製
化」是指使用者可以根據自己的興趣，決定訊息接觸的種類和頻率，例如使用者可
以追蹤特定頻道而看到更多該頻道主題的訊息。最後，「延時性」指的是使用者不
但可以即時的取得需要的訊息，也可以下載儲存訊息，而延後觀看使用的時間，因
此新媒體的使用者在決定媒體使用的時間上比傳統媒體時代有更多控制。

　　因為新媒體的平台種類很多，調查也發現不同年齡層習慣使用的平台不盡相
同，其中 18-39 歲年輕人使用 Instagram 的比例就高出 40 歲以上人士的四倍之多
[29]。所以在規劃以新媒體作為健康傳播媒介時，瞭解不同平台的使用模式或是主
要使用者族群是非常重要的。此外，Shi 等人對於以網際社群網絡進行健康傳播時

的評估研究提出八點建議 [31]：第一，健康傳播計畫者、轉傳者等不同的訊息來源可能造成不同的效果，評估時應針對不同訊息來源分別進行；第二，網際社群網絡進行的健康傳播，除了原始的訊息之外，使用者的留言或是其他由使用者生成的內容（user-generated content）都應該當作訊息進行效果評估；第三，因為新媒體的互動性，健康傳播計畫者無法控制互動的發展，因此特別適合進行非預期影響的分析；第四，使用者特性除了年齡之外，社群媒體使用的頻率、網路人數等都應該是目標對象評估的重點；第五，網際社群網絡不是萬靈丹，目前研究並沒有提出顯著證據認為新媒體較傳統媒體更具有說服的效果；第六，網際社群網絡或許可以觸及多數的目標群眾，但是對於行為改變等結果，目前並沒有顯著的證據；第七，目前對於網際社群網絡效果的測量並沒有一致的共識；最後，網際社群網絡研究常常對於網際社群網絡使用的操作型定義不清楚，因此對於研究結果的外推性造成影響。這些應該是進行新媒體為媒介的健康傳播計畫在評估時應注意的地方。

近年來新媒體應用於健康傳播的研究快速增加。新媒體的技術有助於將訊息大量的發送，也更容易做目標群眾的區隔。Maloney 等人回顧了 113 篇應用新媒體於愛滋病防治的研究發現，建置網頁為最常見的新媒體介入策略，另外也有部分研究是介紹開發應用程式（apps）、設計網路互動式遊戲、或是利用社群媒體平台建置與治療或預防相關的支持性社群等策略 [33]。在新媒體為主的健康傳播策略中，提供衛教、進行行為改變計畫、或是提供與愛滋病預防及治療相關的支持性資源等，都是常見的計畫目標。不過 Maloney 等人也發現受限於傳播技術及網路規格的需求，這些新媒體健康傳播計畫多是在高社經國家進行，可見數位差距是影響新媒體在健康傳播應用的重要因素，數位環境的評估應是進行新媒體健康傳播時需要注意的重點。

四、人際傳播策略

個人健康行為常常受到人際關係的影響。在人際溝通（interpersonal communication）的過程中，除了傳遞健康的資訊之外，人際的互動也有助於做成健康有關的決定、甚至達到改變行為的效果。人際溝通其實是所有傳播與溝通的形式中，最常發生的方式。有的時候人際溝通是偶發沒有特定目的，例如會和電梯裡的陌生人閒聊一下天氣。然而多數時候，人際溝通蘊含了預設的目標，例如說服家人戒菸，或是和家人討論周末的休閒活動等等。從溝通發生的脈絡來看，人際溝通

發生在兩個人之間的互動。當然人際溝通不一定只侷限在兩個人的情境，兩個人以上的團體互動，其實也可以看成多組兩兩互動的情境，每一組關係的互動都必須雙方投入進行溝通；若是雙方互動的過程中，有一方並沒有投入在溝通過程中，那麼溝通就不算真的發生。因此，學者認為人際溝通必須除了包含人際互動的脈絡（context）之外，人際互動間的品質（quality）也是人際溝通的重要本質 [34]。

隨著時代演進與科技的發展，過去多以面對面方式進行的人際溝通也逐漸透過網路的方式進行。根據臺灣傳播調查資料庫的調查 [29]，臺灣人平均每天接觸的人中，面對面接觸者的比例從 2016 年的 56.9% 下降到 2018 年的 53.4%，網路接觸者的比例則從 2016 年的 43.1% 上升到 2018 年的 46.6%。由此可見，雖然面對面的接觸仍是臺灣人主要與人互動的模式，但是面對面的接觸在每日與他人互動形式的比例逐年下降，而網路接觸的比例則逐年上升。科技的日新月異，可能會大大改變我們對人際溝通的想像。尤其是透過網路進行的人際溝通由於訊息透過網路的儲存再製，因此在訊息的控管、訊息接收的對象、以及對象和時間上充滿不確定性，也讓網路上的人際溝通與面對面的人際溝通產生本質上的不同 [35]。

人際溝通包含溝通者、管道、訊息、回饋、脈絡、噪音及效果等七個基本要素 [34]。第一，人際溝通是以兩個人的互動為單元。參與溝通過程的雙方同時都是訊息的發送者和接受者，溝通的過程受到兩者互相的交互影響。當溝通對象不同的時候，溝通模式也會跟著改變。所以從人際溝通的角度來看，每一個成對的人際互動都是獨特的。第二，人際溝通一定會透過一定的管道進行。這個管道連結了溝通的雙方，讓訊息的交換得以發生。過去常見的人際溝通管道包含了面對面溝通、電話等形式，如今隨著傳播科技的改變，人際溝通可能透過各種通訊軟體，如 Line, Messenger, WhatsApp 等形式進行。第三，人際溝通包含了訊息的傳遞。溝通者之間將所欲溝通的內容，透過語言或是非語言的訊息，例如動作、表情、甚至圖像或表情符號等，傳送給對方，對方再將訊息解碼成可以理解的內容。第四，人際溝通中的回饋是指訊息送出後收到的回應。回饋可以是正向的回饋（positive feedback）或負向的回饋（negative feedback），正向回饋讓互動的行為持續下去，而負向回饋則可能讓互動中斷。有的回饋屬於內在回饋（internal feedback），例如我們可能透過互動的過程來評估自己在溝通中的表現。有的回饋屬於外在回饋（external feedback），互動過程中來自對方的語言或非語言評價就是屬於第二類型的回饋。第五，人際溝通是鑲嵌在背景環境與脈絡之中的。溝通的雙方本身的生活經驗與背景因素，例如性別、文化、人口學背景等，影響了訊息的形成語言與解讀。如果雙方

的背景脈絡有很大幅度的相似，那麼溝通時就會比較容易理解對方的訊息，如果雙方的背景脈絡差異很大，就可能會造成溝通的障礙。第六，任何妨礙溝通進行的事物都可以視作是噪音。除了一般所謂的聲音之外，還包含語意上的噪音（例如醫生使用艱深的醫學名詞）、生理因素（例如睡眠不足或是生病）、情緒因素或環境中的其他干擾。這些噪音會影響溝通者對於溝通訊息的接收程度而降低溝通的品質。最後，溝通的過程對參與的雙方都會產生效果。溝通的效果可能是對情緒的影響、生理的影響或認知的影響，也可能是綜合三種的影響。例如好朋友和你分享去健康檢查的經驗，你可能因為情緒上感到有人關懷而開心，也可能真的就去預約了健康檢查，或是改變了你對健康檢查的看法。當然朋友和你分享完經驗之後，有可能增加你去健康檢查的意願，但是也可能反而因此降低你去做健康檢查的意願，前者可能是預期的效果而後者就是非預期的效果。

不論溝通的內容或情境如何，人際溝通有五個重要特徵 [34]。第一，人際溝通是一個持續的動態過程。而且是不斷累積的經驗。每一次的溝通都是建構在過去的互動經驗之上，因此雙方的關係也因為每一次的互動而不斷改變。第二，人際溝通是無法重複的。由於每一次的互動都會讓我們的關係產生變化，因此我們無法複製一個一模一樣的溝通情境，所有的互動溝通過程都是獨一無二的。第三，人際溝通是不可逆的。發生的已經發生，產生的變化也已經造成，我們無法抹滅曾經發送出去的訊息。這個特徵在網路的世界尤其顯著，因為網路可以記錄大量的溝通紀錄，並且容易搜尋，因此網路上的溝通更需要注意。第四，人際溝通是可學習的。溝通的技巧可以透過經驗的累積與練習而越趨成熟。人際溝通能力較佳的人對於環境有較敏銳的觀察力，也比較能正確解讀互動對象的反應及訊息。最後，人際溝通具備整體性與非等加性的特色。人際互動是以整體的單位運作，除了溝通的雙方，還包括他們互動的脈絡與經驗，因此在討論人際溝通時，必須將整個互動的情境與關係一起討論，才能完整的瞭解溝通的特性。

透過人際關係的影響，運用人際溝通策略進行健康傳播，也可以達到改變他人態度或行為的效果。有時候朋友間的閒聊或一般人際間的溝通比大眾媒體中的宣導訊息更具影響力。例如過去研究就發現，朋友間口耳相傳，或是透過髮廊或市場的民眾聚集場所傳遞健康訊息都有不錯的傳播效果。Palmer 等人針對在理髮廳及美容院推動美國非裔美人健康促進計畫的研究進行系統性的回顧，結果發現非裔美人對於主流媒體普遍存在不信任感，因此以族群熟悉的環境如理髮廳及美容院進行健康傳播，反而能得到較好的效果。這些介入方案通常透過訓練理髮師或美容師成為社

區中的種子老師，並由這些種子老師在提供理髮美容服務時，進行健康介入策略的推動。而在 Palmer 等人回顧的 14 篇研究中，透過這些理髮師或美容師對客人進行衛教方案，都收到不錯的態度（如癌症篩檢意願）或行為（如飲食控制行為）上的成效 [36]。

第三節　媒體影響

傳播媒體的效果，根據微觀及巨觀傳播理論，可包含閱聽人主動性接收或媒體潛移默化社會化效果。

一、閱聽人主動性：使用與滿足

Katz 等人 [37] 提出的使用與滿足理論（uses and gratifications），認為閱聽人是主動選擇他們想要接觸的媒體。閱聽人本身的心理因素與社會人口學因素會影響他們如何詮釋媒體的內容，因此，媒體的效果其實會受到閱聽人本身的特質而決定的。使用與滿足理論最重要的概念就是在強調一個人選擇使用哪一個種類媒體內容（uses），其主要目的是為了滿足吸收資訊、娛樂、增加社會互動等需要（gratifications）。使用與滿足理論認為媒體效果會受到閱聽人特質的調節作用或中介作用。閱聽人在媒體使用中扮演主動的角色，選擇媒體及媒體內容來滿足需求或達成某些目的，同時閱聽人在詮釋媒體內容上必須做很多的選擇與決定。例如，研究發現將觀看電視作為吸收資訊的人有較健康的飲食習慣，而將觀看電視主要作為娛樂用途的人飲食習慣較差 [38]，可見生活方式可能不是媒體使用的結果，而是媒體使用的預測因子。從使用與滿足理論來討論跟健康相關的議題，媒體使用滿足獲得健康資訊的需求，例如從新聞報導、健康相關的座談節目、或是健康雜誌等搜尋疾病與健康的資訊；媒體使用也滿足娛樂的需求，達到放鬆休息的功能；再者，媒體使用也能增加社會互動，例如透過節目組成支持互助團體，或是透過媒體內容的討論而發現身邊的潛在資源；此外，媒體使用也能滿足社會比較的功能，透過和媒體內容中角色的比較，理解到自己的健康狀態，而採取行動 [39]。

強調閱聽人主動性的傳播理論尤其適合新媒體時代的媒體使用討論，以及用以解釋新媒體時代的媒體使用行為 [40]。首先，網路 2.0 的互動性更符合閱聽人

是主動的論點；第二，小眾化的網路媒體可以讓每個人都能找到他需要的媒體內容；再者，超連結的特性使每個使用者都可以循自己特定的路徑選擇媒體的內容；最後，不同使用者可以不同步的在網路上進行對話，這個特性也讓閱聽人的主動性更加強化。新媒體的時代，閱聽人使用媒體的主動性不但反映在接受媒體的面向，閱聽人也透過使用者生成內容（user-generated content），成為訊息產製的一份子。因此，除了傳統媒體提供的滿足功能之外，因新媒體技術上的直觀特性（technological affordances），新媒體還提供以下四種滿足功能：（1）與模式有關（modality-based）：例如介面設計滿足對真實性、時尚、新穎的需求。（2）與治理有關（agency-based）：例如滿足使用者管理自己媒體使用紀錄的自主權之需求。（3）與互動性有關（interactivity-based）：例如讓使用者可以透過媒介互動的功能。（4）與瀏覽有關（navigability-based）：例如瀏覽內容的廣度、順暢性、以及娛樂休閒功能 [41]。隨著傳播科技的發展，傳統媒體時代閱聽人的行為和新媒體環境中的媒體使用行為已經有了本質的差異。因此，在討論媒體的使用與滿足效果時，需要思考因為傳播科技改變，個人媒體使用習慣以及媒體所帶來的效果也會與傳統媒體時代有顯著的不同。

二、媒體之潛移默化功能：涵化效果

　　傳統對於媒體效果的影響，通常將媒體視為社會化的媒介之一，個人透過媒體的內容，學習社會的規範與期待 [42]。人類行為的養成，很多時候是透過觀察與模仿的過程而來，人可以由觀察他人的行為以及行為的後果來學習。如果被觀察者由行為中得到獎勵，則觀察者在未來會發生該項行為的可能性就會增加，反之亦然 [43]。透過認知學習的過程，個人期待自己藉由做出或不做出同樣的行為，而得到同樣的獎勵或避免同樣的懲罰。Gerbner 和 Gross 提出的涵化理論就是由社會認知理論為基礎，所發展出的傳播理論 [44]。涵化理論認為媒體對個人有潛移默化的功能。從觀看媒體的內容中，個人對真實世界的認知逐漸受到媒體所呈現的真實所影響，而暴露於媒體內容越深，對真實世界的瞭解越扭曲。

　　因為媒體已經成為現代人生活的一個很重要的部分，大量產生的媒體訊息已經成為人類社會的主流文化。涵化理論不但認為大量重複的媒體內容會正常化媒體所傳遞的訊息（normalizing effect），讓閱聽人認為媒體中的內容都是很正常且合理的。同時，媒體也透過不斷播放而創造並強化社會上的主流意識

（mainstreaming）。媒體對閱聽人的影響效果包含一階效果（first-order effects）以及二階效果（second-order effects）[45]。所謂的一階效果指的是，媒體內容可以影響個人對事實的認知。例如自疫情以來，媒體在疫情報導所呈現的角度上，往往影響民眾對疫情發展的瞭解，不同媒體管道的報導角度也不盡相同，因此民眾可能會因為所關注的媒體，而對疫情發展有不同解讀。而二階效果則是指長期的媒體暴露而對個人態度、信念、甚至價值觀造成更深層的影響。以疫情的報導來看，長期關注疫情消息的民眾，往往對疫情感到害怕，或認為自己是危險的。這種從報導的訊息中衍生出的態度即所謂的二階效果。

從涵化效果來看媒體對健康的影響，最常提到的就是媒體中對於危害健康行為呈現，往往成為閱聽人學習的榜樣。例如，電影裡面主角光鮮的生活方式，常伴隨著大量的菸、酒、藥物等使用行為或是不安全的性行為。從涵化效果的角度來看，這樣的描繪被認為會影響民眾的效仿。此外，媒體中對於健康的敘述往往是不完整的。例如，媒體偏好報導比較極端的疾病問題，對於輕微或是慢性的病程較不感興趣。以疫情的報導就可以看出，媒體普遍認為嚴重的後遺症或死亡案例就具新聞價值，對於輕症的報導就顯著缺乏。然而從涵化理論的觀點來看，這樣的偏差報導，就會影響民眾對於疫情的認知。不過，對於涵化理論，媒體研究的結果也有一些批評。例如，不是所有人都專注在所有的媒體內容上，即使一起觀看同一個節目，每個人的專心程度也會不同，因此記得的媒體內容就因人而異。此外，每個人的知識、態度以及既有的價值觀會影響其對媒體內容的解讀。因此即使都專注在同一個節目上，觀看後的心得也不會完全一樣。

總　結

Communication 一詞是傳播也是溝通。健康傳播最重要的就是透過傳播或溝通的過程將健康相關的訊息與他人分享或交換。大眾媒體是健康傳播計畫常見的管道；然而，其他的傳播方式，例如人與人的溝通或是透過新媒體平台進行的訊息交流在健康傳播上也具有其顯著的影響力。健康傳播最終的目標是希望能達到個人健康相關行為的改變進而改善個人健康狀態，雖然媒體被認為有強大的傳播效果，但是健康傳播計畫不見得都能達到行為改變的目標。因此，公共衛生領域專家在規劃健康傳播的策略時，必須要從傳播溝通的理論出發，瞭解從訊息暴露到行為改變之

間的影響因素，並且根據傳播架構來進行策略規劃與訊息設計，才能達到健康傳播之正向效果。

關鍵名詞

期望價值理論（Expectancy-Value Theories）

樂觀偏誤（Optimistic Bias）

平行反應模式（Parallel Response Models）

得架構（Gain Frame）

失架構（Loss Frame）

觀察學習（Observational Learning）

增強學習（Reinforcing Learning）

使用者生成內容（User-Generated Content）

創新擴散（Diffusion of Innovation）

知溝理論（Knowledge Gap Theory）

使用與滿足理論（Uses and Gratifications）

涵化理論（Cultivation Theory）

風險溝通（Risk Communication）

風險知覺（Risk Perception）

主流意識（Mainstreaming）

複習問題

1. 創新擴散是將一個創新的事物傳遞出去的過程，這個過程發生在某個社會系統，利用某種溝通管道，而且經過一段時間；也就是說它所傳遞的是新的事物，參與在傳遞過程當中的人有所創新，並共同分享，以期達到共識。下列何者不是創新擴散的要素？

(A) 時間 (B) 社會系統 (C) 溝通管道 (D) 獲利金額

2. 下列有關人際溝通的描述，何者錯誤？
   (A) 人際溝通是不斷累積的經驗，每一次的溝通都是建構在過去的互動經驗之上
   (B) 人際溝通是無法重複，每一次的互動溝通過程都是獨一無二的
   (C) 人際溝通是可逆的，如果溝通結果不如預期，只要重新來過就好
   (D) 人際溝通的技巧可以透過經驗的累積與練習而越趨成熟

3. 下列有關媒體對個人健康行為的敘述，何者是從使用與滿足理論的角度出發？
   (A) 電影主角帥氣的形象，伴隨著大量的菸、酒使用行為，引起青少年模仿的行為
   (B) 新聞不斷重複撥放新冠疫情的死亡案例，讓大眾對於疾病產生焦慮
   (C) 家中有失智長者的家庭在看過新聞對於長照的系列報導後，獲得申請長照服務的資訊
   (D) 卡通頻道播放的飲料甜食廣告，造成兒童不健康飲食行為的養成

4. 傳播理論中的知溝理論（Knowledge Gap），對公共衛生專業者在健康傳播上的啟發為下列何者？
   (A) 媒體中的吸菸畫面會強化青少年吸菸行為
   (B) 政府單位應重視與民眾溝通 Covid-19 的防疫議題
   (C) 可應用大眾媒體的影響力來促成健康公共政策的制定
   (D) 健康訊息及管道應考量不同對象特質與需求進行設計

5. 依據 Rogers（1995）提出的創新傳播，將創新訊息的擴散情形依採納者類型進行分析，下列敘述何者正確？
   (A)「早期採納者」通常會經過深思熟慮才採用新方法
   (B)「早期多數採納者」通常為具備高教育程度的成功人士
   (C)「晚期多數採納者」通常會在同儕壓力下才採用新方法
   (D)「落伍者」通常為社會上具有一定財務或資源者。

6. 請由影響風險溝通成功與否的重要因素，說明面對新冠肺炎疫情風險溝通策略可能失敗的原因，並提出如何強化民眾對新冠肺炎防疫行為之風險溝通策略。

引用文獻

1. Glanz K, Rimer BK, Viswanath K. Health Behavior and Health Education. 4th ed. San Francisco: Jossey-Bass, 2008.

2. 陳富莉、陳凱倫：癌症篩檢宣導訊息揭露與臺北市民眾篩檢行為相關性之探討 ——以大腸癌、口腔癌及乳癌篩檢為例。臺北：臺北市衛生局研究計畫成果報告，2014。

3. Leventhal H. Fear appeals and persuasion: the differentiation of a motivational construct. American Journal of Public Health 1971;**61(6)**:1208-1224.

4. Maibach EW, Cotton D. Moving people to behavior change: a staged social cognitive approach to message deign. In: Maibach E, Parrott RL, eds. Designing Health Message: Approach from Communication Theory and Public Health Practice. London: Sage, 1995;41-64.

5. 郭彥劭：寶僑如何讓六分鐘護一生深值人心。動腦 2013；**445**：40-43。

6. Hale JL, Dillard JP. Fear appeals in health promotion campaigns: Too much, too little, or just right? In: Maibach E, Parrott RL, eds. Designing Health Message: Approach from Communication Theory and Public Health Practice. Indiana: Sage, 1995;65-81.

7. Pfau M. Designing message for behavior inoculation. In: Maibach E, Parrott RL, eds. Designing Health Message: Approach from Communication Theory and Public Health Practice. London: Sage, 1995;99-115.

8. Rogers EM. Diffusion of Innovations. 4th ed. New York: Free, 1995.

9. Kolbe LJ, Iverson DC. Implementing comprehensive school health education: Educational innovations and social change. Health Educ Q 1981;**8(1)**:57-80.

10. Gerbner G, Gross L. Living with television: The violence profile. J Commun 1976;**26**: 172-94.

11. 林東泰：大眾傳播理論。臺北：師大書苑，1999。

12. 吳知賢：兒童與電視。臺北：桂冠圖書公司，1997。

13. Escamilla G, Cradock AL, Kawachi I. Women and smoking in Hollywood movies: A content analysis. Am J Public Health 2000;**90**:412-4.

14. 陳富莉、李蘭：青少年菸品消費認同與吸菸行為之研究——以臺北縣某二所高職學生為例。臺灣衛誌 2004；**23（1）**：59-70.

15. Wallack L. Media advocacy and public health for prevention. London: Sage, 1993;1-25.

16. 陳富莉：健康傳播訊息訴求知分析：以吸菸議題為例。衛生教育雜誌 1997；**17**：51-58。

17. National Research Council. Improving Risk Communication. Washington, D.C.:

National Academy Press, 1989;332.

18. Bennett P, Calman K. Risk Communication and Public Health. New York: Oxford, 1999.

19. Barnett J, Breakwell GM. Risk perception and experience: Hazard personality profiles and individual difference. Risk Analysis 2001;**21**:171-7.

20. Rosi A, van Vugt FT, Lecce S, et al. Risk Perception in a Real-World Situation (COVID-19). Frontier in Psychology 2021;**12**:1-8.

21. Hallett R. Understanding the effects of fear-arousing communication: The role of cognition cognitive factors and amount of fear aroused. J Behav Med 1988;**11**:353-60.

22. Monahan JL. Using positive affect when designing health messages. In: Maibach E, Parrott RL, eds. Designing Health Message: Approach from Communication Theory and Public Health Practice. London: Sage, 1995;81-98.

23. Singhal A, Rogers EM. A Theoretical Agenda for Entertainment-Education. Communication Theory 2002;**12(2)**:117-135.

24. Moyer-Guse E. Toward a Theory of Entertainment Persuasion: Explaining the Persuasive Effects of Entertainment-Education Messages. Communication Theory 2008;**18**:407-425.

25. Rogers EM. Up-to-Date Report. Journal of Health Communication: International Perspective 1996;**1**:15-24.

26. 盧鴻毅、林裕珍、李雅莉、黃靖琇、侯心雅、馬立君等：今晚，廟埕開講了！社區健康促進與傳播的新試驗。傳播與社會學刊 2018；**44**：181-224。

27. 教育部：健康促進學校輔導計畫。http://hps.hphe.ntnu.edu.tw/plan/taiwan。引用 2022/03/01。

28. Friedman LW, Friedman HH. The New Media Technologies: Overview and Research Framework. SSRN 2008. Available at http://dx.doi.org/10.2139/ssrn.1116771. Accessed February 20, 2022.

29. 臺灣傳播調查資料庫：臺灣閱聽人樣貌：現象篇。臺北：臺灣傳播調查資料庫，2020。

30. 楊意菁、陳雅惠：專題引言——新媒體、新視野與新方法，臺灣 TSSCI 傳播學術論文探析。中華傳播學刊 2018；**33**：3-18。

31. Shi J, Poorisat T, Salmon CT. The use of social networking sites (SNSs) in health communication campaigns: review and recommendations. Health Commun 2018;**33(1)**:49-56.

32. Duffy M, Thorson E. Emerging trends in the new media lanscape. In Parker JC, Thorson E, eds. Health Communication in the New Media Landscape. New York: Springer, 2008;93-116.

33. Maloney KM, Bratcher A, Wilkerson R, Sullivan PS. Electronic and other new media technology interventions for HIV care and prevention: a systematic review. J Intern AIDS Soc 2020;**23**:e25439. Available from https://doi.org/10.1002/jia2.25439.

34. Gamble TK, Gamble MW. Interpersonal Communication: Building Connections Together. USA: Sage, 2013.

35. Flanagin AJ. Online social influence and the convergence of mass and interpersonal communication. Hum Commun Res 2017;**43(4)**:450-63.

36. Palmer KNB, Rivers PS, Melton FL, et al. Health promotion interventions for African Americans delivered in U.S. barbershops and hair salons- a systematic review. BMC Public Health 2021;**21**:1553. Available from https://doi.org/10.1186/s12889-021-11584-0.

37. Katz E, Blumler JG, Gurevitch M. Uses and gratifications research. Public Opin Q 1973;**37(4)**:509-23.

38. Rubin AM. Media, Television uses and gratifications: the interactions of viewing patterns and motivations. J Broadcast Electron Media 1983;**27(1)**:37-51.

39. Wright KB, Sparks L, O'hair HD. Health Communication in the 21st Century. UK: John Wiley & Sons, 2012.

40. Ruggiero TE. Uses and gratifications theory in the 21st Century. Mass Commun Soc 2000;**3(1)**:3-37.

41. Sundar SS, Limperos AM. Uses and grats 2.0: new gratifications for new media. J Broadcast Electron Media 2013;**57(4)**:504-25.

42. Andersen ML, Taylor HF. Sociology: The Essentials. US: Cengage Learning, 2013;68-95.

43. Bandura A. Social Foundations of Thought and Action: A Social Cognitive Theory. NJ: Prentice-Hall, 1986.

44. Gerbner G, Gross L. Living with television: the violence profile. J Commun 1976;**26**:172-99.

45. Gerbner G. Cultivation analysis: an overview. Mass Commun Soc 1998;**1(3-4)**:175-94.

第三篇

健康促進與衛生教育：概念、原理與研究

第 13 章
衛生教育與健康促進的定義、角色與職責

胡淑貞、郭鐘隆　撰

學習目標

一、瞭解衛生教育與健康促進的定義

二、區辨衛生教育與健康促進的角色

三、探究衛生教育與健康促進的能力與職責

引　言

　　衛生教育的發展主要來自行為科學在衛生領域的影響與應用，而健康促進則深植於社會科學之中，使用更為廣泛及複雜的社會模型來探討群體健康問題。這兩個領域在方法、實務及研究上，是互相借鏡互相融合的，也是相輔相成的。因此，本章針對衛生教育與健康促進的定義、角色與職責之相關內容，進行比較、分析和探討。

第一節　衛生教育與健康促進的定義與角色

一、衛生教育與健康促進的定義

（一）衛生教育的定義與內涵

　　衛生教育不僅僅是傳播健康資訊，而是一個更加複雜的過程。文獻中經常引用衛生教育的兩個正式定義，第一個來自衛生教育與健康促進術語聯合委員會的報告，將衛生教育定義為「任何有計劃的學習經驗之組合，包括使用有實證基礎的實務和厚實合理的理論，旨在提供人們採用和保持健康行為所需之知識、態度和技能的機會」[1]。

　　第二個定義則是由學者 Green 和 Kreuter 提出，他們將衛生教育定義為「任何有計劃的學習經驗組合，旨在促進、促成和強化有利於個人、團體或社區健康之自發性行為」[2]。因此，世界衛生組織統整各種資訊，最後將衛生教育定義為「任何學習經驗的組合，旨在透過增加知識、影響動機和提升健康識能來幫助個人和社區改善其健康」[3]。

　　簡單的說，衛生教育是一種教導民眾健康的過程，如圖 13-1[4]。衛生教育也可被視為預防醫學，目的是希望將民眾可以接觸到的多元衛生資訊，藉著符合受眾的多元教育的方式，將其轉變成一個人的健康生活型態。然而，近年來更強調以技能為基礎（skill-based）或是以健康識能為基礎（health literacy-based）的衛生教育，以促進個人和群體健康狀態。

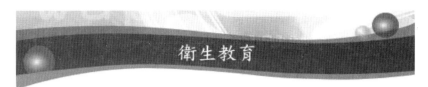

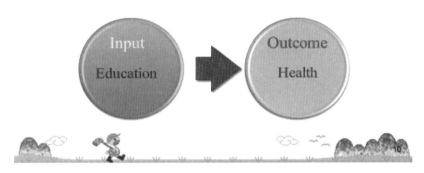

圖 13-1：衛生教育的過程 [4]

（二）健康促進的定義與內涵

　　另一個與衛生教育關係密切，但有時會被錯誤使用的術語是健康促進。健康促進是比衛生教育更廣泛的術語。常用的健康促進定義也有兩個，首先，衛生教育與健康促進術語聯合委員會將健康促進定義為「任何有計劃的組合，包括教育、政治、環境、法規或組織機制，旨在支持有利於個人、群體和社區健康的行動和生活條件」[1]。

　　第二個定義來自學者 Green 和 Kreuter，他們對健康促進的定義僅有幾個字不同，認為健康促進是「任何有計劃的組合，包括教育、政治、法規和組織的支持，旨在協助個人、群體和社區健康的行動和生活條件」[2]。爰此，世界衛生組織簡潔明確地定義健康促進是指「促使人們增進控制和改善其健康的過程」[3]。

　　簡單的說，健康促進著重於增強人們生活的能力，也就是促使人們朝向正向健康的層次。健康促進是一種使人增能、得以掌控和改善自身健康之各種能力的過程，健康促進可以促使人們由治療有機體之疾病觀念，轉變為使人有能力去更瞭解自己及其所處的環境 [4]。

（三）衛生教育與健康促進範疇之比較

　　根據上述衛生教育與健康促進之定義，可瞭解兩者之範疇不同。衛生教育主要

是針對有計劃的學習經驗之組合，而健康促進除了衛生教育外，尚包括聯合或運用其他領域之專業，例如：社會、環境、經濟、政治、法規和組織等支持，以協助改善影響健康的社會決定因子。兩者之關係示意圖如圖 13-2。

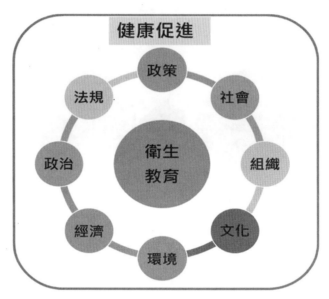

圖 13-2：衛生教育與健康促進兩者之關係 [5]

二、衛生教育與健康促進的角色

（一）衛生教育的角色

衛生教育的角色為替服務對象發展合適的衛生教育或推動方案 [6]，特別是在各種環境中能夠使用適當的教育策略和方法來促進有利於個人、團體和群體健康的政策、介入和系統發展 [7]。衛生教育以往的訓練必須涵蓋三種類別的課程培訓，包括社區衛生教育、公共衛生教育及學校衛生教育，但近年來，社區衛生教育已逐漸移轉到公共衛生教育，並藉由認證系統來認可衛生教育專家的專業 [7]。

（二）健康促進的角色

健康促進主要由衛生教育（health education）、預防（prevention）與保護（protection）三個核心元素所組成 [8-10]。因此，其職責角色相對多元複雜。依渥太華憲章中所列，健康促進推動者的角色包括倡議（advocate）、使能（enable）、

和調解（mediate），以及運用五大行動綱領來促進健康及降低健康不平等等任務 [11]。

三、衛生教育與健康促進的假設

健康行為的改變是非常複雜的過程，衛生教育與健康促進也絕不是解決國家健康問題的唯一方法。我們不能寄望人們因為僅僅接觸了衛生教育或健康促進計畫而改變他們的行為，衛生教育專家也不能期待改變每一個被接觸的人。因此，雖然健康促進是健康照護體系的重要組成，但也有侷限性。以下是健康促進的 9 個假設 [5]：

1. 健康狀況是可以改變的。
2. 健康和疾病取決於生物因素、心理因素、行為因素及社會因素間的動態互動。
3. 行為可以被改變且此改變會影響健康。
4. 個人行為、家庭互動、社區和工作場所的關係和資源，以及公共政策有助於健康並會影響行為改變。
5. 適當的預防和介入，可以成功地促成健康促進行為或減少危險行為。
6. 在健康行為改變之前，必須先瞭解影響行為的決定因素、行為本質，以及行為動機。
7. 嘗試改變行為和維持行為改變是困難的。
8. 個人的責任不應被視為對受害者的責備，而是要去瞭解健康行為對健康狀態的重要性。
9. 為了使健康行為改變能夠長久維持，個體本身必須積極地做好準備，進行改變。

四、其他相關名詞之釐清

由於衛生教育與健康促進的發展，和公共衛生的演變緊密相關，因此也與一些名詞有密切關係，在此先針對三個相關名詞進行定義上的釐清。

（一）健康行為（Health Behavior）

　　健康行為是指個人為了促進、保護、維持或恢復健康而進行的任何活動，無論其是否有效 [3]。簡單來說，就是指影響個人健康的相關行為 [1]。

（二）疾病預防（Disease Prevention）

　　疾病預防是指用於降低危險因素發生、避免疾病出現或阻止其進展、以及減少疾病出現之後果的各項措施。疾病預防通常包括傳染性疾病及非傳染性疾病的預防，依介入期程又可分成初段預防、次段預防及末段預防 [3]。

（三）初級健康照護（Primary Health Care）

　　初級健康照護是一種健康組織系統的整體策略運用，包括三個部分：（1）透過跨部門政策與行動解決更廣泛的健康影響因素、（2）針對個人、家庭和社區之增能、（3）滿足人們必要的健康需求 [3]。

第二節　衛生教育的職責與核心能力

　　根據美國國家衛生教育資格鑑定委員會（National Commission for Health Education Credentialing, NCHEC），衛生教育之推動所需的技能可劃分為職責（responsibilities）與核心能力（competencies）[12]。所謂職責是指一個熟練的衛生教育專家展現期望的主要類別，主要是提供衛生教育專家工作的整體概念。而核心能力則是指能成功展現出成為衛生教育專家所需具備的技能（skill and ability），核心能力可再區分成數個次能力（sub-competencies），是指在一個核心能力下更為簡單但不可或缺的相關技能群組。以下針對衛生教育者必備的職責與核心能力進行說明。

一、衛生教育專家的職責與核心能力

　　根據最新出版之美國衛生教育專家實務分析（Health Education Specialist Practice Analysis II 2020，簡稱 HESPA II 2020）報告，第二版詳細說明了認證為衛

生教育專家之職責與能力，並已於 2022 年正式成為衛生教育專家（Certified Health Education Specialist, CHES）及衛生教育碩士專家（Master Certified Health Education Specialists, MCHES）之檢定依據 [13]。根據上述 HESPA II 2020 的內容，衛生教育者須具備八個職責，分別是（1）需求與量能評估、（2）規劃、（3）執行、（4）評價與研究、（5）倡議、（6）溝通、（7）領導與管理、（8）倫理與專業 [13]。各職責及所需能力請見表 13-1，詳細的次能力內容請參閱 NCHEC 網站 https://www.nchec.org/responsibilities-and-competencies。

衛生教育專家的 8 個職責下，共包括 35 項能力及 193 項次能力 [12]，次能力可再區分為三級：入門、進階 1、進階 2 [14]。

1. 入門（Entry-level）：五年以下經驗、大學或碩士學位者；需具有 114 項入門次能力。

2. 進階 -1（Advanced-1）：五年及以上經驗、大學或碩士學位者；需具有 114 項入門及 59 項進階 1 的次能力。

3. 進階 -2（Advanced-2）：博士學位及五年或以上經驗者；需具有 114 項入門、59 項進階 1 及 20 項進階 2 的次能力。

（一）需求與量能評估

主要是評估衛生教育／促進的需求、資源及量能。需求評估是協助方案規劃者確認有哪些健康問題？可能存在哪些對象？社區中有哪些既有的資源及整體量能可協助解決健康問題的過程，因此，常與社區診斷、社區分析與社區評估交互使用 [5]。在此，量能（capacity）是指可用來增進健康的個人與集體的力量；也常常伴隨著使用社區增能（community empowerment）的方式來提升社區能力以共同解決社區問題。

根據世界衛生組織的定義，社區增能是指使社區增加能力以控制其生活的過程，是人們取得控制形塑其生活的因子與決定的過程，可藉此增加資源、特性及營造的能力，以協助其獲得夥伴及網絡，來增加控制 [15]。因此，使能（Enabling）意旨人民不只是被他人賦能，更可以自我增能，以獲得更多不同形式的權力（Labonté & Laverack, 2008）。因此，社區增能遠超過只讓或鼓勵人民投入或參與社區，更需要有重新談判的權力，要求當權者與社區成員分享其權力，以及當權者要放棄原有的一些權利 [15]。

（二）規劃

規劃不只是單純的決定衛生教育／促進方案的地點及時程，規劃開始於需求評估的過程，藉由檢視優先群體的健康需求、問題、關注點及量能來思考部署，包括：如何招募社區組織、資源提供者與社區代表等利益相關者以協助方案的發展與推動等。因此，衛生教育專家必須具備一定強度的書寫及溝通技能、領導力與專業知識以協助讓不同的群體對有興趣與關注的議題達成共識。

規劃過程中，衛生教育專家必須有能力針對衛生教育／促進方案制定特定的目的（goals）與目標（objectives）、設計介入方案及相關策略（如：展覽、宣導、案例說明與角色扮演等），甚至要去改變社會物理環境（如移除販賣機中的糖果等）、進行社區動員及法規修改等。在規劃相關事務時，不管是任何的策略或介入，都必須注重充足原則（rule of sufficiency），必須要足夠穩健及有效以確保有合理的機會來達成目標，例如：只透過分發給學生過量飲酒問題的文宣手冊，就是不夠健全的介入措施。如果介入策略不夠充足到可以創造期望的改變，就會浪費時間與資源 [14]。

（三）執行

執行與推動計畫方案跟隨在需求評估、目標設定，以及發展介入策略之後。計畫方案的執行內容包括：協調後勤工作、培訓志工與工作人員、推動計畫、監控進度及評價計畫的有效性及持續性。為了能成功地推動計畫，衛生教育專家必須對優先群體有更深入且通盤的瞭解，例如：他們對此議題的理解程度為何？如何吸引他們參與？是否需要提供資金協助或托育服務？該在什麼時間提供計畫方案？哪個地點最便利？雖然有些問題可以在需求評估時獲得，但有些則會因為優先群體及場域狀況而有所修正與調整，例如針對學校學童、社區老人等，使用的策略與傳遞方式就會有所差異。

衛生教育專家會使用以群體為基礎的方式來改善健康，而不會只針對個人。例如：相對於針對個人的運動程度提升，投資步行與自行車道、在公車站牌附近設置自行車架，倡議全市步行及自行車日、改善行人安全法等是更有效的措施。此外，計畫執行過程中會頻繁地接觸人群，衛生教育專家必須對人口學與文化保持敏感度並嚴格遵守相關的倫理規範，以適當且具專業的衣著及行事風格來接觸民眾，並持續監控計畫是否有如期進行。若有遭遇相關問題，可能也需要同步修正目標或調整

介入內容 [14]。

（四）評價與研究

　　準確的評價才能有效地衡量衛生教育 / 促進計畫是否成功，因此必須在規劃階段設定實際可行及可測量的目標。當計畫方案開始推動，衛生教育專家則必須發展評價計畫以評估是否達成目標。此過程依據不同的場域及設定，可能涉及開發和管理測試、調查、行為觀察、流行病學資料追蹤或其他資料的蒐集方法。

　　評價計畫會因評價項目、計畫規劃者的期望，以及資助單位的要求而有所不同，可以很簡單也可能很複雜，但最終仍須用來修正及改善現有或未來的計畫，例如決定計畫是否要終止、資金或資源需要重新分配與調整等。除了評價以外，研究對於任何專業的發展、創新及前進至關重要，專業會因優質研究所產出的結果與新知而有所成長。但由於研究部分涉及到更複雜的研究技能，因此對衛生教育專家而言，該權責的入門程度主要是在研讀、歸納及使用研究結果以改善實務推動。

（五）倡議

　　倡議這個權責是首次在 HESPA II 2020 成為獨立的一項權責，這也意味著當前的衛生教育專家非常強調倡議事務的重要性。利用聯盟以持續推動相關工作是成功倡議的重要關鍵，因此辨識現有聯盟及發起、協調與評價新聯盟的努力，也被納為倡議的能力及次能力。此外，衛生教育專家也必須倡議衛生教育計畫的價值與重要性，尤其是在面臨預算刪減及有限資源時。另外，資格認證及加入學會有助於倡議衛生教育專家的專業。當衛生教育專家擔任具有招聘權限的職位時，應該要宣導聘請有衛生教育相關學位或認證的專家，並透過與立法者、政策制定者及其他醫護專業間的合作討論來倡議衛生教育的專業能力。

（六）溝通

　　本質上，溝通是衛生教育專家的必要手段。由於衛生教育專家必須與各種人群互動，如：其他健康專業者、消費者、學生、職場工作者與衛生教育同仁等，因此在書寫、口語表達、及各類社交媒體的溝通使用，必須具備相當的能力，並且能從容地與個人、小團體與大社群等互動合作。衛生教育專家經常需要充當醫護人員及患者間的溝通橋樑，將專業的科學原理轉譯為可被一般民眾所能理解的訊息以改善健康。例如：醫師可能會要患者多運動少油膩，但醫師沒有太多時間告訴患者相

關細節，此時，衛教專家就可以根據患者的程度，告訴他如何安全運動、辨識食物種類及飲食標籤等。當然，衛教方式可以是客製化的一對一衛教、製作成錄影帶、手冊、或透過手動教學課程及支持團體來進行。

但不同場域的衛生教育專家，面臨的問題複雜度也有所不同，衛生教育專家並不是全能的，但必須要有檢閱及獲取資源的技能，如利用網路、健康資料檢索系統及圖書館等來獲取全國或地方的流行病學資料等。最為重要的是，衛生教育專家能夠辨識訊息的真實性，將正確、誤導或虛假訊息區別出來。

（七）領導與管理

良好的管理與監督技能需要接受各種的培訓，包括：行政、組織、心理、財務及商業學科。入門階段的衛生教育專家當然也會處理簡單的行政管理事務，但通常會由更高階的衛生教育專家來負責管理及行政權責，因此，他們還必須具有良好的人際關係並盡力保有包容性及文化敏感度。

良好的領導／管理者會與部門同仁共同合作來建立願景、目標及擬定對組織有價值的策略方案，並持續評價策略方案是否能達成預期目標與願景。領導者還必須促進部門內及部門間的合作，例如學校衛生計畫必須協調校護、諮商人員、心理師、營養師、體育教育專家、衛生教育專家、教職與行政人員、家長、志工及其他公共衛生機構，以提升學童、教師、職員及所在社區的健康。因此，衛生教育人員在學校場所可能會同時擔任課程協調人員、計畫主管，甚至負責補助及預算管理事務。

（八）倫理與專業

倫理（ethics）是指衛生教育專家執行職務時所被認可的道德原則（moral principles）。然而，有時候衛生教育專家會有面臨道德困境或可能沒有非黑即白的選擇，因此，遵循職業倫理審查就是比較好的作法。倫理與職業精神其實會被包含在前 7 項權責之執行過程中，該項權責也是 HESPA II 2020 首次將其獨立出來成為一項權責，藉此以凸顯倫理與職業精神的重要性。畢竟，衛生教育專家仍須對自身的專業及倫理行為負責，必須時刻謹記，建立一個人的專業聲譽需要付出艱苦的努力和時間，但一件不專業或不道德的事件會抹煞掉一切。

（九）小結

　　衛生教育專家的各項職責、能力與次能力間是彼此交織相關、無法單獨運作的。例如：準確的需求評估是需要研究技能來辨識及蒐集適當的資源；規劃是奠基於有效與可信的需求評估結果；方案的推動有賴於良好的資源規劃與安排；評價來自於規劃過程中建立的目標與目的；執行有賴良好的領導才能以協調管理人力資源在各場域中推動計畫方案；而倫理道德及職業精神則被期望於各項職權中。本章節無法鉅細靡遺的陳述所有細節，最終目的要讓讀者認識這些權責能力，以能於日後的學習及職業中展現其專業的技能與責任。

表 13-1：衛生教育專家的職責與核心能力

1. 需求與量能評估	1. Assessment of Needs and Capacity
1-1. 規劃評估	1-1. Plan assessment
1-2. 獲取初級資料、次級資料及其他可為證據參考的資源	1-2. Obtain primary data, secondary data, and other evidence-informed sources
1-3. 分析資料以決定優先人群的健康及影響健康的因素	1-3. Analyze the data to determine the health of the priority population(s) and the factors that influence health
1-4. 綜合評估結果以為規劃過程提供資訊	1-4. Synthesize assessment findings to inform the planning process
2. 規劃	**2. Planning**
2-1. 讓重點人群、合作夥伴和利益相關者參與規劃過程	2-1. Engage priority populations, partners, and stakeholders for participation in the planning process
2-2. 定義期望的結果	2-2. Define desired outcomes
2-3. 決定衛生教育與促進的介入措施	2-3. Determine health education and promotion interventions
2-4. 制定執行與評價的計畫與材料	2-4. Develop plans and materials for implementation and evaluations
3. 執行	**3. Implementation**
3-1. 協調與實施計畫一致的介入措施	3-1. Coordinate the delivery of intervention(s) consistent with the implementation plan
3-2. 傳遞衛生教育與促進介入措施	3-2. Deliver health education and promotion interventions
3-3. 監測執行	3-3. Monitor implementation

表 13-1：衛生教育專家的職責與核心能力（續）

4. 評價與研究	4. Evaluation and Research
4-1. 設計介入的過程、衝擊、與結果評價	4-1. Design process, impact, and outcome evaluation of the intervention
4-2. 設計研究計畫	4-2. Design research studies
4-3. 使用適當的技術管理評價及／或研究資料的蒐集與分析	4-3. Manage the collection and analysis of evaluation and/or research data using appropriate technology
4-4. 解釋資料	4-4. Interpret data
4-5. 應用結果	4-5. Use findings
5. 倡議	**5. Advocacy**
5-1. 辨識當前或新興健康議題需要的政策、系統或環境變化	5-1. Identify a current or emerging health issue requiring policy, systems, or environmental change
5-2. 讓聯盟和利益相關者參與解決健康議題和規劃倡議的工作	5-2. Engage coalitions and stakeholders in addressing the health issue and planning advocacy efforts
5-3. 參與倡議	5-3. Engage in advocacy
5-4. 評價倡議	5-4. Evaluate advocacy
6. 溝通	**6. Communication**
6-1. 確定影響與已辨識群眾的溝通因素	6-1. Determine factors that affect communication with the identified audience(s)
6-2. 確定對群眾的溝通目標	6-2. Determine communication objective(s) for audience(s)
6-3. 使用溝通理論及／或模式來發展訊息	6-3. Develop message(s) using communication theories and/or models
6-4. 選擇傳遞訊息的方法與技術	6-4. Select methods and technologies used to deliver message(s)
6-5. 使用被認可的媒體或策略有效地傳遞訊息	6-5. Deliver the message(s) effectively using the identified media and strategies
6-6. 評價溝通	6-6. Evaluate communication

表 13-1：衛生教育專家的職責與核心能力（續）

7. 領導與管理	7. Leadership and Management
7-1. 協調與合作夥伴和利益相關者（例如個人、團隊、聯盟及委員會）的關係	7-1. Coordinate relationships with partners and stakeholders (e.g., individuals, teams, coalitions, and committees)
7-2. 籌劃提供衛生教育與促進的其他人事物	7-2. Prepare others to provide health education and promotion
7-3. 管理人力資源	7-3. Manage human resources
7-4. 管理受託者及材料資源	7-4. Manage fiduciary and material resources
7-5. 引導適當的利益相關者進行策略規畫	7-5. Conduct strategic planning with appropriate stakeholders
8. 倫理與專業	**8. Ethics and Professionalism**
8-1. 按照既定的倫理原則來實施	8-1. Practice in accordance with established ethical principles
8-2. 作為衛生教育與促進的權威資源	8-2. Serve as an authoritative resource on health education and promotion
8-3. 投入專業發展以維持及／或提升熟練度	8-3. Engage in professional development to maintain and/or enhance proficiency
8-4. 向利益相關者、大眾其他人推動衛生教育專業	8-4. Promote the health education profession to stakeholders, the public, and others

資料來源：National Commission for Health Education Credentialing, 2020 [13] 。

二、衛生教育專業認證系統

（一）緣起

　　衛生教育專業證照制度之建構主要發跡於美國 [16] 。根據文獻，美國衛生教育的角色權責與認證系統的規劃大約開始於 1978 年，當時只有學校衛生教育專家及公共衛生專業碩士的課程認證，但非公共衛生及社區衛生教育課程則沒有或無法被認證 [14] 。有鑑於此混亂的情況及衛生教育專業人員的逐漸流失，為能開始推動衛生教育者及／或衛生教育計畫的認證理念，並有足夠的共同點來制定一套標準，相關領域專家聚集衛生教育組織聯盟組成規劃委員會，於 1978 年 2 月在馬里蘭州貝塞斯達（Bethesda）開辦工作坊針對衛生教育者的角色描述進行相關討論，內容包括：（1）衛生教育者在不同環境下執業的職責有哪些共同點和不同點？（2）

衛生教育工作者的培養有哪些共同點和不同點？

　　與會者經過多次討論後的共識是，「如果衛生教育者要爲大眾提供優質服務，並成爲一個可行的專業生存下去，標準是不可或缺的。」[17]。因此，在同意衛生教育的專業及認可認證制度是必要的會議結論下，成立「衛生教育者培育與推動國家工作小組」以持續發展認證系統，針對衛生教育專業的角色描述、職責能力、課程指引等進行討論發展。

　　1988 年國家衛生教育資格鑑定委員會（NCHEC）正式成立以取代任務工作小組，成爲監督及管理衛生教育認證過程的主要機構。NCHEC 的使命爲「促進和維持衛生教育專家的認證機構來提升衛生教育的專業實踐」以認證衛生教育專家，促進專業發展，加強專業準備和實踐。國家衛生教育資格鑑定委員會和公共衛生教育學會（Society for Public Health Education, SOPHE）針對衛生教育專業人員進行職務分析，以發展綜合框架來標準化和例證衛生教育實務，並定義衛生教育專家的入門程度、進階程度之職責、能力和次能力 [14]。

（二）美國衛生教育專家資格認證系統

　　資格認可（Credentialing）是指個人或機構展現其符合特定專業標準的過程，證明其滿足該專業要求的品質保證。美國的衛生教育專家資格認證的形式包括有認證（accreditation）、證書（certification）、執照（licensure）、登記（registration）。執照爲最嚴格的職業規定形式，證書與執照的差異在於證書並沒有嚴格規定的職業形式 [16]。

　　主要的兩個認證機構是公共衛生教育委員會（Council on Education for Public Health, CEPH）及教育者培育認證委員會（Council for Accreditation of Educator Preparation, CAEP）。公共衛生教育委員會爲社區／公共衛生教育學士及碩士的學校及課程的認證機構；2014 年前只認證碩士學位的衛生教育專家，但現在也可以認證學士及非碩士學位的衛生教育專家。教育者培育認證委員會取代原本的全國師範教育認證委員會（National Council for the Accreditation of Teacher Education, NCATE）成爲隸屬教育學院及學校衛生教育的衛生教育／促進課程的認證機構 [14]。美國衛生教育專家資格認證的機構及認證形式架構，請參考下圖 13-3。

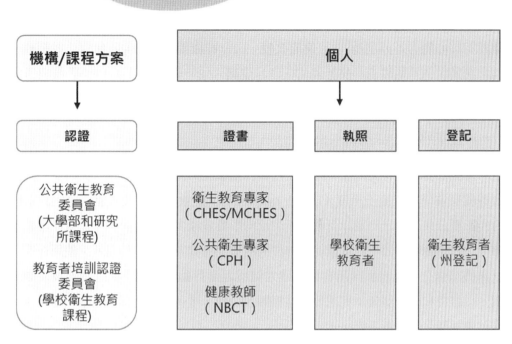

圖 13-3：美國衛生教育專家資格認證的機構及認證形式架構圖 [14]

第三節　健康促進的職責與核心能力

　　根據文獻，健康促進是由衛生教育、預防與保護三個元素組成 [8-10]。因此，其職責相對多元複雜。健康促進可視為一個廣泛的社會與政治過程，它不僅包括直接強化個人技術與能力之行動，還包括改變影響健康的社會、環境和經濟狀態的行動。因此，健康促進行動一詞常使用在健康促進能力與標準中，以描述用以改善健康和減少健康不平等且具有權能增長、參與性、整體性、跨部門、公平性、永續性和多重策略本質的方案、政策及其他有系統的健康促進介入。健康促進的倫理價值與原則主要是公平與社會正義的信念、尊重個人與團體的自主權和選擇，及協作和協商的工作方式。

一、健康促進工作者的職責與核心能力

根據國際健康促進與教育聯盟（International Union for Health Promotion and Education, IUHPE）的文件指出，健康促進工作者或從業人員必須具有九個面向的職責與核心能力，分別是（1）使能改變、（2）健康倡議、（3）夥伴關係與調解、（4）溝通、（5）領導力、（6）評估、（7）規劃、（8）執行、以及（9）評價與研究[11]。其職責與能力如圖 13-4 所示。以下針對九個面向詳細說明：

（一）使能改變（Enable change）

使能改變是指有使個人、團體、社區和組織能夠建立健康促進行動的能力，以改善健康並降低健康不平等（Health Inequities）。健康促進從業者能夠透過跨部門合作影響公共政策之制定以對健康產生正向影響並減少健康不平等；以權能增長、參與、夥伴關係和公平的健康促進方法來創造促進健康的環境和場所；使用社區發展措施來強化社區參與、所有權及建立健康促進行動的能力；促進個人技能的發展，以維持和改善健康；與主要利益相關者合作，重新定位健康與其他服務，以促進健康並減少健康不平等。

（二）健康倡議（Advocate for health）

倡議並代表個人、社區與組織來改善健康與福祉、建立健康促進行動的能力。健康促進從業者能夠使用展現健康促進原則的倡議策略和技術；參與並影響主要利益相關者來發展與維持健康促進行動；提升對健康問題意識及影響公眾輿論；於各部門間倡議正向影響健康及減少健康不平等之政策、指引及程序之制定；促進社區和團體表達他們的需求並倡議健康促進行動所需之資源與能力。

（三）透過夥伴關係調解（Mediate through partnership）

指與跨學科、部門和夥伴共同合作，以提高健康促進行動的影響力和永續性。健康促進從業者能夠讓不同部門的合作夥伴積極參與健康促進行動；促進有效的夥伴關係合作以展現健康促進的價值與原則；藉由共同合作建立成功的夥伴關係，調解不同部門間的利益與關注；促進健康促進行動聯盟和網絡的發展及永續性。

（四）溝通（Communication）

　　整體來說，是使用適當的技術和科技為不同的群體有效地傳達健康促進行動。健康促進從業者能夠使用有效的溝通技巧，包括書面、口頭、非口頭、收聽技巧和通訊技術；使用電子和其他媒體接收和傳播健康促進訊息；針對特定群體和環境使用適合當地文化的交流方式和技術；使用人際溝通和團隊合作技能來促進個人、團體、社區和組織改善健康及降低健康不平等。

（五）領導力（Leadership）

　　領導力是指為健康促進行動的共同願景和策略方向的發展做出貢獻的能力，包括能夠與利益相關者合作，就健康促進行動達成共同願景和策略方向；使用領導技能來促進權能增長及參與（包括團隊合作、談判、激勵、解析衝突、決策、簡化和解決問題）；與利益相關者建立聯繫並激勵他們領導變革以改善健康和減少不平等；融入新知及新理念以改善實務推動及應對健康促進中的新興挑戰；為健康促進行動調動和管理資源做出貢獻；促進團隊和組織學習以提升健康促進行動。

（六）評估（Assessment）

　　評估是指在促進或構成健康的政治、經濟、社會、文化、環境、行為和生物決定因素之脈絡下，與利益相關者合作評估需求和資產。健康促進從業者能夠使用參與式方法讓利益相關者參與評估過程；使用質性與量性的多種評估方法；蒐集、檢視和評估相關資料、訊息與文獻來設計健康促進行動；辨識影響健康促進行動的健康決定因素；辨識與健康促進行動相關的健康需求、現有資產和資源；使用文化和道德上合適的評估方法；根據現有的最佳證據和倫理價值，與利益相關者合作以辨識健康促進行動的優先事項。

（七）規劃（Planning）

　　規劃是與利益相關者合作，根據需求和資產評估，來制定可衡量的健康促進目的與目標。健康促進從業者能夠動員、支持及讓利益相關者參與健康促進行動規劃；使用現有的模組與系統性方法來規劃健康促進行動；在資源限制內參考現有需求和資產評估來發展可行的行動方案；為健康促進行動制定及傳達適當、實際可行且可衡量的目的與目標；辨識確認合適的健康促進策略以達成議定的目的與目標。

（八）執行（Implementation）

執行是指與利益相關者合作，執行有效且具效率、文化敏感並合乎倫理道德的健康促進行動，包括：健康促進從業者能夠使用合乎倫理道德、權能增長、文化適宜及參與性的過程來執行健康促進行動；開發、測試及使用適當的資源與材料；管理使計畫行動有效率執行之需求資源；透過持續的協商和合作促進方案的永續性及利益相關者的所有權；監控已議定之健康促進行動目的與目標之執行程序的品質。

（九）評價與研究（Evaluation and Research）

評價與研究是指與利益相關者合作，使用適當的評價和研究方法來確定健康促進行動的範圍、影響及有效性。健康促進從業者能展現能力以辨識及使用適當的健康促進評價工具和研究方法；將評價整合至所有健康促進行動的規劃與執行中；使用評價結果來精鍊及改進健康促進行動；使用以研究及實證為基礎之策略於實務中；促進健康促進評價和研究過程的發展及傳播。

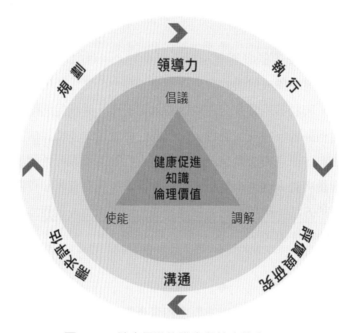

圖 13-4：健康促進的職責與核心能力 [11]

二、亞太地區健康促進的特殊核心能力

　　臺灣隸屬的亞太公共衛生學術聯盟（Asia-Pacific Academic Consortium for Public Health, APACPH），其所提列之六項健康促進核心能力分別是：（1）方案規劃、執行與評估、（2）夥伴關係建立、（3）溝通與報告撰寫、（4）科技使用、（5）專業知識、（6）亞太地區的特殊核心能力——多元與包容。除了第六項有地緣考量之外，其他各項核心能力與 IUHPE 所提之內容說明非常相近。因此，建議亞太地區之健康促進從業者，必須多加考量及認可該地區之語言、宗教、種族和社會經濟地位的多樣性；應用具文化敏感之實務經驗於方案規劃中；瞭解主動參與在溝通與實務中的重要性；並在溝通及實務中展現自信。

三、國際健康促進與教育聯盟（IUHPE）認證系統

（一）認證系統之發展與認證種類

　　國際健康促進與教育聯盟（IUHPE）認證系統開始於歐洲分部，已於 2016 年起開始推廣至全球，重要的發展歷程摘錄如表 13-2。藉由建立健康促進之核心能力、標準及品質保證之過程來形成健康促進推動者之認證系統，先以歐洲為試行區域來逐漸擴展至全球。其認證系統共分為三類 [11]，如下：

1. **教育和培訓課程的認證**：是評估完整課程的過程，以確定它們是否符合基於 IUHPE 核心能力和專業標準的商定標準，並且如系統手冊中所述，此類課程產生的資格被認為是初始課程的基礎從業人員的註冊。

2. **個人執業者的認證**：又可稱為註冊登記，是確認個人在其教育程度、工作經驗、專業的持續發展或前述各項組合方面是否符合標準適合執業。

3. **認證機構**：是認證哪些機構有權就認證事務做出決定。

表 13-2：國際健康促進與教育聯盟（IUHPE）認證系統之發展歷程

年度	重要事項
2004	國際健康促進與教育聯盟委員會歐洲分部成立，旨在測驗歐洲健康促進培訓與教育認證。
2007	出版「建立全球健康促進能力之核心能力、標準和品質保證面向的戈爾韋共識會議聲明」。
2008	可行性研究結果支持泛歐健康促進認證系統的發展。
2009-2012	制定健康促進能力計畫的核心能力、專業標準和泛歐認證框架，以為 IUHPE 健康促進認證體系的基礎。
2012	成立健康促進能力的能力和勞動力發展工作組，旨在根據健康促進能力計畫報告，在歐盟乃至全球範圍內，進一步發展健康促進品質保證系統。
2013	CWDG 從歐盟獲得資金，在健康促進能力計畫任務中試行 IUHPE 歐洲認證體系。
2014-2016	歐洲健康促進認證系統承擔了歐洲地區的核可、健康促進課程的認證和健康促進從業人員的登記。
2016	根據其他地區的興趣和建議，IUHPE 執行委員會批准將認證系統擴展到全球，並於 2016 年 5 月在巴西庫里奇巴（Curitiba, Brazil）舉行的第 22 屆世界健康促進大會上啟動了 IUHPE 健康促進認證系統。

資料來源：IUHPE 健康促進認證系統網站 [18]。

（二）認證要求

IUHPE 從業人員的認證系統目前使採用登記註冊制度（registration），因此必須符合 IUHPE 認證系統的有效資格與標準才能註冊認證。要註冊成為 IUHPE 認可的健康促進從業人員，需透過所在地區的國家認證機構（National Accreditation Organization, NAO）來申請註冊，但若所在地區或國家沒有 NAO 則可透過 IUHPE 全球認證組織使用線上認證系統來進行註冊登記。

雖然不同國家的職稱或學術課程不一定都使用健康促進一詞，但認證體系中使用的從業人員（practitioner），是指其從業角色能反映由渥太華憲章所定義之健康促進內涵，或能實踐後續由 WHO 所發表之憲章與宣言中所用以促進健康以減少健康不平等之工作內容，包括：建立健康的公共政策、創造支持型環境、強化社區行動、發展個人技能、重新定位健康服務；因此，涵蓋從事與健康促進直接相關的管理、教育及研究。登記註冊為 IUHPE 健康促進從業人員，需具有下列任一資格：

1. 取得經 IUHPE 認證系統認可的健康促進課程的學士、碩士畢業生（只限於此課程獲得認證後之畢業生。若為 IUHPE 認證課程的畢業生，必須提供詳

細的個人資料及畢業證明。

2. 若取得健康促進學位的學士或碩士，但其畢業課程未經 IUHPE 認證，則需在過去五年間有兩年以上的健康促進實務經驗。

3. 若非畢業於上述相關課程或以實務基礎進行申請者，則需於過去五年中至少有三年的健康促進實務經驗，且經過自我能力評估。但該條件僅限於 2026 年之前，且依所在地區之 NAO 規定而有不同的申請時間限制。

目前取得 IUHPE 認證課程之學校主要以歐洲國家為多數，包括：澳洲、加拿大、愛沙尼亞、芬蘭、愛爾蘭、義大利、荷蘭、葡萄牙及英國。詳細的申請文件範例、費用及認證年限請參考 IUHPE 網站：https://www.iuhpe.org/index.php/en/the-accreditation-system [18]。

總　結

本章主要呈現健康促進與衛生教育專業的職責、核心能力，以及認證系統的發展，從內容可以發現，健康促進與衛生教育專業的養成，仍是隨著全球健康議題及公共衛生的進展而持續動態進步的。因此，相關能力的養成除了既有的學理之外，還必須兼顧時事變遷與科技研究之創新來往前邁進。以近期的 COVID-19 疫情而言，確實讓健康促進與衛生教育人員，不管在學理、實務、技能、科技使用及研究推展等面向，都面臨許多新的挑戰與成長。期許藉由本章的內容，可讓讀者對於健康促進與衛生教育有更多的認識與瞭解，以能持續厚植相關能力來協助相關業務之推動與前進。

關鍵名詞

衛生教育（Health Education）
健康促進（Health Promotion）
職責與角色（Role and Responsibility）
核心能力（Core Competency）
認證（Accreditation）

複習問題

1. 請闡述衛生教育的定義與內涵為何？

2. 請闡述健康促進的定義與內涵為何？

3. 衛生教育專家的職責有哪些？

4. 健康促進從業者的主要能力有哪些？

5. 健康促進的假設有哪些？

引用文獻

1. Joint Committee on Health Education and Promotion Terminology. 2020 health education and promotion terminology report. In: Coalition of National Health Education Organizations, 2021.

2. Green LW, Kreuter MW. Health program planning: An educational and ecological approach. Boston, MA: McGraw-Hill, 2005.

3. World Health Organization. Health promotion glossary of terms 2021. 2021.

4. McKenzie JF, Neiger BL, Thackeray R. Planning, Implementing, and Evaluating Health Promotion Programs: a primer. 5th ed. San Francisco, CA: Pearson Education, Inc, 2009.

5. McKenzie JF, Neiger BL, Thackeray R. Planning, implementing, and evaluating health promotion programs: a primer. 7th ed. Pearson Education, 2017.

6.　Cottrell RR, Seabert D, Spear C, McKenzie JF. Chapter 1: A Background for the Profession. In: Cottrell RR, Seabert D, Spear C, McKenzie JF, eds. Principles of Health Education and Promotion. edn. Burlington, UNITED STATES: Jones & Bartlett Learning, LLC, 2021.

7.　Cottrell RR, Seabert D, Spear C, McKenzie JF. Chapter 2: The History of Health and Health Education/Promotion. In: Cottrell RR, Seabert D, Spear C, McKenzie JF, eds. Principles of Health Education and Promotion. edn. Burlington, UNITED STATES: Jones & Bartlett Learning, LLC, 2021.

8.　Awofeso N. What's New About the "New Public Health"? American Journal of Public Health 2004;**94(5)**:705-709.

9.　Fisher KF, Howat PA, Binns CW, Liveris M. Health education and health promotion-an Australian perspective. Health Education Journal 1986;**45(2)**:95-98.

10.　Tannahill A. Regional health promotion planning and monitoring. Health Education Journal 1987;**46(3)**:125-127.

11.　International Union for Health Promotion and Education. Core competencies and professional standards for health promotion full version. 2016. Available from https://www.iuhpe.org/images/JC-Accreditation/Core_Competencies_Standards_linkE.pdf.

12.　Eifert E, Chaney B, Redican K, Eddy J. Responsibilities and competencies for health education specialists: implications for research and practice in the American Journal of Health Education. American Journal of Health Education 2021;**52(1)**:1-7.

13　Areas of Responsibility, Competencies and Sub-competencies for Health Education Specialists 2020. Available from https://assets.speakcdn.com/assets/2251/hespa_competencies_and_sub-competencies_052020.pdf.

14.　Cottrell RR, Seabert D, Spear C, McKenzie JF. Chapter 6: The Health Education Specialist: Roles, Responsibilities, Certifications, and Advanced Study. In: Cottrell RR, Seabert D, Spear C, McKenzie JF, eds. Principles of Health Education and Promotion. Jones & Bartlett Learning, 2021.

15.　Track 1. Community Empowerment. Available from https://www.who.int/teams/health-promotion/enhanced-wellbeing/seventh-global-conference/communityempowerment.

16.　黃松元：美國衛生教育專業人員培育及證照制度之研究。學校衛生 2004；**44**：77-98。

17.　Cleary HP. Issues in the credentialing of health education specialists: A review of the state of the art. In: Ward WB, ed. Advances in health education and promotion. Jai Press;1986:129-154.

18.　Background to the system. The IUHPE Health Promotion Accreditation System. Available from https://www.iuhpe.org/index.php/en/comphp-2.

第 14 章
健康促進的理念、發展與宣言

胡淑貞、黃暖晴　撰

學習目標

一、瞭解健康促進的理念與發展

二、探討歷屆全球健康促進會議宣言及里程碑

三、思考健康促進的未來與挑戰

引　言

　　健康促進的發展是複雜且多面向。從 1986 年世界衛生組織於加拿大渥太華辦理第一屆健康促進全球會議，提出了著名的渥太華憲章及五大行動綱領，即開始深刻地影響健康促進的發展與推動。特別是 21 世紀所面臨全球化的問題，世界衛生組織更提出許多健康促進新觀點。本章針對健康促進的理念、發展與相關宣言，做進一步的闡述。

第一節　健康促進的理念與發展

一、健康促進的發展緣起

　　健康促進的發展緣起，大致認為是由加拿大衛生福利部部長 Marc Lalonde 於 1974 年發表的官方文件「加拿大人民健康的新展望」開始，也是眾所皆知的 Lalonde report，開啟了對健康影響因素的不同觀點 [1]。該報告關注的兩個重要問題是：（1）持續增加的健康照護成本、（2）加拿大人民的健康狀態沒有隨著醫療服務成本的增加而有相對應的改善。

　　此外，Lalonde report 分析影響健康的因素，發現可以歸納為四類：人類生物學、環境、生活型態、和健康照護機構，其中以生活型態的影響比例最高，達 50% 以上 [2]，卻僅僅獲得極少的經費來關注和改善。因此，Lalonde 認為過去實現健康的措施被錯誤引導，應該思考改以全新的方式來追蹤生活型態，且促進或維護健康不應只是健康照護者的職責，應該用更廣泛的方式來阻止由疾病造成的痛苦，並減低失控的健康照護成本。由此可知，Lalonde report 比以往更加重視社會與環境對健康的作用，以及其對生活方式的影響，並呼籲預防及社區健康的重要性，強調結構性與組織改變的必要性及服務協調與整合的轉診系統 [3]。

　　隨後，世界衛生組織（WHO）於 1977 年提出希望在 2000 年實現全民健康的目標，並於 1978 年初級健康照護國際研討會中發表 Alma-Ata 宣言，呼籲初級健康照護在實現全民健康（Health for All）的重要性。接著，於 1986 年召開第一屆健康促進全球會議，發表著名的渥太華憲章（The Ottawa Charter），繼之 WHO 又辦理一系列的健康促進全球會議，並發表相關宣言，持續揭示健康促進的前進方向及理

念落實的策略 [4]。

二、渥太華憲章及五大行動綱領

1986 年 WHO 於加拿大渥太華舉行的第一屆健康促進全球會議中，發表了著名的渥太華憲章，聲明健康促進遠超過健康照護，闡明健康照護只是創造健康的一小部分，這可說是新公共衛生運動的開始，也是公共衛生的第二次革命。除此，渥太華憲章也提出五大行動綱領，包括（1）建立健康的公共政策、（2）創造支持性環境、（3）強化社區行動、（4）發展個人技巧、以及（5）調整健康服務方向。這五大行動綱領成為 21 世紀健康促進的重要策略，詳述如下 [5]。

（一）建立健康的公共政策（Build Healthy Public Policy）

健康的公共政策並不等於公共的健康政策。公共的健康政策（Public Health Policy）意指公共衛生政策，僅侷限於醫療衛生相關的政策；而健康的公共政策（Healthy Public Policy）則是為了使人民能有健康生活的政策，舉凡與民眾生活相關事務如環境、交通、教育、就業、都市設計等皆有關聯。因此，渥太華憲章指出，健康促進遠超過醫療保健，各國應將健康放在所有部門和各級決策者的議程之中，指導其瞭解政策對健康的影響，並接受其對健康衝擊應負的責任。

健康促進政策結合了多樣且互補的方法，包括立法、財政措施、稅收和組織變革；藉由協調行動以引領更公平的健康、收入與社會政策之促進；聯合行動有助於確保更安全的商品、更健康的服務，與更整潔、更令人愉快的環境，而這也是追溯健康的社會的決定因子之基礎。健康促進政策需要查明非衛生部門採用健康的公共政策之障礙及消除這些障礙的方法，目標是確保健康的公共政策成為政策制定者更容易的抉擇。

（二）創造支持性環境（Create Supportive Environment）

渥太華憲章在支持性環境的內容裡明確地標示自然環境與生態系統之永續的重要性，呼籲對健康採取社會生態學方法來推動 [4]。我們居住的社會是複雜且相互關聯的，因此健康不能與其他目標分開。人與環境之間密不可分的關聯構成了健康之社會生態學模式的基礎，然而，過往我們對健康卻過度強調醫療模式。

健康促進對世界、國家、地區和社區的總體指導原則是──鼓勵互惠維護，即

照顧彼此、社區、與自然環境，並強調保護全世界的自然資源是全球的責任的理念。不斷變化的生活、工作和休閒方式對健康有顯著的影響。工作和休閒應該是人們健康的泉源，社會組織工作的方式應該朝有助於創建一個健康的社會來發展；健康促進應創造安全、激勵、滿足和愉悅的生活和工作條件。因此，爲因應快速變化的環境而進行的系統性健康衝擊評估——尤其是在科技、工作、能源生產和城市化領域，皆應採取健康促進行動以確保對公眾健康有正向的影響。

（三）強化社區行動（Strengthen Community Actions）

健康促進藉由具體和有效的社區行動來確定優先事項、制定決策、規劃策略以執行及實現更好的整體健康環境。此過程的核心是社區增能（empowerment）的過程，讓社區有能力擁有和控制自己的努力和命運。社區發展是利用社區現有的人力和物力來強化自助啓動與社會支持，以及發展靈活的系統來加強公民參與和健康事務的推行。因此，需要充分且持續的資訊使用、健康的學習機會、與資金的支持。

（四）發展個人技能（Develop Personal Skills）

健康促進應藉由資訊提供、健康教育及提升生活技能來支持個人與社會的發展，並藉此增加人們選擇的自由以對自己的健康和環境有更多的控制，以做出有利健康的選擇，促使人們能夠終生學習、爲所有階段歷程做好準備、及應對必要的慢性疾病和傷害。因此，有需要從學校、家庭、工作和社區環境中獲得幫助，並藉由教育、專業、商業與志願的個人與組織來增強智能與行動。

（五）調整健康服務方向（Reorient Health Services）

健康服務中的健康促進責任是由個人、社區團體、衛生專業人員、健康服務機構和政府共同承擔的，大家必須共同努力，建立一個有助於追求健康的健康照護系統。衛生部門的角色必須快速地朝著健康促進的方向發展，超越其原有的提供臨床和治療服務的責任。健康服務需要爭取更廣泛且具敏感度及尊重文化的任務授權，這些任務應支持個人和社區產生更健康生活的需求，並在衛生部門與廣泛的社會、政治、經濟和物理環境的組成間開啓互動通道。重整健康服務還需要更加關注健康研究及專業教育和培訓的功課，這必然造成健康服務的態度與組織的改變，以個體及總體的概念，重新聚焦在個人需求上。

三、渥太華五大行動綱領之運用

　　渥太華憲章五大行動綱領自 1986 年提出，至今已超過 35 年，是一個國際公認極為有效的健康促進策略，因其包括不同層次的介入措施，包括：政策、環境、社區、個人、以及健康照護系統等五個層次之改善。在此，以促進社區老人從事規律運動，以協助預防及延緩失能為例，說明五大行動綱領之運用，如表 14-1。

表 14-1：五大行動綱領之運用——以促進社區老人從事規律運動為例

五大行動綱領	說明	舉例
建立健康的公共政策	健康的公共政策意指社區所有部門之政策必須關心到健康及公平，並對健康的衝擊負責。可結合多樣但互補的方法，並且強調健康導向及社會正義之政策行動。	• 獲得鄉鎮長、村里長的支持及參與 • 成立推動小組，定期召開會議 • 訂為社區健康日
創造支持性環境	舉凡與生活有關的物理與社會環境，包括居家、生活、工作、玩樂、成長等環境。	• 營造更多社區運動場所 • 成立運動團體 • 增加社區體能檢測服務站
強化社區行動	結合社區團體，強化社區的能力，列出社區可執行的範疇，透過具體的社區行動來設定優先順序和計畫策略來促進健康。	• 鼓勵社區辦理大型運動活動 • 成立社區健走隊 • 鼓勵運動產業的參與
發展個人技巧	運用衛生教育方法來培訓和傳播健康的知識與技能，強化民眾的認知與態度，養成健康行為。	• 辦理運動班 • 製作規律運動手冊 • 結合社區資源，教導多元化及方便執行的運動
調整健康服務方向	健康服務機構應跳脫末段、次段預防至初段預防。健康服務需要以更寬闊的胸懷來進行，並應審慎重視不同文化的需求。	• 醫事人員到社區宣導規律運動的重要 • 社區醫療服務時，提供運動相關諮詢 • 協助民眾制定運動處方

四、健康促進的核心過程

　　1986 年渥太華憲章中不只定義了健康促進，也提出了影響健康的先決要求條件。其中明確指出，健康的基本條件與資源包括：和平、住所、教育、食物、

收入、穩定的生態系統、永續的資源、社會正義和公平。若要改善健康，必須要在這些基本的先決條件中有堅實的基礎，這些作為可藉由倡議（advocate）、使能（enable）、及調解（mediate）三個重要的核心過程來達成 [5]。

（一）倡議

良好的健康是社會、經濟和個人發展的主要資源，也是生活品質的重要面向。政治、經濟、社會、文化、環境、行為和生物因素都可能有利於健康或有害健康，因此健康促進行動也在藉由倡導健康理念以使這些環境變得有利。

（二）使能

健康促進聚焦在實現健康的公平性，因此健康促進行動努力減少當前健康環境與情境的差異，以確保平等的機會和資源以使所有人能夠充分發揮其健康潛力，並在做出健康選擇的支持性環境、資訊取得、生活技能及機會中有安全的基礎。除非人們能控制影響其健康的因素，否則無法發揮其健康潛力，這也必須平等地適用於男性與女性。

（三）調解

單靠衛生部門無法確保健康的先決條件和前景，健康促進需要所有相關者共同協調的行動，包括政府、衛生和其他社會與經濟部門、非政府與志願組織、地方當局、產業及媒體。各行各業的人們都包含在個人、家庭和社區之中，因此，專業與社會團體及衛生人員需負起調解社會不同利益與關注間的重責大任。健康促進策略與計畫應考量不同的社會、文化與經濟制度以適應各個國家和地區的本土需求和可能性。

此外，渥太華憲章並提出三個方法來促進健康：（1）健康促進工作者應鼓勵、媒合及使能夠，而非指使、控制和怪罪受害者。（2）透過倡議，健康促進行動應針對影響健康的有利因子進行啟動，包括政策、經濟、社會、文化、環境、和行為。（3）健康促進行動應盡力減少健康差異，確保機會和資源公平，使所有人都能完全發揮他們健康潛能。

五、健康促進與公共衛生疾病防治之關係

　　健康促進與公共衛生之疾病防治極為關聯。例如：公共衛生常用的三段五級預防策略，是疾病防治之經典架構。所謂三段是指初段、次段、和末段預防，五級是指：第一級健康促進、第二級特殊保護、第三級早期診斷、第四級限制殘障、和第五級復健。其中，健康促進主要被放在第一級預防，亦即透過衛生教育來促進健康。

　　然而，越來越多研究已證實，健康的社會決定因子顯著地影響個人的健康行為及對危險因子的暴露。過去傳統的三段五級之預防架構已不足以改善社會決定因子。健康促進行動必須往更前端的上游社會結構因素來實質改善相關危險因子。因而，許多研究者建議應該修正舊的三段五級架構，往前加入根源預防（Primordial prevention），參見圖 14-1，故健康促進與公共衛生三段五級預防策略之關係，如表 14-2。

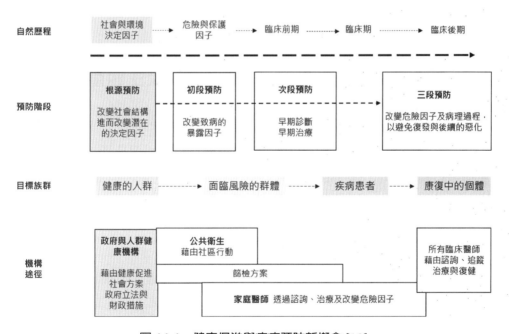

圖 14-1：健康促進與疾病預防新概念 [10]

資料來源：Association of Faculties of Medicine of Canada et al., 2013。

表 14-2：健康促進與公共衛生三段五級預防策略之關係

根源預防 **Primordial** **prevention**	初段預防 **Primary** **prevention**	次段預防 **Secondary** **prevention**	末段預防 **Tertiary** **prevention**
第 0 級：健康促進 （改善影響健康的社 會決定因子）	第一級：衛生教育 第二級：健康保護	第三級：早期診斷	第四級：限制殘障 第五級：復健

　　根源預防一詞起源於流行病學，以社區為重點，避免危險因素滲透到人群 [6,7]，以修正影響人群健康的決定因素，並降低已知的疾病危險因子（如環境、經濟、社會與行為）等相關行動 [8]。因此，健康促進更偏向根源預防，主要是關注系統性層級的決定因素（如地方、區域、國家、全球的社會、經濟結構），而非僅僅修正初級預防的個人危險因子 [9]。常見的根源預防的方式，包括改善衛生設施以避免傳染媒介的滋生、營造健康的社區以促進孩童的健康生活型態、以及開發綠色能源減少地球污染等 [10]。

第二節　歷屆健康促進全球會議及主題重點

　　所謂健康促進是指「促使人民增進控制及改善其健康的過程」，自 1986 年起至 2021 年止，WHO 共舉辦了 10 屆健康促進全球會議 [5]，可說是健康促進理念之建立與發展的最佳代表，茲詳述如下：

一、第一屆健康促進全球會議（1986）

　　1986 年 WHO 於加拿大渥太華舉行的第一屆健康促進全球會議，發表了渥太華憲章（The Ottawa Charter），首先指出健康的前提包括和平、穩定的生態系統、教育、食物、收入等永續資源、社會正義和公平。而且，改善健康除了需要以上的先決條件，還需要有穩固的意念和基礎，強調機構、系統、社區、個人的行為和能力都應再創造更多的機會來追求更好的健康。渥太華憲章也指出我們必須瞭解到健康的前提和展望不能單靠衛生部門，而是要跨所有部門一起努力，包括政府、公部門、私人和社區。所以健康促進者有責任來媒合不同的社會利益團體來追求健康。

除此，渥太華憲章也對健康促進的未來推展有所呼籲：它提到健康是由人們的日常生活所創造及蘊育出來的，存在於日常生活的所有場所，包括學習、工作、娛樂與相愛的場域；健康是藉由關心自己和他人、能夠做出決定與行動、控制自己的生活環境與確保個人生活的社會裡可讓所有人創造或追求健康的環境。關懷、整體主義與生態是健康促進策略發展的基本議題。因此，有關各方在健康促進活動的規劃、執行與評價的各個階段，皆應將其作爲指導原則，並符合兩性應互爲平等的夥伴理念。此外，渥太華憲章也呼籲透過國際合作，於各項合適的論壇中倡議健康促進以支持各國家來發展與制定健康促進策略與計畫 [5]。

二、第二屆健康促進全球會議（1988）

1988 年於澳洲阿德雷得（Adelaide）舉辦的第二屆健康促進全球會議，主要是針對健康的公共政策（Healthy Public Policy）有更進一步的闡述與建議。五大行動綱領是相互依存的，但建立健康的公共政策可促成其他四項綱領之完成，其特徵是在所有政策領域明確關注健康和公平，並對健康影響負責。健康的公共政策之主要目標是創造一個使人們能過上健康生活的支持性環境，這樣的政策會使公民更可能或更容易做健康選擇，使社會和物理環境更加健康。所有影響健康的決定因子的公共政策都應是用來減少社會和經濟不平等的行動，例如：確保食物和服務的公平取得。此會議也建議四個優先進行健康公共政策的行動領域：（1）支持婦女健康；（2）改善食品安全和營養；（3）減少菸酒使用；（4）創造健康的支持性環境。

在制定健康的公共政策時，應與農業、貿易、教育、產業和通訊有關的政府部門共同商討，將健康列爲政策形成時的必要考量因素，且對其制定之政策決定造成之健康影響負責，即應該要像關注經濟一樣地關注健康。承諾健康的公共政策需要重視協商和談判的方法，因爲健康的公共政策需要強而有力的倡議者以將健康置於政府議程的最高層級，亦即促進倡議團體的工作及協助媒體解釋複雜的政策議題。此外，教育機構必須通過重新定位現有課程以包括使能、調解和倡議技能來應對新公共衛生的新興需求。在政策制定過程中，權力必須從控制轉向技術支持，而且需要透過論壇與地方、國家及國際各級組織來交流相關經驗。因此，建議要發展新的健康聯盟以臻全功 [5]。

三、第三屆健康促進全球會議（1991）

1991 年於瑞典松茲瓦（Sundsvall）之全球健康促進大會之主題關注於健康的支持性環境（Supportive Environments for Health）。在健康的背景脈絡下，「支持性環境」一詞是指圍繞在我們周邊的物理及社會環境，包括人們生活的地方、當地的社區、家庭及生活與遊樂的地方，也包括決定生活資源之取得與增能機會之組織。因此，創造支持性環境的行動涵蓋許多面向，包括：物理、社會、精神、經濟與政治等，因為各面向彼此交織在密不可分的動態互動中；必須在當地、區域、國家和全球各層級中一起協調合作以實現一個真正永續的解決方案。

本次會議強調了四個面向的支持性環境：（1）社會面向，包括影響健康的規範、習俗與社會過程。在許多社會中，傳統的社會關係正在以威脅健康的方式改變中，如藉由加劇社會孤立、剝奪凝聚具意義性及意志的生活、挑戰傳統價值觀和文化遺產；（2）政治層面，健康的環境需要政府承諾民主參與決策及責任與資源的分權，也需要致力於人權、和平及從軍備競賽中轉移資源；（3）經濟面向，健康的環境需要重新分配資源以實現全民健康、永續發展及安全可靠之技術轉移；（4）整體面，所有部會皆認可及使用女性的技能與知識，包括決策與經濟，以發展更正向的支持性環境。

創建支持性環境是公共衛生行動在地方層級最能立竿見影的實務計畫，建議要強化社會實踐，讓更廣泛的社區投入與控制健康的場所。會議中針對教育、實務、居住、社會支持與交通等的相關案例已證實支持性環境可擴展人們的能力並自力更生，而這些成功案例的關鍵策略有：（1）透過社區行動加強倡議，特別是透過婦女組織的團體；（2）使社區和個人能透過教育及權能增長來控制健康和環境；（3）建立健康及支持性環境的聯盟，以加強健康和環境運動與策略間的合作；（4）調解社會間的利益衝突，以確保公平獲得促使健康的支持性環境。總之，人民的增能及社區參與被視為民主健康促進方法的必要元素及安身立命與發展的動力。與會者尤其認為教育是一項基本人權，是帶領必要的政治、經濟和社會變革以使人人享有健康的關鍵因素。教育應該終生普及，並建立在公平的原則上，特別是在文化、社會階層和性別部分 [5]。

四、第四屆健康促進全球會議（1997）

1997 年於印尼雅加達（Jakarta）舉行的第四次健康促進全球會議主題為「新世紀新主角──引領健康促進邁向 21 世紀」，是第一次在開發中國家舉辦且邀請私部門參與支持的健康促進全球會議。本次會議首先強調健康促進是重要的投資，是促進健康的必要元素，進而針對健康的先決條件提示了新興的挑戰，包括：貧窮、人口學趨勢與相關問題（如都市化、高齡人口增加、慢性病的高盛行率、暴力威脅、久坐行為、抗藥性及藥物濫用等）、新興傳染病、心理健康問題、全球化等跨國因素（如：經濟、金融市場及貿易的全球化、媒體與資通訊技術的廣泛使用、資源濫用等造成的環境惡化）。

會議也指出，健康促進策略可以發展與改變生活方式，對決定健康的社會、經濟與環境狀況有相當的影響，健康促進是使上述環境更為公正的特殊方法。相關的研究證實，健康促進策略確實對改善健康和預防疾病有貢獻，這些策略包括：（1）綜合運用渥太華憲章的五大行動綱領比單一運用的成果更好；（2）特定場域應該運用特定的策略：如城市、島嶼、社區、職場、市場、學校及健康照護機構等；（3）參與是持續努力的根本：社區民眾的參與是健康促進行動與決策過程的重心；（4）學習促成參與：教育與資訊的可近性是促成居民有效參與及活化社區的要素。

本次會議也針對 21 世紀的健康促進提出五項優先項目，分別是：（1）促進健康的社會責任；（2）增加健康發展的投資；（3）為健康鞏固和擴大夥伴關係；（4）提高社區能力並賦予個人權能；（5）確保健康促進的基礎設施 [5]。

五、第五屆健康促進全球會議（2000）

2000 年在墨西哥（Mexico）舉辦的健康促進全球會議以「健康促進：連結公平的鴻溝」為主題。會議目標為：（1）展現健康促進如何改善人民的健康和生活品質；（2）使健康議題列為國際、全國和地方機關的優先發展議程；（3）鼓勵不同部門或領域，乃至於各個社會階層，願意為追求「健康」而相互合作及建立夥伴關係。本次會議的重要議題有：（1）重申健康促進的關聯；（2）聚焦健康的決定因子；（3）連結公平的鴻溝；（4）健康促進是合乎科學的；（5）健康促進是與社會相關；（6）健康促進具有政治敏感性；（7）女性在健康發展中的角色。

本次會議之結論為：（1）強化健康促進的科學與藝術：需要藉由投資合適的研

究與評價，發展指標，改善互動、合作及參與，發展定位、組裝、綜整與溝通相關
策略，並以與社會和政治相關的方式交流結果實證之；（2）強化健康促進的政治技
能與行動：需要民主過程、社會與政治活動、健康衝擊評估、重整健康服務、改善
互動方式、執行健康促進策略的能力，並支持不同層級間的協同合作 [5]。

六、第六屆健康促進全球會議（2005）

2005 年健康促進全球會議在泰國曼谷（Bangkok）舉辦，並發布《曼谷憲
章》，特別申明社區的增能、改善健康及健康平等的政策與夥伴關係應成為全球與
國家發展的中心議題。該憲章指出聯合國承認，享有達到最高標準的健康是每個人
不受歧視的基本權利之一。因此，健康促進以此重要人權為基礎，提供正向、包容
的健康概念，將健康視為生活品質及心理與心靈健康的決定因素。

健康的決定因素應關注：環境背景的改變、重要的因素、未來的挑戰、新的契
機、政策的一致性及已有的進展。全球化下的健康促進包括：有效的介入及必要的
行動，包括：倡議、投資、能力營造、規範與立法、夥伴與聯盟。全民健康的四項
承諾是將健康促進：（1）置於全球發展議程的核心；（2）作為所有政府的核心責
任；（3）成為社區與公民社會的焦點；（4）作為優良企業行為的規定 [5]。

七、第七屆健康促進全球會議（2009）

2009 年在肯亞奈洛比（Nairobi）舉辦的健康促進全球會議主題為「縮小執行
鴻溝」，呼籲必須有效關注三個健康與發展間的鴻溝並致力於：（1）更有效地結合
良好健康促進實務證據的健康計畫方案；（2）改善尚未關注健康的社會決定因素或
不公平的健康衝擊之決策與跨部門夥伴關係；（3）將健康系統自我促進健康的能力
成為績效指標。期許透過社區增能、健康識能及健康行為、強化健康系統、夥伴關
係與跨部門行動、及營造健康促進能力等五個過程來克服之。本次會議提出健康促
進的未來重點應該針對下列五大主題來努力：（1）社區培力、（2）健康識能與健
康行為、（3）健康服務體系、（4）夥伴關係及跨部門行動、（5）建立健康促進能
力 [5]。

八、第八屆健康促進全球會議（2013）

　　2013 年在芬蘭赫爾辛基（Helsinki）舉行的健康促進全球會議指出，全民健康是政府的主要社會目標，也是永續發展的基礎，本次的會議目標旨在強調發展將健康融入所有政策（Health in All Policies, HiAP）的實務方法，並透過下列六大內容建構而成：（1）促進經驗交換及學習，並且指導有效促進跨部門行動的機制；（2）檢視處理障礙的途徑及建立執行 HiAP 的能力；（3）確保 HiAP 委員會針對健康的社會決定因子，有建議改善的機會；（4）建立 HiAP 投資於經濟、發展及社會的案例；（5）提出健康促進在更新及改革基層健康照護的貢獻；（6）檢視自渥太華會議後，健康促進的進程、衝擊及成就。

　　評價 HiAP 途徑的效益，各層級（國家、區域、地方）的健康部門扮演著重要的角色，包括：（1）建立常規的平台以與其他部門及利害關係人對話。（2）在公共論述中倡導健康保護及健康的社會決定因子。（3）進行相關領域的訓練，如：議題管理、政策評價及遊說等。（4）促進協同關係及協調部門建立潛在夥伴制度的權衡。（5）建立知識以提供成功的證據及學習。因此，本次會議期望政府：（1）承諾將健康及健康公平作爲政治優先事項；（2）確保有效的結構、過程與資源；（3）強化健康與政府其他部門交手的能力；（4）營造組織的能力與技能；（5）採用透明的審計及問責機制；（6）制定利益衝突措施；（7）將社區、社會運動及公民社會納入 HiAP 的發展、執行與監控中，營造人群的健康識能 [11]。

九、第九屆健康促進全球會議（2016）

　　2016 年於中國上海（Shanghai）舉辦的第九屆健康促進全球會議，以「促進健康於 2030 永續發展議程中」爲主題來呼籲健康促進在達成永續發展目標（Sustainable Development Goals, SDGs）扮演的角色，包括：（1）健康和福祉在實現永續發展的必要性；（2）藉由永續發展目標行動來促進健康；（3）爲健康做出重大政治的選擇；（4）良好治理對健康至關重要；（5）城市和社區是實現健康的關鍵場所；（6）健康識能（Health literacy）能促進和增長公平。

　　上海宣言的內容可說是將健康促進置於 2030 聯合國永續發展議程的核心中。永續發展目標以獨特的方式來關注健康，且以一種整合且具變化的方式來呈現其自身的許多決定因子。此外，上海宣言爲渥太華宣言中「將健康置於政治議程的重要

位置」的期許發聲，強調各級政府都必須關注健康問題的政治選擇以取得重大進展，然而，就如同其他政治活動一樣，也會面臨風險與挑戰。健康場所的實證成就也讓本次宣言再次強調以城市及社區為實踐健康促進平台的重要性。而新興科技、智慧化及數位化等方式的運用，也有助於訊息之取得與健康識能的提升，進而促成健康公平 [12]。

十、第十屆健康促進全球會議（2021）

2021 年於瑞士日內瓦（Geneva）舉辦的第十屆健康促進全球會議，闡述了創造永續福祉社會的緊迫性，承諾在不違反生態限制的情況下為現在及後代實現公平的健康。福祉社會的基礎有：（1）整合身體、心理、心靈及社會福祉之正向健康願景；（2）人權、社會與環境正義、團結、性別與代間公平、以及和平的原則；（3）承諾基於人類互惠及與自然和平相處的永續低碳發展；（4）超越 GDP 的新指標以考量人類與地球福祉及影響公共支出的新優先事項；（5）健康促進的重點是增能、包容、公平及有意義的參與。

因此，創造福祉社會需要從五個領域來協調行動：（1）珍惜、尊重和保護地球及其生態系統、（2）在全球與地區範圍內，設計一個服務人類發展的公平經濟、（3）為共同利益制定健康的公共政策、（4）實現健康的全面覆蓋、（5）關注數位轉型的衝擊 [13]。

表 14-3：健康促進全球會議——各屆主題與重點

屆別	年代	地點	會議主題或重點
第一屆	1986	加拿大渥太華	發表著名的渥太華憲章及促進健康的五大行動綱領： （1）建立健康的公共政策、（2）創造支持性環境、（3）強化社區行動、（4）發展個人技能、（5）調整健康服務方向。
第二屆	1988	澳洲阿德雷得	以健康的公共政策為主題，指所有領域的政策必須關心健康及公平，並對健康的衝擊負責，建議四個優先進行政策的行動領域： （1）支持婦女健康、（2）改善食品安全和營養、（3）減少菸酒使用、（4）創造健康的支持性環境。
第三屆	1991	瑞典松茲瓦	以創造支持性環境為主題，行動涵蓋許多面向，包括：物理、社會、精神、經濟與政治等，應儘早改善下列四個面向的支持性環境： （1）社會面向、（2）政治面向、（3）經濟面向、及（4）承認女性各方面知識及技能。

表 14-3：健康促進全球會議——各屆主題與重點（續）

第四屆	1997	印尼 雅加達	強調健康促進是重要的投資，是促進健康的必要元素，建議 21 世紀健康促進的優先議題包括有： （1）促進健康的社會責任、（2）增加健康發展的投資、（3）加強與擴展健康的夥伴關係、（4）增進社會能力並活化個人、（5）確保健康促進的基礎建設。
第五屆	2000	墨西哥 墨西哥市	以健康促進：連結公平的鴻溝為主題。重要議題有： （1）重申健康促進的關聯、（2）聚焦健康的決定因子、（3）連結公平的鴻溝、（4）健康促進是合乎科學的、（5）健康促進是與社會相關、（6）健康促進具有政治敏感性、（7）女性在健康發展中的角色。
第六屆	2005	泰國 曼谷	會議指出健康促進策略，需要強而有力的政治行動和參與。所有部門和機構必須採取行動的策略有： （1）倡導以人權為基礎的健康、（2）投資永續的政策、行動和基礎設施、（3）建立政策發展、知識改變與健康知能的能力、（4）管制與立法、（5）建立夥伴關係及聯盟。
第七屆	2009	肯亞 奈洛比	會議主題為「縮小執行鴻溝」，呼籲必須有效關注三個健康與發展間的鴻溝，並提出未來重點為五大主題： （1）社區培力、（2）健康識能及健康行為、（3）健康服務系統、（4）夥伴關係及跨部門行動、（5）建立健康促進能力。
第八屆	2013	芬蘭 赫爾辛基	會議主題為「Health in All Policies, HiAP」（將健康納入所有政策），會議期望政府下列行動： （1）承諾將健康及健康公平作為政治優先事項、（2）確保有效的結構、過程與資源、（3）強化健康與政府其他部門交手的能力、（4）營造組織的能力與技能、（5）採用透明的審計及問責機制、（6）制定利益衝突措施、（7）將社區、社會運動及公民社會納入政策發展，營造人群的健康識能。
第九屆	2016	中國 上海	會議主題為「促進健康於 2030 永續發展議程」，呼籲健康促進在永續發展目標扮演的角色，包括： （1）健康和福祉在實現永續發展的必要性、（2）藉由永續發展目標來促進健康、（3）為健康做出無畏政治的選擇、（4）良好治理對健康至關重要、（5）城市和社區是實現健康的關鍵場所、（6）健康識能可促進和增長公平。
第十屆	2021	瑞士 日內瓦	會議闡述了創造永續福祉社會的緊迫性，指出創造福祉社會需要從五個領域來協調行動，包括： （1）珍惜、尊重和保護地球及其生態系統、（2）在全球與地區範圍內，設計一個服務人類發展的公平經濟、（3）為共同利益制定健康的公共政策、（4）實現健康的全面覆蓋、（5）關注數位轉型的衝擊。

第三節　健康促進與良好的健康治理

一、何謂健康治理

　　世界衛生組織定義之健康治理是指政府或其他利害關係人（Stakeholders），試圖引導社區、群體或國家，透過整體政府或社會將健康作爲福祉不可或缺的一部分；它以人權和公平的價值觀作爲政策的根源基礎，將健康和福祉定位爲 21 世紀成功社會與活力經濟的關鍵特徵 [14]。

　　健康治理是促進衛生和非衛生部門、公共與私人利害關係人、以及公民之間爲了共同利益而採取聯合行動；它需要一套協同的政策，使這些政策得到能實現協作的機制和支持，但許多政策存在於衛生部門以外的單位，因此健康治理爲衛生部長和立委以及公共衛生機構提供了強大的合法性，以協助制定促進健康和福祉的政策 [17]。

二、良好的健康治理

　　健康促進的行動應整合全球、社會、組織、社區與個人，對健康及福祉的投資，加強改變社會結構以支持人們掌控自己的生活與健康，並與 2030 年永續發展議程一起從基礎來改變社會的價值觀與行動 [14]。尤其，聯合國、經濟合作暨發展組織（OECD）、及世界銀行皆呼籲各國良好治理（good governance）的重要性。

　　所謂良好的治理包括八項特徵：（1）負責任的（accountable）、（2）透明的（transparent）、（3）反應迅速的（responsive）、（4）公平與包容的（equitable and inclusive）、（5）有效且具效率的（effective and efficient）、（6）參與的（participatory）、（7）共識導向（consensus-oriented）、及（8）遵循法治的（follows the rule of law）[15]。因此，世界衛生組織指出良好的健康治理包括四個價值取向：（1）健康是一項人權；（2）健康是福祉的組成之一；（3）健康是一項全球性的公共財；（4）健康是一種社會正義 [14]。

　　回顧過去，良好的健康治理已歷經三波歷程，第一波爲跨部會行動與初級健康照護（inter-sectoral action and primary health care）；第二波爲健康促進與健康的公共政策（health promotion and healthy public policy）；第三波爲將健康納入所有政策（health in all policies）[17]。

然而，21 世紀的健康治理面臨更多的向度與複雜性，需要整體的跨投資組合來回應，使健康成為政府所有部門的共同目標。因此，世界衛生組織建議政府應透過五個面向的治理來應對健康挑戰，包括：（1）合作（collaboration）、（2）集結市民（engaging citizens）、（3）結合法規與說服（a mixture of regulation and persuasion）、（4）建立新的獨立機關與專業團體（new independent agencies and expert bodies）、以及（5）制定調適政策、彈性結構與遠見（adaptive policies, resilient structures and foresight）[14]。

第四節　健康促進的未來發展與挑戰

一、健康促進的未來發展方向

健康促進運動始於 20 世紀末，經過多年的努力，有了長足的進步，但是未來仍有許多需要持續改善或創新修正的地方，綜合相關研究，建議未來發展的方向至少應包括下列 [16,17]：

（一）實證基礎（evidence）

健康促進需要更多具實證基礎的計畫成果，特別是由政策決策者和學者以及社區三方一起規劃、執行和評價之健康促進計畫，以利持續建立夥伴關係，共同研擬更適切社會需求之計畫。

（二）健康識能（health literacy）

健康識能已被全球認可為健康促進的優先項目，研究顯示有效的健康識能介入，可顯著改善民眾的健康狀態和福祉，因此積極建立有系統的健康識能介入計畫和擴大健康識能的量能是刻不容緩的工作。

（三）重點轉移（focus shift）

健康促進的工作重點應該更關注各族群的健康和社會的不平等，未來的介入方向應該轉移至影響健康的社會決定因素，積極研擬改善相關因子之行動計畫。

（四）系統整合（systems integration）

健康促進策略應強化系統間的整合，包括各層級組織的合作，以及社區和組織間的互動，並建立長治久安的夥伴關係。系統整合需要時間，也需要評價其成效。

（五）數位科技（digital technology）

健康促進和科技的使用有顯著的關係，例如過去常見的計步器、心跳血壓腕表等對推動身體活動有顯著影響。未來健康促進計畫應鼓勵發展更多的有益健康生活的軟體、工具、遊戲、訊息、影片或媒體，來協助健康資訊的傳播與溝通，以及監測相關健康行為與健康狀態。

（六）健康場所（healthy places）

健康促進工作應廣泛建立各類的健康場所，包括：（1）基本健康場所，如健康的建成環境、健康的社區合作；（2）以人群為基礎的場所，如健康城市、友善城市；（3）健康科技場域，如智慧城市、智慧健康照護等。

（七）地球健康（planetary health）

由於人類的健康與自然環境息息相關，健康促進工作應該促使人們減少過度消費地球上有限的資源，確保在生命歷程中，各國家、各世代、和各族群間之公平性，使所有的城市和其他棲息地，具有包容性、安全性、復原力、可持續性，並有利於人類和地球的健康和福祉。

二、健康促進的未來挑戰

近年來，全球面臨了前所未見的複雜性挑戰，但是各個國家並非以相同的方式受到影響。特別是 COVID-19 的出現，不只揭露了既有的社會的裂痕，也凸顯出社會群體、國家內部與國家各層級間的政治、生態、商業、數位化等影響健康的社會決定因子，對整體健康與健康不平等造成的衝擊。氣候變遷、生物多樣性的損失、污染、快速城市化、地緣政治衝突和軍事化、人口變遷、人群流離失所、貧困與普遍的不平等，對未來帶來了比現今更嚴重的挑戰 [16]。

因此，面臨上述各項問題，健康促進未來仍須面臨的挑戰，包括：（1）全球化

問題；（2）環境與氣候變遷、以及永續發展問題；（3）新興公共衛生挑戰，例如心理健康、肥胖、和新興傳染病等；（4）健康的三倍負擔（triple burden），例如傳染病＋非傳染病＋貧窮；（5）健康促進研究，必須實踐其所宣揚的理念；（6）能力的發展，包括專業與非專業人員；（7）與社區連結，無論是健康促進計畫或政策研擬，皆須與社區合作 [18]。

總　結

健康促進關注的是一場支持各階層健康的集體社會行動，不只是人群健康，而是要以社會正義及全民公平的價值觀，進一步關注地球健康（planetary health）及對人類世界（Anthropocene）的影響。目標是針對我們會面臨的威脅，包括對人類健康和福祉的威脅、對文明永續性的威脅、和對支持我們生活的自然及人造系統的威脅等，以積極的態度來保護和促進人類的健康與福祉、預防疾病和殘疾、消除損害健康與福祉的因子、以及促進復原力與適應能力。整體的健康促進強調的是人而非疾病，是公平而非創造不公正的社會，應盡量減少因財富、教育、性別及場所所造成的健康差異，將知識作爲社會轉變的一種來源，逐步實現最高境界的全民健康與福祉。

關鍵名詞

健康促進（Health Promotion）
渥太華憲章（The Ottawa Charter）
渥太華五大行動綱領（Five Action Areas of the Ottawa Charter）
根源預防（Primordial Prevention）
良好治理（Good Governance）

複習問題

1. 渥太華憲章五大行動綱領的內涵為何，請闡述說明之。

2. 健康促進的三個必要過程為何，請說明闡述之。

3. 何謂根源預防（Primordial prevention）？與健康促進的關係為何？

4. 健康促進未來的發展方向包括哪些？

5. 健康促進的挑戰包括哪些？

引用文獻

1. Lalonde M. A new perspective on the health of Canadians. 1974.

2. Labonté R, Laverack G. Health promotion in action: from local to global empowerment. Springer, 2008.

3. Hancock T. Lalonde and beyond: Looking back at "A New Perspective on the Health of Canadians". Health Promotion International 1986;**1(1)**:93-100.

4. Cross R, Rowlands S, Foster S. The foundations of health promotion. In: Cross R, Warwick-Booth L, Rowlands S, Woodall J, O'Neil I, Foster S, eds. Health Promotion: Global Principles and Practice. CABI, 2021.

5. World Health Organization. Milestones in health promotion: Statements from global conferences. In: World Health Organization, 2009.

6. Strasser T. Reflections on cardiovascular diseases. Interdisciplinary science reviews 1978;**3(3)**:225-230.

7. DeBusk RF. The role of the health care system in primordial prevention. Preventive Medicine 1999;**29(6)**:S59-S65.

8. Bonita R, Beaglehole R, Kjellström T. Basic epidemiology. World Health Organization, 2006.

9. Farquhar JW. Primordial prevention: the path from Victoria to Catalonia. Preventive Medicine 1999;**29(6)**:S3-S8.

10. Association of Faculties of Medicine of Canada, Donovan D, McDowell I, Hunter D. Chapter 4: Basic Concepts in Prevention and Health Promotion. In: AFMC Primer on Population Health: A Virtual Textbook on Public Health Concepts for Clinicians. AFMC Association of Faculties of Medicine of Canada, 2013.

11. World Health Organization. Health in all policies: Helsinki statement. Framework for country action. 2014.

12. World Health Organization. Shanghai declaration on promoting health in the 2030 Agenda for Sustainable Development. Health promotion international 2017;**32(1)**:7-8.

13. World Health Organization. The Geneva Charter for Well-being. 2021.

14. World Health Organization. Governance for health in the 21st century: a study conducted for the WHO Regional Office for Europe. 2011.

15. United Nations Development Programme. Good governance and sustainable human development. In: A UNDP policy document. New York: United Nations Development Programme, 1997.

16. Baldwin L, Fleming M. Chpter. 13: The future for health promotion. In: Fleming M, Baldwin L, eds. Health Promotion in the 21st Century: new approaches to achieving health for all. London and New York: Routledge, 2020.

17. Forsyth A. What is a healthy place? models for cities and neighbourhoods. Journal of Urban Design 2020;**25(2)**:186-202.

18. Cross R, Warwick-Booth L, Foster S. Chapter 6: Towards the future of health promotion. In: Cross R, Warwick-Booth L, Rowlands S, Woodall J, O'Neil I, Foster S, eds. Health promotion: Global principles and practice. edn. CABI, 2021.

第 15 章
健康生活型態與生活品質

陸玓玲 撰

學習目標

一、瞭解健康生活型態之意義與測量方式

二、能夠說明健康生活型態的影響因素

三、瞭解健康生活品質對公共衛生之意義

四、能夠提出重要的健康生活品質測量指標及其涵蓋之面向

五、可以論述生活品質在健康面向之外的其他面向

引　言

1974 年 Lalonde 報告提出健康場域概念 [1,2]，將健康的影響因素分爲四大面向，分別爲：生活型態、環境、健康照護、以及人類生物學（lifestyle, environment, health care organization, human biology）。在此報告中，生活型態被認爲是最重要的健康影響因子，其影響力甚至超過百分之五十。在其後之發展，雖然逐漸轉向健康的社會決定因子 [3]，生活型態仍被認爲對健康有不可忽略的影響力。

在 PRECEDE-PROCEED 模式中 [4,5]，生活品質是起始的社會診斷與衛生教育計劃的終極評價指標。對於公共衛生而言，所有的公共衛生努力不僅是追求大眾的健康，還希望能夠讓所有的人（不論其健康狀態爲何）都能擁有良好的健康生活品質。

作爲重要健康影響因子的健康生活型態，與被視爲重要公共衛生成果指標之健康生活品質，都是十分複雜的概念。本章的重點在於介紹這兩個概念的意義、測量方式、以及影響因子。

第一節　健康生活型態之意義

一、生活型態之意義與重要性

健康促進詞彙（Health promotion glossary）中，對生活型態之定義 [6] 爲：「生活型態是一種基於可識別行爲模式的生活方式，這些行爲模式由個人的個人特徵、社會互動以及社會經濟和環境生活條件之間的相互作用決定。」（Lifestyle is a way of living based on identifiable patterns of behaviour which are determined by the interplay between an individual's personal characteristics, social interactions, and socioeconomic and environmental living conditions.）

此定義有五個重點，首先，由於這些行爲模式在不同的社會情境中不斷被解釋和測試，因此不是固定的，而是會因時空而異。其次，以可識別的行爲模式爲特徵的個人生活方式爲焦點，讓健康及公共衛生有清楚且明確的著力點，可以瞭解這些行爲模式對個人的健康和他人的健康產生的影響，並進而設計行爲介入計畫。第三，如果要通過使個人改變生活方式來改善健康，那麼，介入行動的考量除了個人

之外，還必須同時考量這些行為模式（生活型態）的社會和生活條件，因為這些條件都是產生和維持生活型態的背景，而且社會條件與生活型態之間是一種相互影響的關係。第四，定義中提到的「生活條件」（Living conditions），是指人們生活、娛樂和工作的日常環境，這些生活條件通常是社會和經濟環境以及物理環境的產物，這些都會影響健康，並且在很大程度上不受個人的直接控制。最後也是非常重要的一點：沒有適合所有人的「最佳」生活型態，文化、收入、家庭結構、年齡、身體能力、家庭和工作環境將使某些生活型態和條件更具吸引力、可行性和適當性。

生活型態既然是一種可識別行為模式的生活方式，所謂「健康生活型態」就是牽涉到與健康相關的行為模式，那麼，什麼是健康行為呢？

2021 年版之世界衛生組織健康促進詞彙（Health promotion glossary）中，對健康行為之定義 [7] 為：「健康行為是個人為促進、保護、維持或恢復健康而進行的任何活動，無論這種行為是否客觀有效。」（Any activity undertaken by an individual for the purpose of promoting, protecting, maintaining or regaining health, whether or not such behaviour is objectively effective towards that end.）

上述之健康行為的定義有五個重點：（1）Nutbeam 似乎認為健康行為是「個人」的；（2）健康行為可以是任何活動（activity）；（3）健康行為的方向性：在此定義中的健康行為是為健康而進行的活動，目的是為了健康；（4）這些活動涵蓋了公共衛生對於預防的不同層次，包括：促進、保護、維持、以及恢復健康；（5）健康行為的主觀性：不是真的被證實有助健康（客觀有效）才算，只要是個人為了健康目的而從事的活動就算是健康行為。

嚴格而言，幾乎個人的每一個行為或活動都會對健康狀況產生影響，而且，個人的行為一向被認為是健康的關鍵決定因素。行為的改變不僅可以直接有益於健康，也可以透過行為改變間接的加強對健康決定因素的控制，因此，行為改變一直是促進健康的重要策略。然而，健康行為不僅受到個人的情緒、認知、人際因素以及個人健康技能的影響，而且受到生活和工作的社會、文化、商業和物質環境的影響，因此，健康行為通常以群聚（cluster，某些行為一起出現）和人群（groups of people，某些特性的人群有同樣的行為）的形式相互關聯，形成一組複雜的相互依賴關係。如此，也就成為了不同的生活型態。

二、健康生活型態之測量

健康生活型態常以數項特定之健康行為加總為健康生活型態之分數，又可分為二大類，其一為將各項健康行為加總，其二將健康行為以行為發生頻率視為序位（ordinal）之測量尺度加總，分別說明並舉例如下：

（一）健康生活型態分數（Healthy Lifestyle Index）

最有名的健康生活型態指數當數美國針對一整個城鎮於 1965 年開始進行之大型世代追蹤研究——「Alameda County Study」[8]，Alameda County Study 設定之健康生活型態包含七項行為：每天吃早餐、不吃零食、每晚睡 7-8 小時、少量飲酒、不吸菸、維持理想體重、規律運動，有些研究僅擇取其中五項（不吸菸、適度飲酒、規律運動、睡眠 7-8 小時以及體重控制），符合健康定義者視為 1 分，加總成為生活型態指數（lifestyle index，0-5 或 0-7 分，視選擇幾項健康行為數而定），並於長期追蹤發現：生活型態越健康（分數越高）者，未來之健康狀況越好 [9]，死亡率越低 [10]。由於 Alameda County Study 的主要研究者為 Lester Breslow，因此又被稱為 Breslow's 生活型態指數（Breslow's Life Style Index）。

也有其他研究使用相同之概念來測量健康生活型態，例如：Reeves 之健康生活型態指數（Healthy lifestyle indicator）[11]，包含：不吸菸、正常體重、每日吃五份蔬果、規律地休閒時間身體活動；又如美國國家衛生研究院之飲食與健康研究（National Institutes of Health-AARP － Diet and Health Study）的「健康生活型態分數」（healthy lifestyle score）[12]，包含：不吸菸、不酗酒、健康飲食、維持理想體重、以及規律運動。

以每一項行為二分後加總而得之健康生活型態分數有以下質疑：（1）健康之切點：有些行為之切點比較簡單（例如：吸菸行為，完全不吸菸才算健康），但是有些行為之健康切點仍有討論之空間（例如：飲酒，不酗酒就算健康？或者少量飲酒就算健康？或者需要完全不飲酒才算健康？）。（2）行為對健康之影響力：在此加總的健康行為分數，隱含之假設為每一項行為對健康之影響力相同，但，吸菸與不運動對健康之危害是否相等？有待商榷。（3）加總為單一分數之問題：將各行為加總為一個分數，在資料蒐集處理與統計分析有其方便之處，但，基於生活型態具有多面向之考量，將健康生活型態視為單一指標似乎過於簡化。（4）健康行為之關聯性：有些健康行為是其他行為之結果，例如，維持理想體重可能包含飲食與運動之

努力，但卻將之視爲獨立的三項健康行爲，各自算分，似乎加重了三者在分數之權重。（5）相同分數的不同組合，例如：健康生活型態 2 分，可能是不吸菸不喝酒，也可能是維持理想體重與規律運動，都視爲對健康有同樣影響，是否適當？仍有許多的討論。（6）行爲間的聚集與不一致：許多研究以因素分析驗證健康行爲間之聚集，反映上述關於健康行爲間之關聯性及多面向之討論，例如：吸菸與飲酒行爲之間的行爲聚集；此外，也會發現不利健康的行爲與有益於健康之行爲聚集的現象，例如：吸菸與規律運動，這些聚集的複雜行爲都難以反映在一個加總後的數值中。

（二）健康促進生活型態側寫（Health-Promoting Lifestyle Profile）

Walker 等學者提出之健康促進生活型態側寫（Health-Promoting Lifestyle Profile, HPLP），將促進健康之生活型態分爲六大面向（共 52 題）[13,14]：（1）心靈成長（Spiritual Growth），例如：認爲自己的生活有目標、爲追求人生的長遠目標而努力等，共 9 題；（2）人際關係（Interpersonal Relations），例如：能夠與別人維持有意義及圓滿的關係、會花時間與親密好友相處等，共 9 題；（3）營養（Nutrition），例如：減少攝取糖分及糖類食物、每天吃 3-5 份蔬果等，共 9 題；（4）身體活動（Physical Activity），例如：從事輕度至中度的體力運動、會測量自己在運動時的脈搏速率等，共 8 題；（5）健康責任（Health Responsibility），例如：閱讀或收看關於健康促進的書籍或電視節目、與醫護人員討論自己的健康問題等，共 9 題；（6）壓力管理（Stress Management），例如：充足的睡眠、會在工作和娛樂間取得平衡等，共 8 題。

HPLP 亦有 48 題及 42 題之簡化版，都包括相同的六大面向，臺灣也已有經過驗證的中文版本 [15]，HPLP 係由自填問卷方式進行，每一題之選項包括：從未、有時、經常及規律（Routinely），分別以 1-4 分計分，各分量表獨立加總後，成爲六面向之健康促進生活型態側寫。

相較於 Alameda County Study 之生活型態指數，HPLP 包含生理、心理及社會等多面向，不僅較周延，且因以行爲頻率作爲健康程度之測量，可以較細緻地反映生活型態之變異，但也因此顯得較複雜、導致資料蒐集之負擔。

三、健康生活型態之影響因素

世界衛生組織針對健康的社會決定因子，於 2010 年提出行動概念架構 [16]

（如圖 15-1），其中，健康行為與生活方式被視為健康的中間決定因素，本章藉此架構說明健康生活型態的影響因素。

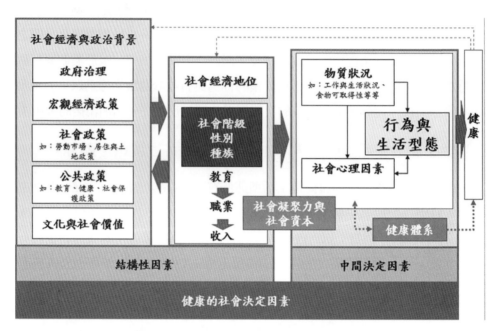

圖 15-1：健康的社會決定因素概念架構 [16]

（一）物質環境（Material circumstances）

物質環境包括住房（與住宅本身及其位置有關）、消費潛力（如：購買健康食品、保暖衣物等的經濟能力）、工作和鄰里社區之環境。物質環境對於生活方式有直接之影響，例如：家裡存放零食與兒童與青少年之吃零食之行為有關、社區中的飲料店密度與居民的含糖飲料行為有關、社區的綠地與運動空間與居民的運動行為有關；物質環境也可能成為社會心理壓力的來源，採取威脅健康的行為是對物質匱乏和壓力的一種反應，例如：司機（計程車、客運、貨車等）之工作環境是狹窄的車輛，導致此類工作環境者容易產生不利健康的生活方式，例如：吸菸、飲酒、嚼檳榔、飲食不良、憋尿、少喝水、和身體活動量不足等。

（二）社會心理環境（Psychosocial circumstances）

社會心理環境包括由社會心理之壓力源、緊張的生活環境、緊張的人際關係、以及面對壓力的社會支持與調適行為之資源。之所以稱為社會心理環境，是因為這些心理狀況（例如：壓力）多因其所處的社會環境所產生，一個人的社會經濟地位

本身可能是長期壓力的來源，社會經濟地位也會影響處理壓力和困難情況的機會，採取不利健康的生活方式是對物質匱乏和壓力的一種反應。例如：處於收入等級底層的弱勢群體，容易因為受到與社會排斥、缺乏自尊、就業困難或容易失業等之影響，而且弱勢群體在他們的生命歷程中經歷了更多的不安全感、不確定性和壓力事件，加上周遭人們（包括家庭成員及社區鄰居）之整體行為之耳濡目染，菸草和過量飲酒以及高碳水化合物飲食成為其應對困難環境的手段。

（三）結構性因素之社會經濟與政治環境

個人所處的大環境背景、結構機制和由此產生的個人社會經濟地位是「結構性的決定因素」，這些社會經濟與政治環境，被稱為「健康不公平的社會決定因素」。這些「結構性的決定因素」甚至是前述物質及社會心理環境的根源。

「大環境背景」被廣泛定義為包括所有產生、配置和維持社會等級的社會和政治機制，包括：勞動力市場、教育系統、政治機構和其他文化和社會價值觀，對健康影響最大的環境因素包括福利國家及其再分配政策（或缺乏此類政策），結構機制就是那些在社會中產生分層和社會階級劃分的機制，以及在權力、聲望和資源獲取權等級中定義個人社會經濟地位的機制。

（四）結構性因素之社會經濟地位

社會經濟地位之指標包括：收入、教育、職業、社會階層，個人的社會人口學特性（性別、種族／民族）也有可能成為社會經濟地位的另一種指標，人類社會常根據收入、教育、職業、性別、種族／民族和其他因素對民眾進行分層，這些社會經濟地位形塑了健康的具體決定因素（包括：生活型態），生活型態不僅反映了人們在社會等級中的位置；不同社會經濟地位之生活型態樣貌也會因時因地而異。以下分別說明教育、收入、職業、社會階層對於生活型態之影響，至於性別、種族／民族對生活型態之影響將於下一段加以說明。

1. 教育

教育對於人們生活型態之影響，可分為下列三方面：（1）以生命週期的角度而言，教育是個人早期生活的社會經濟地位指標。教育一方面反映了從父母／家庭社會經濟地位，另一方面也是自己成年後的社會經濟地位，同時，教育程度是未來就業和收入的重要決定因素。因此，教育反映了原生家庭的資源，捕捉了早期生活環

境的長期影響以及成人資源（例如通過就業狀況）的影響；（2）通過教育獲得的知識和技能可能會影響一個人的認知，透過健康教育資訊、與衛生服務之互動而養成或調整自己的生活型態；（3）兒童時期的健康狀況不佳可能會限制教育出勤率和／或教育程度，從而對健康不平等產生健康選擇影響。

2. 職業

在大部分的地區，工作決定了人們在社會等級中的位置，以及暴露於特定的職業風險（例如：有毒化合物），工作對生活型態之影響機制包括：（1）職業（父母或自己）與收入密切相關，因此，工作可透過物質資源（決定物質生活水平的工作的金錢和其他有形回報）影響其生活型態；（2）職業反映其社會地位，某些特權（例如：更健康的住宅設施）使得地位較高的人較容易擁有較健康的生活型態；（3）職業也可能反映社交網絡、工作的壓力，通過心理社會過程影響其生活型態；（4）職業也可能反映特定的工作環境或任務要求（例如：運輸司機或輪班工作），而產生特定的生活型態。

3. 收入

收入其實是一種相對的概念，收入不平等（相對差距）對生活型態之影響通常比收入之金額多寡更重要。收入對於健康生活型態之影響機制包括：（1）收入不平等導致「令人反感的社會比較過程」，強化社會等級制度，造成長期壓力，導致底層人群不容易選擇較健康的生活型態。（2）收入不平等侵蝕了使人們能夠一起工作的社會紐帶，減少了社會資源，並導致信任和公民參與減少，可能導致較不健康的生活型態。（3）收入不平等意味著最貧困人口的經濟資源減少，從而導致規避風險、治癒傷害或疾病和／或預防疾病的能力下降。（4）收入不平等可能導致對促進最貧困人口健康所必需的社會和環境條件（安全住房、良好學校等）的投資減少。（5）相對貧困者通常健康狀況也較差，健康狀況不佳會降低一個人的收入並限制一個人的收入潛力，導致其更不易擁有健康的生活型態。

4. 社會階層

社會階層由對生產資源（即物質、財務和組織）的所有權或控制權關係所定義，階級是按照權力和控制的關係來定義的。社會階層對個人的生活有著重要的影響，個人控制生產性資產的合法權利和權力的範圍決定了個人為獲得收入而採取的

策略和作法，從而決定了個人的生活水平以及生活型態，例如：雇主與受僱者對其生活的選擇權的顯著差異。

（五）年齡及生命歷程對生活型態之影響

生命歷程的觀點強調：個體生命歷程中的時間和時機的影響，對於理解跨代際和疾病趨勢中暴露與結果之間的因果關係尤其重要，對於理解生活型態也有其重要性。採用生命歷程視角將注意力引導到健康的社會決定因素如何在兒童早期、兒童期、青春期和成年期的各個發展階段發揮作用，生命歷程對於健康之影響有以下二種觀點，同樣適用於解釋生命歷程如何影響生活型態：（1）「關鍵時期」模式：是指在特定時期發生的暴露或事件對個人產生持久或終生的影響，而這些影響不會被後來的經驗以任何戲劇性的方式改變。（2）「風險累積」模式：形成某種生活型態的因素可能會在整個生命過程中逐漸累積，生命早期的情況被視為通往成人健康之路的初始階段，且可能通過社會發展軌跡影響至成人階段。風險因素往往以社會模式的方式聚集，可能是通過風險鏈或隨著時間的推移而形成的途徑，讓其中一種不利（或保護性）經歷以累積的方式導致另一種不利（保護性）經歷。

（六）性別

「社會性別」（gender）不同於「生物性別」（sex），前者指的是社會建構的女性和男性的社會行為與角色特徵，而後者指的是生物學決定的特徵。社會性別涉及塑造女性和男性以及男孩和女孩之「受文化約束的習俗、角色和行為」，在許多社會中，性別構成了歧視的基本基礎，社會建構的男子氣概模型可能對男性和男孩產生有害健康的生活型態（例如，當這些模型鼓勵暴力、吸菸、或飲酒時），同樣地，女性和女孩承受著基於性別的社會等級及角色規範也就形成不同於男性的生活型態。

（七）種族

種族或民族指的是一個共享文化遺產和血統的社會群體，但是，在許多情況下，因其可由外表辨識的特性（例如：膚色），種族或民族成為社會分裂和歧視性作法的基礎，因此，種族或民族對生活型態之影響，除了因其文化及傳統的薰陶之外，在以種族歧視和排斥為特徵的社會中，人們屬於被邊緣化的種族／族裔群體會影響他們在整個生命過程中的地位、機會，進而導致其擁有健康生活型態之機會。

（八）健康狀況對生活型態之影響

　　雖然在 Solar 所提出之架構中 [16]，並未呈現健康狀況對於生活型態之影響，但，健康狀況確實會反過來影響或改變一個人或是一群人的生活型態。就個人層次而言，當家庭中有成員生病時，全家人的生活型態都會隨之改變；就群體層次而言，以 2019 年開始至 2020 年全球大流行的 COVID-19 疫情為例，這個呼吸道傳染病改變了全世界的生活型態。

第二節　生活品質

一、生活品質之意義與重要性

　　1920 年，Charles-Edward A. Winslow 定義之公共衛生為：「公共衛生是一門預防疾病、延長壽命、促進健康與效能的科學與藝術，透過有組織的社區力量，從事環境衛生、傳染病防治、個人衛生教育、組織醫護事業以便早期診斷與治療疾病、並發展社會機構以確保每一人民都能足以維持健康的生活水準。」（Public Health is the science and art of preventing disease, prolonging life, and promoting physical health and efficiency through organized community efforts for the sanitation of the environment, the control of community infections, the education of the individual in principles of personal hygiene, the organization of medical and nursing service for the early diagnosis and preventive treatment of disease, and the development of the social machinery which will ensure to every individual in the community a standard of living adequate for the maintenance of health.）

　　自從 1986 年世界衛生組織於《渥太華憲章》中倡導健康促進之概念以來，影響了世界各國對於公共衛生的看法，公共衛生是旨在通過健康促進、疾病預防和其他形式的健康介入來改善整個人群的健康、延長壽命和提高生活品質的社會和政治概念 [7]。其中，明確地提出「提高生活品質」是公共衛生的三大目的之一。

　　至於健康的定義，最常被引用的是世界衛生組織於 1948 年之定義：「健康是一種身體、社會和心理完全安寧美好（wellbeing）的狀態，而不僅僅是沒有疾病或虛弱。」（A state of complete physical, social and mental wellbeing, and not merely the

absence of disease or infirmity）。其中所謂「安寧美好」（wellbeing，或稱為「幸福感」）
是指個人和社會所經歷的一種積極狀態，在英文字典中與舒適（comfortable）、健
康（healthy）、以及幸福快樂（happy）為同義字，Nutbeam 指出：wellbeing 與健康
同樣是一種日常生活的資源，由社會、經濟和環境條件決定，這樣的「安寧美好」
包括個人及群體的生活品質，以及人們和社會根據意義和目的為世界做出貢獻的能
力 [7]。

　　由此可知，生活品質對於公共衛生之意義及重要性至少包括：（1）就公共衛生
對健康的追求而言，生活品質既是 wellbeing 的重要內涵，也是公共衛生關懷之重
要健康結果；（2）由公共衛生之定義也可以發現，生活水準及生活品質是公共衛生
的重要目標；（3）此外，在 PRECEDE-PROCEED 模式，也可以清楚看到生活品質
之角色：既是起始的社會評估指標，也是評價健康相關計畫的終極目標。近年來之
健康領域有眾多關於生活品質如何測量之論述，對於生活品質之測量，也因著世界
衛生組織、歐洲及美國等學術界的投入而發展出具有信效度的測量工具，以下分別
簡單介紹：

二、健康相關生活品質之測量

（一）美國發展之健康相關生活品質（Health-related quality of life, HRQOL）

　　HRQOL 是在 80 年代由美國蘭德公司（RAND Corporation）進行之醫療結果
研究（Medical Outcome Study，簡稱 MOS）所發展之生活品質測量工具，顧名思
義，當初此團隊關注的是醫療之結果，並試圖兼顧健康的三個面向（生理、心理、
與社會），MOS 研究團隊原本發展出 149 題的「Functioning and Well-Being Profile」
（FWBP），1991 年組成國際生活品質評估（International Quality of Life Assessment，
簡稱 IQOLA）計畫團隊，試圖將此測量工具推廣至其他國家，濃縮為 36 題的短版
問卷並驗證其信效度，簡稱為 SF-36（健康生活品質問卷 36 題簡版），成為健康生
活品質研究常用之工具。其後還有更精簡的 20 題（SF-20）以及 12 題（SF-12）的
版本 [17]，其中 SF-36 已有經過信效度驗證的臺灣版本（1996 年定稿）可供研究者
申請使用 [18,19]。

　　以 SF-36 為例，36 題包括八個面向 [17,18]，分別為：（1）身體生理功能

（physical function），共 10 題，內容包括：費力活動、中等程度活動、提起食品雜貨、爬數層樓樓梯、爬一層樓樓梯、彎腰跪下或蹲下、走路超過一公里、走過數個街口、走過一個街口、自己洗澡穿衣；（2）生理角色受限（role physical）：共4 題，包括：工作的時間減少、完成工作量較少、工作種類受到限制、工作有困難；（3）身體疼痛（bodily pain），共 2 題：疼痛程度、疼痛影響日常工作；（4）一般健康狀況（general health），共 5 題，內容包括：目前的健康狀況、比別人較容易生病、跟認識的人一樣健康、健康越來越壞、健康狀況好得很；（5）心理健康（mental health），共 5 題：非常緊張、非常沮喪、心情平靜、悶悶不樂、快樂；（6）情緒角色（role emotional）受限，共 3 題：活動的時間減少、完成工作量較少、不如以往小心；（7）社會功能（social function），共 2 題：親友活動受妨礙、社交活動受妨礙；（8）活力（vitality），共 4 題：充滿活力、精力充沛、筋疲力竭、覺得累。

　　SF-20 及 SF-12 進行更進一步之題目縮減，將心理健康與活力合併為一組，說明如下：（1）一般健康狀況，1 題：目前的健康狀況；（2）身體生理功能，2 題：中等程度活動、走路 10 分鐘；（3）生理角色受限，2 題：完成工作量比想完成的較少、工作種類受到限制；（4）情緒角色受限，2 題：完成工作量較少、不如以往小心；（5）身體疼痛，1 題：疼痛程度；（6）心理健康與活力，3 題：心平氣和、精力充沛、悶悶不樂和憂鬱；（7）社會功能，1 題：社交活動受妨礙。

（二）世界衛生組織版的生活品質量表（WHOQOL）

　　世界衛生組織作為世界各國健康事務的倡導者，對生活品質測量工具有較多的文化考量，因此，在 1991 年開始，世界衛生組織集合 15 個國家 20 個中心共同發展出可適用於不同地區之「世界衛生組織版的生活品質量表」（WHOQOL），共 100 題，同時提出標準化的問卷發展程序建議，希望可以作為跨文化比較之生活品質測量工具，推廣至不同國家或地區時，還可以加入適用於當地之國家性題目，來補足 100 題一般題目未涵蓋到的文化特色 [20]。但，100 題實在太長，於是WHOQOL 之研究總部進行題目篩選，由原本的 24 個層面各選出一題，再加上整體生活品質及一般健康狀況（二題），成為 26 題的簡明版，稱為 WHOQOL-BREF [21]。在臺灣同樣已有經過驗證的中文版本 [22,23]。

　　WHOQOL-BREF 與完整 100 題之 WHOQOL 同樣都具有六個面向，分別為：（1）生理（physical），包括：疼痛及不適、活力及疲倦、睡眠及休息；（2）心理

（psychological），包括：正面感覺、思考學習與記憶集中注意力、自尊、身體心像及外表、負面感覺；（3）獨立程度（level of independence），包括：活動能力、日常生活活動、對藥物及醫療的依賴、工作能力；（4）社會關係（social relationship），包括：個人關係、實際的社會支持、性生活；（5）環境（environment），包括：身體安全及保障、家居環境、財務資源、健康及社會照護的可得性與品質、取得新資訊及技能的機會、參與娛樂及休閒活動的機會、物理環境（污染、噪音、交通、氣候）、交通；（6）心靈／宗教／個人信念（spirituality/religion/personal beliefs）。

（三）歐洲生活品質量表（EuroQol）

EuroQol Group 成立於 1987 年，是一個跨國、多語言和多學科的研究團隊，最初係由芬蘭、荷蘭、挪威、瑞典和英國的七個中心所組成，EuroQol 的主要目標是希望開發一種標準化、非疾病特異性的工具，用於描述和評估與健康相關的生活質量，以補充而不是替代其他與健康相關的生活質量測量。歐洲在發展生活品質測量工具時，特別重視下列特性 [24]：（1）容易「添加」到使用現有工具的研究中；（2）能夠以郵寄問卷的形式供人們自行填寫；（3）只需幾分鐘就能完成；（4）適用於所有的受訪者，不論是健康或重病、在家或在醫院、以及不同的年齡；（5）能夠產生單一指數之數值。基於上述考量，最後發展出五題之 EQ-5D，臺灣同樣已經有經過驗證之中文版本可供應用 [25,26]。

EQ-5D 有五個面向，分別為：移動能力（mobility）、自我照護（self-care）、日常活動（usual activities）、疼痛／不適（pain/discomfort）和焦慮／抑鬱（anxiety/depression）。依每一個面向的感受程度，又分為 EQ-5D-3L 及 EQ-5D-5L 二種版本，EQ-5D-3L 之感受程度分為三個等級：沒有問題（no problems）、有些問題（some）、極度（extreme）有問題，EQ-5D-5L 則是分為五個等級：沒有問題、輕度（slight）、中度（moderate）、嚴重（severe）、極度（extreme），每一個等級以個別題目呈現，「是」計為 1 分，因此，EQ-5D-3L 的每一個面向的分數為 0-3 分，EQ-5D-5L 的每一個面向的分數為 0-5 分。

此外，另有適合兒童的 EQ-5D 版本（簡稱為 EQ-5D-Y），EQ-5D-Y 係以 EQ-5D-3L 為基礎所發展，同樣分為五個面向，但調整為適用於兒童及青少年的用詞，分別為：移動能力／走路（mobility/walking about）、自理能力（looking after myself）、日常活動（doing usually activities, for example: going to school, hobbies, sports, playing, doing things with family or friends）、疼痛／不適（pain/discomfort）和擔憂／

悲傷／不快樂（felling worried, sad or unhappy），每一個面向之下有三個回應等級：沒有問題（no problems）、有些問題（some）、有許多（a lot）問題；EQ-5D-Y 的每一個面向的分數爲 0-3 分。

EQ-5D 另外使用視覺模擬量表（Visual Analogue Scale, VAS）測量自評健康狀況（簡稱爲 EQ VAS），以一個垂直的尺作爲自評健康的視覺模擬尺度，最上方標記爲「可想像的最佳健康狀態」（Best imaginable health state），底端標記爲「可想像的最差健康狀態」（Worst imaginable health state），由填答者自行在尺上圈選出最能符合對於自身健康的判斷的位置，作爲健康結果的主觀測量。

三、生活品質之其他面向

健康領域關注在健康相關生活品質，並將之視爲健康的結果之一，但，生活品質是一個複雜而多元的概念，由個人或社會、客觀或主觀可展現出不同的生活品質內涵，一般而言，客觀生活質量是通過客觀標準、社會和經濟指標來衡量的生活質量，而不依賴於個人經驗和個人對環境的感知，客觀生活品質研究的主要對象是生活質量的外部環境和環境的宜居性；相對地，主觀生活質量是基於經驗對幸福感的感知和對自己在生活中的地位的評價，側重於個人體驗的生活質量，通常透過各種問卷和量表來衡量，例如，目前有關健康生活品質之測量指標多屬於主觀的生活品質。此外，個人層次的生活品質與社會層次之生活品質雖然有關，但社會層次之生活品質卻不等於個人生活品質的總和。

當全世界都關注並致力於達到聯合國於 2015 年提出之永續發展目標（Sustainable Development Goals, SDG）之際，瞭解生活品質在健康之外的其他面向，有其必要性。

考量生活品質之個人與社會層次、以及主觀與客觀之不同角度，Pukeliene, V. & Starkauskiene, V. 等學者 [27] 提出測量生活品質之概念架構圖（圖 15-2），在此架構中，生活品質可分爲外在環境與內部環境，外部環境包括：自然、社會、政治與經濟四面向，內部環境包括：生理、個人發展、物質及社會安適（well-being）四方面。以下分別簡單說明：

（一）外部的生活品質

環境研究人員通常將宜居性視爲生活品質之測量重點。環境的宜居性是個人生

活品質的先決條件與基礎，因此成爲眾多生活品質研究人員的目標，此類生活品質
測量始於 1960 年代的社會指標運動，包括：自然環境、政治環境、經濟環境、以
及社會環境等四個面向。

1. 自然環境之生活品質

個人的生活品質量有賴於其居住地區的自然環境及其品質，不利的氣候條件、
較差的生物和景觀多樣性、能源需求的增加導致溫室氣體排放量的增加等，不僅對
生態系統的平衡產生負面影響，而且對人們的生活品質也產生負面影響。

2. 政治環境之生活品質

國外的實證研究和經驗都表明，具有悠久民主傳統和不受限制的人權和自由的
國家比那些極權主義政權、政局不穩定、腐敗和犯罪猖獗的國家更有機會實現高品
質的生活。其中，限制公民權利和自由、以及對於人權之侵犯，將限制了公民過上
高品質生活的可能性，並降低了他們的生活滿意度。此外，政治穩定性也會透過人
民對於政府的信心及其對於政策的滿意度，進而影響其對於生活品質之感受。

3. 經濟環境之生活品質

不僅政治穩定，而且經濟穩定也很重要。穩定且可持續發展的經濟，不僅是個
人當下生活品質的重要面向，也是爲後代提供生活品質的基礎。然而，經濟發展常
與環境保護衝突，因此，必須在經濟、社會發展和環境保護的需要之間取得均衡，
以確保個人生活品質和社會福祉與安全的共存。

4. 社會環境之生活品質

一個人生活的社會環境（生活和工作條件、教育和醫療服務的可及性、社會不
平等）以及與之互動的其他人和組織（家人、朋友、各種社區）直接影響一個人的
生活品質，不同國家以及國內社會環境的巨大差異決定了健康與存活的差異：富人
和窮人、受過良好教育和未受過教育的人、體力勞動者和專業人員之間的預期壽命
和發病率存在顯著差異。公共部門對社會環境負有很大一部分的責任，因此，公共
服務（教育、健康和社會保障）的可近性、對人力資本的投資，都被認爲是生活品
質外部環境的一部分。

（二）內部的生活品質

外部生活環境可以代表某些現象之生活品質，自然、政治、經濟和社會環境指標雖然可能表明一個國家的生活品質很高，但是，人們可能對生活或其某些部分不滿意。由此可知，僅通過外部生活條件來識別生活品質，未考慮其他生活品質之面向，會降低生活品質研究的有效性和可靠性，因此，生活品質的內部環境不可忽略。

生活品質的內部環境較偏向於個人層次之測量，多基於主觀的個人經驗與對外部環境的感知，也包含了個人利用外部環境來實現更高的身體和個人發展的能力。簡而言之，生活品質的內部環境，係評量個人對於生理（健康狀況和個人安全）、個人發展（教育和資訊的可用性）、物質環境（收入、住房供應）、以及社會（家庭、休閒和社區生活）的安適（well-being）感受。

1. 生理的安適

身體健康是大多數生活品質研究的關鍵要素之一，身體健康包括健康狀況、獨立性（移動和工作能力）和人身安全等因素。這也是健康相關生活品質量表之重點。

2. 物質的安適

物質上的安適，對應於生活品質外部環境的經濟環境，包括評估一個國家的宏觀經濟狀況（經濟活動、宏觀經濟穩定性）以及國家在該國經濟生活中的作用。在個人生活品質層面，物質的安適包括：財務狀況（收入和積累的財富）、生活／住房條件和就業等因素。但是，國外之研究發現：平均幸福感和平均收入之間的關係不是線性的，達到一定的收入水平後，生活品質並未隨收入而遞增，首先，可能是因為人們很快就習慣了更高的收入，因此它並沒有像人們預期的那樣提供更大的滿足感，此外，人們對足以維持生計的最低收入的看法也在不斷變化；其次，人們傾向於將自己與他們的社會環境（家人、鄰居、朋友、同事）進行比較，因此，當每個人的收入都在增長的時候，如果有些人的收入增長速度不如其他人，他們仍然會感到不開心。

3. 社會的安適

社會面向的安適可能是生活品質的最重要成分，考量了社會的安適（如：家庭、社交生活和休閒）之後，收入和物質資產等因素常被社會福利因素推到一邊，都市化及工商業消費社會為了盡可能多賺錢而減少了空閒時間並破壞了工作與休息的平衡，使得生活品質的社會安適面向更形重要。

4. 個人發展的安適

個人發展的安適也被視為生活品質的面向之一，包括：教育以及資訊的可取得性，此面向不僅受到外部環境（政治、經濟、與社會）之影響，也與生活品質內部環境息息相關，好的生活品質不僅是靜態的安適狀態，還包括個人未來與後代發展之機會。

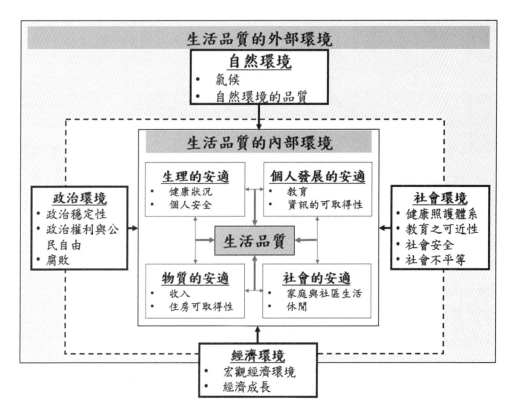

圖 15-2：生活品質之不同面向 [27]

總　結

　　本章介紹的健康生活型態以及健康生活品質，同樣受到不同層次（宏觀至微觀）的物質環境與社會環境所影響，同樣是具有多面向的複雜概念，同樣都是公共衛生努力的重點，但，健康生活型態多被視為健康的影響因素，而健康生活品質則多被作為健康結果（health outcome）。改善健康生活型態甚至成為提高健康生活品質的關鍵策略之一，尤其是對於各類健康問題者（生理與心理疾病、或失能者）以及長者的健康生活品質，整體性的生活型態介入（不僅僅是針對某一項特定行為介入）不僅可以改善其健康狀況，也可以顯著地提升其健康生活品質。

　　另一方面，除健康生活品質之外，公共衛生也不應忽略生活品質的其他面向，包括外部環境之生活品質（自然、社會、政治與經濟），以及內部環境之生活品質的物質、社會與個人發展面向，以及這些面向之間的相互影響及關聯性。而這些健康面向之外的生活品質面向，甚至可以是健康生活型態的影響因素。

關鍵名詞

生活型態（Lifestyle）

生活條件（Living conditions）

健康行為（Health behavior）

健康促進生活型態側寫（Health-Promoting Lifestyle Profile, HPLP）

健康生活型態指數（Healthy Lifestyle Index）

生活品質（Quality of life，簡稱 QOL）

「安寧美好」或稱為「幸福感」（wellbeing）

健康相關生活品質（Health-related quality of life, HRQOL）

健康生活品質問卷 36 題簡版（SF-36）

世界衛生組織健康品質問卷簡明版（WHOQOL-BREF）

歐洲生活品質五面向量表（EQ-5D，EQ 為 EuroQol 之簡稱）

複習問題

一、選擇題

1. 依據世界衛生組織出版之健康促進詞彙（Health promotion glossary）對生活型態（Lifestyle）之定義，下列說法何者有誤？
   (A) 生活型態是一組固定的、不因時空而異的個人生活方式
   (B) 生活型態是一種基於可識別行為模式的生活方式
   (C) 這些行為模式由個人的個人特徵、社會互動以及社會經濟和環境生活條件之間的相互作用決定
   (D) 定義中提到的「生活條件」（Living conditions），是指人們生活、娛樂和工作的日常環境

2. Walker 等學者發展之健康促進生活型態側寫（Health-Promoting Lifestyle Profile, HPLP），將促進健康之生活型態分為六大面向，下列何者為非？
   (A) 心靈成長（Spiritual Growth）
   (B) 人際關係（Interpersonal Relations）
   (C) 身體活動（Physical Activity）
   (D) 菸酒檳榔（Tobacco Smoking, Alcohol Drinking, Betel Nut Chewing）

3. 臺灣常見之健康相關生活品質測量工具，下列何者為非？
   (A) SF-36
   (B) WHOQOL-BREF
   (C) HPLP
   (D) EQ-5D

4. 生活品質有許多面向，健康生活品質只是其中之一，請問下列哪一個組合最正確？
   ①自然環境面向 ②政治環境面向 ③社會環境面向 ④經濟環境面向
   ⑤個人發展之安適面向 ⑥物質的安適環境面向 ⑦社會的安適面向
   (A) ①②③④
   (B) ②③⑤⑥
   (C) ⑤⑥⑦
   (D) ①②③④⑤⑥⑦

二、問答題

1. 請分別陳述世界衛生組織健康促進詞彙（Health promotion glossary）中對於健康生活型態與健康行為之定義，闡釋此定義之重點，並論述二者之異同以及應用於公共衛生研究與實務之優缺點。

2. 請列出二種健康生活型態之測量方式，並論述其優缺點。

3. 請列出健康生活型態之影響因素，並舉例說明這些因素對於生活型態之影響機制。

4. 請列出社會經濟地位的常見指標，並分別列出社會經濟地位對於健康生活型態之影響。

5. 請列出二種生命歷程對於生活型態之影響機制。

6. 請說明健康生活品質對於公共衛生之重要性。

7. 請分別說明 SF-36、WHOQOL-BREF、EQ-5D 對於健康生活品質測量之內涵，並比較三者之異同。

8. 生活品質是一個多面向的概念，包含主客觀、以及個人與社會層次，請列出健康之外的生活品質面向。

引用文獻

1. Lalonde M. A new perspective on the health of Canadians. Ottawa: Government of Canada, 1974.

2. Lalonde M. Beyond a new perspective. Am. J. Public Health 1976;**67(4)**:357-60.

3. Lalonde M. New perspective on the health of Canadians: 28 years later. Revista panamericana de salud pública 2002;**12**:149-152.

4. Green L, Kreuter M. The precede–proceed model. Health promotion planning: an educational approach. 3rd ed. Mountain View (CA): Mayfield Publishing Company, 1999;32-43.

5. Porter CM. Revisiting Precede–Proceed: A leading model for ecological and ethical health promotion. Health Education Journal 2016;**75(6)**:753-764.

6. Nutbeam D, Kickbusch I. Health promotion glossary. Health promotion international 1998;**13(4)**:349-364.

7. Nutbeam D, Muscat DM. Health promotion glossary 2021. Health promotion international 2021;**36(6)**:1578-1598.

8. Housman J, Dorman S. The Alameda County study: a systematic, chronological review. Journal of Health Education 2005;**36(5)**:302-308.

9. Wiley JA, Camacho TC. Life-style and future health: evidence from the Alameda County Study. Preventive medicine 1980;**9(1)**:1-21.

10. Wingard DL, Berkman LF, Brand RJ. A multivariate analysis of health-related practices: a nine-year mortality follow-up of the Alameda County Study. American journal of epidemiology 1982;**116(5)**:765-775.

11. Reeves MJ, Rafferty AP. Healthy lifestyle characteristics among adults in the United States, 2000. Archives of internal medicine 2005;**165(8)**:854-857.

12. Jiao L, Mitrou PN, Reedy J, Graubard BI, Hollenbeck AR, Schatzkin A, Stolzenberg-Solomon R. A combined healthy lifestyle score and risk of pancreatic cancer in a large cohort study. Archives of internal medicine 2009;**169(8)**:764-770.

13. Walker SN, Sechrist KR, Pender NJ. The Health-Promoting Lifestyle Profile: Development and psychometric characteristics. Nursing Research 1987;**36(2)**:76-81.

14. Walker SN, Sechrist KR, Pender NJ. Health promotion model-instruments to measure health promoting lifestyle: Health-promoting lifestyle profile [HPLP II](Adult version). 1995.

15. Huang Y, Chiou C. Assessment of the Health-Promoting Lifestyle Profile on reliability and validity. Kaohsiung Journal of Medical Sciences 1996;**12(9)**:529-537.

16. Solar O, Irwin A. A conceptual framework for action on the social determinants of health. WHO Document Production Services. 2010.

17. Ware Jr JE, Gandek B. Overview of the SF-36 health survey and the international quality of life assessment (IQOLA) project. Journal of clinical epidemiology 1998;**51(11)**:903-912.

18. 盧瑞芬、曾旭民、蔡益堅：國人生活品質評量（I）：SF-36 臺灣版的發展及心理計量特質分析。台灣公共衛生學雜誌 2003；**22**（**6**）：501-511。

19. 曾旭民、盧瑞芬、蔡益堅：國人生活品質評量（II）：SF-36 臺灣版的常模與效度檢測。台灣公共衛生學雜誌 2003；**22**（**6**）：512-518。

20. Whoqol Group. The World Health Organization quality of life assessment (WHOQOL): position paper from the World Health Organization. Social science & medicine 1995;**41(10)**:1403-1409.

21. Whoqol Group. Development of the World Health Organization WHOQOL-BREF quality of life assessment. Psychological medicine 1998;**28(3)**:551-558.

22. 臺灣版世界衛生組織生活品質問卷發展小組：臺灣版世界衛生組織生活品質問卷之發展簡介。中華公共衛生雜誌 2000；**19**（**4**）：315-324。

23. 姚開屏：臺灣版世界衛生組織生活品質問卷之發展與應用。臺灣醫學 2002；**6 (2)**：193-200。

24. Rabin R, Charro FD. EQ-5D: a measure of health status from the EuroQol Group. Annals of medicine 2001;**33(5)**:337-343.

25. Chang TJ, Tarn YH, Hsieh CL, Liou WS, Shaw JW, Chiou XG. Taiwanese version of the EQ-5D: validation in a representative sample of the Taiwanese population. Journal of the Formosan Medical Association 2007;**106(12)**:1023-1031.

26. Lin HW, Li CI, Lin FJ, Chang JY, Gau CS, Luo N, ... Hsu CN. Valuation of the EQ-5D-5L in Taiwan. PLoS One 2018;**13(12)**:e0209344.

27. Pukeliene V, Starkauskiene V. Quality of life: Factors determining its measurement complexity. Engineering Economics 2011;**22(2)**:147-156.

第 16 章
健康行爲改變的理論與模式

張齡尹、吳文琪、陸玓玲　撰

學習目標

一、瞭解健康行為的定義與改變的重要性

二、說明不同健康行為改變理論之構念與內涵

三、描述如何運用健康行為改變理論至實務中

引 言

廣義的健康行為不限於表現在外而可被觀察到的行動，更包括可被紀錄與測量的感覺及心理歷程，並與健康有所關聯 [1,2]。因此，透過健康行為的改變，將有助於維持、恢復與促進健康。近年，隨著健康行為改變逐漸受到重視，行為改變的方法與範疇也隨之擴展，介入對象可以是個人或是群體；執行的場域則可包括：家庭、學校、社區、職場、健康照護場所等。然而，為發展有效的行為改變介入，不僅需要考量目標族群的社會人口學特質、健康狀況，及其所處之生命歷程階段與社會文化環境。更重要的是，需要以「理論」為基礎，來設計介入策略及其內容。因此，本章將介紹幾個常見用於健康行為改變的理論，包括：健康信念模式、理性行動論／計畫行為理論、跨理論模式、社會認知理論、生態模式，並將進一步說明如何運用行為經濟學中的巧推理論來進行健康行為改變。另外幾個常見之健康行為理論則於本書其他章節進行介紹（各理論之編排請參見附錄一）。

第一節　健康信念模式（Health Belief Model）

一、起源與發展

健康信念模式（Health Belief Model，簡稱 HBM）是一個歷史悠久、簡潔有力、廣為使用的理論。1950 年代，美國公共衛生部門面臨有限資源的分配問題，為了瞭解公共衛生服務計畫無法達到預期目標之困境（例如：民眾對於免費 X 光巡迴篩檢肺結核的低接受率），一群社會心理學家透過討論及回顧研究報告，提出了健康信念模式。

Rosenstock 在 1966 年，詳細描述了健康信念模式的雛形 [3]，Becker 和 Maiman 在 1975 年加以修訂 [4]，健康信念模式大體成形。1984 年，Janz 和 Becker 在健康信念模式發展十年之後，進行有系統之檢視及回顧 [5]。健康信念模式雖然以解釋民眾的疾病篩檢行為開始，後來擴大應用到預防疾病、利用醫療照護服務、延遲尋求醫療照護、遵醫囑行為等 [6]。自發展至今超過七十年的期間，健康信念模式不但獲得更多實證研究的支持，也奠定了它在健康行為的研究與實務中，極為穩固的地位。

二、內涵與重要概念

　　早期的健康信念模式 [3] 強調「行為改變之可能性」受到二大信念之影響：一為「自覺疾病之威脅」；另一為「自覺行為改變之利益與障礙」。其中，「自覺疾病之威脅」主要是由自覺罹患性及自覺嚴重性所組成，受到行動線索及人口學因素的影響；「自覺行動改變之利益與障礙」則受到調節因素之影響。後來 Champion 等人 [6] 調整了各個概念之間的關係，且另加入自我效能（self-efficacy）的概念（如圖 16-1），以下分別介紹。

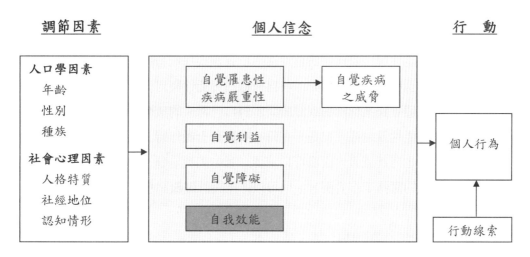

圖 16-1：健康信念模式加入自我效能之概念架構圖 [6]

（一）健康信念

　　健康信念模式之核心概念是「個人對健康所持之信念」，而此健康信念是基於個人對於某項疾病或健康問題的評估結果，也就是由「自覺罹患性」和「自覺嚴重性」，加上「自覺行動利益與障礙」的組合。

　　健康信念依其所指涉的標的可分為二部分，首先，係以特定疾病為指涉對象之自覺疾病威脅，包括：自覺罹患性、自覺嚴重性；其次，係以個人行為作為主體之自覺行動利益與障礙。

1. 自覺疾病威脅（perceived threat）
　　包括：自覺罹患性、自覺嚴重性二種信念。

（1）**自覺罹患性**（perceived susceptibility）

「自覺罹患性」是指個人對於罹患某種疾病或遭遇某種健康狀況的主觀感受，利用個人自覺的「可能性」或「危險性」來測量。通常以某一項特定健康問題為主體，例如：結核病、糖尿病、特定癌症、或某種事故傷害。在醫療領域中，還可擴展至個人自覺「會不會接受診斷」或「再度感染的可能性」來測量。

（2）**自覺嚴重性**（perceived severity）

「自覺嚴重性」是指個人對於罹患某種疾病或不接受治療之嚴重程度的主觀感受。自覺嚴重性可從「醫療（或臨床）後果」及「社會後果」兩方面來衡量，前者如帶來痛苦、殘障、死亡等；後者如影響工作能力、家庭生活、人際關係等。

雖然自覺罹患性與自覺嚴重性是獨立分開測量的二個概念，Champion（2008）認為自覺罹病可能性與自覺疾病嚴重性這二項有關疾病威脅的信念，應該將之結合為一個整合的疾病威脅變項，例如：將自覺罹病可能性與自覺疾病嚴重性的測量分數相乘。當個人感覺到某種疾病或健康問題對自己帶來的威脅感越大，其採取特定之預防行為的可能性就越高。但是，在研究或實務上操作時，將自覺罹患性和自覺嚴重性分開處理也有其意義，因為可以確認二者中究竟是哪一個的影響力較大。對於從事健康教育的實務工作者而言，則可以作為設計健康訊息或介入活動之參考。

2. 自覺行動利益與障礙（perceived benefits and barriers of taking action）

一個人即使感覺到自己的健康遭受威脅，卻不一定會採取預防行動，因為採取行動與否乃取決於，此行動可以減輕健康威脅的有效程度，以及採取行動之後可以獲得的好處（如戒菸可減少買菸之花費；做運動可以保持較好的身材）。所以，個人評估採取行動可能產生的實質利益（自覺行動利益）乃重要關鍵。

「自覺障礙」是指，一個人感覺採取某項行動可能遭遇的阻礙或困難，也可以指一個人採取行動之後可能帶來的壞處或不良的影響。如果感覺到採取某項行動需付出昂貴的價格、有危險性、感覺疼痛、沮喪、不舒服、交通不便、耗費時間時，亦即自覺障礙高時，採取行動的可能性就會降低。

3. 自我效能

自我效能是在後來加入健康信念模式之概念，Champion 等人 [6] 將自我效能視為另一項信念（如圖 16-1），係由社會認知理論所借用，意指個人對於採取行動之把握與信心程度（詳細可參考社會認知理論之相關內容）。

（二）行動線索

　　「行動線索」可視爲一個人採取行動的「扳機」，適時及適當地提供行動線索是產生行動的外部推力。行動線索涵蓋的範圍相當廣，例如，一個噴嚏、一張海報、一個叮嚀都可能是開啓行動的線索。以子宮頸抹片檢查行爲而言，衛生機關寄發的通知單、公衛護士的電話提醒、親友的檢查經驗、路邊懸掛的活動布條、牆上張貼的海報、街頭的電子看板或跑馬燈、電視或廣播的宣導廣告等，都可能成爲婦女接受子宮頸抹片檢查的重要線索。

（三）調節變項

　　調節因素是指人口學及社會心理學變項。在人口學變項方面，主要包括年齡、性別、種族等；在社會心理學變項方面則包括人格特質、社經地位、疾病認知等，研究者可依研究主題及情境特質而酌予增減。

三、應用與評論

　　健康信念模式在發展的過程中，已經過相當嚴謹之驗證或針對此模式進行系統性的驗證與回顧 [5,7-12]。有些研究是根據不同的行爲主題 [13,14] 或對象 [15] 檢視健康信念模式的適用性；有些研究是以特定觀點 [16] 進行模式之檢驗；有些研究則對健康信念模式提出批判 [17]，也有將健康信念模式與其他模式進行比較 [18,19]。

（一）健康信念模式之應用

　　Kasl [20,21] 將健康相關行為分為三類：預防性的行爲、疾病行爲、疾病角色行爲，健康信念模式不論在預防性的行爲 [22]、疾病行爲 [23] 或疾病角色行爲 [24] 皆有大量的應用。由於研究數量甚多，以下僅以較新之實證研究及文獻回顧爲主，簡單介紹健康信念模式之應用主題。

1. 健康信念模式應用在預防性的健康行為

　　健康信念模式在預防性健康行爲之應用，包括：（1）促進健康的行爲，例如：吸菸行爲、飲酒行爲、飲食行爲、體重控制行爲、母乳哺餵行爲等。（2）預防特定

疾病與避免健康風險的行爲,例如:預防愛滋病的行爲、避孕行爲、安全性行爲、癌症篩檢(特別是乳癌、子宮頸癌篩檢、大腸直腸癌之篩檢)、骨質疏鬆症之預防行爲、預防接種(包括流感疫苗)行爲、戴口罩(預防呼吸道傳染病)等。

2. 健康信念模式應用在疾病或疾病角色行爲

若將疾病高危險群之行爲視爲疾病行爲,應用健康信念模式之研究多聚焦於篩檢行爲上,例如:血壓偏高者之定期量血壓行爲、酒癮者接受戒酒治療之行爲、有乳癌家族史之婦女的乳房自我檢查行爲、B型肝炎感染者之篩檢行爲。其次,也有許多研究針對已經被診斷罹患某種疾病者運用健康信念模式,例如:糖尿病人之運動與飲食行爲、病人之遵醫囑行爲,可以看出,應用健康信念模式於已知罹患某疾病的研究,疾病威脅所指涉的疾病就會調整爲疾病的併發症或後遺症。

3.健康信念模式在新冠肺炎(COVID-19)相關議題之應用

新冠肺炎爲全球大流行之新興傳染病,以 Medline 查詢至 2022 年 2 月 28 日,以新冠肺炎及健康信念爲題的文章共 62 篇,顯示健康信念模式雖然是七十年前所發展之理論,卻仍廣受研究者青睞。以下分別就研究地區、研究對象、以及研究主題,窺知健康信念模式在新冠肺炎研究之應用範圍(相關文獻請參附錄二)。

(1)健康信念模式之使用具有全球普遍性

就研究地區而言,適用健康信念模式之地區遍及世界各地,包括:非洲的衣索匹亞(三篇)、蘇丹、奈及利亞;亞洲的中華人民共和國(九篇)、印度、印尼、馬來西亞、沙烏地阿拉伯(六篇)、中華民國(臺灣)、香港、斯里蘭卡、孟加拉、菲律賓、巴基斯坦;歐洲的義大利、希臘、西班牙、羅馬尼亞;北美洲的美國(九篇)、加拿大;中東地區的伊朗(八篇)、以色列、黎巴嫩、伊拉克。

(2)健康信念模式之對象爲能夠參與調查訪問者

在研究對象方面,有超過七成的研究以一般社區民眾進行調查、其次爲健康服務工作者(Healthcare workers,七篇)、大學生(七篇,其中二篇針對護理系學生、一篇針對國際學生),其餘包括:受僱之工作者、青少年、兒童之照顧者、孕期婦女、孕婦、高血壓患者、旅遊業者。

(3)在研究主題方面,較常應用於疾病發生之前的預防行爲

新冠肺炎應用健康信念模式之研究主題,以社區預防措施最多(包括:外出戴口罩、保持社交距離、減少社交活動、待在家裡不外出,23 篇)、其次爲疫苗的接

種意願及接受度或疫苗猶豫（COVID-19 Vaccine Hesitancy，20 篇）。其餘包括：接觸者追蹤應用程式（Contact Tracing App）之採用、症狀報告之意向、居家隔離之遵從行為、防疫相關之知識態度與行為、慢性病患者在疫情下之慢性病控制行為、一般民眾因疫情而不去門診就醫、兒童牙科就醫行為、心理健康與情緒衝擊、健康專業人員與社區民眾關於防疫措施之溝通、旅遊業者之防疫措施、因應疫情之醫療服務提供相關措施、防疫相關教育介入⋯⋯等，包羅萬象，由此可知健康信念模式應用之多樣性。

（二）對於健康信念模式之評論

健康信念模式是較早且廣為人知的理論，但是在實際應用時仍難免有其侷限性。以下提出應用健康信念模式時應注意的考量：

1. 健康信念因文化而異 [25]

生活在不同的文化背景及生活環境中，人們對於同一個現象或一起事件的感受程度及表達方式有所差異，且各有不同之習慣與禁忌。在進行文獻閱讀及國際比較時，對於不同國家之間的差異，解釋和推論都要非常謹慎。

2. 測量工具因議題及研究目的而異

健康信念之測量，會因研究對象處於不同的文化、習俗、環境、價值觀等，而採用不完全相同的工具或測量題目，導致健康信念研究之結果難以整合或比較。

3. 研究對象有關特定疾病的知曉為健康信念測量之前提

特定的疾病或健康議題是健康信念模式中隱形的關鍵，健康信念模式所強調的「個人信念」，係針對特定疾病之預防行為或因應行為而設計，因此，研究對象必須聽過或瞭解此疾病。當研究者要探討的「疾病」較不為人所知時，在測量「自覺罹患性」和「自覺嚴重性」上，就會遭遇到極大的障礙。

4. 對行為之影響不僅信念

除了信念，還有許多個人與社會因素都會影響一個人的行動，例如：恐懼（fear）的情緒對於個人行為有其影響力 [6]，但是在健康信念模式中，並未處理有關情緒對行為之影響力。此外，作為個人層次之行為理論，健康信念模式也沒有納

入社會與環境對行為之影響。

5. 應用於不同健康議題之適用性

在健康議題明確的情況下，應用健康信念模式時，比較容易測量疾病的威脅感。相對地，面對較複雜的疾病或長期持續不斷改變的行為時，健康信念模式的應用就會比較困難。以吸菸為例，因為吸菸已被證實是誘發許多癌症及慢性病的危險因子，很難精確地測量到所謂的「自覺罹患性」及「自覺嚴重性」；此外，戒菸過程牽涉到許多因素和複雜的機轉，同時牽涉到復吸的可能性，對行為結果及行動利益與障礙的測量都比較複雜。

四、小結

健康信念模式作為歷史悠久之行為理論，基於其簡潔易操作的特性，幾乎可以說是最常被使用的行為理論，但因其以信念出發之本質，屬於個人內在層次之行為理論，外部環境（包括人際及社會層次）並非健康信念模式之重點，也成為對於此模式最大的批判，即使是個人層次也有許多變項未見於健康信念模式。因此，之後陸續發展出考量人際及環境變項之行為理論，以回應並滿足不同的研究與實務需求。

第二節　理性行動論與計畫行為理論
（Theory of Reasoned Action & Theory of Planned Behavior）

一、起源與發展

「理性行動論」為「計畫行為理論」之前身，起初的概念由 Fishbein[26] 所提出，為瞭解信念與態度之間的關係。他認為應該要將針對標的（object）與行為（behavior）的態度予以區隔，舉例來說：針對子宮頸癌（標的）的態度，不同於接受子宮頸抹片篩檢（行為）的態度。Fishbein 認為，針對行為的態度比針對標的之態度更能有效預測行為的發生。

隨後，Fishbein 與 Ajzen 學者於 1975 年共同出版 *Belief, Attitude, Intention, and*

Behavior: An Introduction to Theory and Research 一書 [27]，而成為理性行動論的基礎，描述信念與態度的連結，及其如何影響意圖（intention），進而導致行為的產生。1980 年，兩位學者則進一步將理性行動論進行簡化，以讓該理論能更有效的被利用 [28]。然而，理性行動論在解釋行為上仍有不足，因此 Ajzen 進一步將自覺行為控制（perceived behavioral control）的構念加入既有模型中，而形成「計畫行為理論」[29]。至今，計畫行為理論已被廣泛運用於不同的行為，包括身體活動、吸菸、飲食……等 [30-32]。以下將主要針對計畫行為理論的內涵及重要構念作介紹 [29,33,34]。

二、內涵與重要概念

（一）假設及原則

　　「計畫行為理論」之主要假設為「行為意圖為行為的最佳預測因子」，即從事行為的意圖越高，該行為越有可能被執行。然而，現實生活中卻可能有許多情況（如：發生非預期事件、時間或資源不足、技巧不足）使得人們無法如預期的執行行為。也就是，人們是否能進行實際行為控制（actual behavioral control），將影響著意圖與行為之間的關係。因此，計畫行為理論假設，個體對於行為的實際掌控將調節（moderate）意圖與行為的關係 [35]。換句話說，即意圖與行為之相關強度，將隨個體對行為的實際掌控度而有所改變：若個體的實際行為控制度較高，當從事行為的意圖越高時，其真正執行該行為的可能性將增加。

　　另外，在定義行為時，必須考量行為的目標（target）、所採取的行動（action）、行為發生的場域（context）、及其發生時間（time）。一旦決定行為之後，其他構念之測量（行為態度、主觀規範、自覺行為控制、行為意圖）必須與行為的目標、行動、發生場域及時間一致，即「相容性原則」（the principle of compatibility）。若其他構念在測量時沒有考慮上述要素，則可能降低構念間彼此之相關性 [33,35]。

（二）理論架構

　　計畫行為理論的架構如圖 16-2。由模型可知，行為意圖主要受到三個構念的影響，包括：行為態度（attitude toward the behavior）、主觀規範（subjective norm）、

自覺行為控制。此三個構念可透過反應型指標（reflective indicators），即直接測量（direct measure）來評估。

　　除此之外，行為態度可由個體的「行為信念」（behavioral belief）與「行為結果評價」（evaluations of behavioral outcomes）共同決定；主觀規範則可由「規範信念」（normative belief）與「遵從動機」（motivation to comply）共同組成；最後，自覺行為控制則受到「控制信念」（control belief）以及「自覺能力」（perceived power）的共同驅動。

　　計畫行為理論的架構中，亦包括其他背景因素，如人口學變項、個人特質、人生價值、智商……等的影響。然而，這些背景因素對意圖與行為的影響並非是直接的，而是間接透過行為信念、規範信念與控制信念，進一步改變行為態度、主觀規範與自覺行為控制，而對意圖與行為產生影響。

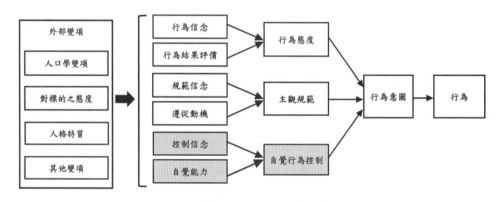

圖 16-2：理性行動論與計畫行為理論架構圖 [39]

註：灰底為計畫行為理論中新增之構念。

　　近期，Ajzen 在其個人網站（https://people.umass.edu/aizen/tpb.diag.html）更新計畫行為理論的架構（圖 16-3），僅呈現信念的影響，即「行為信念」、「規範信念」、「控制信念」分別影響行為態度、主觀規範，以及自覺行為控制。因此有研究將上述有關信念之構念稱做是三大主要構念的間接測量（indirect measures）。然而，Ajzen 認為使用形成型指標（formative indicators）來稱呼較為正確，也就是透過這些信念構念的測量，形成了行為態度、主觀規範，以及自覺行為控制這三大構念 [34]。

　　另外，在最新的架構中，除顯示實際行為控制在意圖與行為關係間的調節作用外，亦強調自覺行為控制的調節作用，即行為態度與主觀規範對意圖的影響會受

到自覺行為控制的調節。透過呈現自覺行為控制的調節作用，除可反應最原始所提出的架構外 [36]，亦呼應目前的實證研究結果 [37,38]。就自覺及實際行為控制的關係上，若難以判斷個體的實際行為控制能力，則可將自覺行為控制當作其代理（proxy），因此，在模型中以虛線呈現兩者之關係，以及自覺行為控制可能對意圖與行為關係所產生的調節作用。

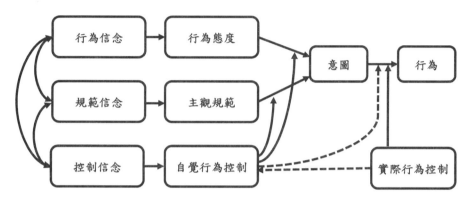

圖 16-3：計畫行為理論於 2019 年更新之架構圖

（三）構念之定義與測量

以下將針對計畫行為理論各構念之定義與測量進行說明，並統整於表 16-1。

1. 行為

「行為」指的是個體所表現出來，可被觀察的外顯行為。通常由研究對象自陳（self-report）的方式來進行測量。

2. 行為意圖

「行為意圖」指的是個體自覺執行某行為的可能性。測量時通常以七點雙極量尺（7-point bipolar scale）做評估，計分方式為 –3 至 ＋3，分別代表「非常不可能」至「非常可能」。在計畫行為理論中，意圖為行為最直接及最重要的影響因素。由於個體的意圖有其變動性，因此最好能在接近實際行為發生的時間點來測量較為準確。

3. 行為態度、行為信念、行為結果評價

「**行為態度**」代表的是個體對於某行為的整體態度，可以是正面（如贊成或

支持）或負面（反對或不支持）的態度。當一個人對於行為抱持的態度越正向，則未來執行該行為的可能性越高。直接測量時，則可透過語意區辨量尺（semantic differential scale），來針對行為態度做直接測量（如：喜歡或厭惡、好或壞……等）。

行為態度的強度及方向，另外可由「行為信念」以及「行為結果評價」來共同決定。「行為信念」指的是個體在主觀上，認為執行某行為可能產生某種結果或經驗的機率。如：認為施打疫苗（行為），可以預防疾病發生（結果）；認為接受乳房攝影（行為）會讓人覺得不舒服（經驗）。測量時，以7點雙極量尺，以 –3 至 ＋3，分別代表「非常不可能」至「非常可能」。「行為結果評價」則是指個體針對執行行為後所產生的結果或經驗，所給予的價值判斷。舉例來說，針對**施打疫苗可預防疾病發生**的行為信念，可以給予「非常不好」至「非常好」或「非常不重要」至「非常重要」等價值判斷。測量時，同樣以7點雙極量尺（–3 至 ＋3）來給予評價。

也就是說，一個人的行為態度（ATT），是基於個體對於該行為的信念（b），及其對於該行為所產生結果或經驗的價值判斷（e）所決定的。因此，測量時可透過「行為信念」與「行為結果評價」的乘積，來得到個體對於某行為的態度，而其強弱則與該乘積成正比（$\propto$），即方程式：$ATT \propto \sum b_i e_i$。當一個人對某行為抱持很強的信念，且給予該行為結果正面的評價時，則可預測該個體對於某行為之態度越正面。

4. 主觀規範、規範信念、遵從動機

「主觀規範」指的是個體自覺社會上大部分人認同或不認同執行某行為。如：社會上多數人認為吸菸是不好的。直接測量時，以 –3 至 ＋3 之7點雙極量尺，分別代表「非常不同意」至「非常同意」。

主觀規範，亦可由個體的「規範信念」與「遵從動機」共同決定。「**規範信念**」描述的是個體自覺重要他人對其執行某行為的期待，也就是自覺重要他人認同或不認同執行某行為。所謂的重要他人，是指對一個人具有影響力的人，可以是朋友、家人、配偶、同事、上司等。測量時，針對不同之重要他人，分別以 –3 至 ＋3 之雙極量尺，從「非常不同意」至「非常同意」，來評估其對個體執行某行為的同意程度。「**遵從動機**」則是指，個體願意照著重要他人的期待去執行某行為的程度。通常以7點單極量尺（unipolar scale）來評估，從1至7代表「非常不可能」至「非常可能」。

換句話說，一個人的主觀規範（SN），可由個人自覺特定重要他人對執行某行

為的期待（n）及其遵從重要他人期待的動機（m）來衡量，即以兩者的乘積來評估：$SN \propto \sum n_i m_i$。當個體越覺得重要他人認為應該要執行某行為，而自己也願意去遵從，則其感受到的主觀規範（或可以說是社會壓力）越強烈。

5. 自覺行為控制、控制信念、自覺能力

「**自覺行為控制**」的定義是個體自覺有能力去執行某行為的程度。直接測量時，可使用語意區辨量尺來進行評估，如：很簡單～很困難、難以掌控～容易掌控。

同樣地，自覺行為控制可由「控制信念」與「自覺能力」來共同決定。「**控制信念**」代表的是個體在主觀上，認為執行行為時可能會遇到阻礙（inhibit）或促進（facilitate）因素的可能性。這些阻礙或促進因素，也就是所謂的控制因素（control factor），控制著個體是否得以順利執行行為，包括：所需技能、時間、金錢、資源、他人的合作等。測量時，通常透過單極量尺（1 至 7 分），來評估遇到各種控制因素的可能性。「**自覺能力**」指的是，個體自評在各樣情境下，能順利執行行為是簡單或是困難的。測量時，使用雙極量尺，讓個體以 –3 至 ＋ 3 來評估在遇到不同控制因素時，執行行為之困難至簡單程度。舉例來說，對於在「我施打疫苗會產生許多副作用」的控制信念下，個體自評仍能順利接種疫苗是非常困難（–3）、中度困難（–2）、有點困難（–1）、不困難亦不容易（0）、有點容易（＋ 1）、中度容易（＋ 2），或是非常容易（＋ 3）。

若以方程式來呈現：$PBC \propto \sum c_i p_i$，則是將遇到每一個控制因素的可能性（c），以各情況下之自覺能力（p）予以加權，加總其得分來代表自覺行為控制（PBC）的程度。

三、應用與評論

理性行動論與計畫行為理論，有別於其他行為理論，進一步強調「行為意圖」對行為的重要性。此外，該理論具有一個清楚的架構，具體呈現不同構念之間的關係，而能對行為的影響機制有更清楚的瞭解；實務上，也有助於介入計畫的發展，知道應針對哪個影響因素進行介入。目前，亦有發展良好的測量工具可加以運用，因此可針對理論加以驗證。然而，理性行動論與計畫行為理論同樣有其限制，第一、該理論主要用來解釋及預測意圖及行為，而非行為改變，因此，較少著墨理論

構念如何導致行為的改變；第二、缺乏對社會脈絡與文化環境的影響進行說明；第三、理論中假設人是理性的，而沒有考量到人會有非理性的想法，或因有其他情緒（如：恐懼）而影響行為之解釋與預測。另外，亦有學者針對其效度（validity）及效用（utility）提出質疑 [40,41]。因此，應用上可以根據不同研究主題的特性或需求，彈性結合運用其他理論，以讓原有的架構更完整。

表 16-1：計畫行為理論重要概念之定義與測量

構念	定義	類型	測量
行為意圖	個體自覺執行某行為的可能性	直接測量	7 點雙極量尺：–3 至 + 3（非常不可能～非常可能）
行為態度	個體對於某行為的整體態度	直接測量	語意區辨量尺（如：喜歡～厭惡）
行為信念	個體主觀上，認為執行某行為可能產生某結果或經驗的機率	形成型指標	7 點雙極量尺：–3 至 + 3（非常不可能～非常可能）
行為結果評價	對於從事該行為所產生的結果或經驗，所給予的價值判斷	形成型指標	7 點雙極量尺：–3 至 + 3（非常不好～非常好）
主觀規範	個體自覺社會上大部分人認同或不認同執行某行為	直接測量	7 點雙極量尺：–3 至 + 3（非常不同意～非常同意）
規範信念	個體自覺重要他人對其執行某行為的期待	形成型指標	7 點雙極量尺：–3 至 + 3（非常不同意～非常同意）
遵從動機	個體願意照著重要他人的期待去執行某行為的程度	形成型指標	7 點單極量尺：1 至 7（非常不可能～非常可能）
自覺行為控制	個體自覺有能力去執行某行為的程度	直接測量	語意區辨量尺（如：簡單～困難）
控制信念	個體主觀上，認為執行行為可能會遇到阻礙或促進因素的可能性	形成型指標	7 點單極量尺：1 至 7（非常不可能～非常可能）
自覺能力	個體自評在各樣情境下，能順利執行行為是簡單或是困難的	形成型指標	7 點雙極量尺：–3 至 + 3（非常困難～非常容易）

註：有學者將形成型指標稱之為間接測量；資料來源：[39,42]。

第三節　跨理論模式（Transtheoretical Model）

一、起源與發展

行為改變是一個連續的過程，可分成不同的階段，每個階段的影響因子不同，若要行為改變成功就需針對不同階段而採用不同的策略。跨理論模式（Transtheoretical Model）就是針對行為改變之不同「階段」所提出的理論，因為整個改變過程跨越且連結了許多理論，是以名為跨理論模式 [43]。

在 1980 年代，Prochaska 及 DiClemente[44] 針對「吸菸行為」進行研究，觀察戒菸者在戒菸過程中的各種反應，結果顯示「行為改變是一個連續系列的過程」，因此提出「改變階段」之概念。該模式除可用在戒菸行為外，還可應用至其他主題，包括：飲酒、物質濫用、焦慮與恐慌、霸凌、少年犯罪、憂鬱、飲食偏差與肥胖、愛滋病預防行為、癌症篩檢行為、遵醫囑行為、預防意外懷孕、靜態生活方式等。以下分別介紹跨理論模式之內涵與重要概念。

二、內涵與重要概念

（一）前提假設

Prochaska 等人 [43] 在發展跨理論模式時已明確提出此理論之前提假設，包括：（1）沒有任何一個單獨的理論可以涵蓋整個行為改變的複雜性；（2）行為改變是一個過程，此過程係在一段時間內所呈現出來的不同階段；（3）就改變而言，各個階段同時具有「穩定（不易被改變）」和「鬆弛（容易被改變）」二種特質；（4）大部分所謂的「高危險群」，並沒有準備採取行動以改變其行為，也未因接受到傳統的行為改變計畫而改變其行為；（5）在特定階段應該採用適當的改變策略，可使行為改變的效用極大化。

（二）重要概念

跨理論模式之核心概念包括：改變階段（stages of change）、改變過程（processes of change）、決策平衡（decisional balance）、自我效能，以下分別介紹之。

1. 改變階段

過去將行為改變視為一個「事件的發生與否」，而跨理論模式將行為改變視為一段「跨越時間之過程」，但不一定以線性方式進行。一般而言，行為改變可分成六個階段：前意圖期（precontemplation）、意圖期（contemplation）、準備期（preparation）、行動期（action）、維持期（maintenance）及終止期（termination）。分別敘述如下：

（1）前意圖期：未來六個月內沒有改變行為的意圖

前意圖期是指，人們在近期內並沒有採取改變行動的想法。所謂的「近期」，在測量上通常是以「未來六個月」為標準，但測量期間會因著行為特質或研究需要而異。人們所以處於此階段之原因很多，在傳統的行為治療或健康促進計畫中，這些人被視為反抗改變者、沒有動機者、或沒有準備者，經常會被忽略甚至不納入目標對象。

（2）意圖期：未來六個月內有改變行為的意圖

處於意圖期的人，已經稍微意識到改變行為的好處，但對於行為改變可能遭遇的困難仍有強烈的感受。在權衡「利益」與「代價」時常會陷入沈思，而被視為「行為的延遲」。在傳統的健康促進計畫，尤其是期望人們能立即採取改變行動的計畫中，這群人通常也會被忽略，因為他們還沒下定決心要行動。有些計畫雖將這些人視為目標對象，卻因所設計的策略無法符合其需求而遭挫敗。

（3）準備期：未來 30 天內打算或已經採取某些行為改變的步驟

處於準備期的人，已經打算要採取改變的行動，在時間測量通常是用「最近這一個月」作為標準，準備期的人通常被健康促進計畫視為目標對象。

（4）行動期：已採取行動且在外顯行為上呈現改變但持續時間尚未超過六個月

行動期是指在過去六個月內已經採取行動，其行為不僅可被觀察且有明顯的改變。但學者對於「行動」展現的程度有不同的看法，以戒菸為例，降低吸菸量或換吸低尼古丁的菸，雖然不是完全戒菸，卻可視為採取戒菸的「行動」，但，目前多數研究對於「戒菸行動」的共識是：完全的戒除吸菸行為（完全不吸菸）。

（5）維持期：原來行為因採取改變行動而有明顯改變且持續超過六個月

「避免復發」是維持期最重要的工作。處在維持期的人，除了採取特定而明顯的行為改變之外，更需要努力地避免舊行為的再現。

（6）終止期：有百分之百的信心不因誘惑而回復舊行為

終止期是指「零誘惑」和「十足把握」，所以處在此階段的人，確定自己不會回復舊有的行為，新行為已經固化且成為一種自動自發的反應。與其他階段比較，終止期較少被納入研究或介入計畫中。

2. 改變過程

改變過程是指人們從行為的某個階段轉移到另一個階段之間的種種作為，這些作為可以是內隱的，也可以是外顯的。有以下十個改變過程：（1）意識覺醒（consciousness raising）：覺知到有利於行為改變的新事證、想法或秘訣；（2）情緒舒緩（dramatic relief）：經歷危害健康之行為可能引發的負面情緒並學習釋放；（3）自我再評價（self-reevaluation）：體認行為改變對於個人的自我認同是很重要的；（4）環境再評價（environmental reevaluation）：體認危害健康（健康行為）對於個人周遭環境的負面（正面）影響；（5）自我解放（self-liberation）：對於行為改變做出堅定的承諾以便從過去行為得到解脫；（6）協助關係（helping relationships）：尋求社會支持以協助個人去除危害健康之行為；（7）反制約（counterconditioning）：認知現有（舊）行為是不健康的而改以健康（新）行為取代之；（8）增強處理（reinforcement management）：獎勵健康（新）行為或除去危害健康（舊）行為獲得之獎勵；（9）刺激控制（stimulus control）：移除誘發危害健康（舊）行為的線索或增強誘發健康（新）行為的線索；（10）社會解放（social liberation）：體認到社會規範已朝支持健康（新）行為的方向發展使個人行為得以免除不當的約束。

3. 決策平衡

一個人針對行為改變做抉擇時，需對行為改變的好處（pros）及壞處（cons）同時考量並比較分析，「決策平衡」是反應一個人對於行為改變的「好處」及「壞處」分別給予的權重（weight）。「好處」是指行為改變可以帶來的利益（benefits）；「壞處」是指行為改變需要付出的成本（costs）。早期研究將此概念分成四類：（1）對自己和他人可得到的工具性利益（如賺錢）；（2）對自己和他人可得到的情感性利益（如被稱讚）；（3）對自己和他人需付出的工具性成本（如需添購裝備）；（4）對自己和他人需付出的情感性成本（如被刁難）。但近年來的研究通常將「決策平衡」只分成二類。

4. 自我效能

「自我效能」可以反應一個人對自己執行新行為或者不回復舊行為的信心。自我效能的評量可從信心（confidence）與誘惑（temptation）二個層面考量，前者代表「對於自己在各種不同的挑戰情境中，仍能堅持實踐健康（新）行為的信心」；後者則代表「對於自己在各種不同的挑戰情境中，仍能拒絕危害健康（舊）行為的誘惑」。自我效能可以藉著經驗累積、觀摩學習、他人說服等途徑而得以增強。

（三）核心內涵

跨理論模式有二項重要的內涵，第一、跨理論模式的改變階段是螺旋的；其次，「改變過程」與「改變階段」之間有對應的關係。分別說明如下：

1. 改變的螺旋模式

基於故態復萌（relapse or recycling）是許多行為改變過程中常會發生的狀況，Prochaska 等人 [45] 於 1992 年，提出改變的螺旋模式（spiral pattern of change），將跨理論模式原來視改變為「線性模式」修正為「螺旋模式」。舉例而言，Prochaska 和 DiClemente 早期觀察人們的戒菸行為發現，約有 15% 的吸菸者會由意圖期、準備期或行動期，退回到前意圖期（不考慮戒菸）。

2. 「改變過程」與「改變階段」之對應關係

在早期的研究中就發現，「改變過程」與「改變階段」之間有著系統性的對應關係，並據以提出跨理論模式。Prochaska 等人 [43] 將「改變過程」對應於「改變階段」之關係歸納為：（1）採用「意識覺醒」、「情緒舒緩」和「環境再評價」之策略，可以幫助前意圖期者進入意圖期；（2）採用「自我再評價」的策略，可幫助意圖期者進入準備期；（3）採用「自我解放」的策略，可以有效地幫助準備期者直接採取行動；（4）採用「反制約」、「協助關係」、「增強處理」和「刺激控制」之策略，則可幫助新建立的行為維持下去。

三、應用與評論

(一) 跨理論模式之應用

跨理論模式被廣泛地應用於健康行為之研究上，特別是針對問題行為（problem behaviors），如：吸菸、戒菸、吸毒、戒毒、犯罪行為、性行為等；其他正向健康行為包括保險套使用、防曬、規律運動、乳房攝影、體重控制、健康飲食等主題，也常以跨理論模式作為研究的基礎。此外，跨理論模式不僅常用於瞭解現況之描述性研究，也是許多介入型研究所適用的行為理論。

(二) 跨理論模式之評論

跨理論模式是一個強調個人行為的理論。對此理論之批判主要有兩方面，一是對於跨理論模式之概念基礎的質疑；另一是針對方法學及分析上之評論。

1. 行為改變過程難以明確地分成數個不同的階段

Bandura[46] 對跨理論模式之概念基礎提出了質疑，他認為人類行為是多變化及多面向的，其改變過程難以明確且斷然地分成不同的階段。例如：前意圖期和意圖期，其實只是行為意圖在程度上的差異而已；行動期和維持期也只是採用行動持續的時間的長短而已。

2. 「改變階段」應用複雜行為之侷限

Adams 和 White[47] 認為，將「改變階段」的概念應用在比較複雜的行為時，有其本質上的限制。例如：體能活動涵蓋範圍很廣，包括交通往返之體能、工作勞動之體能、家事處理之體能、休閒活動之體能、運動競技之體能……等。當研究者欲探討體能活動的好處和壞處，或者分析自我效能的影響時，受試者針對前述各類體能的感受不一樣，要針對整體之體能活動回答「目前所處之改變階段」時，必定會遭遇困難。

3. 改變階段定義之信效度問題

由於改變階段之區分並沒有所謂的「黃金標準」，因此難以驗證其在測量上的效度。事實上，行為在不同階段之間的移動是常見的，但究竟是以螺旋模式在改

變？還是反應測量本身不穩定所產生的現象？總之，仍有許多爭議待釐清。

4.「改變過程」與「改變階段」之連結強度會因行為不同而異

有關「各個階段採用的介入策略是否有效？」的討論，Adams 和 White 針對體能促進介入研究所做的文獻回顧 [47] 指出，短期效果雖被驗證，但長期效果卻缺乏實徵證據。事實上，長期效果需要許多因素的支持與配合，在探討體能促進計畫之長期效果的研究中，若未將「從事體能活動所需的環境、設備、規範等」納入考量的話，確實不易得到有力的證據。此外，並非所有行為在特定階段，使用同一策略都會得到相同的效果。甚至同樣的行為（如吸菸），也可能因為不同地區（如都市或鄉村）、不同族群（如原住民或外籍配偶）、不同對象（如青少年、孕婦、老人）的緣故，雖然採用相同的策略（如使用意識覺醒來促使前意圖期之吸菸者戒菸）卻未必得到相同的結果。

5.「階段改變」不等於「行為改變」

Adams 和 White[47] 認為，如果只是在內隱行為上有階段性變化，如從來不想運動（前意圖期）變為打算開始運動（意圖期或準備期），但從外觀或實質來看還是沒有運動，也就是行為改變並未完成。以健康教育者的立場來看，即使只是產生動機（行為意圖）或動機增強，也可以說是介入計畫產生了效果。假如大部分的介入計畫都只能作用於早期的改變階段，而難以達到晚期的改變階段，也就是實際採取行動（行動期）而且持之以恆（維持期）的話，介入計畫的價值是否存在？區分改變階段之實質意義又如何？這些仍是值得討論的議題。

四、小結

如 Prochaska[45] 所言，跨理論模式最有價值之處在於提醒所有研究者：「最有效的行為改變策略，就是在對的時間（改變階段）做對的事情（採用符合該階段的改變過程）。」對跨理論模式而言，行為是連續且可能不斷反覆變化的階段所組成，對於健康教育或健康促進計畫之設計，可以有更多的發揮與解釋空間。然而，如同其他屬個人層級的行為理論一樣，跨理論模式亦因其係「以個人基礎」之本質而有所限制。

第四節　社會認知理論（Social Cognitive Theory）

一、起源與發展

　　社會認知理論（Social Cognitive Theory）係由知名的心理學家 Albert Bandura 所提出，其發展可回溯至 1960 年代。當時由 Bandura 所率領的團隊透過實驗研究（即有名的「波波玩偶實驗」（Bobo doll experiment））發現孩童透過觀察及模仿而產生攻擊性行為，因而與 Walters 於 1963 年提出了社會學習理論（Social Learning Theory）的雛形 [48]。1969 年，Bandura 出版 *Principle of Behavior Modification* 一書，用以解釋如何運用社會學習理論於不同行為 [49]。爾後，Bandura 繼續進行理論的修訂，直到 1977 年，*Social Learning Theory* 一書的正式出版，社會學習理論的內涵才底定 [50]。同年，Bandura 進一步提出「自我效能」的概念 [51]，並強調其在行為改變過程所扮演的重要角色。1986 年，Bandura 正式將「社會學習理論」更名為「社會認知理論」[52]，強調學習不僅透過觀察及模仿，更涉及其中之認知歷程。直至 1990 及 2000 年代，Bandura 仍持續補充社會認知理論之內涵 [53-58]，轉而強調動因性觀點（agentic perspective），也就是個體本身即為改變與控制其生活的動因（agent）。

二、內涵及重要概念

（一）三元交互決定論

　　三元交互決定論為社會認知理論的主要根基，強調人的行為可藉由一個三元互動模型來解釋（圖 16-4），即「行為」、「個人因素」、「環境因素」的兩兩雙向互動，互為因果，彼此影響而共同造成行為改變，因此稱為「交互決定」（reciprocal determination）。其中，個人因素包括認知、情感，及生物因素。

　　舉例來說，Tosto 等人 [59] 運用三元交互決定論來檢視學生的數學表現（行為因素），是否受到教室環境（環境因素）及其他個人因素（包括：對數學的興趣、數學自我效能以及學業自我概念）的影響。首先，就「環境因素」與「行為」的關係來看，數學課時的教室環境與學生的數學表現有正相關：教室環境越好，學生的數學表現越出色；而當學生的數學表現優良，會帶動數學課時整體的教室學習氛圍。

在「環境因素」與「個人因素」的關係方面，同樣教室環境越好，學生對數學越有興趣、數學自我效能及學業自我概念亦較高；而個人因素的表現亦會回饋至教室的整體環境。最後，在「個人因素」與「行為」的關係中可發現，若學生對數學的興趣、數學自我效能及學業自我概念越高，其數學表現越好；另一方面，學生在數學的表現越好，亦會引起學生對數學的興趣，並提升其自我效能及學業自我概念。

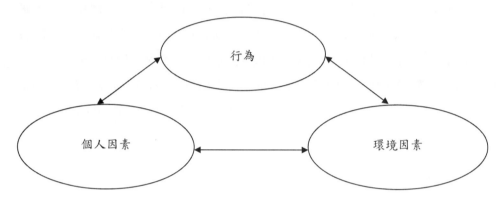

圖 16-4：三元交互決定論示意圖 [52]

（二）核心構念

社會認知理論的構念有許多，學者們之統整方式亦各有差異，以下根據三元交互決定論的面向，參考過去文獻 [60,61]，將重要核心構念進行歸納與說明，並概要整理於表 16-2（頁 420）。

- **個人因素**：在社會認知理論中，有以下四個主要的個人因素，包括：知識（knowledge）、結果期望（outcome expectations）、自我效能、集體效能（collective efficacy）。

1. 知識

所謂的知識，即與某議題相關的資訊與事實。無論是改變個人的健康信念或是行為，都需要具備知識，然而，單有知識是不足以驅動行為改變。在實務上，行為改變的介入方案常透過講演、示範、資料單張來提升個人的知識。

2. 結果期望

結果期望，指的是預期從事行為改變後可能產生的結果，包含正面與負面結

果。整體而言，若個人對於行為抱持的結果期望越正面，則越有可能從事該行為。預期結果可進一步被分為三種類型 [57]，包括實質（physical）、社會（social），及自我評價（self-evaluative）。

（1）實質結果期望：包括行為所帶來的正面與負面結果，如：外表改變、疾病症狀減輕、身體疼痛、金錢損失……等。舉例來說，「運動會帶來體重的改變」為針對運動這項行為所預期的實質結果之一。

（2）社會結果期望：指的是社會對於從事某行為的反應，如：贊同、反對、感到興趣、肯定……等。例如：癮君子可能預期家人贊同其戒菸行為。

（3）自我評價的結果期望：則是個人基於自我內在標準，預期從事某行為可能產生的感覺。換句話說，即是個體根據內在對行為所具之象徵性價值（symbolic values），評價從事該行為後的自我感覺，像是感到滿意、可提升自我價值、更具吸引力等。

人們通常會從事可帶來喜樂、滿足或自我價值的行為；相反地，若人們預期從事該行為會引起自我厭惡、自我譴責或感到羞恥，則從事該行為的可能性將降低。

3. 自我效能

自我效能的定義為「個人對於自己能夠從事某行為的信心程度」，最早由 Bandura 所提出，為社會認知理論中的核心構念，後亦被運用在其他理論中。值得注意的是，自我效能需與特定行為有所連結，即行為特定（behavior-specific）的自我效能，且需根據「現在」的狀態來評估，非指過去經驗或對未來的評估。若一個人對從事某行為的自我效能越高，則執行該行為的可能性越高。

根據 Bandura（1977），影響自我效能的來源有四種，包括：熟練經驗（mastery experiences）、替代性經驗（vicarious experience）、社會說服（social persuasion），以及情緒激發（emotional arousal）。

（1）熟練經驗：最有效提升自我效能的方法即是具備熟練經驗，因為這是能執行該行為的真實確據。個體透過不斷的練習，能發展出行為相關技能，也會越具信心繼續能從事該行為。

（2）替代性經驗：從觀察他人能成功執行某行為，而相信自己也有能力從事該行為。若所觀察學習的對象為重要意見領袖或楷模，將會增強替代性經驗對自我效能的影響。在設計行為改變策略時，行為楷模的選取往往會與介入對象之性別、種族、文化，或社經地位配對，以幫助介入對象產生「他

能，我也能」的信心。

（3）社會說服：若有他人正面的言語回饋，將能說服個體自己有能力能成功執行該行為。特別是當自己對於是否能從事新行為感到懷疑時，他人的言語說服將能給予個體信心去面對與處理所面臨的挑戰，而持續執行該行為。

（4）情緒激發：個體的心理狀態會影響其評估自己是否能執行某行為的信心。一個人的負面情緒會造成其認知混亂並導致自我效能的低落；相反的，正面的情緒狀態，將使個人具正面觀點，而有較高的自我效能。因此，若能降低個體的壓力反應，將能提升其自我效能。

4. 集體效能

人有時會處在無法單靠一己之力來促成行為改變的景況，而是需要團隊合作來達到目標。Bandura 因而延伸自我效能的概念至群體，使其成為「集體效能」，並將之定義為「集體成員對於結合彼此能力去執行某行為，以達成目標的共同信念」[53]。

• **行為因素**：社會認知理論中與行為有關的重要構念包括：觀察學習（observational learning）、目標設定（goal setting）、自我調控（self-regulation）、情緒因應（emotional coping）。

1. 觀察學習

指的是個體能夠從觀察他人從事某行為及其結果，來學習如何執行該行為。觀察學習係包含四個歷程 [52]：注意、保留、再生與動機過程。

（1）注意過程：個體觀察楷模所表現的行為。

（2）保留過程：個體將其所觀察的行為表現保存在其記憶中。

（3）再生過程：個體在具備相關知識、技巧、自我效能後，將所觀察到的行為表現出來。

（4）動機過程：個體具備執行該行為的動機，而願意在適當的時候表現該行為。因此，在此階段若有內在或外在誘因（如：獎勵），將能提升個體從事該行為的動機。

2. 目標設定

所描述的是為達成目標行為而設定目標及計畫。目標可以設定成短期或長期目標，一旦有明確的目標之後，將有助於行為改變。

3. 自我調控

指的是管理與改變自己想法、感覺與行為的能力，以達到最終要改變的目標。其影響機制包括三個心理次功能 [62]：自我監控（self-monitoring）、自我判斷（self-judgment），以及自我反應（self-reaction）。也就是個體在從事行為改變時，會透過自我監控、自我判斷與自我反應等歷程來調整其行為

4. 情緒因應

指的是個體為控制行為改變所件隨的情緒及生理狀態，所使用的因應方式。簡單來說，即是情緒管理。常見提升情緒因應能力的方式包括：漸進性肌肉鬆弛練習、瑜珈、自律訓練、視覺心像（visual imagery）……等。

- **環境因素**：指的是個體所處的環境，包括自覺以及實際環境。所謂的自覺環境，即個人對於自身所處環境的認知與解讀；實際環境則是個體現實所處的物理與社會環境。為協助行為改變，可以從增加環境中的「促進因子」（facilitators），或是減少「阻礙因子」（impediments）著手 [57]。另外，亦可透過「增強」來引起行為改變的動機及維持行為改變。

1. 促進因子

指的是環境中有助於行為改變的因素，如工具、資源、社會支持……等。舉例來說，可以透過改善社區中的健身設施，或是藉由增加同儕的社會支持來改善運動行為。

2. 阻礙因子

即是環境中降低行為改變可能性的因素。例如：社區的高犯罪率或雜亂無章的道路規劃，皆是阻礙改善運動行為的因素。

3. 增強

在環境中透過「獎勵」及「處罰」的方式來引起行為改變。

三、應用與評論

　　社會認知理論有別於個人層級之行為理論，強調個人因素－行為－環境因素三者之交互作用對健康信念與行為造成的影響。無論是實務或是學術上皆已被廣泛運用至不同行為，甚至是初級與次級的預防介入 [60]。然而，如同其他行為理論，社會認知理論亦有其限制。首先，社會認知理論包含許多構念，實務上難以同時運用全部構念，學者通常僅運用幾個核心構念於研究中。其次，構念的操作型定義在不同的研究中並不一致，可能影響結果的可比較性；針對自我效能與行為的測量亦常有所重疊，可能導致測量誤差。另外，社會認知理論缺乏清楚的理論架構，因而難以釐清構念間彼此之關係 [63]。儘管 Bandura 在其 2004 出版的文章中，已簡單說明自我效能如何直接或間接透過結果期望、環境因素及目標，來影響行為 [57]，然該文章並無描述社會認知理論中其他構念間的關係。最後，由於社會認知理論最初之發展並非用於行為改變，因此，在運用該理論至行為改變介入發展時，較缺乏清楚的指引。

表 16-2：社會認知理論之主要構念

類型	構念	定義	解釋與應用
個人因素	知識	針對某議題之資訊與事實	知識為行為改變不可獲缺的一環，介入時可透過**講演**及**提供資訊單張**來增加知識。
	結果期望	預期從事行為改變後可能產生的結果	包含正面及負面結果期望，亦可進一步分為三類：實質、社會及自我評價。可透過**討論**行為改變的益處、**腦力激盪**、**角色扮演**來強化結果期望。
	自我效能	個人對於自己能夠從事某行為的信心	為社會認知理論的核心構念，可透過**熟練經驗**、**行為楷模**、**社會說服**與**情緒舒緩**來提升自我效能。
	集體效能	集體成員對於結合彼此能力去執行某行為，以達到目標的共同信念	為自我效能構念的延伸，可透過**建造共同目標**、**溝通**、**團隊合作**來改變集體效能。

表 16-2：社會認知理論之主要構念（續）

行為因素	觀察學習	從觀察他人從事某行為及其結果，來學習如何執行該行為	觀察他人的行為及結果後，產生替代性經驗，進而學習該行為。可透過**大眾媒體**、**行為日誌**及**同儕楷模**進行觀察學習。
	目標設定	為達成行為改變而設定目標及計畫	設定清楚且明確的目標將有助於成功地改變行為。因此，介入時可提供設定目標的機會，並適時在達成目標時給予獎勵。
	自我調控	管理自己想法、感覺及行為的能力，以達到最終的目標	自我調控的機制包含三個心理次功能：自我監控、自我判斷，以及自我反應。
	情緒因應	即情緒管理：為控制行為改變所伴隨的情緒與生理狀態而使用的因應方式	可透過下列幾種方式提升情緒因應能力：漸進式肌肉鬆弛練習、瑜珈、自律訓練、視覺心像。
環境因素	促進及阻礙因子	環境中促進或阻礙行為改變之因素	若能於環境中提供有助人們從事行為改變的機會、必要的工具、資源、社會支持……等方法，將使得人們更容易執行新行為。另外，亦可透過移除阻礙因子來促進行為改變。
	增強	透過「獎勵」與「處罰」的方式來引起行為改變	獎勵或處罰的型態可以是有形的（如：金錢、物品、身體疾病）或是無形的（如：讚美、認同、排擠、嘲笑）。

第五節　生態模式（Ecological Model）

一、起源與發展

生態（ecology）一詞源自於生物學，所謂「生態」，是指個體和周遭環境（包括物質環境和社會環境）互動，進而影響個體在生理、心理和社會各方面的健康，所以「生態」不是單指一個系統，也非單一變項，乃是一種模式、架構或看待事物的觀點 [64]。

從流行病學的歷史來看，環境對健康的影響，在很早以前就被納入研究中，但因之後細菌說的盛行，以及後來發現個人的行為和罹病有關，因此關注點轉為強調個人因素，認為健康是個人的責任。但在 20 世紀後半，開始發現影響疾病的因素

不單只是個人，環境及社會，甚至是文化習俗都有影響，因此生態模式開始形成。

　　從心理學觀點發展的生態模式，可推至 1953 年 Skinner 針對人類行為提出的理論 [65]。他跳脫大部分心理學者僅探討個人認知和感覺的模式，另加入一些從環境而來且對行為造成影響的因素，可說是心理學之生態模式的先驅。Lewin[66] 是更早使用 "ecological psychology" 這個字的人，他在 1936 年時就提出此概念，但其所指的「環境」僅限於「個人對外在環境的知覺」，非一般客觀上認知到的環境。在 1979 年時，Bronfenbrenner 指出，不同層級的環境因素會與個人特質和健康狀況有關 [67]，其所提出的生態模式成為之後探討多層級環境對人健康影響的基礎。

　　近年來生態模式的演進更從原本單純用於解釋及預測行為，發展至可應用於健康促進計畫之規劃，如：McLeroy 等人（1988）年所提出的生態模式 [68]、Stokols（1992）所提出的健康促進生態模式 [69]、或像是 Glanz 等人（2005）所提之模式 [70]。總之，生態模式在各個不同的領域中，持續不斷地發展且愈加受到重視。

二、健康行為的生態模式

（一）Bronfenbrenner 提出的生態模式

　　心理學家 Bronfenbrenner 認為 [71]，在個人周圍的環境，就像是俄羅斯娃娃一樣，可以有很多個層次。1979 年時，他將環境從內到外分成三個層次：微系統（microsystem）、中系統（mesosystem）、外系統（exosystem）。1986 年之後，他又加上巨系統（macrosystem）和時間系統（chronosystem），成為五個層次（圖 16-5），或稱之為生物生態理論（Bioecological Theory）。

1. 微系統
　　微系統指的是，在特定場合下人際之間的交流與互動。此處所謂的「場合」，主要是指個人日常生活中所接觸的場域，包括家庭、學校、社區、職場等。在微系統中，個人不單是被動地受他人的影響，也可以是主動地影響這個系統內的其他人。Bronfenbrenner 認為，大部分有關社會文化的研究，多停留在這個層次。

2. 中系統
　　中系統指的是，在微系統中的組織體系或不同場域之間的交流與互動，包括家

庭和學校之間；學校和職場之間；家庭和職場之間等，產生關係的連結。例如，在家裡常被父母拒絕的孩子，在學校裡較難與同儕建立正向的關係；父母因為工作疲憊導致情緒不佳而對子女做出不當的管教。

3. 外系統

外系統指的是，更大的社會體系，其可透過教育、政治、經濟、法律、政策等，直接或間接地影響個體和場域，且在此系統中個體是沒有主控權的。例如，婦女的公司政策可能影響其與丈夫，或其與兒女之間的關係。

4. 巨系統

巨系統指的是，個體之生活環境中存在的「文化」，包括行為模式和價值信念，以及代代相傳的風俗習慣等。巨系統同時包含前述三個層級的系統，或者說巨系統是由微系統、中系統和外系統共同組成的。

5. 時間系統

時間系統指的是，因為生命週期或歷史年代的不同，造成環境或事件的轉型。例如，父母離婚對子女的影響研究發現，隨著子女年齡的不同，影響程度會改變。時間系統包括人一生所經歷的各種事件，不論是獨立發生或接續發生。例如，就學、就業、結婚、退休等常態事件；或者親人死亡、夫妻離婚、中樂透彩等特殊事件。

Bronfenbrenner 提出的生態模式，非常強調各系統間以及系統內各單位間的互動，對於個人帶來的各種影響。因此，這些系統不應被視為是分開的或獨立的層面，而是相互交織互為影響的。此模式演變至今，不僅用以提醒在做規劃時應觀察多層面的影響，而且建議應發展多元化的介入策略。

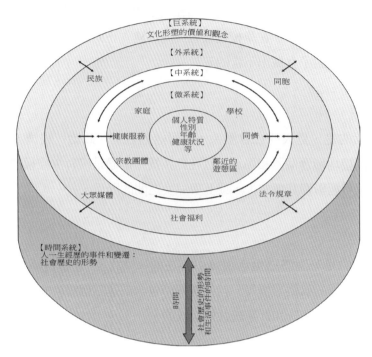

圖 16-5：生物生態理論的架構 [71]

（二）Glass 和 McAtee 提出的生態模式

　　Glass 和 McAtee 強調 [72]，人類行為中有些是個人無法決定的，必須考慮到周圍環境和生物基因的影響。圖 16-6 為其提出的多層級框架（Multilevel Framework），是以縱軸和橫軸來呈現。其中，縱軸代表的是「層次區隔」，從最底層或最小的層次依序往上推升，也就是從基因、細胞、器官到個體，再向上發展成團體、家庭、社會網絡、族群，最後則是總體（即全球）。橫軸代表「時間趨勢」，將水面的左端視為「上游」，右端視為「下游」時，當水從左端向右端流動，就好像人的一生從早年的嬰幼兒期開始，持續地長大成熟至成年期，再朝向晚年的老年期邁進。

　　以三度空間的概念來看，因著水面可以區分成以下幾個部分：（1）在水面下的金字塔，代表基因到器官的各層級變化；（2）和水面交錯的是人所表現的行為；（3）在水面上的倒金字塔，代表的是微層（如團體、家庭、社會網絡等）、中層（如職場、學校、社區、健康照護機構等）、巨層（如國家／州、大區域等）到總層（如全球的地緣政治、經濟、環境等）。以不平靜的水流代表一個人的生命歷程時，期間發生的某些事件（如生病），可能成為個人向前游動的阻力，但某些事件（如

結婚）則可能成爲個人向前游動的助力。由於此模式綜合前人的理論，提出三度空間的思考架構，故稱爲「多層級框架」。

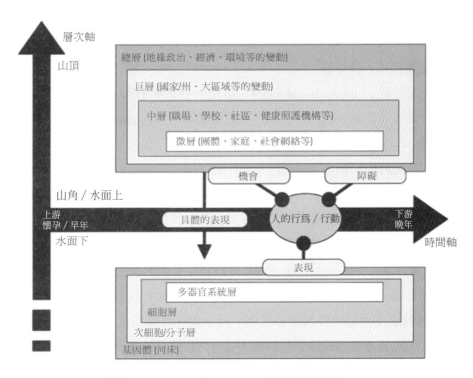

圖 16-6：Glass 和 McAtee 之多層級框架 [72]

　　Glass 和 McAtee 提出之生態模式，納入了基因的影響，也就是將個人內部的層級也含括在模式內。之前提出的生態模式，係將個人視爲一個整體，與此模式的思考方式不同。另外，此模式將時間軸代表水流，當水在流動時可能遇到的亂流或峽谷，比喻爲個人從事特定行爲時可能遭遇的困難；水面上漂流的浮物，則比喻爲個人所處環境中的機會或優勢，只要抓住這些機會或優勢，行爲就可以順利執行。此模式將「機會」和「障礙」一併納入思考，確實和之前的模式有所不同。此外，風險調節因子（risk regulator）包括種族歧視、社會不平等、環境污染、貧窮……等，並非流行病學所定義的「致病因」，卻與疾病的發生脫不了關係。一般說來，風險調節因子的層級比個人因素（如知識不足）高，但是比總層因素（如全球環境變遷）低。簡言之，Glass 和 McAtee 提出之生態模式，企圖運用較完善的思考框架及時間變化，來涵蓋所有與行爲和社會有關的概念。

（三）McLeroy 等人提出的生態模式

McLeroy, Bibeau, Steckler 和 Glanz 共同提出一個適合健康促進領域運用的生態模式 [68]，係源自上述 Bronfenbrenner 提出的模式。McLeroy 等人將影響健康行為的因素分成五個層級：個人因素、人際互動和初級團體因素、機構因素、社區因素、公共政策因素。分述如下：

1. 「個人因素」（intrapersonal factor）是指一些會影響行為的個人特質，如知識、態度、信念、技巧、人格、自我概念等，亦包括個人的成長經驗和疾病史等。

2. 「人際互動和初級團體因素」（interpersonal processes and primary groups）是指，正式與非正式的社會網絡及社會支持系統，包括：家人、同事與同儕網絡，其內涵涉及互動過程中所產生的認同、情感支持、角色定位，亦包含社會網絡的大小，或人際互動的頻率、內容、品質等特質。

3. 「機構因素」（institutional factors）是指一些會限制或促進個人行為的機構特質，包括：組織結構、管理風格、獎勵制度、福利政策、規範或條約等。而影響健康及行為的機構是多元的，可以是托育機構、學校，或是工作場所等，這些機構的各種特質提供個人重要的經濟及社會資源，並透過個人機構參與及社會化的過程，將社會文化及價值傳遞給個人。

4. 「社區因素」（community factors）。事實上，「社區」一詞涵蓋不同的意義，可以將之概念化為社群，而去探討個人隸屬不同社群所帶來的影響；亦可將社區視為某地區機構與機構彼此之間的關係，這些關係可以是正式的或非正式的，但通常有既定的或約定成俗的界線；或是以地理或是政治界線來作為社區的區隔。不同社區的定義，影響著研究者如何針對該社區因素進行介入。

5. 「公共政策因素」（public policy）是指政府或地方訂定的政策，尤其是與健康有關的公共政策，可以支持健康促進、疾病預防、衛生教育、健康篩檢、傳染控制、疾病治療等各項工作的推展。

McLeroy 等人提出的生態模式，是綜合其他生態模式，另加入健康行為的相關因素，然後依照生態模式的概念分出層級。此模式強調，當社會環境發生變化時，個人行為也會改變，所以針對不健康行為的介入策略，除了針對個人的行為改變之外，亦應針對不同層級的影響因素發展有效的改變策略，提升介入的層級至人際、組織、社區或公共政策。

三、應用與評論

　　生態模式在運用上具有全面性，因為生態模式將所有層級的因素抽絲剝繭陳列在模式中，因此在思考影響某行為或健康狀況的因素時，可以較為全面，不會僅鎖定在某一層面上。另外，生態模式納入時間因素，因此各層面因素之長期變化帶來的影響，也可以置入模式中一併探討。然而，生態模式的全面性，也有應用上的限制；由於此模式的範疇很廣，在實際應用上，也較難涵蓋所有的面向。雖然生態模式在理論上已經被應用在很多回顧型的文章或概念推廣型的文章中，但在實證研究時，通常較難直接測量所有的面向，因此在資源有限的情況下，仍會在眾多因素中選取某些變項納入實證分析。

　　最後，Sallis 與 Owen 強調 [73]，將生態模式應用在健康行為領域，作為設計健康介入方案的依據時，應注意以下原則：

1. 需考慮健康行為受到多層級因素的影響：由於影響因素來自不同層級，各因素可能在各層級內、不同層級間，或同時且共同地造成影響。

2. 需考慮影響健康行為之環境因素的多樣性：考量環境因素時，應將自然環境、物理環境、社會環境中之各種類型的因素皆納入考慮。

3. 需依健康行為的特性選擇適用的生態模式：影響各種行為的因素不盡相同。因此，探討特定的健康行為時，需依其特性，選擇適合的生態模式。

4. 需以多層級觀點設計健康介入方案：應用生態模式去發展健康介入方案時，由於需考慮到影響因素來自多層級，故介入策略也應朝多元化思考。

5. 多層級介入需要跨部門或跨族群的合作：跨部門或跨族群的合作亦需長時間的磨合，才能讓計畫中有關聯的所有部門發揮各自的功用。

6. 需瞭解生態模式之各層級內變項間的關係：由於生態模式有不同的層級，其中包含眾多變項，因此需要透過實證研究來釐清其間的關係。

7. 政治力會限制生態模式的應用：偏頗的法律、不適當的政策、利益團體的關說……等，都會影響以生態模式為基礎之多層級介入的有效性和可行性。規劃者應注意政治氣氛及其變化，需看準並掌握時機來推動相關的政策。

第六節　行為經濟學：巧推

　　行為經濟學（behavioral economics）的起源來自於對人類行為的觀察，發現人們即便擁有相關知識或技能，所做的行為決定不見得都是「理智的」（rational）。因此，為了更進一步瞭解人類的行為表現，而將心理學與經濟學的元素予以結合，成為行為經濟學。運用行為經濟學於行為改變的介入設計，將有助於行為的改變而達到健康促進的目標。2017 年諾貝爾經濟學獎得主 Richard Thaler，偕同 Cass Sustein，即運用行為經濟學的內涵，提出「巧推」（Nudge）理論 [74]，描述如何透過改變人們的選擇，以助其做出行為的改變。

　　本節將先說明，為什麼人們做健康的決定是困難的（如：規律運動、早睡早起、均衡飲食）？再進一步以「巧推」為例，呈現如何運用行為經濟學改變人所處的情境脈絡，減少行為改變的阻礙，來幫助人們做更好的決定。

一、行為改變的阻礙

　　儘管多數人都知道負面健康行為對健康的危害，如吸菸導致癌症的風險增加、含糖飲料的攝取可能導致肥胖，然而，人們卻仍然持續從事這些有害健康的行為。其中幾個原因源自於我們大腦的思路 [75]：

（一）人天生便是如此

　　當人們在做決定時，是受到大腦的兩個系統共同影響，即直覺系統（intuitive system）以及意識系統（deliberate system）。直覺系統又稱「系統一」，也就是仰賴情感、感覺，及過去的經驗法則（heuristics），來產生快速且自動的反應。相反地，意識系統（或稱「系統二」）是我們的審慎思維，需費力去進行思考與判斷。然而，受限於大腦的功能，大部分我們仰賴系統一來做行為決定，這意味著，當我們行動時，很多時候缺乏理性的思考。

（二）人是受限的

　　如同上述，系統二能幫助個體做出健康的決定，然而，有許多的因素限制了系統二的運作。其中一項即是個體在認知能力（cognitive capacity）上的限制，我們的大腦無法同時處理多重訊息或容納許多無相關的想法。因此，個體在做選擇時，若

受到其他事件的影響而分心，可能做出不利健康的決定。另外，人的注意力、記憶以及自我意志（willpower）亦有限，因而降低人們做出正確決定與行動的可能性。

（三）經驗法則與偏誤

由於人是受限的，因而時常藉由經驗法則來幫助我們更有效的做決定，讓大腦的認知能力能處理其他更需專注力及思考的事情。然而，經驗法則卻也隱含著以下幾種常見的偏誤（biases），而使我們做出不見得有益的決定。

1. 高估現狀偏誤（present-biased preferences）

相較於未來，人們更傾向關注於現狀 [76]。因此，人們通常會優先考慮立即的目標，而非長期目標；會選擇立即獎勵，而非延遲的獎勵。舉例來說：對於癮君子來說，當下吸菸所帶來的愉悅感，遠比戒菸能在未來對健康帶來好處還重要。

2. 小數額效果（peanuts effect）

另一個常見的偏誤為「小數額效果」，意思就是人們對於小額的損失通常不以為意，而忽略了多次損失後所造成的累積性虧損 [77]。所以我們會常聽到人們說：「我只是吸一根菸而已，並不會導致癌症」。然而，若人們每次吸菸與否的決定，都是根據單次的損失來判斷，那麼可能因此持續吸菸。同理，透過多次、小數額的獎勵可能無法激勵人們改變行為；倘若透過一次性、高額的獎勵，更有可能促使人們達到改變行為的目標。

3. 維持現狀偏誤（status quo bias）

導致人們做出不健康決定的另一原因即是受到「維持現狀偏誤」，或稱「預設偏誤」（default bias）的影響 [78]。 也就是說，即使提供更好的選項，人們仍然傾向安於現狀，或接受預設值。例如：2013 年前至麥當勞點兒童餐，除非顧客有好的理由選擇更換套餐飲料，否則大部分將接受所提供預設的飲料——可樂。

4. 社會規範的影響

人類的行為亦受社會規範的影響。如本章第二節計畫行為理論中之「主觀規範」的概念，個體自覺身旁重要他人認為自己應該怎麼做，將影響其決定是否從事該行為。因此，透過社會規範，將可能對行為改變帶來幫助。

二、巧推

　　由上述可知，人類是有限的生物，在做決定時常受到大腦認知與情境脈絡的影響而產生偏誤，因而不見得能如預期從事健康的行為。基於此，學者提出「巧推」理論，提倡藉由改變選擇架構（choice architecture），也就是改變選擇被呈現的方式，來幫助人們做出更好的決定 [74]。因此，政府、公衛學者專家能成為「選擇建築師」（choice architects），透過情境脈絡的設計，輕輕引導人們做出健康的選擇。具體說明如下：

（一）定義

　　所謂的「巧推」，英文原是「用手肘輕推」的意思。後來被學者運用至行為經濟學中，而形成巧推理論；其定義是「在不限制選擇，或顯著改變經濟誘因的情況下，來影響人們的行為」[74]。此理念也因此被稱做是「自由家長制」（libertarian paternalism），意思就是，改變人們做選擇的方向，卻仍保有個人自由選擇的權利。

（二）選擇架構的六大原則

　　如同巧推的英文原文 Nudge，實務上在設計選擇架構時有六大原則：誘因（iNcentives）、瞭解對應關係（Understanding mappings）、預設值（Defaults）、提供回饋（Give feedback）、預期錯誤（Expect error），以及安排複雜的選擇（Structure complex choices）。

　　1. **誘因**：提供誘因能有助於行為改變，然而設計選擇架構時，需視對象的特性及需求，提供最適合的誘因。可藉由提出誰是使用者（who uses）、誰來做選擇（who chooses）、誰來付費（who pays）以及誰是受益者（who profits）的問題來協助選擇的建構，讓民眾能被提供的誘因所吸引。

　　2. **瞭解對應關係**：每個決定都會導致特定的結果。若仍清楚呈現每個選擇後面所對應的代價及利益，將有助人們做好的決定。

　　3. **預設值**：如同前述，人的能力有限，對於生活中的每件事情無法皆在謹慎評估後做決定，而「預設值」即提供了人們最不費力或困難度最低的選項（不需要做任何的變動）。另外，在維持現狀的偏誤下，人們亦傾向使用預設值。

　　4. **提供回饋**：若能適時的給予回饋，將提升行為改變的可能性。

　　5. **預期錯誤**：人人皆會犯錯，若在人們做決定前先說明可能犯下的錯誤，將能

引導人們做出正確的選擇。

6. **安排複雜的選擇**：一旦所面臨的選擇既多元又複雜，人們可能因此無法做出
正確的決定。因此，選擇建築師若能將選項做更好的編排與整理，即可協助
人們做出健康的選擇。

（三）巧推策略與應用

Sunstein（2014）則進一步整理 10 項重要的巧推策略 [79]，以供政策與介入設
計之參考。茲將各項策略之說明整理於表 16-3。

實務上，巧推策略已被運用至改變多項健康行為。一項評估運用巧推策略於成
人減重成效之系統性文獻回顧及統合分析即發現，多數行為改變計畫運用選擇架構
原則及多元巧推策略於介入設計中，像是金錢誘因、回饋與提醒；相較於對照組，
接受巧推策略介入的組別顯著的改善體重、身體質量指數，以及腰圍 [80]。另一
項統合分析亦顯示，運用巧推策略能有效改變選擇健康食物的頻率及降低整體卡路
里的攝取 [81]。疫情期間，運用「提醒」這項巧推策略，則被發現能顯著提升人
們疫苗接種 [82]。

巧推亦開始被各國政府應用於政策發展上，最廣為人知的即是由英國政府於
2010 年所成立的「行為洞察小組」（Behavioral Insights Team），受到巧推理論的影
響，致力於運用行為經濟學與社會心理學於政策制定，因此後來被稱做是「巧推小
組」（Nudge Unit）。舉例來說，該小組曾運用巧推策略於器官捐贈的政策上，結果
發現，若在器官捐贈的網頁上加註不同的標語及圖示，將改變人們決定捐贈器官的
行為。例如：加註「每天有成千上萬的民眾看到此網頁而決定捐贈器官」的標語，
來藉由社會規範影響人們做決定 [83]。

（四）評論

人們要持續從事健康行為或做出健康的決定不是一件容易的事，然而運用行為
經濟學的內涵（如：巧推）於政策與介入發展中，能有助於人們更容易做出改變。
即便如此，巧推策略在發展與應用上仍有其挑戰與限制。首先，部分巧推策略所帶
出的行為改變可能不易維持或變成習慣，因為習慣的養成需要在相同的情境下，重
複地執行才有可能 [84]。相同的巧推策略運用在不同的族群、場域、以及行為，
所帶來的效果亦有所差異 [85]。另外，巧推策略在道德層面上亦受到質疑，因為
研究對象往往不瞭解行為改變的理由，而在研究者所設計的情境下做出特定的選擇

[84]。最後,巧推策略並非萬靈丹,行為改變仍需要與現有其他政策做結合,才能達到健康促進的目的。

表 16-3:十項重要的巧推策略

巧推策略	說明
1. 預設值規則 （default rules）	為了能更有效率地做決定,人們傾向接受預設值。例如:若將人們自動加入健康照護計畫(預設值),而非交由人們主動選擇,多數人將選擇留在該計畫。
2. 簡化 （simplification）	人們面對複雜的選項或內容將產生困惑,因此,介入策略的規劃應儘可能簡化。
3. 使用社會規範 （use of social norms）	透過呈現大多數人的選擇,或是大多數人「認為」應該要怎麼做來引導人們做健康的決定。
4. 提升易用性及便利性 （increases in ease and convenience）	人們通常做簡單的決定。因此,若能降低自覺障礙(如:花時間瞭解該怎麼做)將能促進行為改變。
5. 揭露 （disclosure）	完整揭露所提供選擇的相關資訊,使人們做決定前能知道各項重要細節,而做出正確的決定。
6. 警語、圖像及其他 （warning, graphic, or otherwise）	透過警語、圖像或其他方式(如:大字體、粗體、或亮色)吸引人們注意力。
7. 預先承諾 （precommitment strategies）	針對欲改變的行為,事先做出承諾,將有助行為改變目標的達成。
8. 提醒 （reminders）	透過適時的提醒,確保人們做出行為改變。
9. 誘發實踐意圖 （eliciting implementation intentions）	一旦人們有從事行為的意圖,未來執行該行為的可能性將增加。
10. 提供舊選擇之內涵及其結果的訊息 （informing people of the nature and consequences of their own past choices）	讓人們理解自己過去所做選擇的相關特質及其導致的結果(如:因健康問題所造成的花費),將有助於做出更好的選擇。

資料來源:[79]。

總　結

　　本章介紹公共衛生領域中，應用於健康行爲改變的幾個常見理論與模型。「健康信念模式」屬於個人層級的行爲理論，以個人對健康所持的信念爲核心，並涵蓋幾個重要的構念，包括：自覺罹患性、自覺嚴重性、自覺行動利益、自覺行動障礙、自我效能與行動線索。同屬個人層級的行爲理論則包括「理性行動論／計畫行爲理論」以及「跨理論模式」。「計畫行爲理論」爲理性行動論的延伸，強調影響行爲的**意圖**，並呈現影響行爲意圖的三大構念，即行爲態度、主觀規範，與自覺行爲控制。另外，**行爲態度**由行爲信念與行爲結果評價共同決定、**主觀規範**則由規範信念與遵從動機組成、**自覺行爲控制**是受到控制信念與自覺能力的共同驅動。「跨理論模式」則是針對行爲改變之不同階段所提出的理論，包括四個核心的概念：改變階段、改變過程、決策平衡，以及自我效能。該模式中強調行爲的改變階段並非線性而是螺旋的，且改變階段與改變過程間有其對應關係。

　　「社會認知理論」則屬於人際層級的行爲理論，以三元交互決定論爲主要根基，說明人的行爲表現受到行爲、個人因素、環境因素三者間之交互影響，而非源於單一層面或單向的影響，並強調個人認知歷程的重要性。「生態模式」呈現類似的觀點，認爲個體的健康受到其與周遭環境互動的共同影響，其演進更從原本單純用於解釋及預測行爲，發展至可應用於健康促進計畫之規劃。本章分別以 Bronfenbrenner、Glass 和 McAtee，以及 McLeroy 等人所提出的生態模式做說明，描述健康行爲的多層級影響因素。本章最後介紹近年開始被應用於政策與行爲改變的新興理論「巧推」，說明選擇架構設計的六大原則（誘因、瞭解對應關係、預設值、提供回饋、預期錯誤、安排複雜的選擇），並簡介十項重要的巧推策略，以呈現如何透過情境脈絡的設計，來引導人們做出健康的選擇。

　　綜合而言，上述理論與模型已被廣泛運用至不同主題與族群，即便如此，仍各有其優缺點。因此，應用時，除需考量主題內涵、目標族群之特色，及其所處之社會文化環境外，亦可同時結合不同理論，以提升行爲改變的成效。

關鍵名詞

行動期（Action）

行為態度（Attitude toward the behavior）

行為信念（Behavioral belief）

行為經濟學（Behavioral economics）

選擇架構（Choice architecture）

時間系統（Chronosystem）

控制信念（Control belief）

意識覺醒（Consciousness raising）

意圖期（Contemplation）

反制約（Counterconditioning）

行動線索（Cues to action）

決策平衡（Decisional balance）

情緒舒緩（Dramatic relief）

生態模式（Ecological Model）

情緒因應（Emotional coping）

環境再評價（Environmental reevaluation）

行為結果評價（Evaluations of behavioral outcomes）

外系統（Exosystem）

目標設定（Goal setting）

健康信念模式（Health Belief Model）

健康行為改變（Health behavior change）

協助關係（Helping relationships）

巨系統（Macrosystem）

維持期（Maintenance）

中系統（Mesosystem）

微系統（Microsystem）

遵從動機（Motivation to comply）

規範信念（Normative belief）

巧推（Nudge）

觀察學習（Observational learning）

結果期望（Outcome expectations）

小數額效果（Peanuts effect）

自覺障礙（Perceived barriers）

自覺行為控制（Perceived behavioral control）

自覺利益（Perceived benefits）

自覺能力（Perceived power）

自覺嚴重性（Perceived severity）

自覺罹患性（Perceived susceptibility）

前意圖期（Precontemplation）

準備期（Preparation）

高估現狀偏誤（Present-biased preferences）

改變過程（Processes of change）

交互決定（Reciprocal determination）

增強處理（Reinforcement management）

自我效能（Self-efficacy）

自我解放（Self-liberation）

自我再評價（Self-reevaluation）

自我調控（Self-regulation）

社會認知理論（Social Cognitive Theory）

社會解放（Social liberation）

改變階段（Stages of change）

維持現狀偏誤（Status quo bias）

刺激控制（Stimulus control）

主觀規範（Subjective norm）

終止期（Termination）

理性行動論（Theory of Reasoned Action）

計畫行為理論（Theory of Planned Behavior）

跨理論模式（Transtheoretical Model）

複習問題

1. 請說明健康信念模式中，與個人健康相關行為或行動之個人信念及其他相關概念。

2. 請分別以大腸直腸癌篩檢與 COVID-19 疫苗接種為例，說明健康信念模式各重要概念之應用。

3. 請列出跨理論模式的六項前提假設，並以此說明此理論為何名為「跨理論」模式。

4. 請以螺旋模式列出跨理論模式的改變階段，並以戒菸行為為例，具體說明。

5. 請說明跨理論模式之改變階段與十個改變過程之對應。

6. 「自我效能」為社會認知理論中的核心構念之一，請先說明自我效能的定義，並進一步描述影響自我效能的四種來源。

7. 有別於理性行動論，計畫行為理論中進一步呈現了「自覺行為控制」對行為意圖的影響。請問何謂自覺行為控制？應用上除了直接針對該構念進行測量外，又可以透過哪兩個形成型指標來進行測量？

8. 關於 Bronfenbrenner 的生態模式之描述何者正確？
   (A) 微系統是與個人行為最接近的多元影響因素 (B) 巨系統是個人沒有主控權的因素 (C) 外系統是指文化、政策、媒體的影響 (D) 中系統是個人與環境的互動

引用文獻

1. Gochman DS. Health behavior research: Definitions and diversity. In: Gochman DS, ed. Handbook of health behavior research: Vol I Personal and social determinants. New York: Plenum Press, 1997.

2. Gochman DS. Labels, systems and motives: some perspectives for future research and programs. Health Educ Q 1982;**9**:263-70.

3. Rosenstock IM. Historical Origins of the Health Belief Model. Health Education Monographs 1974;**2**:328-35. doi:10.1177/109019817400200403.

4. Becker MH, Maiman LA, Kirscht JP, Haefner DP, Drachman RH. The Health Belief

Model and prediction of dietary compliance: a field experiment. J Health Soc Behav 1977;**18**:348-66.

5.　Janz NK, Becker MH. The Health Belief Model: a decade later. Health Educ Q 1984;**11**:1-47. doi:10.1177/109019818401100101.

6.　Champion VL, Skinner CS. The health belief model. Health behavior and health education: Theory, research, and practice 2008;**4**:45-65.

7.　Burns AC. The expanded health belief model as a basis for enlightened preventive health care practice and research. J Health Care Mark 1992;**12**:32-45.

8.　Cummings KM, Jette AM, Rosenstock IM. Construct Validation of the Health Belief Model. Health Education Monographs 1978;**6**:394-405. doi:10.1177/109019817800600406.

9.　Davidhizar R. Critique of the health-belief model. J Adv Nurs 1983;**8**:467-72. doi:10.1111/j.1365-2648.1983.tb00473.x.

10.　Harrison JA, Mullen PD, Green LW. A meta-analysis of studies of the Health Belief Model with adults. Health Educ Res 1992;**7**:107-16. doi:10.1093/her/7.1.107.

11.　Maiman LA, Becker MH, Kirscht JP, Haefner DP, Drachman RH. Scales for measuring health belief model dimensions: a test of predictive value, internal consistency, and relationships among beliefs. Health Educ Monogr 1977;**5**:215-30. doi:10.1177/109019817700500303.

12.　Mikhail B. The health belief model: a review and critical evaluation of the model, research, and practice. ANS Adv Nurs Sci 1981;**4**:65-82.

13.　Hurley AC. The health belief model: evaluation of a diabetes scale. Diabetes Educ 1990;**16**:44-8. doi:10.1177/014572179001600111.

14.　Wyper MA. Breast self-examination and the health belief model: variations on a theme. Res Nurs Health 1990;**13**:421-8. doi:10.1002/nur.4770130610.

15.　Bush PJ, Iannotti RJ. A Children's Health Belief Model. Med Care 1990;**28**:69-86. doi:10.1097/00005650-199001000-00008.

16.　Thomas LW. A critical feminist perspective of the health belief model: implications for nursing theory, research, practice, and education. J Prof Nurs 1995;**11**:246-52. doi:10.1016/s8755-7223(95)80027-1.

17.　Clarke VA, Lovegrove H, Williams A, Machperson M. Unrealistic optimism and the Health Belief Model. J Behav Med 2000;**23**:367-76. doi:10.1023/a:1005500917875.

18.　Finfgeld DL, Wongvatunyu S, Conn VS, Grando VT, Russell CL. Health belief model and reversal theory: a comparative analysis. J Adv Nurs 2003;**43**:288-97. doi:10.1046/j.1365-2648.2003.02712.x.

19.　Juniper KC, Oman RF, Hamm RM, Kerby DS. The relationships among constructs in the health belief model and the transtheoretical model among African-American college women for physical activity. Am J Health Promot 2004;**18**:354-7. doi:10.4278/0890-1171-18.5.354.

20. Kasl SV, Cobb S. Health behavior, illness behavior, and sick role behavior. I. Health and illness behavior. Arch Environ Health 1966;**12**:246-66. doi:10.1080/00039896.1966.10664365.

21. Kasl SV, Cobb S. Health behavior, illness behavior, and sick-role behavior. II. Sick-role behavior. Arch Environ Health 1966;**12**:531-41. doi:10.1080/00039896.1966.10664421.

22. Quah SR. The health belief model and preventive health behaviour in Singapore. Soc Sci Med 1985;**21**:351-63. doi:10.1016/0277-9536(85)90112-1.

23. King JB. Illness attributions and the health belief model. Health Educ Q 1983;**10**:287-312. doi:10.1177/109019818301000309.

24. Becker MH. The Health Belief Model and Sick Role Behavior. Health Education Monographs 1974;**2**:409-19. doi:10.1177/109019817400200407.

25. Sayegh P, Knight BG. Cross-cultural differences in dementia: the Sociocultural Health Belief Model. Int Psychogeriatr 2013;**25**:517-30. doi:10.1017/s104161021200213x.

26. Fishbein M. Readings in attitude theory and measurement. New York: Wiley, 1967.

27. Fishbein M, Ajzen I. Belief, attitude, intention, and Behavior: An introduction to theory and research. Reading, MA: Addison-Wesley, 1975.

28. Azjen I, Fishbein M. Understanding attitudes and predicting social behavior. Englewood Cliffs, NJ: Prentice-Hall, 1980.

29. Ajzen I. The theory of planned behavior. Organizational Behavior and Human Decision Processes 1991;179-211.

30. Riebl SK, Estabrooks PA, Dunsmore JC, et al. A systematic literature review and meta-analysis: The Theory of Planned Behavior's application to understand and predict nutrition-related behaviors in youth. Eat Behav 2015;**18**:160-78. doi:10.1016/j.eatbeh.2015.05.016.

31. Lareyre O, Gourlan M, Stoebner-Delbarre A, Cousson-Gélie F. Characteristics and impact of theory of planned behavior interventions on smoking behavior: A systematic review of the literature. Prev Med 2021;**143**:106327. doi:10.1016/j.ypmed.2020.106327.

32. Hagger MS, Chatzisarantis NLD, Biddle SJH. A meta-analytic review of the theories of reasoned action and planned behavior in physical activity: Predictive validity and the contribution of additional variables. Journal of Sport & Exercise Psychology 2002;**24**:3-32. doi:10.1123/jsep.24.1.3.

33. Ajzen I. The theory of planned behavior. Handbook of social psychological theories. London, UK: Sage, 2012;438-59.

34. Ajzen I. The theory of planned behavior: Frequently asked questions. Human Behavior and Emerging Technologies 2020;**2**:314-24. doi:10.1002/hbe2.195.

35. Fishbein M, Ajzan I. Predicting and changing behavior: The reasoned action approach. New York, NY: Psychology Press, 2010.

36. Ajzen I. From intentions to actions: A theory of planned behavior. In: Kuhl J, Beckmann J, eds. Action-control: From cognition to behavior. Heidelberg, Germany: Springer, 1985;11-39.

37. Earle AM, Napper LE, LaBrie JW, Brooks-Russell A, Smith DJ, de Rutte J. Examining interactions within the theory of planned behavior in the prediction of intentions to engage in cannabis-related driving behaviors. Journal of American College Health 2020;**68**:374-80. doi:10.1080/07448481.2018.1557197.

38. Hukkelberg SS, Hagtvet KA, Kovac VB. Latent interaction effects in the theory of planned behaviour applied to quitting smoking. British Journal of Health Psychology 2014;**19**:83-100. doi:10.1111/bjhp.12034.

39. Montano DE, Kasprzyk D. Theory of reasoned action, theory of planned behavior, and the integrated behavioral model. In Glanz K, Rimer BK, Viswanath K, eds. Health behavior: Theory, research and practice. San Francisco, CA: Jossey-Bass, 2015;95-124.

40. Sniehotta FF, Presseau J, Araujo-Soares V. Time to retire the theory of planned behaviour. Health Psychology Review 2014;**8**:1-7. doi:10.1080/17437199.2013.869710.

41. Ogden J. Some problems with social cognition models: A pragmatic and conceptual analysis. Health Psychology 2003;**22**:424-8. doi:10.1037/0278-6133.22.4.424.

42. Gagne C, Godin G. The theory of planned behavior: Some measurement issues concerning belief-based variables. Journal of Applied Social Psychology 2000;**30**:2173-93. doi:10.1111/j.1559-1816.2000.tb02431.x.

43. Prochaska JO, Redding CA, Evers KE. The transtheoretical model and stages of change. In: Glanz K, Rimer B, Viswanath K, eds. Health Behavior and Health Education: Theory, Research, and Practice. 4th ed. San Francisco: Jossey-Bass Publisher, 2008;97-120.

44. Prochaska JO, DiClemente CC. Stages and processes of self-change of smoking: toward an integrative model of change. J Consult Clin Psychol 1983;**51**:390-5. doi:10.1037//0022-006x.51.3.390.

45. Prochaska JO, DiClemente CC, Norcross JC. In search of how people change. Applications to addictive behaviors. Am Psychol 1992;**47**:1102-14. doi:10.1037//0003-066x.47.9.1102.

46. Bandura A. The anatomy of stages of change. Am J Health Promot 1997;**12**:8-10. doi:10.4278/0890-1171-12.1.8.

47. Adams J, White M. Are activity promotion interventions based on the transtheoretical model effective? A critical review. Br J Sports Med 2003;**37**:106-14. doi:10.1136/bjsm.37.2.106.

48. Bandura A, Walters RH. Social learning and personality development. New Work: Holt, Rinehart and Winston, 1963.

49. Bandura A. Principles of behavior modification. New York: Prentice Hall, 1969.

50. Bandura A. Social learning theory. Englewood Cliffs, NJ: Prentice Hall, 1977.

51. Bandura A. Self-efficacy: toward a unifying theory of behavioral change. Psychological Review 1977;**84**:191-215.

52. Bandura A. Social foundations of thought and action: A social cognitive theory. Englewood Cliffs, NJ: Prentice Hall, 1986.

53. Bandura A. Self-efficacy: The exercise of control. New York, NY: W. H. Freeman, 1997.

54. Bandura A. Social cognitive theory: an agentic perspective. Annu Rev Psychol 2001;**52**:1-26. doi:10.1146/annurev.psych.52.1.1.

55. Bandura A. Social cognitive theory of mass communication. Media Psychology 2001;**3**:265-99. doi:10.1207/s1532785xmep0303_03.

56. Bandura A. Social cognitive theory in cultural context. Applied Psychology: an International Review 2002;**51**:269-90. doi:10.1111/1464-0597.00092.

57. Bandura A. Health promotion by social cognitive means. Health Education & Behavior 2004;**31**:143-64. doi:10.1177/1090198104263660.

58. Bandura A. The primacy of self-regulation in health promotion. Applied Psychology: an International Review 2005;**54**:245-54. doi:10.1111/j.1464-0597.2005.00208.x.

59. Tosto MG, Asbury K, Mazzocco MM, Petrill SA, Kovas Y. From classroom environment to mathematics achievement: The mediating role of self-perceived ability and subject interest. Learn Individ Differ 2016;**50**:260-9. doi:10.1016/j.lindif.2016.07.009.

60. Sharma M. Theoretical foundations of health education and health promotion. 4th ed. Burlington, MA: Jones & Bartlett Learning, 2021.

61. Kelder SH, Hoelscher D, Perry CL. How individuals, environments, and health behaviors interact. Health behavior: Theory, research, and practice. 5th ed. San Francisco, CA: Jossey-Bass, 2015;159-81.

62. Bandura A. Social cognitive theory of self-regulation. Organizational Behavior and Human Decision Processes 1991;**50**:248-87. doi:10.1016/0749-5978(91)90022-l.

63. Prochaska JO. Is social cognitive theory becoming a transtheoretical model? A comment on Dijkstra et al. (2006). Addiction 2006;**101**:916-7. doi:10.1111/j.1360-0443.2006.01500.x.

64. Sallis JF, Owen N, Fisher EB. Ecological models of health behavior. Health behavior

and health education: Theory, research, and practice. 4th ed. San Francisco, CA: Jossey-Bass, 2008;465-85.

65. Skinner BF. Science and human behavior. Simon and Schuster, 1965.

66. Lewin K. Principles of topological psychology. New York, NY: McGraw-Hill, 1969.

67. Bronfenbrenner U. The Ecology of Human Development. Harvard university press, 1979.

68. McLeroy KR, Bibeau D, Steckler A, Glanz K. An ecological perspective on health promotion programs. Health Educ Q 1988;**15**:351-77. doi:10.1177/109019818801500401.

69. Stokols D. Establishing and maintaining healthy environments. Toward a social ecology of health promotion. Am Psychol 1992;**47**:6-22. doi:10.1037//0003-066x.47.1.6.

70. Glanz K, Sallis JF, Saelens BE, Frank LD. Healthy nutrition environments: concepts and measures. Am J Health Promot 2005;**19**:330-3, ii. doi:10.4278/0890-1171-19.5.330.

71. Bronfenbrenner U. Making human beings human: Bioecological perspectives on human development. Sage, 2005.

72. Glass TA, McAtee MJ. Behavioral science at the crossroads in public health: extending horizons, envisioning the future. Soc Sci Med 2006;**62**:1650-71. doi:10.1016/j.socscimed.2005.08.044.

73. Sallis JF, Owen N. Ecological models of health behavior. Health behavior and health education: Theory, research, and practice. 3rd ed. San Francisco, CA: Jossey-Bass, 2002;462-84.

74. Thaler RH, Sustein CR. NUDGE: Improving decisions about health, wealth, and happiness. New Haven, CT: Yale University Press, 2008.

75. Chance Z, Dhar R, Hatzis M, Huskeym K. Nudging individuals toward healthier food choices with the 4 P's framework for behavioral change. In: Roberto C, Kawachi I, eds. Behavioral Economics & Public Health. New York, NY: Oxford University Press, 2016;177-202.

76. O'Donoghue T, Rabin M. Doing it now or later. American economic review 1999;**89**:103-24.

77. Prelec D, Loewenstein G. Decision making over time and under uncertainty: A common approach. Management science 1991;**37**:770-86.

78. Samuelson W, Zeckhauser R. Status quo bias in decision making. Journal of risk and uncertainty 1988;**1**:7-59.

79. Sunstein CR. Nudging: a very short guide. Journal of Consumer Policy 2014;**37**:583-8.

80. Li R, Zhang Y, Cai X, et al. The nudge strategies for weight loss in adults with obesity

and overweight: A systematic review and meta-analysis. Health Policy 2021;**125**:1527-35. doi:10.1016/j.healthpol.2021.10.010.

81. Arno A, Thomas S. The efficacy of nudge theory strategies in influencing adult dietary behaviour: a systematic review and meta-analysis. BMC Public Health 2016;**16**:676. doi:10.1186/s12889-016-3272-x.

82. Dai H, Saccardo S, Han MA, et al. Behavioural nudges increase COVID-19 vaccinations. Nature 2021;**597**:404-9. doi:10.1038/s41586-021-03843-2.

83. Sanders M, Hallsworth M. Applying behavioral economics in a health policy context: Dspatches from the front lines. In: Roberto C, Kawachi I, eds. Behavioral Economics & Public Health. New York, NY: Oxford University Press, 2016.

84. Lin YL, Osman M, Ashcroft R. Nudge: Concept, Effectiveness, and Ethics. Basic and Applied Social Psychology 2017;**39**:293-306. doi:10.1080/01973533.2017.1356304.

85. Vlaev I, King D, Dolan P, Darzi A. The Theory and Practice of "Nudging": Changing Health Behaviors. Public Administration Review 2016;**76**:550-61. doi:10.1111/puar.12564.

附錄一：行為改變理論介紹之編排

理論層次	理論	各章對應
個人	能力－動機－機會行為模型	第 2 章
	健康信念模式	第 16 章
	理性行動論與計畫行為理論	
	跨理論模式	
人際	壓力、因應與調適	第 3 章
	醫病溝通	第 4 章
	社會支持與社會網絡	第 10 章
	社會認知理論	第 16 章
社區	社區組織與社區營造	第 8 章
	健康傳播與媒體影響	第 12 章
應用	行為改變輪	第 2 章
	生態模式	第 16 章
	行為經濟學：巧推	第 16 章
	PRECEDE-PROCEED 模式	第 18 章
	社會行銷	第 22 章

附錄二：應用健康信念模式在新冠肺炎研究之相關文獻

1. Ellithorpe ME, Alade F, Adams RB, Nowak GJ. Looking ahead: Caregivers' COVID-19 vaccination intention for children 5 years old and younger using the health belief model. Vaccine 2022;**40**:1404-12. doi:10.1016/j.vaccine.2022.01.052.

2. Bateman LB, Hall AG, Anderson WA, et al. Exploring COVID-19 Vaccine Hesitancy Among Stakeholders in African American and Latinx Communities in the Deep South Through the Lens of the Health Belief Model. Am J Health Promot 2022;**36**:288-95. doi:10.1177/08901171211045038.

3. Al-Sabbagh MQ, Al-Ani A, Mafrachi B, et al. Predictors of adherence with home quarantine during COVID-19 crisis: the case of health belief model. Psychol Health Med 2022;**27**:215-27. doi:10.1080/13548506.2021.1871770.

4. Rabin C, Dutra S. Predicting engagement in behaviors to reduce the spread of COVID-19: the roles of the health belief model and political party affiliation. Psychol Health Med 2021;1-10. doi:10.1080/13548506.2021.1921229.

5. Mercadante AR, Law AV. Will they, or Won't they? Examining patients' vaccine intention for flu and COVID-19 using the Health Belief Model. Res Social Adm Pharm 2021;**17**:1596-605. doi:10.1016/j.sapharm.2020.12.012.

6. Guidry JPD, O'Donnell NH, Austin LL, Coman IA, Adams J, Perrin PB. Stay Socially Distant and Wash Your Hands: Using the Health Belief Model to Determine Intent for COVID-19 Preventive Behaviors at the Beginning of the Pandemic. Health Educ Behav 2021;**48**:424-33. doi:10.1177/10901981211019920.

7. Carico RR Jr, Sheppard J, Thomas CB. Community pharmacists and communication in the time of COVID-19: Applying the health belief model. Res Social Adm Pharm 2021;**17**:1984-7. doi:10.1016/j.sapharm.2020.03.017.

8. Badr H, Oluyomi A, Woodard L, et al. Sociodemographic and Health Belief Model Factors Associated with Nonadherence to COVID-19 Mitigation Strategies in the United States. Ann Behav Med 2021;**55**:677-85. doi:10.1093/abm/kaab038.

9. Alsulaiman SA, Rentner TL. The use of the health belief model to assess U.S. college students' perceptions of COVID-19 and adherence to preventive measures. J Public Health Res 2021;**10**. doi:10.4081/jphr.2021.2273.

10. Qin C, Wang R, Tao L, Liu M, Liu J. Acceptance of a Third Dose of COVID-19 Vaccine and Associated Factors in China Based on Health Belief Model: A National Cross-Sectional Study. Vaccines (Basel) 2022;**10**. doi:10.3390/vaccines10010089.

11. Ismael OY, Li Y, Sha Z, et al. Assessing knowledge and self-report intention from COVID-19 symptoms based on the Health Belief Model among international students in Heilongjiang, China: a cross-sectional study. BMJ Open 2022;**12**:e050867. doi:10.1136/bmjopen-2021-050867.

12. Yu Y, Lau JTF, She R, et al. Prevalence and associated factors of intention of COVID-19 vaccination among healthcare workers in China: application of the Health Belief Model. Hum Vaccin Immunother 2021;**17**:2894-902. doi:10.1080/21645515.2021.1909327.

13. Tsai FJ, Hu YJ, Chen CY, Tseng CC, Yeh GL, Cheng JF. Using the health belief model to explore nursing students' relationships between COVID-19 knowledge, health beliefs, cues to action, self-efficacy, and behavioral intention: A cross-sectional survey study. Medicine (Baltimore) 2021;**100**:e25210. doi:10.1097/MD.0000000000025210.

14. Tao L, Wang R, Liu J. Comparison of Vaccine Acceptance Between COVID-19 and Seasonal Influenza Among Women in China: A National Online Survey Based on Health Belief Model. Front Med (Lausanne) 2021;**8**:679520. doi:10.3389/fmed.2021.679520.

15. Tao L, Wang R, Han N, et al. Acceptance of a COVID-19 vaccine and associated factors among pregnant women in China: a multi-center cross-sectional study based on health belief model. Hum Vaccin Immunother 2021;**17**:2378-88. doi:10.1080/21645515.2021.1892432.

16. Chen H, Li X, Gao J, et al. Health Belief Model Perspective on the Control of COVID-19 Vaccine Hesitancy and the Promotion of Vaccination in China: Web-Based Cross-sectional Study. J Med Internet Res 2021;**23**:e29329. doi:10.2196/29329.

17. Walrave M, Waeterloos C, Ponnet K. Adoption of a Contact Tracing App for Containing COVID-19: A Health Belief Model Approach. JMIR Public Health Surveill 2020;**6**:e20572. doi:10.2196/20572.

18. Tong KK, Chen JH, Yu EW, Wu AMS. Adherence to COVID-19 Precautionary Measures: Applying the Health Belief Model and Generalised Social Beliefs to a Probability Community Sample. Appl Psychol Health Well Being 2020;**12**:1205-23. doi:10.1111/aphw.12230.

19. Sadeghi R, Masoudi MR, Patelarou A, Khanjani N. Predictive Factors for the Care and Control of Hypertension based on the Health Belief Model among hypertensive patients during the COVID-19 epidemic in Sirjan, Iran. Curr Hypertens Rev 2021. do i:10.2174/1573402117666210603115309.

20. Mirzaei A, Kazembeigi F, Kakaei H, Jalilian M, Mazloomi S, Nourmoradi H. Application of health belief model to predict COVID-19-preventive behaviors among a sample of Iranian adult population. J Educ Health Promot 2021;**10**:69. doi:10.4103/jehp.jehp_747_20.

21. Mirakzadeh AA, Karamian F, Khosravi E, Parvin F. Analysis of Preventive Behaviors of Rural Tourism Hosts in the Face of COVID-19 Pandemic: Application of Health Belief Model. Front Public Health 2021;**9**:793173. doi:10.3389/fpubh.2021.793173.

22. Karimy M, Bastami F, Sharifat R, et al. Factors related to preventive COVID-19 behaviors using health belief model among general population: a cross-sectional study in Iran. BMC Public Health 2021;**21**:1934. doi:10.1186/s12889-021-11983-3.

23. Kamran A, Isazadehfar K, Heydari H, Nasimi Doost Azgomi R, Naeim M. Risk perception and adherence to preventive behaviours related to the COVID-19 pandemic: a community-based study applying the health belief model - CORRIGENDUM. BJPsych Open 2021;**7**:e210. doi:10.1192/bjo.2021.980.

24. Fathian-Dastgerdi Z, Khoshgoftar M, Tavakoli B, Jaleh M. Factors associated with preventive behaviors of COVID-19 among adolescents: Applying the health belief model. Res Social Adm Pharm 2021;**17**:1786-90. doi:10.1016/j.sapharm.2021.01.014.

25. Delshad Noghabi A, Mohammadzadeh F, Yoshany N, Javanbakht S. The prevalence of preventive behaviors and associated factors during the early phase of the COVID-19 pandemic among Iranian People: Application of a Health Belief Model. J Prev Med Hyg 2021;**62**:E60-E6. doi:10.15167/2421-4248/jpmh2021.62.1.1622.

26. Shahnazi H, Ahmadi-Livani M, Pahlavanzadeh B, Rajabi A, Hamrah MS, Charkazi A. Assessing preventive health behaviors from COVID-19: a cross sectional study with health belief model in Golestan Province, Northern of Iran. Infect Dis Poverty 2020;**9**:157. doi:10.1186/s40249-020-00776-2.

27. Syed MH, Meraya AM, Yasmeen A, et al. Application of the health Belief Model to assess community preventive practices against COVID-19 in Saudi Arabia. Saudi

Pharm J 2021;**29**:1329-35. doi:10.1016/j.jsps.2021.09.010.

28. Mahmud I, Kabir R, Rahman MA, Alradie-Mohamed A, Vinnakota D, Al-Mohaimeed A. The Health Belief Model Predicts Intention to Receive the COVID-19 Vaccine in Saudi Arabia: Results from a Cross-Sectional Survey. Vaccines (Basel) 2021;**9**. doi:10.3390/vaccines9080864.

29. Almazyad EM, Ahmad A, Jomar DE, Khandekar RB, Al-Swailem S. Perception of Ophthalmologists of COVID-19 Using the Health Belief Model. Cureus 2021;**13**:e12681. doi:10.7759/cureus.12681.

30. Alagili DE, Bamashmous M. The Health Belief Model as an explanatory framework for COVID-19 prevention practices. J Infect Public Health 2021;**14**:1398-403. doi:10.1016/j.jiph.2021.08.024.

31. Nasir EF, Elhag AK, Almahdi HM. COVID-19 Perceptional Disparity Among Dental Healthcare Personnel at King Faisal University: Applying Health Belief Model. Eur J Dent 2020;**14**:S56-S62. doi:10.1055/s-0040-1716782.

32. Elgzar WT, Al-Qahtani AM, Elfeki NK, Ibrahim HA. COVID-19 Outbreak: Effect of an Educational Intervention Based on Health Belief Model on Nursing Students' Awareness and Health Beliefs at Najran University, Kingdom of Saudi Arabia. Afr J Reprod Health 2020;**24**:78-86. doi:10.29063/ajrh2020/v24i2s.12.

33. Shewasinad Yehualashet S, Asefa KK, Mekonnen AG, et al. Predictors of adherence to COVID-19 prevention measure among communities in North Shoa Zone, Ethiopia based on health belief model: A cross-sectional study. PLoS One 2021;**16**:e0246006. doi:10.1371/journal.pone.0246006.

34. Seboka BT, Yehualashet DE, Belay MM, et al. Factors Influencing COVID-19 Vaccination Demand and Intent in Resource-Limited Settings: Based on Health Belief Model. Risk Manag Healthc Policy 2021;**14**:2743-56. doi:10.2147/RMHP.S315043.

35. Tadesse T, Alemu T, Amogne G, Endazenaw G, Mamo E. Predictors of Coronavirus Disease 2019 (COVID-19) Prevention Practices Using Health Belief Model Among Employees in Addis Ababa, Ethiopia, 2020. Infect Drug Resist 2020;**13**:3751-61. doi:10.2147/IDR.S275933.

36. Wijesinghe MSD, Weerasinghe W, Gunawardana I, Perera SNS, Karunapema RPP. Acceptance of COVID-19 Vaccine in Sri Lanka: Applying the Health Belief Model to an Online Survey. Asia Pac J Public Health 2021;**33**:598-602. doi:10.1177/10105395211014975.

37. Mahindarathne PP. Assessing COVID-19 preventive behaviours using the health belief model: A Sri Lankan study. J Taibah Univ Med Sci 2021;**16**:914-9. doi:10.1016/j.jtumed.2021.07.006.

38. Patwary MM, Bardhan M, Disha AS, et al. Determinants of COVID-19 Vaccine Acceptance among the Adult Population of Bangladesh Using the Health Belief Model

and the Theory of Planned Behavior Model. Vaccines (Basel) 2021;**9**. doi:10.3390/vaccines9121393.

39. Hossain MB, Alam MZ, Islam MS, et al. Health Belief Model, Theory of Planned Behavior, or Psychological Antecedents: What Predicts COVID-19 Vaccine Hesitancy Better Among the Bangladeshi Adults? Front Public Health 2021;**9**:711066. doi:10.3389/fpubh.2021.711066.

40. Arceo E, Jurado JE, Cortez LA, et al. Understanding COVID-19 preventive behavior: An application of the health belief model in the Philippine setting. J Educ Health Promot 2021;**10**:228. doi:10.4103/jehp.jehp_1441_20.

41. Cervera-Torres S, Ruiz-Fernandez S, Godbersen H, et al. Influence of Resilience and Optimism on Distress and Intention to Self-Isolate: Contrasting Lower and Higher COVID-19 Illness Risk Samples From an Extended Health Belief Model. Front Psychol 2021;**12**:662395. doi:10.3389/fpsyg.2021.662395.

42. Shmueli L. Predicting intention to receive COVID-19 vaccine among the general population using the health belief model and the theory of planned behavior model. BMC Public Health 2021;**21**:804. doi:10.1186/s12889-021-10816-7.

43. Wong MCS, Wong ELY, Huang J, et al. Acceptance of the COVID-19 vaccine based on the health belief model: A population-based survey in Hong Kong. Vaccine 2021;**39**:1148-56. doi:10.1016/j.vaccine.2020.12.083.

44. Hsieh YP, Yen CF, Wu CF, Wang PW. Nonattendance at Scheduled Appointments in Outpatient Clinics Due to COVID-19 and Related Factors in Taiwan: A Health Belief Model Approach. Int J Environ Res Public Health 2021;**18**. doi:10.3390/ijerph18094445.

45. Wong LP, Alias H, Wong PF, Lee HY, AbuBakar S. The use of the health belief model to assess predictors of intent to receive the COVID-19 vaccine and willingness to pay. Hum Vaccin Immunother 2020;**16**:2204-14. doi:10.1080/21645515.2020.1790279.

46. Zampetakis LA, Melas C. The health belief model predicts vaccination intentions against COVID-19: A survey experiment approach. Appl Psychol Health Well Being 2021;**13**:469-84. doi:10.1111/aphw.12262.

47. Youssef D, Abou-Abbas L, Berry A, Youssef J, Hassan H. Determinants of acceptance of Coronavirus disease-2019 (COVID-19) vaccine among Lebanese health care workers using health belief model. PLoS One 2022;**17**:e0264128. doi:10.1371/journal.pone.0264128.

48. Mehanna A, Elhadi YAM, Lucero-Prisno Iii DE. Public willingness to adhere to COVID-19 precautionary measures in Sudan: an application of the Health Belief Model. Pan Afr Med J 2021;**39**:135. doi:10.11604/pamj.2021.39.135.29171.

49. Karl JA, Fischer R, Druica E, Musso F, Stan A. Testing the Effectiveness of the Health Belief Model in Predicting Preventive Behavior During the COVID-19 Pandemic:

The Case of Romania and Italy. Front Psychol 2021;**12**:627575. doi:10.3389/fpsyg.2021.627575.

50. Jose R, Narendran M, Bindu A, Beevi N, Manju L, Benny PV. Public perception and preparedness for the pandemic COVID 19: A Health Belief Model approach. Clin Epidemiol Glob Health 2021;**9**:41-6. doi:10.1016/j.cegh.2020.06.009.

51. Setiawan AS, Zubaedah C. Application of Health Belief Model on Child's Dental Visit Postponement during the COVID-19 Pandemic. Eur J Dent 2020;**14**:S7-S13. doi:10.1055/s-0040-1715784.

52. Iacob CI, Ionescu D, Avram E, Cojocaru D. COVID-19 Pandemic Worry and Vaccination Intention: The Mediating Role of the Health Belief Model Components. Front Psychol 2021;**12**:674018. doi:10.3389/fpsyg.2021.674018.

53. Bechard LE, Bergelt M, Neudorf B, DeSouza TC, Middleton LE. Using the Health Belief Model to Understand Age Differences in Perceptions and Responses to the COVID-19 Pandemic. Front Psychol 2021;**12**:609893. doi:10.3389/fpsyg.2021.609893.

54. Al-Metwali BZ, Al-Jumaili AA, Al-Alag ZA, Sorofman B. Exploring the acceptance of COVID-19 vaccine among healthcare workers and general population using health belief model. J Eval Clin Pract 2021;**27**:1112-22. doi:10.1111/jep.13581.

55. Adesina E, Oyero O, Amodu L, et al. Health belief model and behavioural practice of urban poor towards COVID-19 in Nigeria. Heliyon 2021;**7**:e08037. doi:10.1016/j.heliyon.2021.e08037.

56. Mukhtar S. Mental health and emotional impact of COVID-19: Applying Health Belief Model for medical staff to general public of Pakistan. Brain Behav Immun 2020;**87**:28-9. doi:10.1016/j.bbi.2020.04.012.

57. Khalafalla HE, Tumambeng MZ, Halawi MHA, et al. COVID-19 Vaccine Hesitancy Prevalence and Predictors among the Students of Jazan University, Saudi Arabia Using the Health Belief Model: A Cross-Sectional Study. Vaccines (Basel) 2022;**10**. doi:10.3390/vaccines10020289.

第 17 章
社會行為科學研究之應用

陸玓玲　撰

學習目標

一、瞭解社會行為科學研究在公共衛生領域所扮演之角色

二、能夠舉例說明社會行為科學研究在領域所關注之議題

三、能提出公共衛生決策有關之影響因素，並以之說明社會與行為
科學研究之重要性

四、能夠提出並簡單說明在公共衛生領域常用之社會行為科學研究
方法

五、瞭解社會行為科學研究應用於公共衛生實務工作常見的障礙

引　言

　　公共衛生是一門重視實證基礎的科學與藝術。除了生物醫學觀點之證據，社會行為科學研究的證據也不可或缺。本章重點在於介紹社會行為科學研究在公共衛生的角色，以及社會行為科學研究所關注之公共衛生議題，最後簡單介紹常見的社會行為科學研究法、社會行為科學研究之障礙、和應用時所面對之障礙。

第一節　社會行為科學研究在公共衛生之角色

一、公共衛生的社會與行為基礎

　　社會與行為因素與健康之間是一個相互影響的關係，正如 Coreil 在其編纂的《公共衛生的社會與行為基礎》中所提出的健康衝擊模式 [1]（如圖 17-1），人們的健康與疾病受到意識型態、行為、社會結構與技術的影響，另一方面，意識型態、行為、社會結構、以及技術，也會因為需要因應健康與疾病而發生改變，社會行為科學研究就可以為上面的論述提供支持或否定的證據，例如：2019 年底發生全球大流行之防治與意識型態間之關聯性。

　　COVID-19（Coronavirus Disease-2019），在臺灣之正式法定名稱為「嚴重特殊傳染性肺炎」，依據目前之證據顯示：COVID-19 病毒的可能傳染途徑 [2] 包括：（1）吸入含有病毒的呼吸道飛沫及氣膠粒；（2）帶有病毒的飛沫直接噴濺於眼口鼻黏膜；（3）手部直接碰觸到帶有病毒的飛沫，或間接碰觸帶有病毒的物體表面，使手部遭受病毒污染後，再碰觸眼、口、鼻黏膜。此種呼吸與接觸傳染之疾病在藥物治療之前的預防策略包括：非藥物介入（如：戴口罩、勤洗手、消毒、保持社交距離）以及疫苗接種，以 COVID-19 累積確診病例數及死亡人數全球數一數二的美國而言，其區域疫苗接種率 [3]、遵守防疫規範的行為 [4,5]、甚至對於錯誤訊息的支持 [6]，皆與其意識型態（例如：政黨傾向）有顯著的關聯性，甚至出現了「黨派公共衛生」（Partisan public health）之論述 [6]，日本也出現類似的研究結果 [7]，但並非所有的國家都與美日有同樣的現象 [4]。但，究竟是政黨傾向或是政治意識型態的影響呢？Howard 針對戴口罩行為的研究顯示，就美國社會而言，與戴口罩行為有顯著關聯性的是其政黨傾向（投票民主黨或共和黨）而非其政治意識型態（保

守主義或自由主義）[8]。相對的，疫情的大流行也會反過來讓人們趨向較保守主
義的意識型態 [9]。此外，透過社會行為科學研究也可以證明：國家所採取的疫情
管理措施也與其民主意識型態有顯著的關聯性，例如：中東與西方國家對於採取管
制措施及嚴格程度的差異 [10]。

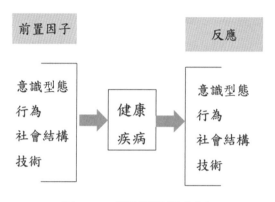

圖 17-1：健康衝擊模式 [1]

　　社會行為科學研究在公共衛生之角色如圖 17-2 所示。若將社會行為科學研究
區分為基礎研究與應用研究二大類，就基礎研究而言，社會行為科學可提供有關社
會及文化系統如何與健康相互影響之基礎核心知識；在社會行為科學之應用研究
方面，可再細分為三類：（1）發展可測量社會行為相關概念之測量工具，為公共
衛生相關計畫之規劃、執行與評價提供較客觀、較一致、可比較之測量工具。例
如：身體活動是一項被世界衛生組織及各國推崇為預防慢性非傳染性疾病最有效的
生活型態之一，有各種測量工具，身體活動測量工具之信效度甚至已有回顧性的
研究加以討論 [11-13]，也為不同特定對象及不同場域之適用性提供證據，包括：
學齡前兒童 [14]、大學生 [14]、成人 [13,15]、長者 [16]、孕婦 [17]、肥胖者 [18]、
中風者 [19]、多發性硬化症 [20]、冠心病 [21]、輪椅使用者 [22]。（2）直接參與各
類公共衛生介入之規劃。同樣以身體活動為例，身體活動可以是防治疾病之介入策
略，如：過動症（ADHD）[23]、持續性肌肉骨骼疼痛者 [24]、膝關節炎 [25]、高
血壓 [26]、學童肥胖 [27]、輕度認知障礙與失智 [28]、脂肪肝 [29,30]、糖尿病前期
[31]；身體活動也可以是介入之目標，如：提升學齡前兒童之身體活動 [32]、正向
情緒對於身體活動介入之中介效果 [33]、使用穿戴式裝置對於促進身體活動之效果
[34]。（3）評價公共衛生計畫之行為與社會成效，包括：（i）社會行為因素對於計
畫執行成敗之影響，例如：性別對於身體活動介入效果之影響 [35]；（ii）計畫對

於個人認知與行為的立即影響；（iii）對於個人之長期衝擊，例如：身體活動介入對於心臟衰竭長者之身體功能及健康相關生活品質之影響 [36]。

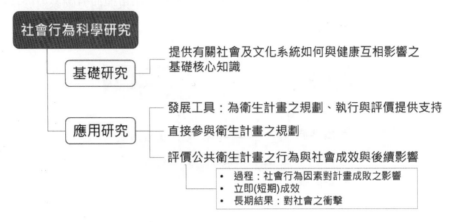

圖 17-2：社會行為科學研究在公共衛生之角色

二、社會行為科學研究是公共衛生重要的實證基礎

自 19 世紀中期就已針對實證醫學有許多討論 [48-50]，並進而提出實證醫學證據基礎之等級 [51]，證據力等級由高至低分別為：隨機控制分派試驗（Randomized Controlled Trial, RCT）、世代研究、個案對照研究、以及病例系列報告、專家經驗等，之後，在 RCT 之上再加上系統性的文獻回顧／統合研究（Systematic review/ Meta analysis），認為：如果有許多篇 RCT 的統合證據力更高，但，亦有學者認為 [52] 系統性的文獻回顧／統合研究更像是研究的放大鏡，可就不同層次的研究進行整理與歸納，而非只針對 RCT。

正如 Jenicek 所言，實證醫學具有強烈的流行病學意涵 [49]，其證據等級之研究設計幾乎是流行病學研究的分類原則，然而，公共衛生與醫學有本質上的差異 [53]，因此，公共衛生之實證基礎不僅應與實證醫學的證據等級有所區別 [54]，更有學者直接倡導公共衛生之實證基礎應能夠有超越 RCT 之考量 [55]。

於是，Brownson 等學者提出「實證基礎的公共衛生」（Evidence-based Public Health, EMPH）的六項特徵 [56]，分別是：（1）以經過同儕審查的證據（包括質性與量化研究）做決策；（2）有系統地使用資料及資訊系統；（3）應用具有行為科學理論為基礎之計畫規劃架構；（4）讓社區參與需求評估及決策（Engaging the community in assessment and decision making）；（5）進行健全的評價（Conducting sound evaluation）；（6）向主要利益相關者和決策者傳播所學知識（Disseminating what is learned to key stakeholders and decision makers）。其中，第（3）、（4）、（6）都屬於社會與行為科學研究之範疇，第（1）、（2）及（5）則包含了大量以社會與行為科學研究方法進行之公共衛生與健康相關研究。

「實證基礎的公共衛生」的證據究竟有哪些形式？Brownson[57] 依客觀到主觀作為原則（而非以證據力強弱出發），歸納如圖 17-3，最上方為相對較客觀之針對科學文獻的系統性文獻回顧，其次為發表於學術期刊中的單篇或多篇科學文獻，這兩類與實證醫學的證據等級一致，接下來的公共衛生實務與決策所需的證據形式就反映了公共衛生關懷大眾之本質，包括：公共衛生監測數據、公共衛生政策與計畫之評價、社區民眾與利益關係人的質性研究、媒體與行銷數據、口耳相傳的訊息、以及個人經驗，越往下的證據越偏向主觀，也越偏向社會與行為科學之研究領域。

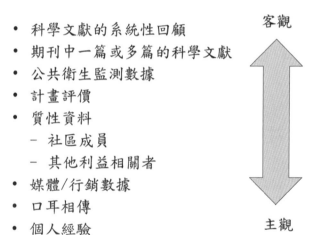

圖 17-3：形成公共衛生政策與實務證據的不同形式 [57]

有了證據之後，還需要依據證據來制定政策。Brownson[56] 歸納出影響公共衛生以實證為基礎之決策的不同面向如圖 17-4，除了依據（1）可獲得的最佳證據之外，另外需考量（2）人群之特徵、需求、價值觀及偏好，以及（3）所有推動公共衛生服務或計畫所需要的資源，包括實務工作者所需要的專業知識，最後，絕對不可以忽略的是（4）此項決策所處的環境與組織之背景。上述四項影響因素，除第一項的最佳證據包括其他學術領域之共同投入，另外三項無一不是社會行為科學研究的重點。

不論就實證公共衛生的特徵、公共衛生的實證形式、以及實證基礎之公衛決

策的影響因素，社會與行為科學研究都在其中扮演舉足輕重的關鍵角色。由此觀之，社會行為科學研究是公共衛生重要的實證基礎，是一項無須爭辯也不容忽略的事實。

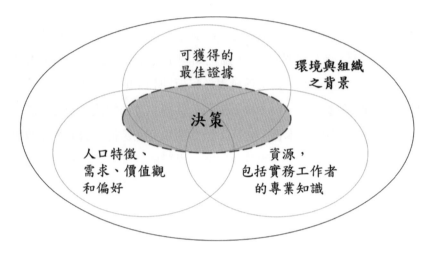

圖 17-4：影響公共衛生以實證為基礎之決策的不同面向 [57]

第二節　社會行為科學研究關注之公共衛生議題

所有的公共衛生議題皆有社會行為科學研究之關注，為便於理解，以下依據不同之角度說明，包括：公共衛生的四階段預防、健康議題、研究對象的特性等三種角度。

一、公共衛生四階段預防

近代公共衛生法之學者，將傳統公共衛生之三段五級預防模式擴大為四階段預防（如圖 17-5），在初級預防之前，特別提出「社區預防」階段。不論哪一個階段，都有社會行為科學研究之角色，以下首先說明四階段預防之意義，再說明社會行為科學研究之切入點。

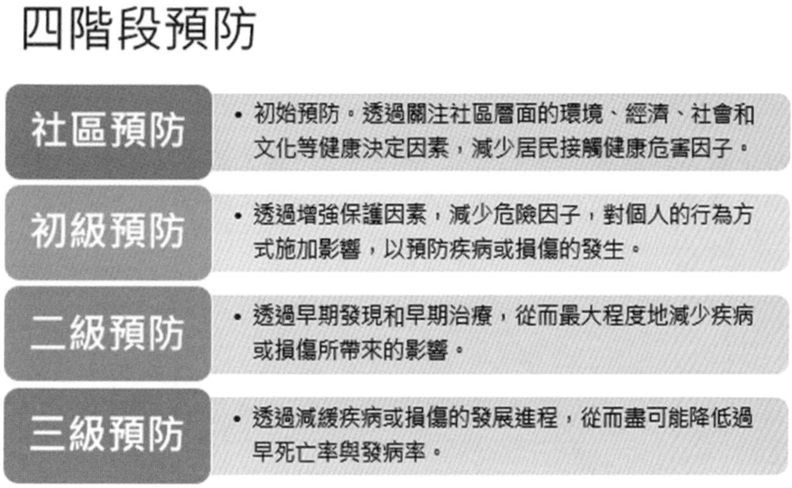

四階段預防

社區預防	• 初始預防。透過關注社區層面的環境、經濟、社會和文化等健康決定因素，減少居民接觸健康危害因子。
初級預防	• 透過增強保護因素，減少危險因子，對個人的行為方式施加影響，以預防疾病或損傷的發生。
二級預防	• 透過早期發現和早期治療，從而最大程度地減少疾病或損傷所帶來的影響。
三級預防	• 透過減緩疾病或損傷的發展進程，從而盡可能降低過早死亡率與發病率。

圖 17-5：公共衛生四階段預防之示意圖 [38]

（一）公共衛生四階段預防之意義

「社區預防」為初始預防，相當於 Frieden [37] 公共衛生金字塔（圖 17-6）的「改變情境，讓人們的預設選擇更健康」，係透過對於社區的環境、經濟、社會、文化等健康決定因素的關注與改善，來減少居民接觸健康危害因子的機會，例如：建設各項衛生設施、提供清潔的空氣和水、提供健康的工作場所和學校、建設易於步行並能夠獲得健康食品的社區等。與傳統三段五級預防之初段第一級預防的部分概念重疊（例如：提高生活水準、良好的就業及工作環境、改善環境衛生等），但更著重於社會環境因素對健康的影響力。

在初級預防階段，係透過增強與健康有關的保護因素來減少健康危險因子，特別著重於個人行為方式的影響，以預防疾病或損傷的發生。屬於傳統三段五級預防的第一及第二級預防，第一級預防之促進健康策略，包括：加強衛生教育、良好的營養、定期身體檢查、健康的休閒與壓力調適、安全的性行為等；第二級預防的特殊保護策略，包括：疫苗接種、戒菸、戴安全帽和繫安全帶、特定職業傷害的特殊保護措施等。

在四階段預防的二級預防階段，相當於傳統的次段預防，係透過早期發現與早期治療，減少疾病或損傷帶來之影響，例如：疾病篩檢、發現病例（case finding）、以及某些特殊性的檢查。

公共衛生四階段預防的最後階段，相當於傳統的第三段預防，其目的在於透過減緩疾病或損傷的發展進程，從而盡可能降低死亡率與併發症之發生，包括：限制

殘障與復健二方面,前者包含臨床之診治與居家照照顧,後者則涵蓋心理、生理及社會各面向之適應與功能。

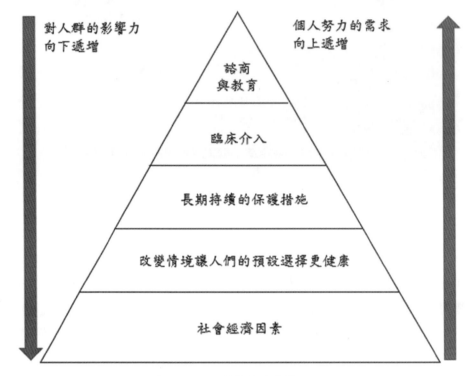

圖 17-6:公共衛生金字塔 [37]

(二)社會行為科學研究在公共衛生四階段預防之切入點

社會行為科學研究在公共衛生四階段預防之切入點可歸納為下列二方面:

1. 提供預防措施所需之社會環境背景(contextual factors)的瞭解

公共衛生四階段預防措施,不論在設計、執行或採用已發展之措施,都必須對於實施地區及民眾的社會環境背景有所瞭解,以便讓這些措施具有文化敏感性,進而提高成功的可能性。公共衛生四階段預防措施所需瞭解之社會環境背景因素包括:(1)個人層次之教育程度、對基本需求(如:食物、庇護、溫度、安全)之滿足程度、以及個人健康與疾病史;(2)人際層次,如:家族健康或疾病史、同儕支持、及社會資本;(3)組織層次,如:員工組成、員工專業、物質基礎建設(physical infrastructure)、以及組織文化;(4)社會文化,如:社會規範、價值、文化傳統、歷史;(5)政治與經濟,如:政治意願(will)、政治意識型態

（ideology）、遊說及特殊利益、成本及效益。這些社會環境背景因素正是社會行為科學研究參與公共衛生預防措施最基本的切入點 [37]。

2. 瞭解公共衛生預防措施中之民眾行為及影響因素

公共衛生預防措施的型態相當多元，其中有許多必須要民眾採取行動的內容，包括：（1）健康促進活動，例如：社區或各類場域中之體重控制班、身體活動或運動團體、健康飲食團體等。（2）為了避免傷害或疾病而採取之特殊保護措施，例如：交通安全規範（騎乘機車時戴安全帽、開車及搭車時繫安全帶）、疾病預防行為之推廣（性行為時戴保險套）、及不同年齡層之預防接種服務等。（3）為了預防疾病而針對個人會危害健康之行為所採取的預防措施，例如：戒菸服務（門診、戒菸專線等）、戒檳班等。（4）為了早期發現疾病的相關措施，例如：各類疾病篩檢（四癌篩檢）與成人預防保健服務中之慢性疾病篩檢（高血壓、糖尿病、高血脂、BC 型肝炎篩檢）等。（5）為了減緩疾病或損傷的發展進程之疾病照護相關預防措施，例如：糖尿病照護網、結核病之都治計畫等。（6）健康照護服務，例如：各類長期照護服務。

上述各類公共衛生預防措施都需要民眾之行動，社會行為科學研究不僅描述民眾的參與狀況，還會更進一步運用各種行為理論（請參考本書第 16 章〈健康行為改變的理論與模式〉）以便瞭解民眾行為在不同層次之影響因素。

二、以議題區分

就議題而言，可將社會行為科學研究之焦點區分為二大類（如圖 17-7 所示），分別為探討健康行為的影響因素（將健康行為視為結果），以及瞭解社會與行為因素對於特定健康問題之影響（將社會與行為視為原因）。

（一）探討健康行為的影響因素

在探討健康行為的影響因素方面，首先，可將健康相關行為再細分為二類：其一是「做了對健康有好處」的有益健康之行為，包括：規律運動、健康飲食、充足睡眠。其次為「做了會傷害健康」的危害健康行為，包括：成癮性的物質使用（如：吸菸、飲酒、嚼檳榔）、螢幕使用行為（如：網路成癮、手機成癮），也包括一些有害健康的飲食習慣，如：高糖、高鹽（鈉）、高油之飲食習慣。其中，有些

行為與健康的關係較為單純，例如：吸菸、嚼檳榔有害健康，即使再少都不好；大部分的健康相關行為都存有複雜的本質，例如：飲食、運動與睡眠等，所有的行為的發生都有其社會環境背景，這些正是社會與行為科學研究之重點。

例如，飲食習慣牽涉到食物種類、烹調方式（例如：油炸）、攝食之時機（例如：宵夜、零食）、頻率、攝食量（例如：需要鹽但不能過多）等議題，某些狀況對健康有益，另一些狀況對健康有害，此外，飲食也不是單純的行為議題，同時牽涉到個人社會經濟地位（教育、收入、職業）、家庭、家族、社區、地區、族裔、甚至是信仰等更高層次的社會文化因素所影響。換句話說：飲食習慣是文化與環境互動下的產物，因此要瞭解飲食與健康的關係，是社會與行為科學研究大顯身手的議題。

另一類飲食相關行為，雖非為了三餐溫飽而使用，卻也是健康行為研究之熱門議題，就是各類的飲品，例如：酒以及含酒精之飲料、咖啡、茶（也有可能含有咖啡因），與健康的關係至今仍有不同的主張與觀點，例如：過量飲酒（或酗酒）才有害健康，適度飲酒反而有益於健康嗎？或後者只是酒廠與酒商的行銷策略？與食物相同，這些飲品也不只是飲品，在千百年來，已成為文化與時尚的某種象徵，要瞭解人們的飲品使用行為及其規劃與推動成功的介入計畫，同樣需要借助社會行為科學研究的協助。

再如，運動有益健康是眾所周知的事實，但，運動之種類不勝枚舉，再加上強度、頻率與時間之考量，使得運動行為之界定與測量十分複雜，再加上世界衛生組織提出「身體活動」之概念，認為不只是為了特定目的而從事的運動才有益於健康，工作（包含家務勞動）、交通、以及休閒時的身體活動都應同時考量，這也使得運動／身體活動這項健康行為變得更為複雜。此外，運動還深受外在自然環境（如地形與天候）及社會環境（如：職業及時間安排）之影響。

最後以睡眠為例，睡眠是另外一項複雜的健康行為，睡眠是人類自然且必要的一項作息，不僅要有充足時間的睡眠，近年的研究甚至顯示什麼時候睡也會影響健康，當然，睡眠品質也需要考量，而睡眠卻與人們所處的社會結構及角色有密切的關聯，尤其人類社會高度分工，有許多行業（例如：醫療）必須不分晝夜地工作或提供服務，導致有輪班的工作型態，此外，因為科技的發展，人們可以在不同時區快速移動，還有充斥訊息的網路世界，這些種種都深刻地影響著現代人的睡眠行為。

（二）瞭解社會與行為因素對於特定健康問題之影響

　　社會行為科學研究投入於公共衛生之另一個著重點則致力於瞭解社會與行為因素對於特定健康問題之影響（如圖 17-7），常見之特定健康問題包括：（1）心理或精神疾病相關研究：心理疾病因為其症狀之展現多為認知或行為的異常，而認知或行為是否異常之判斷標準多與社會對所謂「正常」之觀點，受社會因素影響甚深，因此一向是社會與行為科學研究之關注重點。（2）生理疾病之相關研究：不論是傳染性的疾病或非傳染性的疾病，預防疾病的發生、疾病的早期發現、罹病之後的求醫選擇、遵醫囑、或復健、甚至是疾病末期之臨終方式等，都是行為科學的著力點，也都牽涉到社會文化體系之影響。（3）非疾病之健康威脅，例如：事故傷害、自殺、暴力等，發生的原因及防治之策略皆包括環境與行為二方面，在環境策略中也需要行為的配合，因此也是社會行為科學研究之關注點。

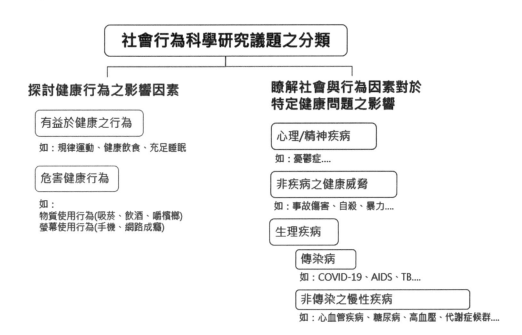

圖 17-7：社會行為科學研究依研究議題之分類

三、以研究對象區分

　　社會行為科學研究應用之第三種角度是依據研究對象的特性，如圖 17-8。社會行為科學研究之主體是人，因此，所有的人、以及由人組成的各種規模的團體都是

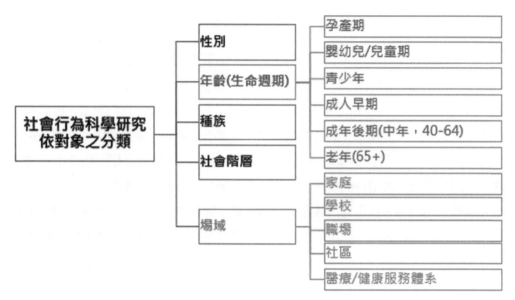

圖 17-8：社會行為科學研究依研究對象之分類

社會行為科學研究的對象，然而，研究不會無所不包，社會行為科學研究通常會有其關注的對象，常見之特定研究對象類型可再細分如下：

（一）性別

性別有其生物學上的本質，也有社會學上的意義，雖然本章之目的不在於探討性別之意義與分類觀點，但必須先釐清性別有其生物學上之結構功能差異、也因所處社會文化而有不同的社會角色與社會功能之差異，生物性別、心理性別與社會性別（性別角色）對於健康都有其影響力。健康領域對於性別健康效應之關注，甚至有一部分是根植於對生殖之重視 [39]，例如：二手菸暴露研究中，若以女性為主要研究對象時，絕大多數是探討二手菸暴露對於懷孕婦女（更精確地說：是對胎兒）健康的影響。男性與女性不論在生理、心理或社會各面向均有所不同，性別差異的研究出現在上述所有的健康相關研究，社會行為研究關注的不僅是發現健康或疾病狀態的性別差異，更關心差異的產生機制及解決策略之性別敏感性。例如：Umberson 1992 年發表之著名研究（該研究被引用之次數超過 1600 次），早期之研究均顯示已婚者之死亡率顯著低於未婚者，但以性別分層後，發現對於男性而言確實是已婚者較健康，但對於女性而言，婚姻似乎並未對健康有同樣的好處，於是Umberson 試圖釐清性別、婚姻與健康間之關係 [40]，並透過追蹤調查數據分析，提出對於婚姻健康效應之性別差異的解釋：結婚後，有較高比例的女性會嘗試關注

配偶之健康及控制其男性配偶的健康相關行為，數據亦顯示：男性結婚後會因為女性配偶之照顧與叮嚀而有持續或改變為較健康的生活型態，進而產生較健康的結果，但此現象在女性較不明顯。Umberson 之研究清楚地展現出社會行為科學研究對於釐清性別健康差異之社會影響力，其後，有更豐富的研究展現健康之性別差異中的社會機轉，例如：教育機會導致性別在教育程度、健康識能、工作與收入等之差異，進而影響其健康結果，世界衛生組織之健康的社會決定因子報告 [41] 中，更有專節討論性別在健康決定因子中角色。

（二）年齡

年齡層的分類原則不僅是生理發展，也是社會所定義，例如：學齡兒童的學齡階段是由國家的教育體系決定，又如：究竟幾歲算老年？由此可知，社會行為科學研究更關心的是年齡所反映的生命週期及對應的生命歷程，面對不同的社會情境與身心發展挑戰，有不同的健康威脅並進而產生不同的健康結果。社會因素對健康行為的影響是橫跨了整個生命周期 [41]。

（三）種族

種族是在瞭解健康不平等的研究關注重點 [42]，族裔與國籍是不同的概念，在同一個地區會存在不同的族裔，例如：美國之研究 [43] 中對於種族此一變項區分為白人（非西班牙裔或拉丁裔）、非裔美國人（非西班牙裔或拉丁裔）、西班牙裔或拉丁裔，以及其他種族／族裔群体（主要由亞洲人、夏威夷原住民或其他太平洋島民組成，但也包括美國印第安人或阿拉斯加原住民），且發現健康行為（吸菸、飲酒、身體活動、癌症篩檢、及求醫行為等）呈現顯著之族裔差異。

（四）社會經濟地位

社會經濟地位（socio-economic status, SES）通常以教育程度、收入及職業作為指標 [41]，透過社會行為科學研究之努力，證實了不論教育、收入與職業都與健康有直接及間接的關聯性，雖然社會經濟因素與健康的關聯性是一個古老的議題，世界衛生組織及世界各國在 20 世紀末及 21 世紀初，正視並關注健康的社會決定因子 [44-46] 之後，有大量的研究投入及相關證據之產出，也大大地提升了社會行為科學研究在健康領域之地位。在本書第二部分「健康的社會決定因子」的第 11 章〈社會階層與健康不平等〉有更詳細而深入之內容，本章僅以「社會行為科學研究

之應用」的角度淺談。

　　社會經濟地位對於健康之影響機制 [44] 包括：（1）社會經濟地位透過不同之物理環境暴露而影響健康、（2）社會經濟地位經由不同的社會環境（如：社會隔離、社會網絡、凝聚力等）、（3）社會經濟地位在醫療照護可近性的差異、（4）不同社會經濟地位者之生活型態與健康行為之差異、（5）不同社會經濟地位所面對之慢性壓力不同。

　　以教育程度為例，Braveman 透過眾多的社會行為相關研究之回顧，提出教育對於健康之三種影響機制 [45]（圖 17-9）：（1）透過健康相關知識、健康識能以及健康行為而影響健康；（2）教育程度會影響後續之工作，而工作條件、因工作而來的相關資源、以及收入，都會影響健康；（3）因教育而產生的心理因素，包括：對處理問題的控制感、社會地位、以及社會網絡等，也會影響健康。

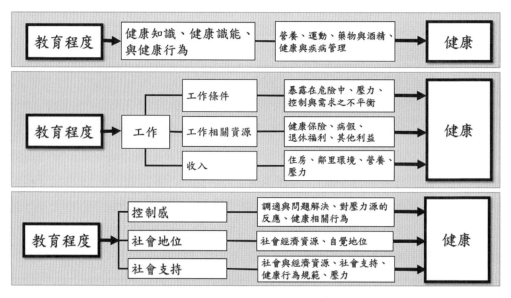

圖 17-9：教育程度影響健康之多重途徑示意圖 [46]

　　社會經濟地位對於健康之影響，健康行為扮演了重要的角色，社會行為科學研究自然也會關注社會經濟地位對健康行為之影響，並發現：教育程度、職業等級、收入等與健康行為有顯著之關聯性，社會經濟地位較低者，吸菸、不運動、及肥胖的比率均顯著較高 [47]，Pampel 並具體提出此現象之可能解釋，包括：（1）不利的社會經濟地位，不僅是人們逆境的來源，同時也是因應能力的消耗，使得社經弱勢者自覺放棄健康的成本較低，也限制了社經弱勢者採取「健康但具有挑戰性的行

爲」的能力。（2）由於健康行爲之利益通常是在長遠未來之「健康與長壽」，採取健康行爲之立即效益較低，此外，社經弱勢者對於自己之預期壽命較短，導致容易沉迷於「令人愉快但不健康的行爲」而放棄健康行爲。（3）也有學者指出，社會經濟地位與健康行爲之關係，其實是因爲二者具有相同的潛在特質（latent trait），例如：自我決控（self-control）與智力（intelligence），但此觀點仍有爭議。（4）社會經濟地位與健康行爲之關係是由階級區別（class distinction）而產生之結果：高社經地位者常會以某些較健康的行爲與生活型態，作爲自己與其他階層之區別，例如：上健身房、維持合宜的體態與體重，即使同樣都運動，高社經地位者之也會在運動項目上將自己與其他階層做區別，例如：打高爾夫球。（5）低社經地位者因爲資訊可近性較低，導致較缺乏有關健康風險的知識，因而產生較不利健康的行爲模式。（6）社會經濟地位的關鍵指標：教育，除了知識的傳遞，同時與個人解決問題的技能、取得資訊的能力、採納新事物的態度、以及自我效能都與其就學及受教育時間長短有關。（7）有些健康行爲需要一些輔助（aid），例如：某些國家戒菸門診之費用、購買新鮮蔬果及健康飲食之成本、某些運動所需之器材或設備等，都牽涉到經濟（收入及付費能力）與職業資源（如：保險或工作環境），對於低社經階層者，較不易取得行爲輔助，因而較不易展現有利於健康之行爲。（8）社區鄰里環境與健康行爲之發生有關，例如：綠地與運動空間、菸品販售商店、以及高熱量飲食或含糖飲料店（或手搖飲店）之密度等，低社經地位之居住環境也容易是壅擠、缺乏綠地、並充斥較不健康食品之社區。（9）不同社會經濟地位成員間之社會支持、團體凝聚力、以及同儕影響力的差異，也是導致健康行爲不同的可能解釋，周遭（不論是家人、朋友或社群）存在較多健康取向的夥伴，不僅比較容易取得健康資訊，在做出健康選擇及持續健康行爲時都擁有比較多的社會支持。

（五）場域

　　社會行爲科學研究之應用對象方面，可依據研究對象所處之場域作爲區分，由小至大包括：家庭、學校、職場、社區／城市、以及醫療／健康服務體系，在本書第四部分「健康促進與衛生教育：介入方案之規劃、策略與評價」第21章〈以場域爲導向之健康促進〉有更深入而詳盡之內容。

第三節　社會行為科學研究常見之研究法

　　本節有三項重點，首先介紹常見之社會與行爲科學研究方法，其次，提出社會行爲科學研究在應用時面對之障礙以及應用時所面對之挑戰。

一、社會行為科學研究常見之研究法

　　以下分爲三個重點：首先簡介社會與行爲科學研究方法，其次特別說明質性研究結果在公共衛生領域之應用，最後介紹近年備受重視的融合方法研究（Mixed Methods Research）。

（一）社會與行為科學研究方法簡介

　　社會科學研究具有悠久的歷史，有完整的發展脈絡及方法學的系統，依據不同的典範、衍生出不同的相關理論與研究方法學的論述，是一套豐富之知識體系，尤其因爲社會科學爲瞭解人類社會的各種現象，以及試圖解釋各種現象間的關聯性，常需要描述或測量相對抽象的概念，因此，社會科學對於如何探究社會現象的研究建構有非常嚴謹之邏輯與操作要求，包括：（1）研究設計；（2）研究變項之概念化、操作化與測量；（3）指數、量表與各種分類法之發展；以及（4）抽樣的邏輯等，上述研究的建構，不只是量化，也包含質性的研究。

　　在方法學方面，首先，社會行爲科學研究對於實驗設計的重視不亞於醫學領域，對自變項（介入）與依變項（結果）需要嚴謹的定義之外，前後測、控制組之設計、雙盲設計、隨機分派或配對等步驟，一項都不缺，但，實驗設計爲了驗證因果關係（內在效度），讓人們處於特殊（被設計好）且被控制的情境中，以便觀察人們的反應與結果，導致外在效度受限的問題。

　　其次，由於社會行爲科學研究對於人們的想法、態度、信念、日常生活的行爲表現等現象的好奇，在公共衛生領域，也需要瞭解這些社會與行爲因素與健康的關聯性，問卷調查研究法成爲社會行爲科學領域最常使用的方法。問卷調查法最重要的是提問，也發展出提問的準則，包括：選擇適合提問的問題題型（開放或封閉、直述句或疑問句等）、題項要清楚、避免一題兩問、受訪者必須有能力回答、受訪者必須有意願回答、問項必須與受訪者有關、題項要簡明、避免否定的選項、以及避免偏差的題項與用詞。此外，關於問卷的編製也是一門學問，例如：答題格式、

條件式問項、矩陣式的問項、問題的排列順序、問卷填答的指示與說明、實際執行前的問卷測試（預試）等，都需要注意。問卷調查法的執行主要有四種方式，分別為：（1）傳統的郵寄自填問卷調查：由受訪者完成紙本問卷；（2）面訪問卷調查：由訪員執行的面對面調查；（3）電話訪問調查；以及（4）網路調查訪問。這四種方式亦可混使用，例如：透過訪員當面發放問卷由受訪者自行填寫。

由於可以透過結構式的問卷調查法蒐集到成千上萬具有全國代表性的資料，任何一項大型的問卷調查結束之後，其他研究者亦可透過「次級資料分析方法」，針對這些已蒐集的資料，以研究者感興趣的議題進行資料分析，此種方法可以減少因重複執行一項調查所需耗費之龐大人力、經費與時間。臺灣地區有許多大型的調查資料庫，例如：中央研究院的學術調查研究資料庫（包括：長期主題型調查、長期追蹤調查、政府調查、及個別型的計畫，就學門而言，包括：社會科學、管理學、人文、以及生物醫農科學等領域）、衛生福利部國民健康署執行之多項監測調查（包括：國民營養健康調查、國民健康訪問調查、中老年身心社會生活狀況長期追蹤調查、家庭與生育調查、臺灣出生世代研究長期追蹤調查、健康促進業務推動現況與成果調查、吸菸行為調查、學生健康行為調查等）。

問卷調查研究設計，可依據時間面向分為：橫斷研究與縱貫研究二大類。橫斷研究（cross-sectional study）是以某一時間點的觀察為基礎之研究；縱貫研究（longitudinal study）則是指跨越一段長期時間觀察相同現象的研究設計，縱貫研究有三種特別類型 [58]：（1）趨勢研究（trend study）：透過長期監測特定人群的某些特徵在長時間所發生的變化，例如：國民健康署針對 18 歲（後來調整為 15 歲）以上的國人吸菸行為調查，可以得知歷年來的國人吸菸率的長期趨勢，此種長期趨勢調查在每次調查時都以相同的條件進行抽樣，其實每次調查的對象都不相同。（2）世代研究（cohort study）：係檢視特定世代（或次母體）隨時間所發生的變化，世代可以是指同一年齡組的人，或者經歷某一特殊事件的人群，在社會科學中之世代研究，在每一次的觀察或調查中，可透過不同成員（獨立抽樣）進行調查，此與流行病學之世代研究通常指對同一群人的追蹤不同（關於流行病學之世代研究設計可參考《流行病學》一書之相關內容）。（3）固定樣本複訪研究（panel study）：是指在不同時間，對同一群人所執行之研究。雖然橫斷研究可在一次性的問卷調查中透過回憶過去的狀況，作為近似縱貫研究的資料蒐集，但仍需考量回憶偏差之可能性。

社會行為科學常用的第三類研究方法為：質性的田野研究，讓研究人員在行為

發生的地點，在自然情境下，觀察人們的社會生活，常見之執行方式包括：質性訪談、焦點團體、以及紀錄觀察。田野研究最大且難以取代的優點是其可以提供關於社會過程較深入的理解，但也存在一些缺點，包括：無法對大規模母體進行量化的統計描述。

社會行為科學常用的第四類研究方法為：非介入性研究（unobtrusive research），是一種可以研究社會行為但又不會打擾研究對象、也不會影響發生過程的一種研究方法，包括：內容分析法（content analysis）、既有統計資料分析法、以及比較與歷史研究（comparative and historical research）等方法。非介入性研究的分析單位包羅萬象，內容分析是一種對於人類溝通傳播紀錄（如：書籍、報章雜誌之報導、網頁、繪畫、法規、歌詞、新聞、廣告等等）或行為痕跡之分析；既有統計資料之分析單位可以是個人或更大的團體，後者最有名的例子是社會學家涂爾幹以政治地理單位（國家、地區）分析自殺死亡紀錄而提出有名的自殺論。

（二）質性研究結果在公共衛生領域之應用

如果要透過公共衛生計畫和政策來解決複雜的社會和健康問題，除了傳統公共衛生所仰賴的量化流行病學與生物統計，還需要質性研究的投入。

質性研究是「一種將觀察者置身於某真實世界情境的活動。研究過程包括一套詮釋和實徵的實務，以期揭開並顯示所探究的世界。這些研究實務將之轉化，使其成為一系列的再現，包括：田野筆記、訪談、會話、攝影、紀錄、備忘錄等等。因此，質性研究以詮釋、自然主義的取徑來探究世界。這意味著：質性研究者探究處於自然場域的事物，致力於根據當事人賦予現象的意義來理解或詮釋這些事物。」（Qualitative research is a situated activity that locates the observer in the world. Qualitative research consists of a set of interpretive, material practices that make the world visible. These practices transform the world. They turn the world into a series of representations, including field notes, interviews, conversations, photographs, recordings, and memos to the self. At this level, qualitative research involves an interpretative, naturalistic approach to the world. This means that qualitative researchers study things in their natural setting, attempting to make sense of, or interpret, phenomena in terms of the meanings people bring to them.）[59]，常見之質性研究取徑包括：敘事研究（Narrative Inquiry）、現象學研究（Phenomenological Research）、紮根理論（Grounded Theory）、俗民誌（Ethnography）、以及個案研究（Case Study Research）等。

對於實務工作而言，質性研究結果有助於公共衛生實務與社區民眾或決策者之溝通、協作和目標設定，就像是研究飛機的「黑盒子」，是一種有助於瞭解介入政策成功或失敗的過程與因素的重要工具。

關於質性研究結果的運用，可分為三種類型 [60]：工具性、概念性和象徵性。

1. 質性研究結果之工具性的使用（Instrumental Use）

工具性的使用，簡單地說，就是直接使用質性研究的結果，例如：（1）對於量化調查的結果的解釋，或（2）確定設計問卷前作為特定現象或概念內涵之探索。另外，對於決策者而言，質性研究的工具性使用還包括：（3）透過質性研究辨識出公共衛生計畫推動過程之障礙、促進因素和意外結果，從而使決策者能夠確定有助於計畫成功或失敗的因素。（4）透過質性研究演繹發展出的理論（例如：紮根理論），作為開發評估指南的基礎依據。

2. 質性研究結果之概念性的使用（Conceptual Use）

質性研究的概念性使用，指的是質性研究的發現與結果所呈現之概念，對決策者產生某種啟發，以一種較為間接的方式，影響決策者的行動。例如：質性研究的結果讓決策者能夠理解服務接受者之體驗、較深入地瞭解有關民眾的相關背景（context）、進而激發關於計畫或問題的新想法。

3. 質性研究結果之象徵性的使用（Symbolic Use）

質性研究的結果也可被決策者作為象徵性的使用，以驗證某種立場、計畫、服務或政策。質性研究中出現的「故事」是象徵性使用的重要工具，並可因此感動而促使個人採取行動。

（三）量化與質性的融合：融合研究法（Mixed Methods Research）

融合研究（或翻譯為混合研究法）已經被視為一種研究類型，係融合質性和量化研究方法的要素（包括：研究觀點、數據蒐集、分析、推論），以便對於研究問題有兼具廣度與深度的理解和佐證，可以是單個研究或一系列研究。融合研究法不僅是探究世界的研究方法（methods），同時也提供有關引導資料蒐集和分析方向的哲學假設的研究方法學（methodology），融合研究法前提是：結合使用定性和定量方法，比單獨使用任何一種方法都能更好地理解研究問題 [59]。

常見之融合研究設計 [59] 如圖 17-10，基本的融合研究包括：（1）併列設計（Convergent Design）：先分別蒐集與分析質性與量化資料，之後再將二類結果併列呈現，從中做出結論與推論；（2）解釋型序列設計（Explanatory Sequential Design）：先執行量化的資料蒐集及統計分析，再針對某些量化結果以質性研究方法追蹤探索這些量化數據之內在深層內涵，最後結合質性與量化之結果做出闡釋與推論；（3）探索型序列研究（Exploratory Sequential Design）：與前者相反，先進行質性資料之蒐集與資料分析，作為初步之探索，並以之為依據作為後續量化研究之基礎，例如：發展量化研究所需的問卷，並以此工具蒐集量化資料再進行量化統計分析，最後依據二者之研究結果，對於研究問題進行闡釋。

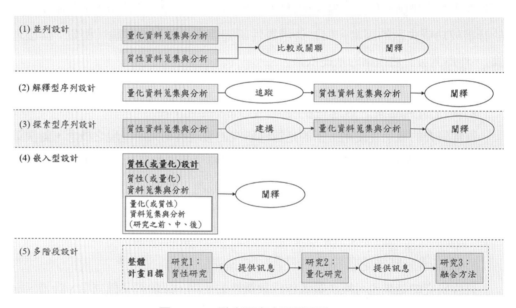

圖 17-10：融合研究之五種設計 [59]

進階之融合研究設計包括：（4）嵌入型設計（Embedded Design）：此種設計可以是質性研究或量性研究為主，其中嵌入另一種研究設計，例如，主要設計為量性之實驗設計，但在實驗之前，先進行質性訪談，除可瞭解或篩選合適的研究對象，也可以瞭解研究對象與執行人員，以便設計較好且可順利執行之實驗內容與執行程序；在實驗期間，同樣可以融入質性方法，瞭解參與對象所感受之體驗；實驗結束之後，除了原定量化之結果，亦可針對研究結果進行質性的追蹤探訪，也可以提供更多脈絡與細節的解釋。（5）多階段設計（Multiphase Design）：多階段是指由多段元素所組成之研究設計，每一個階段都是單一的完整研究，例如：多階段之評價設

計，先以訪談、觀察與文件爲基礎進行質性的需求訪談，接著以量化的方式進行文
獻統合回顧，再以量化方式進行測量工具之發展、執行評價介入（量化），最後以
質性方式進行追蹤並優化介入方案，多階段融合研究設計的每一個階段都爲下一個
階段提供訊息，雖然每一個階段都是完整之研究，卻彼此互相關聯。

二、社會行爲科學研究之障礙與應用之挑戰

（一）社會行爲科學研究常見之障礙

1. 對於探索或驗證社會行爲規律性的輕忽與質疑

社會科學關注於社會的規律性，關注點是群體而非個人，社會行爲科學研究的
目的在於探索社會現象、描述社會事務的狀態、以及解釋這些社會現象 [58]。但
不論學術界或實務工作者，常輕忽對於社會規律性之研究的重要性，論點包括：
（1）有些社會規律太顯而易見，無足輕重。但，人們日常生活中的一般觀察，常出
現不夠精確、過度概推、選擇性觀察、以及不合理的推論，透過嚴謹的社會科學研
究設計所進行的有系統、具邏輯的觀察，常常會證明原本以爲顯而易見的事物有可
能是錯誤的，因此，外表看起來無足輕重，並不能作爲拒絕或輕忽任何科學研究的
藉口。（2）所有的規律都有少數不符合的特例，質疑所謂的社會規律並非眞的規
律。社會行爲的規律性其實是以一種機率的形式存在，就公共衛生而言，我們試圖
瞭解與健康或疾病相關之社會規律性，規劃對於大多數人健康有益的服務或政策，
但在提供服務時也不會忽略對於少數例外者的關懷。

2. 社會行爲因素之複雜性

社會行爲因素（如社會經濟地位）本身就是一個多面向的概念，這些社會因素
對於健康又有多重的影響機制 [46]，導致因果關係之驗證不易。其次，社會因素對
於健康的影響通常都需要長時間的累積才會呈現，在這段時間之中，又加入其他如
生長發育及暴露等其他因素的干擾，使得社會行爲因素對健康之影響的驗證更加困
難，而這樣的特質不僅是研究方法上挑戰、可能導致研究者的遲疑、也會影響經費
分配的政治決定。

（二）社會行為科學研究之應用所面對的挑戰

儘管公共衛生專業人員認同某些有效的介入措施，也瞭解對於公共衛生介入措施的社會與行為影響因素，但在傳播及實施時仍會面臨一些挑戰 [56]，包括：

1. **辨識有效介入措施之關鍵成分**，例如：戒菸諮詢在某個醫院場域被證實有效，但在其他場域應用時，若未能清楚分辨成功的關鍵成分，如同「畫虎只畫皮」，非常容易失敗。

2. **缺乏彈性的組織文化**：要採用新的方法來改變原本的工作模式，需要強而有力的倡導，例如，公共衛生證據的最主要使用者——政府單位，就算是公共衛生專業人員希望可以採用新的證據來改變公共衛生服務，面對人事與財務體系等較缺乏彈性的組織文化成為其必須克服的挑戰。

3. **領導人的態度**：影響組織文化最重要的關鍵在於領導人的態度，因此，領導人本身在社會行為科學之訓練、對於社會行為科學研究結果的重視程度，也就成為該單位是否採用的決定因素。

4. **政治因素**：儘管社會行為科學研究證據是基於科學原理原則所得到之結果，但是政府決策者通常不具備相關專業背景，且會受到其他利益團體之遊說或影響，例如：近年來有關電子煙之健康危害與使用規範之爭議，或者為防治 COVID-19 流行之封城措施，在不同地區或國家就可以發現政治因素在是否採用的影響力。

5. **經費的挑戰**：因為公共衛生的本質多由政府主導，同時公共衛生的推動也需要經費支持，然而，政府經費的使用確有相對嚴格的規範，同時需要非常明確而直接的成效，才能夠說服民意機構（如：立法院或議會）同意經費的編列，然而，由於社會行為科學研究結果對於大眾健康的影響常不如醫療措施的直接，常被質疑而無法取得相對應的經費，例如：臺灣地區早年推動社區健康營造計畫，試圖透過社區團體的行動與參與健康事務，促使社區民眾健康，卻常因難以證實民眾的行為改變或健康改善是社區健康營造的直接成果，而備受質疑。

6. **執行者的能力**：由於公共衛生的跨領域特性，不僅公共衛生實務工作者之專業背景是多元的，有助於民眾健康之研究也是多元的，因此，公共衛生實務工作者不盡然瞭解社會行為科學研究結果如何操作與推動，也因此，對於實務工作的持續培訓及需求評估成為社會行為科學研究結果之傳播與採用必須

面對的挑戰。

7. **文化及地理差異**：以學術期刊論文之發表而言，多數研究結果與科學原理
（不只是社會行為科學）是由西方已開發國家所發展，根據西方學者在西方
已開發之社會所觀察及測試到的社會與行為結果，是否適用於其他不同文化
傳統及行為模式的地區？或許策略及概念適用，但，推動的方法是否需要因
地制宜的調整？要如何調整？也成為當地社會行為科學家所面對的挑戰。

總　結

　　本章焦點在於介紹社會行為科學研究在公共衛生領域之應用。在體認社會行為
科學研究作為公共衛生實務工作不可或缺之實證基礎的前提下，可以看到所有的公
共衛生議題皆有社會行為科學研究之關注與投入，因此，公共衛生實務工作與決策
者都必須具備社會行為科學研究方法之基本素養，以便能夠理解並適當地應用社會
行為科學研究的成果，促使公共衛生服務之規劃與執行都能展現其關懷社會人文之
本質。

關鍵名詞

社會行為科學研究（Social and Behavior Science Research）
實證基礎的公共衛生實務（Evidence-based public health practice）
質性研究（Qualitative Research）
融合研究（Mixed Methods Research）

複習問題

一、選擇題

1. 下列何者不屬於社會行為科學研究在公共衛生之角色？
   (A) 提供健康行為影響健康之生理機制
   (B) 發展可測量社會行為相關概念之測量工具，為公共衛生相關計畫之規劃、執行與評價提供較客觀、較一致、可比較之測量工具
   (C) 直接參與各類公共衛生介入之規劃
   (D) 評價公共衛生計畫之行為與社會成效

2. Brownson 等學者提出「實證基礎的公共衛生」（Evidence-based Public Health, EMPH）的六項特徵，下列何者為非？
   (A) 必須以經過同儕審查隨機控制分派試驗（Randomized Controlled Trial, RCT）為證據基礎做決策
   (B) 讓社區參與需求評估及決策
   (C) 進行健全的評價
   (D) 向主要利益相關者和決策者傳播所學知識

3. 社會行為科學研究結果，應用於公共衛生實務工作，常面對不同的挑戰，下列何者為非？
   (A) 缺乏彈性的組織文化
   (B) 領導人的態度
   (C) 政治因素
   (D) 科技發展之障礙

二、問答題

1. 請闡述社會行為科學研究在公共衛生領域所扮演之角色。

2. 請以公共衛生四階段預防之觀點，舉例說明社會行為科學研究之關注議題。

3. 公共衛生決策須以實證為基礎，請說明與公共衛生決策有關之影響素有哪些面向？並以上述影響因子來說明社會與行為科學研究之重要性。

4. 請列出形成公共衛生政策與實務證據的不同形式。

5. 請列出社會行為科學研究較常使用的四類研究方法，並簡單說明。

6. 請列出公共衛生領域對於質性研究結果的三類運用方式，並簡單說明。

7. 請說明融合研究法的意義，並提出五種常見之融合研究設計。

8. 請討論並試著提出公共衛生實務工作應用社會行為科學研究的障礙。

引用文獻

1. Coreil J, ed. Social and behavioral foundations of public health. Sage, 2010.

2. 疾病管制署網站：https://www.cdc.gov.tw/Category/Page/vleOMKqwuEbIMgqaTeXG8A。引用 2022/03/11。

3. Agarwal R, Dugas M, Ramaprasad J, Luo J, Li G, Gao GG. Socioeconomic privilege and political ideology are associated with racial disparity in COVID-19 vaccination. Proc Natl Acad Sci U S A 2021;**118(33)**. doi:10.1073/pnas.2107873118.

4. Becher M, Stegmueller D, Brouard S, Kerrouche E. Ideology and compliance with health guidelines during the COVID-19 pandemic: A comparative perspective. Soc Sci Q 2021;**102(5)**:2106-2123. doi:10.1111/ssqu.13035.

5. Osberg TM, Doxbeck CR. Partying during a pandemic: role of descriptive partying norms, residence, college alcohol beliefs, and political ideology in COVID-19 party behavior. J Am Coll Health 2021;1-11. doi:10.1080/07448481.2021.2008400.

6. Havey NF. Partisan public health: how does political ideology influence support for COVID-19 related misinformation? J Comput Soc Sci 2020;1-24. doi:10.1007/s42001-020-00089-2.

7. Qian K, Yahara T. Mentality and behavior in COVID-19 emergency status in Japan: Influence of personality, morality and ideology. PLoS One 2020;**15(7)**:e0235883. doi:10.1371/journal.pone.0235883.

8. Howard MC. Are face masks a partisan issue during the COVID-19 pandemic? Differentiating political ideology and political party affiliation. Int J Psychol 2022;**57(1)**:153-160. doi:10.1002/ijop.12809.

9. Rosenfeld DL, Tomiyama AJ. Can a pandemic make people more socially conservative? Political ideology, gender roles, and the case of COVID-19. J Appl Soc Psychol 2021. doi:10.1111/jasp.12745.

10. Ho HK. COVID-19 Pandemic Management Strategies and Outcomes in East Asia and the Western World: The Scientific State, Democratic Ideology, and Social Behavior. Front Sociol 2020;**5**:575588. doi:10.3389/fsoc.2020.575588.

11. Dowd KP, Szeklicki R, Minetto MA, Murphy MH, Polito A, Ghigo E, ... Donnelly AE. A systematic literature review of reviews on techniques for physical activity measurement in adults: a DEDIPAC study. Int J Behav Nutr Phys Act 2018;**15(1)**:15. doi:10.1186/s12966-017-0636-2.

12. Ndahimana D, Kim EK. Measurement Methods for Physical Activity and Energy Expenditure: a Review. Clin Nutr Res 2017;**6(2)**:68-80. doi:10.7762/cnr.2017.6.2.68.

13. Silfee VJ, Haughton CF, Jake-Schoffman DE, Lopez-Cepero A, May CN, Sreedhara M, ... Lemon SC. Objective measurement of physical activity outcomes in lifestyle interventions among adults: A systematic review. Prev Med Rep 2018;**11**:74-80. doi:10.1016/j.pmedr.2018.05.003.

14. Garcia-Alvarez D, Faubel R. Strategies and Measurement Tools in Physical Activity Promotion Interventions in the University Setting: A Systematic Review. Int J Environ Res Public Health 2020;**17(18)**:6526. doi:10.3390/ijerph17186526.

15. Silsbury Z, Goldsmith R, Rushton A. Systematic review of the measurement properties of self-report physical activity questionnaires in healthy adult populations. BMJ Open 2015;**5(9)**:e008430. doi:10.1136/bmjopen-2015-008430.

16. Sattler MC, Jaunig J, Tosch C, Watson ED, Mokkink LB, Dietz P, van Poppel MNM. Current Evidence of Measurement Properties of Physical Activity Questionnaires for Older Adults: An Updated Systematic Review. Sports Med 2020;**50(7)**:1271-1315. doi:10.1007/s40279-020-01268-x.

17. Sattler MC, Jaunig J, Watson ED, van Poppel MNM, Mokkink LB, Terwee CB, Dietz P. Physical Activity Questionnaires for Pregnancy: A Systematic Review of Measurement Properties. Sports Med 2018;**48(10)**:2317-2346. doi:10.1007/s40279-018-0961-x.

18. Al-Eisa E, Alghadir AH, Iqbal ZA. Measurement of physical activity in obese persons: how and why? A review. J Phys Ther Sci 2016;**28(9)**:2670-2674. doi:10.1589/jpts.28.2670.

19. Martins JC, Aguiar LT, Nadeau S, Scianni AA, Teixeira-Salmela LF, Faria C. Measurement properties of self-report physical activity assessment tools for patients with stroke: a systematic review. Braz J Phys Ther 2019;**23(6)**:476-490. doi:10.1016/j.bjpt.2019.02.004.

20. Casey B, Coote S, Donnelly A. Objective physical activity measurement in people with multiple sclerosis: a review of the literature. Disabil Rehabil Assist Technol 2018;**13(2)**:124-131. doi:10.1080/17483107.2017.1297859.

21. Skovdahl P, Kjellberg Olofsson C, Arvidsson D. Physical activity in children and adolescents with CHD: review from a measurement methodological perspective. Cardiol Young 2021;**31(4)**:518-531. doi:10.1017/S1047951121000627.

22. Lankhorst K, Oerbekke M, van den Berg-Emons R, Takken T, de Groot J. Instruments

Measuring Physical Activity in Individuals Who Use a Wheelchair: A Systematic Review of Measurement Properties. Arch Phys Med Rehabil 2020;**101(3)**:535-552. doi:10.1016/j.apmr.2019.09.006.

23. Suarez-Manzano S, Ruiz-Ariza A, De La Torre-Cruz M, Martinez-Lopez EJ. Acute and chronic effect of physical activity on cognition and behaviour in young people with ADHD: A systematic review of intervention studies. Res Dev Disabil 2018;**77**:12-23. doi:10.1016/j.ridd.2018.03.015.

24. Booth G, Howarth A, Stubbs B, Ussher M. The Effectiveness of Interventions and Intervention Components for Increasing Physical Activity and Reducing Sedentary Behaviour in People With Persistent Musculoskeletal Pain: A Systematic Review and Meta-Analysis. J Pain 2021. doi:10.1016/j.jpain.2021.11.004.

25. Waugh E, King L, Gakhal N, Hawker G, Webster F, White D. Physical Activity Intervention in Primary Care and Rheumatology for the Management of Knee Osteoarthritis: A Review. Arthritis Care Res (Hoboken) 2019;**71(2)**:189-197. doi:10.1002/acr.23622.

26. Baderol Allam FN, Ab Hamid MR, Buhari SS, Md Noor H. Web-Based Dietary and Physical Activity Intervention Programs for Patients With Hypertension: Scoping Review. J Med Internet Res 2021;**23(3)**:e22465. doi:10.2196/22465.

27. Yuksel HS, Sahin FN, Maksimovic N, Drid P, Bianco A. School-Based Intervention Programs for Preventing Obesity and Promoting Physical Activity and Fitness: A Systematic Review. Int J Environ Res Public Health 2020;**17(1)**:347. doi:10.3390/ijerph17010347.

28. Demurtas J, Schoene D, Torbahn G, Marengoni A, Grande, G, Zou L, ... Veronese N. Physical Activity and Exercise in Mild Cognitive Impairment and Dementia: An Umbrella Review of Intervention and Observational Studies. J Am Med Dir Assoc 2020;**21(10)**:1415-1422 e1416. doi:10.1016/j.jamda.2020.08.031.

29. Caro-Sabido EA, Larrosa-Haro A. Efficacy of dietary intervention and physical activity in children and adolescents with nonalcoholic fatty liver disease associated with obesity: A scoping review. Rev Gastroenterol Mex (Engl Ed) 2019;**84(2)**;185-194. doi:10.1016/j.rgmx.2019.02.001.

30. Kenneally S, Sier JH, Moore JB. Efficacy of dietary and physical activity intervention in non-alcoholic fatty liver disease: a systematic review. BMJ Open Gastroenterol 2017;**4(1)**:e000139. doi:10.1136/bmjgast-2017-000139.

31. Jadhav RA, Hazari A, Monterio A, Kumar S, Maiya AG. Effect of Physical Activity Intervention in Prediabetes: A Systematic Review With Meta-analysis. J Phys Act Health 2017;**14(9)**:745-755. doi:10.1123/jpah.2016-0632.

32. Swindle T, Poosala AB, Zeng N, Borsheim E, Andres A, Bellows LL. Digital Intervention Strategies for Increasing Physical Activity Among Preschoolers: Systematic

Review. J Med Internet Res 2022;**24(1)**:e28230. doi:10.2196/28230.

33. Chen C, Finne E, Kopp A, Jekauc D. Can Positive Affective Variables Mediate Intervention Effects on Physical Activity? A Systematic Review and Meta-Analysis. Front Psychol 2020;**11**:587757. doi:10.3389/fpsyg.2020.587757.

34. Coughlin SS, Stewart J. Use of Consumer Wearable Devices to Promote Physical Activity: A Review of Health Intervention Studies. J Environ Health Sci 2016;**2(6)**. doi:10.15436/2378-6841.16.1123.

35. Schlund A, Reimers AK, Bucksch J, Brindley C, Schulze C, Puil L, ... Demetriou Y. Do Intervention Studies to Promote Physical Activity and Reduce Sedentary Behavior in Children and Adolescents Take Sex/Gender Into Account? A Systematic Review. J Phys Act Health 2021;**18(4)**:61-468. doi:10.1123/jpah.2020-0666.

36. Floegel TA, Perez GA. An integrative review of physical activity/exercise intervention effects on function and health-related quality of life in older adults with heart failure. Geriatr Nurs 2016;**37(5)**:340-347. doi:10.1016/j.gerinurse.2016.04.013.

37. Frieden TR. A framework for public health action: the health impact pyramid. Am J Public Health 2010;**100(4)**:590-5.

38. 蘇玉菊、劉碧波、穆冠群譯（Gostein LO & Wiley LF 著）：公共衛生法：權力・責任・限制（Public Health Law: Power, Duty, and Restraint）。臺北：元照出版，2019。

39. Connell R. Gender, health and theory: conceptualizing the issue, in local and world perspective. Social science & medicine 2012;**74(11)**:1675-1683.

40. Umberson D. Gender, marital status and the social control of health behavior. Social science & medicine 1992;**34(8)**:907-917.

41. Marmot M, Friel S, Bell R, Houweling TA, Taylor S, Commission on Social Determinants of Health. Closing the gap in a generation: health equity through action on the social determinants of health. The lancet 2008;**372(9650)**:1661-1669.

42. Blane D. Social determinants of health-socioeconomic status, social class, and ethnicity. American journal of public health 1995;**85(7)**:903-905.

43. Dubay LC, Lebrun LA. Health, behavior, and health care disparities: disentangling the effects of income and race in the United States. International Journal of Health Services 2012;**42(4)**:607-625.

44. Adler NE, Newman K. Socioeconomic disparities in health: pathways and policies. Health affairs 2002;**21(2)**:60-76.

45. Braveman P, Egerter S, Williams DR. The social determinants of health: coming of age. Annual review of public health 2011;**32**:381-398.

46. Braveman P, Gottlieb L. The social determinants of health: it's time to consider the causes of the causes. Public health reports 2014;**129(1_suppl2)**:19-31.

47. Pampel FC, Krueger PM, Denney JT. Socioeconomic disparities in health behaviors. Annual review of sociology 2010;**36**:349-370.

48. Sackett DL, Rosenberg WM, Gray JM, Haynes RB, Richardson WS. Evidence based medicine: what it is and what it isn't. Bmj 1996;**312(7023)**:71-72.

49. Jenicek M. Epidemiology, evidenced-based medicine, and evidence-based public health. Journal of epidemiology 1997;**7(4)**:187-197.

50. Sur RL, Dahm P. History of evidence-based medicine. Indian journal of urology: IJU: journal of the Urological Society of India 2011;**27(4)**:487.

51. Djulbegovic B, Guyatt, GH. Progress in evidence-based medicine: a quarter century on. The lancet 2017;**390(10092)**:415-423.

52. Murad MH, Asi N, Alsawas M, Alahdab F. New evidence pyramid. BMJ Evidence-Based Medicine 2016;**21(4)**:125-127.

53. Fink A. Evidence-based public health practice. Sage publications, 2012.

54. McGuire WL. Beyond EBM: New directions for evidence-based public health. Perspectives in biology and medicine 2005;**48(4)**:557-569.

55. Victora CG, Habicht JP, Bryce J. Evidence-based public health: moving beyond randomized trials. American journal of public health 2004;**94(3)**:400-405.

56. Brownson RC, Chriqui JF, Stamatakis KA. Understanding evidence-based public health policy. American journal of public health 2009;**99(9)**:1576-1583.

57. Brownson RC, Fielding JE, Maylahn CM. Evidence-based public health: a fundamental concept for public health practice. Annual review of public health 2009;**30**:175-201.

58. Babbie ER. The practice of social research. Cengage learning, 2020.

59. Creswell JW, Clark VLP. Designing and conducting mixed methods research. Sage publications, 2017.

60. Jack SM. Utility of qualitative research findings in evidence　based public health practice. Public health nursing 2006;**23(3)**:277-283.

61. Rychetnik L, Hawe P, Waters E, Barratt A, Frommer M. A glossary for evidence based public health. Journal of Epidemiology & Community Health 2004;**58(7)**:538-545.

第四篇

健康促進與衛生教育：介入方案之規劃、策略與評價

第 18 章
健康促進與衛生教育介入方案的規劃

張麗春、郭鐘隆、廖容瑜　撰

學習目標

一、瞭解健康促進與衛生教育介入方案的規劃步驟

二、認識 PRECEDE-PROCEED 模式及其應用

三、瞭解用來蒐集資料以進行需求評估的方法

四、運用 SMART 與策略性評估過程（VMOSA）的概念訂定健康促
　　進與衛生教育介入方案的目標

引　言

　　公共衛生師在健康照護的工作領域，需要參與許多健康促進或衛生教育的規劃、執行、與評價。因此，必須嫻熟於計畫規劃、執行與評價的各個過程。衛生教育計畫乃是針對特定群體的健康問題，運用科學性解決問題方法，在既定的時間內利用合理的資源，以需求評估為基礎設計一連串符合教育原則的工作方案。然後依據計畫的先後順序執行策略，並進行階段性的評價，以達成預定的目標。衛生教育者必須透過「計畫」，才能將理論運用於實際。藉由整體性分析過程來思考問題的解決方式，避免遇到問題才擬定行動的草率思考方式。公共衛生師要能夠綜合各種行為決定因素，系統性的計畫各種活動，以促使人們自主性的產生導向的健康行為。因此，在擬定衛生教育計畫時，常會根據各種不同的衛生教育理論模式；這些理論模式可以讓我們瞭解某種健康行為與健康問題的發生機轉，彼此影響的關係，進而從這些影響因素來改變。

　　一個衛生教育計畫，可依目標群體特性擬定整體性或部分性的短期、中期或長期計畫。並依據需求評估的結果，訂定具體可以評價的目標。每一個衛生教育計畫都與整體國家計畫息息相關，必須考慮社會與經濟整體的配合，藉由社區、學校、醫院與工作場所來推行。不管是健康促進或衛生教育介入方案，都須要完整的透過計畫撰寫來達到上述目的。

第一節　方案規劃步驟

一、「健康促進與衛生教育介入方案」的步驟

　　如圖 18-1 所示，基本上，介入方案規劃的步驟為需求評估、設定目的與目標、發展介入、執行介入策略與結果評價。進行介入方案規劃前，公共衛生師可依據關注的健康問題選擇一個衛生教育模式，依據模式內容進行介入方案的設計。

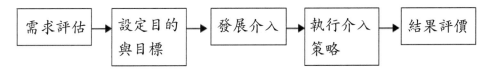

圖 18-1：計畫流程圖

資料來源：McKenzie JF, Neiger BL, Thackeray R, 2017, Planning, Implementing & Evaluating Health Promotion Programs: A primer. IL, USA: Pearson [1].

依據 McKenzie 等人（2017）[1] 提到的健康促進與衛生教育計畫的步驟包含（1）溝通（或策動公眾關係）：計畫者與參與人員接觸，透過管道宣傳計畫，讓不同層級人員都瞭解這個計畫；（2）需求評估：主要工作為分析目標群體的各種需求，以及盤點所有與計畫有關的資源訊息；（3）目標設定：設立具體可測量的階段性目標；（4）計畫：依據目標設計各種活動與策略，提出書面計畫與管理方式；（5）執行：動員所有衛生教育有關人員，將計畫付諸實施；（6）評價：在計畫中的每一個步驟都應評價進行的情形，而非只是最後的健康評價。上述的步驟為一個循環，依據結果評價再次執行需求評估，開啓新的介入方案。

二、規劃「健康促進與衛生教育介入方案」的準備階段應注意事項

此時期主要是建立介入方案的理由，以獲得利益相關者（stakeholders）的支持。不管是職場、學校或是醫院等相關單位，健康促進與衛生教育介入方案最重要的是獲得行政單位高層的支持，這些單位的支持可以取得更多介入方案所需要的資源。因為計畫要推動介入方案的人不一定是行政單位的主管，可能是場域的個人或是場域外的專家或團體，而這時候，計畫初期必須能說服執行介入方案場域的行政高層人員，取得支持。介入方案規劃者必須提出此方案的理由，從各種層面去陳述計畫的理由，來說服不同領域的高層，包含財務、人事或是政策等。確認介入方案符合介入場域的目標與宗旨。

（一）計畫理由與依據

進行需求評估的同時，應該同時思考提出計畫的理由（依據），為開始規劃方案的第一步驟，在這階段，必須提出介入方案所關注的健康問題與這問題的重要性

或嚴重性。這時候，必須要有實際數據或文獻來呈現問題的背景與重要性。通常在此步驟必須包含：（1）界定優先需要處理的群體；（2）確認要處理的健康問題是什麼？（3）這些介入方案有什麼潛在的成效是決策者所關心的事項？（4）政府的健康政策是什麼？（5）介入方案是否可以帶來改變？（6）介入方案對於場域的對象有何好處？依照上述的內容清楚呈現計畫理由與依據。

流行病學資料是計畫理由與依據必須呈現的重要數據，包含盛行率或是發生率，這些內容可以讓決策者理解問題的嚴重性。流行病學的資料透過長期趨勢的比較或是同時點不同地點的差異，呈現問題的嚴重性。許多研究或是統計報告揭示不同健康問題的經濟與醫療負擔，介入方案的實施正是改變健康問題帶來的潛在利益。流行病學的資料可以從全世界、不同洲、不同區域、不同國家。若以臺灣為例，可利用全國或是各縣市的統計數據。這些內容也可與需求評估結果相互呼應，有助於目標的設定。

（二）成立計畫團隊或委員會

介入方案執行必須仰賴許多資源，成立計畫團隊，邀請不同成員加入計畫團隊，可將計畫團隊區分為操舵委員會、諮詢委員會或是計畫團隊等。計畫團隊包含志願且有興趣參與者以及專業與地位崇高的專家，讓計畫運作更有效，成立不同計畫團隊的過程也是把所有與計畫有關的人納入計畫中，是確認合作（partnering）的重要步驟，透過尋找計畫團隊成員，可以瞭解計畫期待與需求，透過溝通與互動達到合作目的。一般而言，若是在 5 萬人社區進行介入方案，計畫團隊成員可能需要到 50 人。找尋計畫團隊成員的原則是：兼顧各群體、行政決策者、有影響力、有意願與有興趣者。

（三）選擇合適的計畫介入模式

民眾的健康問題受到許多不同因素影響，不同健康問題影響的因素也有不同，要從眾多紛雜的因素進行評估，藉由合適的衛生教育模式，依據模式內具邏輯性與因果關係的概念，以適當的測量工具，蒐集影響因素，以此作為計畫需求評估的基礎。以下將針對常見的 PRECEDE-PROCEED 模式作一說明。

第二節　PRECEDE-PROCEED 模式於方案規劃的應用

　　關於健康促進與衛生教育計畫方案，PRECEDE-PROCEED 是經常被應用的整合模式，更加完整呈現計畫規劃、介入與評價，並且能超越傳統改變健康行為的教育方法，在需求評估的階段納入個人與非個人的環境因素的教育評估，並強調衛生教育介入與法令政策的互相配合，並進行過程、結果與衝擊評價。以下介紹 PRECED-PROCEED 模式之各階段，以此說明計畫規劃的步驟。

PRECEDE-PROCEED 模式的簡介

　　由 Green 於 1970 年提出 [2]，兩個英文縮寫分別代表的英文可參閱表 18-1，一開始僅有前面的 PRECEDE（Predisposing, Reinforcing, Enabling Constructs, Educational/Environmental, Diagnosis, Evaluation），主要是針對衛生教育的計畫、執行。於 1991 年加入 PROCEED（Policy, Regulatory, Organizational Constructs, Educational/Environmental Development）的概念，透過社會學診斷、流行病學、行為、環境、教育、生態、行政和政策診斷，以系統性診斷需求評估後，進行有效的教育介入，並進行評價。

表 18-1：PRECEDE-PROCEED 的英文

PRECEDE	PROCEED
Predisposing　傾向	Policy　政策
Reinforcing　增強	Regulatory　管理
Enabling Constructs　使能結構	Organizational Constructs　組織結構
Educational/Environmental　教育／環境	Educational/Environmental Development
Diagnosis　診斷	教育／環境發展
Evaluation　評價	

　　隨著生態模式（ecological model）與參與式（participation）的概念出現，以及越來越多實證研究支持基因遺傳對健康的影響，因此，PRECEDE-PROCEED 模式於 2005 年被重新修正 [3]，如圖 18-2 所示，最新版 PRECEDE-PROCEED 模式共有八階段，包含四個評估階段與介入規劃，及一個執行階段、三個評價階段。PRECEDE-PROCEED 模式是一個理論，也是一種計畫的方式，此模式強調前面三

個階段為需求評估，目前最常用來進行計畫的評估。

　　因早期衛生教育人員，在面對問題時，很少著重於釐清問題的源頭，就直接進入介入方案的設計與執行，達成預期效果的效益很低。此模式的特點為可廣泛應用於不同場域；以實證為基礎；有利害關係人參與；及建立由實證到最佳執行方式之平台。PRECEDE-PROCEED 模式強調健康受多因子影響，因此對行為、環境及社會的改變，必須經過多面向的考慮與多部門間的合作。運用有組織與有系統的規劃步驟，協助健康促進計畫者將計畫重點放在相關因素上，找出最適合的介入方法來執行或評估。

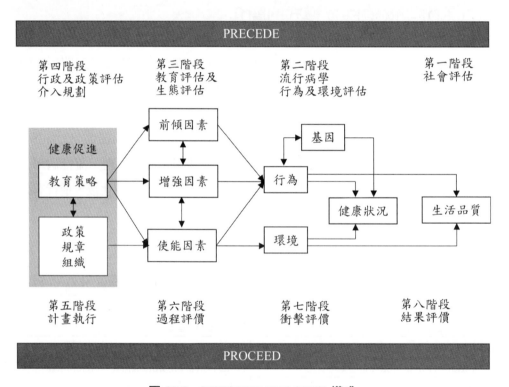

圖 18-2：PRECEDE-PROCEED 模式

資料來源：Glanz K, Rimer BK, Viswanath K, 2015, Health behavior: Theory, research, and practice. CA, USA: John Wiley & Sons [4].

　　以下針對 PRECEDE-PROCEED 模式各階段步驟進行介紹如下：

（一）第一階段：社會評估（social assessment）

　　這個階段是透過多元管道蒐集主觀與客觀資料，來分析影響目標群體生活品質

的社會問題。從既定地區的福利、失業率、缺工率、暴動、擁擠……等社會指標進行社會問題的評估，同時也需要瞭解社區及目標群體優劣勢、資源及改變意願。

（二）第二階段：流行病學、行為及環境評估（epidemiological, behavioral, and environmental assessment）

這個階段主要是發現社區的健康問題，評估與健康問題有關並影響社區健康需求的行為、環境因素。

1. **流行病學診斷**：主要分析二手資料或蒐集一手資料以瞭解目標群體的健康問題，流行病學資料如罹病率、死亡率、生育率……等生命統計指標；遺傳因素（genetic factors）雖然無法透過健康促進方案改變，但有助於瞭解目標群體的健康問題及鑑別疾病高危險群，因此 2005 年將遺傳因素加入修訂後之 PRECEDE-PROCEED 模式。

2. **行為診斷**：個案的行為及生活型態會導致健康問題，包括評估個案對疾病的遵從度、因應、自我照顧能力、預防疾病行為及資源應用等影響健康的潛在或現存行為，評估層面則應包含行為發生的頻率、品質、範圍、持續性及起始時間。如糖尿病控制中的運動、飲食不當、抽菸等不良生活型態，都是可透過衛生教育期望矯正的行為因素。

3. **環境診斷**：是分析影響行為的社會及物理環境因子，如社區孩童的營養狀況不良，可能是因學校提供不健康飲食所造成。

（三）第三階段：教育評估與生態評估（educational & ecological assessment）

這個階段在確認影響目標群體健康行為的前傾、使能及增強三因素，作為發展健康促進與衛生教育計畫的基礎。健康促進與衛生教育計畫即是對此三因素提出教育介入策略，以改善健康問題。

1. **前傾因素**（predisposing factors）：是個案內在影響行為的前置因素，如個人人口學特質以及知識、態度、信念、價值、知覺、自信心等。

2. **使能因素**（enabling factors）：係指強化某一行為改變時所需的資源及技能，包括資源利用的可近性、可接受性及個人的技能等。如減重病患必須有計算食物熱量與辨識食物內容物的技能，才能掌控好的飲食行為。此外，社區需有充足的健康飲食商店與正確的食物熱量標示，也需要有健康飲食餐廳的資

源，才能確保民眾或參與者能正確的執行這些行為。

3. **增強因素**（reinforcing factors）：對行為提供誘因、持續獎勵或處罰，是促使個人行為表現的外在因素。如家人、親友、同學、同事、醫療照護人員或雇主……等對其健康態度行為的影響。

（四）第四階段：行政及政策評估介入規劃（administrative & policy assessment）

在執行衛生教育策略前，需要有良好行政組織及政策配合，才能讓健康促進與衛生教育計畫推動更順利，更能達到預期成效。除針對前述評估後問題擬訂計畫、建立目標、尋求及分配經費外，也必須結合組織及社區的現有資源。例如要減少酒後駕車意外傷害發生，立法強制規定酒測與酒駕的罰則，來約束酒後駕車的行為。

1. **行政診斷**（administrative diagnosis）：分析阻礙或促進健康方案發展的政策、資源、組織因素。

2. **政策診斷**（policy diagnosis）：評估計畫目標與執行計畫行政部門的宗旨是否一致，方案執行及永續施行時需要有哪些配套的條例及規章。

Green 及 Kreutery 將 PROCEED 加入 PRECEDE 架構中，即考慮到政策、規範與組織對健康的影響。PROCEED 目的在確保所擬定之計畫是可用的（available）、可近的（accessible）、可接受的（acceptable）及負責性的（accountable）[3]，並提出要達到改變的目標，在決定問題之優先順序、擬訂計畫與執行時，都需要目標群體的參與。

（五）第五階段：執行（implementation）

在分析前傾、使能、增強等行為影響因素後，再擬訂和實施健康促進與衛生教育計畫。此期重點在教育計畫的訂定，執行過程的工作分派、活動流程的溝通，各項行政資源的協調與配合與實際執行的監督與掌控。例如執行校園減重計畫，執行期必須確認各安排的介入課程、講師教材、課程時間與課程評量的安排能依照計畫設計確實執行。

（六）第六階段：過程評價（process evaluation）

評價需在擬訂計畫的開始即進行（發展期的評價），是一個連續的工作。衛生教育計畫實施後評價的方向由第五階段往第一階段依序評值成效。此階段評價衛生

教育過程的執行過程、各介入措施完成、介入過程與學習者的互動、執行人員的準備與滿意度等。主要是針對執行過程的好壞給予評價。

（七）第七階段：衝擊評價（impact evaluation）

衝擊評價是衛教後立即可見之改變，主要是評價目標群體的「前傾、使能與增強」、「行為」以及「環境」因素的改變成效。常以學習者的知識、態度、行為、技能與健康狀況作為評價指標，來確認健康促進與衛生教育計畫介入達到改變，是立即效果的評價。

（八）第八階段：結果評價（outcome evaluation）

需要較長時間才能看見之改變，評價結果是否達到預先設定之目標，評價「健康」與「生活品質」改善的程度。包括：

1. **流行病學診斷評價**：行為改善後，評價健康問題是否解決？流行病學的診斷是否為真正的健康問題所在？
2. **社會學診斷評價**：因社會問題而引起的健康問題解決之後，生活品質是否因而改善？社會學的診斷是否正確？

影響健康的因素是多層面的，因此衛生教育的診斷、評價也要從多方面來考量；Green 指出要成功的完成第一、二階段，需要利用流行病學方法，第三階段需要利用社會行為的概念，第四及第五階段需要行政的知識與經驗以及教育的理論。由此，一個健康行為的產生必須經多元性的計畫介入、評價來完成。

第三節　需求評估方法

上一節針對計畫步驟的理論模式進行介紹，提供計畫者在計畫過程有很清楚的方向的指引。計畫的過程最重要的步驟是需求評估，需兼具質與量的資料蒐集。值得注意的是，進行需求評估不僅是將需求的內容轉化成測量的變項而已，計畫者要清楚需要測量的問題與指標是什麼。計畫第一步驟是先進行需求評估，才能進行問題分析，分析問題時，必須確認需求變項在測量與操作上的正確性，用清楚與客觀的統計分析，才能讓結果作為執行計畫重要的目標與方向。需求評估可藉由下列方

法獲得質性與量性資料：

一、初級資料

計畫者爲了特定的目的，實際進行相關資料的蒐集和彙整，此爲第一手原始資料，或稱之爲初級資料（primary data）、原始資料（raw data）或直接資料。包含以下資料蒐集方式：

1. **橫斷性調查**（cross-sectional study）：是在某一個特定的時間，對某群樣本，以個人爲單位蒐集相關資料。它是科學性研究常用的研究方法。橫斷面的意思是指同一個時間蒐集某行爲的影響因素（因）與結果（健康行爲或健康狀況），所以它客觀地反映了這一時點的疾病分布以及人們的某些特徵與疾病之間的關聯。需求評估常以此方法蒐集健康行爲的影響因素，使用此方法須注意研究工具的信效度、抽樣的方法是否具有代表性以及受試者是否能正確回答調查的問卷等因素。

2. **焦點團體訪談**：由計畫者（moderator）帶領的團體訪談蒐集資料的方式，屬於質化研究，常被用來做計畫評估與評價的方法。焦點團體訪談常會邀請同質背景的成員參加，由於參與者背景相近，可以使得討論產生良好的互動。帶領者需要受過良好訓練的專業人士，並非傳統的訪問者角色，而是要營造出自在的團體互動氣氛，才能讓參與者可以暢所欲言，激盪出內心的想法、經驗與觀點。

3. **名義團體**：名義團體技術是一種團隊決策的改善方法。在團體會議中，參與成員先不做討論，而是各自寫下答案，張貼於公開區域。當所有參與者都提出意見後，將所有意見編號，再刪去重覆的，然後再由參與者票選，選出十名，以此作爲共識的選擇。在這種方式中，個人的意見不直接被討論。常用作腦力激盪法的替代方案。

4. **德懷術**：德懷術是一種群體決定的方法，過程中允許每位成員就某議題充分表達其意見並受到同等重視，以求得在該複雜議題上意見的共識。於質化與量化並重的研究方法，可針對特定議題或未來可能發生的事件或問題，集合專家的經驗與知識，透過反覆循環式的問卷往返直到專家意見差異降至最低爲止，在多次的意見交流後逐步達成共識。

5. **觀察**：觀察法是運用人類的感官系統，透過科學的方法，針對欲探究的行爲

或事項，進行觀察，並將觀察結果做系統化的分析，解釋其意義，藉以獲得某些推論。常用來做需求評估的蒐集方法包含直接觀察與參與觀察，前者僅是觀察者，並未與被觀察者有目的的交流或互動，常以不打擾的方式進行資料的蒐集。參與觀察研究主要特徵爲觀察者成爲被觀察團體中的一員，參與活動或生活，一方面扮演參與者的角色，另一方面扮演觀察者的角色。因此，觀察者不被視爲局外人，可以維持觀察時的自然情境，而且被觀察者較不會防衛自己，其所表現出來的行爲也就較具眞實性。例如，人類學家爲了研究不同種族的生活方式，會暫時放棄個人原來的生活方式，而去學習其他民族的語言和生活習慣，以便能和他們住在一起，蒐集一些局外觀察者無法獲得的直接資料。 衛生教育人員在計畫評估時，瞭解學生校園健康飲食情形，除了觀察廚房與營養午餐準備流程之外，也會透過實際參與學校營養午餐，與學生一起享用，觀察學生攝取餐點的實際狀況。

二、次級資料

此資料非原始資料，而是既有的原始統計資料或文字陳述資料，不是爲了當前計畫目的而蒐集的資料，而是過去既有的計畫或蒐集資料目的蒐集而成，即屬於次級資料、或稱爲二手資料（secondary data）或間接資料。對於計畫者剛開始進行特定健康議題研究或計畫時，對於次級資料的依賴性（重要性）高於原始資料，任何健康議題或研究的開端都必須要從龐大的次級資料中分析研究的重點與方向。次級資料蒐集方法包含以下：

1. **官方統計報告**：量化統計報告的資料大部分可由政府機關公布的統計資料／研究報告獲得：例如中華民國統計資訊網（http://www.stat.gov.tw）、衛生福利部統計處（http://dep.mohw.gov.tw/DOS/mp-113.html）、縣市政府統計資料庫（http://statdb.dgbas.gov.tw/pxweb/Dialog/statfile9.asp）等。

2. **非營利組織網站**：非營利組織網站包含各健康相關學會、協會、基金會（例如董氏基金會）、醫師公會或護理師公會等。

3. **學術文獻資料庫**：包含國家圖書館、政府研究資訊系統、考科藍研究中心、華藝數位資料庫等。

第四節　擬定方案目標

具體描述並確認計畫的目的（goal）與目標（objectives），作為規劃的依據，如圖 18-3 所示。目的是一種願景，較為抽象，如：降低中壯年男性的中風發生率。

目標是用以陳述如何達成成果目標的方法。一個好的目標，必須清晰明確、特定、可測量、具時間限制、實際可行，同時它也代表一種承諾。

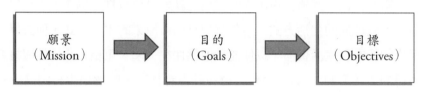

圖 18-3：Relationship of Mission Statement, Goals, and Objectives

一、目標類型

需求評估後的內涵即成為後續行動之目標。目標可區分為以下：

（一）成果目標（Outcome objectives）：對於各種結果的說明，可以視為「最終的狀態」（ends）的陳述或方案之期待，是方案規劃中極為重要的部分。成果目標反映出計畫核心的價值，也是計畫存在的理由，成果目標可能是行動（action）、行為（behavior）或是其他計畫預期達到的狀態，並具體陳述可測量的結果。

（二）衝擊目標（Impact objectives）：包含學習目標、行為目標與環境目標。

1. 學習目標：在知覺、覺察、知識、態度或技能的改變。

2. 行為目標：在行為上的改變。

3. 環境目標：環境上改變，例如政策、規範或是服務等。

（三）過程目標（Process objectives）：是介入計畫過程的陳述，可說是為達成終結狀態所使用的各種方法或手段（means）。當發展並陳述終結狀態（亦即成果目標）之後，接著必須明確地提出方法（過程目標），以期達成原先所預定的結果。

目標設定必須使用清晰明確、不含糊的字眼。目標需要讓所有閱讀者對該目標陳述的人皆可體會到同一件事。

二、目標設定的原則

（一）目標設定原則必須包含以下

1. 成果（outcome）能達到或能改變：以健康議題而言，成果必須是與健康相關的成果，與醫學或是健康行為改變機轉相符合，因此，計畫評估過程的資料蒐集與分析的適切性，反映出計畫成果指標的合理性。
2. 成果的描述是可以被觀察或可測量：計畫成果必須以具體化與量化方式呈現，此量化的指標是可以透過客觀的測量方式或是具體化觀察來呈現的。
3. 成果的標準是合理的，在特定時間內是可以達成的。
4. 績效責任：目標明確指出應當由誰負起達成目標的責任

以壓力因應計畫（如表 18-2）來說：

表 18-2：壓力因應計畫示例

總目標：能正向以減壓方式降低生活壓力
成果目標：壓力指數減緩 10%
過程目標
■增進正向減壓方法之知能 3 種
■減少負向減壓方法之知能 2 種

（二）目標具體化的 SMART

SMART 目標是一種以精確且容易傳達的方式設定目標和關鍵績效指標（Key Performance Indicators，簡稱 KPI）的目標。首次在出版書籍中對 SMART 進行說明的是 1981 年的作者 George T. Doran，隨後由 Robert S. Ruben 教授予以擴展，SMART 是一個首字母縮寫字，代表的意義為：明確（Specific）、可衡量（Measurable）、可實現（Achievable）、切實可行（Realistic）、有時間限制（Time-bound）

- 明確：目標必須明確。要能清楚的陳述是哪個群體執行什麼行為？
- 可衡量：SMART 中的 M 表示可衡量，要能量化為指標數據，可以提供一致性的比較與分析，以便作為計畫成效管考的重要參考依據。
- 可實現：目標必須是可實現的，必須透過詳細的需求評估，衡量環境優劣

勢，擬定可實現的目標。

- 切實可行：SMART 中的 A（可實現）和 R（切實可行）息息相關。除了設
  定可實現的目標以外，目標還需要切實可行。例如，也許目標可實現，必須
  衡量現有人力、財力與物力資源，透過建立清晰的資源管理計畫，可以同時
  兼顧可實現性與可行性。

- 有時間限制：SMART 目標應設定結束日期。若沒有時間限制，計畫可能會
  拖延，無法得到清晰的成功指標，而且會遭遇範圍潛變的情況。若還未設定
  結束日期，務必要列出清晰的計畫時間軸或是甘梯圖。

- SMART 舉例：

  結果目標：介入一年內學生戶外活動時間增加 30%

  過程目標：每天執行下課學生走出教室班級達 90%。

  衝擊目標：本學期學生覺察 3C 對視力危害提升 30%。

（三）目標的溝通與協調

除了上述目標設定原則外，設定目標需要讓各層級針對計畫進行溝通，在計畫願景、任務、目標、策略與行動計畫達成共識，也就是所謂的**策略性評估過程**—— VMOSA（Vision, Mission, Objectives, Strategies, Action Plan）。這通常是非營利組織（nonprofit）常用的計畫流程，以具有邏輯的模式促進政府部門各層級人員與非營利組織進行計畫的溝通，對準策略步驟計畫。過去許多政策決定者與管理者未能與非政府組織單位針對計畫的重要性與願景方針進行溝通，對於計畫持續性推動是不利的，因此，對於策略性評估過程可以針對目標設定進行有效溝通，其過程應該包含八個步驟，其中與計畫規劃期的目標設定比較有關為前六步驟，透過下面步驟，能讓政府部門與非營利組織的計畫，有良好的目標設定溝通過程。包含：

1. 制定有關策略計畫的初步協議：共識必須包含計畫的目的、計畫期望的步驟、報告時間與形式、策略計畫團隊各成員的角色功能、各資源的投入與承諾。

2. 確認與說明授權與分工：確認計畫內部與外部的授權，可能會面對的法源、規定與規範，影響的授權未必會參與在計畫團隊，必須在計畫中確認。

3. 發展並說明計畫的願景與價值：每個計畫存在不同的期待與目標，對於計畫可能達到的價值也不一定相同，此步驟需針對願景與價值進行澄清與討論。在此之前，必須要對於計畫的利益相關者進行分析，包含政府組織團體、民

眾或是機構等。

4. 外在環境評估：計畫外部環境評估，也就是針對計畫的機會與威脅進行分析，包含政策、經濟、社會與技術的因素與事件。

5. 內在環境評估：計畫內部環境的評估，也就是優勢與劣勢的分析，包含組織的資源、運作、管理。

6. 確認策略議題：策略議題是政策性影響組織授權、價值觀與願景的因素，也可能是理念的衝突與不一致，這是必須確認並加以處理的。

總　結

計畫規劃是公共衛生與衛生教育介入計畫最重要步驟。從計畫開始的準備期，政策溝通與建立團隊，到選擇適合模式，如 PRECEDE-PROCEED 模式的步驟，從評估到執行與評價。計畫規劃的步驟包含需求評估與目標設定，評估階段並非僅是蒐集資料，考量使用者需求與政策決定者的期望，建立合作聯盟的團隊，也是需求評估過程透過資料蒐集必須要達到的目的。有系統性的需求評估有助於建立清楚、具體、可達成與可測量的目標，是計畫策略的擬定與計畫評價重要的基礎。

關鍵名詞

PRECEDE-PROCEED
成果目標（Outcome objectives）
衝擊目標（Impact objectives）
過程目標（Process objectives）

複習問題

1. 請問設計思維與策略性計畫應用在計畫規劃的目的是否不同？請說明之。

2. 請以 SMART 模式舉例社區長者營養介入計畫的目標設定。

3. 有關 PRECEDE-PROCEED 模式之運用，下列何者錯誤？
   (A) 此模式非常強調各階段資料的蒐集，所以需投入許多時間
   (B) 此模式強調要符合目標對象真正的需求
   (C) 運用此模式時，一定要從第一階段開始，按部就班的執行資料蒐集
   (D) 過程的評價在執行層面的分析

4. 根據 PRECEDE-PROCEED 模式，在下列哪一評估包含健康行為的前傾（特質）、促使及加強因素？
   (A) 社會評估 (B) 流行病學評估 (C) 行為評估 (D) 教育評估

引用文獻

1. McKenzie JF, Neiger BL, Thackeray, R. Planning, Implementing & Evaluating Health Promotion Programs: a primer. IL, USA: Pearson, 2017.

2. Green LW, Kreuter MW, Deeds SG, Partridge KB. Health education planning: a diagnostic approach. USA: Mayfield Publishing, 1980.

3. Green LW, Kreuter MW. Health education planning: An educational and ecological approach. 4th ed. New York: McGraw-Hill, 2005.

4. Glanz K, Rimer BK, Viswanath K. Health behavior: Theory, research, and practice. CA, USA: John Wiley & Sons, 2015.

第 19 章
健康促進與衛生教育介入方案的策略

郭鐘隆、廖容瑜、張麗春　撰

學習目標

一、認識常見的個人層面的介入策略

二、認識常見的人際（含家庭）層面的介入策略

三、認識常見的組織層面的介入策略

四、認識常見的社區層面的介入策略

五、認識渥太華五大行動綱領對應之創意策略

六、創意提案設計

引言：健康促進與衛生教育策略的重要性

　　一個成功的健康促進與衛生教育計畫必須選擇適當的策略去執行，以達成計畫目標與呼應評價方法。良好的策略通常可決定計畫的成敗，選擇不可不慎。為健康促進和衛生教育計畫選擇適當的策略，取決於個人素質因素與情境診斷，隨後搜尋文獻中有支持可以直接或間接影響健康行為改變的各種策略。所選擇的策略，應對行為產生直接或間接的影響。策略可以透過如讓個人相關知識、態度、信仰、價值觀、覺察和社會支持（家人、親友和重要他人）的正向變化，以及改善參與者的人際、組織和社區的各個決定因素（determinants）來影響行為。推動各項策略之前，應該事先規劃和選擇想要改變的個人、人際、組織和社區的決定因素，來達成想要達到的各種評價結果。

　　從以往的健康促進和衛生教育計畫執行經驗顯示，不應期望單一的策略投入會對健康行為產生重大的持久影響。策略的執行很可能需要多元策略與多管齊下，且不應如放煙火式的曇花一現，而必須是能重複累積與相輔相成的，且能與促進特定行為的個人素質因素相互呼應。例如，針對長者採取遠距的健康教育策略，就必須考慮長者使用科技工具的能力；但是，對於年輕族群通常不需考慮此一因素。

　　因此，對某些族群來說，策略中所包含特定媒體和資訊的最佳組合，對其他族群或此族群在其他情境下不一定是最佳組合。例如，對於年輕族群採用線上課程和社群媒體推播來改善其健康體位狀態，就不適合長者或是社經地位欠佳、無法負擔行動載具購買費用的年輕族群。因此，計畫中的多元策略應根據受眾素質因素和面臨情境而有所不同。此外，使用的多元策略不能聲稱、也不應該期望完成的僅是健康行為的改變。健康行為改變之後，應能將改變結果與健康狀態、疾病的盛行率、死亡率相連結，且能獲得醫學或流行病學上的確切證據來支持，才能達成改善國民健康的使命。例如，採用健康傳播策略來提高民眾接受大腸直腸癌篩檢率的行動計畫，就應該與降低大腸息肉的盛行率、提高大腸直腸癌患者的就醫率、與降低民眾因為大腸直腸癌的死亡率的實證數據，作為驗證計畫成效的指標，以檢驗所使用的策略是否成功。有關健康促進與衛生教育介入方案的策略，有多種區分方法，這個章節以不同層面加以區分：由小而大，分個人層面、人際（含家庭）層面、組織層面、與社區層面來探討。以健康體位為例，體重控制策略可以個人的身體活動、飲食管理與身體意向管理等策略為主。然而，若是體重控制計畫讓自己和重要他人連結，疫情期間也可以線上健康教練與人際間的社會支持來推動，不因疫情而停擺。

不同層面之間有時無法完全切割，適度的連結可讓人善用。有鑑於近年來健康促進策略經常以渥太華五大行動綱領為架構，本章也提出與其對應的創意策略，並利用設計思考（Design thinking）來協助讀者設計有效的策略。

第一節　個人層面的介入策略

個人層面的介入策略以個人為主體，本節主要依據健康行為科學理論生活技能（Life skill）中自我健康管理的原則，來營造個人的健康生活型態，世界衛生組織曾經指出，推動以生活技能為基礎的健康促進與衛生教育，是促進學生健康的有效策略。本節以常見的健康體位、菸（煙）害防制和性健康三個議題作為示例 [1]。

一、　健康體位的推動策略示例

1. E 化個人體重管理：利用電腦軟體，發給參與者每人一組健康管理帳號，進行健康體位相關數據檢測之後，以檢測數據作為自主管理之依據來設計相對應的個人化策略，如邀請參與者需於計畫期間每日上傳三餐飲食狀態，並能規劃個人化的運動計畫，為期 12 週以上。

2. **身體活動狀況的圖文，並接受線上身體意向健康教育的介入，以去除對於體位瘦就是美的迷思。**

3. LINE @：Line@ 可以定期推播經過過濾的正確訊息，並可以進行一對一的體重管理諮商，來提升參與者的自覺效益與降低參與者的自覺障礙。例如推播可以發布健康體位新知、衛教貼文以及舉辦粉絲專業心得貼文，參加即可獲得集點點數，鼓勵學員吸引加入粉絲團，串聯學員增加凝聚力。

4. **個人瘦身挑戰賽：**可運用免費雲端網路資源（Google classroom、Meet、Line）進行各項體重管理任務，例如每週減重 1 公斤之發布任務。執行過程中同時每週以 Line 發送短片、短文與匿名的個人減重狀態，以促進參與者的持續關注與投入。

5. **參與線上直播與有獎徵答活動：**如請參與者觀看受邀網紅的直播節目：『我的餐盤聰明吃』。於直播中可以互動留言，並於結束時以 Kahoot 評價學習成效與頒發前三名獎品，直播現場可輔以各類食品小卡片及手持板等增加互動

及趣味性。

從以上的示例，若參與者可以確實參與和投入，從教育部大專校院健康促進學校計畫中多校的執行經驗，參與的大學生若能持續執行以上推動策略 12 週以上，確實可以改善其飲食和運動行為，成功減輕體重，改善自己身體的 BMI，達到體位適中的預期目標 [2]。

二、菸害防制的推動策略示例

承上，大專校院健康促進學校計畫已經推動超過 10 年，從過去超過 10 年的寶貴執行經驗，可歸納出以下的菸害防制有效策略，可以幫助參加戒菸計畫的大專學生們有效戒菸：

1. **鼓勵參與者使用戒菸 APP**：戒菸班學員可以善用網路上的免費戒菸 APP，協助學員做好自我戒菸管理，同時鼓勵吸菸者使用免費的戒菸專線 0800-63-63-63 來增加戒菸的助力與減少戒菸的阻力，以協助其戒菸。

2. **戒菸媒體個人識讀策略**：由戒菸者自己上網蒐集國民健康署、董氏基金會的相關資訊，識讀相關戒菸資訊，內化成自己可以運用的個人化戒菸計畫。之後參加學校舉辦的 1-1 面對面戒菸諮商，將自己遇到的戒菸問題，詢問專業的戒菸衛教師或醫護人員，增加自己堅持戒菸的動力。

3. **辦理戒菸演講與後續戒菸班活動**：例如邀請中醫科醫師或戒菸衛教師蒞臨學校或社區辦理戒菸演講，邀請吸菸者參與聆聽，宣導戒菸的重要性，會中可實際示範耳穴（豆）戒菸或提供清新戒菸班開班資訊與邀請參加，在演講中邀請吸菸者踴躍報名參加戒菸班並給予一定誘因，以系列活動來提升吸菸者參與動機。

4. **個別追蹤關心、參與戒菸分享會**：針對參加戒菸班之學員每週不定時電話追蹤關心並記錄其戒菸狀況，若每日或每週吸菸量減少者予進步獎。於活動結束後，能持之以恆並成功戒菸者，酌情頒發學員期待的獎品，並追蹤獎勵有效戒菸超過半年以上並有軌跡記錄之學員，邀請成功戒菸的學員辦理戒菸分享會，提高未戒菸學員之戒菸意願。

5. **自我吸菸狀況記錄與接受戒菸門診**：記錄自己的吸菸狀態、戒菸成效、吸菸量減少的狀況，做好自我的健康管理跟記錄，並經專業人員轉介前往醫療院所接受戒菸門診協助自己戒菸，轉介人員需定期關心其參加狀況，並提供適

當的社會支持。

三、性健康的推動策略示例

　　承上，大專校院健康促進學校計畫亦歸納出以下的性健康推動有效策略，可以幫助參加該計畫的大專學生們改善其性健康狀態。執行重點在於以下各活動推動後，主持心得分享之專業人員可以從健康識能的角度，適時提供重要資訊、透過彼此互動與批判性思考……心得分享方式，以有效提升其性健康識能，而識能的提升已經被諸多實證證據支持可以改善相關的健康行為：

1. **觀看性健康教學影片與心得分享**：線上觀賞教學影片，並結合前後測問卷及調查受測者對衛教內容、影片之滿意度進行觀看後心得分享。
2. **心得徵稿活動**：將國家教育研究院製作之「大學生性教育」宣導影片連結置於衛保組網頁供全校師生瀏覽，並辦理「大學生性教育」宣導影片觀後心得徵稿活動，之後宜對得獎作品召開相關工作坊來深化學習效果。
3. **相關性健康工作坊**（workshop）：例如認識兩性的差異、青少年性生理及性行為發展、兩性關係（健康的愛情觀、不同性別角色的檢視及尊重）、戀愛三部曲、安全的性行為、正確使用保險套、如何與國小學員談性、我國性教育的政策、抽血防疫、自我性態度的探索等。
4. **舉辦性健康相關活動或比賽**：以『套住健康大挑戰趣味競賽』為名進行套保險套比賽，前 3 名可獲得獎金以資鼓勵，並趁機透過活動教導學員保險套使用時機及方法。鼓勵學員拍影片個別觀賞，使用適當媒體增加學員的素養，開設制式的套裝訓練課程，辦理個人活動。
5. **愛滋案例分享與篩檢**：由相關基金會社工師介紹目前 AIDS 相關背景及統計數據，說明傳染途徑及保險套 Q&A 和同學對談，讓同學清楚瞭解保險套的好處，並邀請 HIV 陽性個案現身說法，述說自己由罹患 HIV(+) 後，造成家庭的破碎及無奈，自己如何反思，從擔任志工及大使讓更多人瞭解愛滋危害性，愛滋個案期望他個人的經驗談能讓更多的人養成預防重於治療及珍惜生命的觀念。

第二節　人際（含家庭）層面的介入策略

上述的個人層面主要以健康行為科學的個人層次變項為主，參照生活技能的自我健康管理兩個方向，以個人為中心，人際層面則是強調社群網絡、社會支持，因為在執行健康促進相關策略，無法離開人群的支持。

以健康體位為例，個人化體重控制計畫如果搭配與同時他人競爭的減重比賽，或許更能激勵自己持續參與，若是改成小組參賽，則組內學員可以群策群力並互相支持。人際支持也可以讓人們在面臨困難與障礙時，有效減少障礙，在有他人監督的情況下也可以有效增加執行時的助力。舉例來說，倘若個人在寒冷的清晨，要出門運動時可能會放棄窩在被窩裡，但若是跟親近朋友相約，有重要他人的督促，就通常會因為人際壓力而不會選擇爽約。人們會因為覺察到他人對自己執行某些特定行為的期待不好拒絕，而後一起努力，就是人際層面策略上的巧妙運用，以下仍以三個同樣的健康議題為例來說明。

一、健康體位的推動策略示例

1. **組成參加體重管理計畫學員的 Facebook 專屬社團**：可利用社群支持與即時回饋讓學員有高度動機持續執行。也可利用穿戴裝置及手機 APP 追蹤個人運動與飲食紀錄，臉書社團的打卡按讚與互相分享，可以增加參與動機與成效。
2. **快閃打卡分享活動**：運用「Nudge」策略，不定時發布線上任務（如本週減重一公斤者可獲得某種獎品），請參加者完成任務後拍照上傳並留言，並邀請親朋好友按讚支持。
3. **揪團健走 PK 賽**：可採用「班級競賽」之方式推廣，全班每人手機下載「Pacer 運動計步器」和「跑步健身教練 APP」，於 APP 創建「班級群組」。每班由體育老師及小組長進行群組管理，以瞭解每班每人每日之運動狀態，可以適時回饋與督促。

二、菸害防制的推動策略示例

1. **創意網紅影片拍攝**：可邀請學員們組隊拍攝電子煙、二手菸、三手菸主題之

宣導影片，採用自行設計之劇情腳本呈現，利用直播軟體，組成帶狀節目，吸引全校師生觀看。示範者們由於擔任主播或演員，從社會學習理論的示範（modeling）的角度，會有極高的動機與執行力達成目的。

2. **反菸志工、戒菸大使選拔**：選擇適當學員進行志工教育訓練，建立夥伴關係，運用充能概念強化如志工服務內涵、健康管理、菸害防制、健康行銷、相見歡、大集合等訓練課程，培訓並輔導志工或大使結合政府及社區資源，辦理菸害防制創意宣導活動及巡查校園活動，可以提高計畫的能見度。

3. **菸害防制相關活動**：辦理菸害防制相關活動如搭配環保淨山撿菸蒂活動、菸害防制闖關活動、反菸行動劇表演等，將菸害防制與其他既有需辦理的議題相結合，就不必另外舉行，可以節省人力物力。而以上活動都需要成立志工隊才能推動，若能讓吸菸者與不吸菸者混成參加，就可以對吸菸者逐漸涵化（cultivation），幫助其有效拒菸，唯此一策略需要多元、累積與長期執行，才能顯示成效，但一旦顯示成效，吸菸者內化拒菸價值觀後，就不易復發。

三、性健康的推動策略示例

1. **電影欣賞互動討論會**：播放精選具性教育意涵的影片，並設計互動心理檢測遊戲及課後彼此討論之方式，如：於影片播放結束後，請學員分成兩組，針對片中分享故事主角所發生之故事及感想，並請兩組進行溝通及分享，請兩組同學針對片中重要情節與結尾部分，進行腳本修改及角色扮演，藉由演出請同學省思相處之道，會前會後請同學填寫前後測以瞭解介入效果。

2. **懷孕體驗系列活動**：利用自製模擬懷孕教具讓男女學員們一起體驗孕婦孕期身體改變之不同，利用嬰兒教具讓學員們瞭解照顧新生兒的辛苦，帶領的專業人員促進（facilitate）男學員並與女學員們就個人經驗展開對話，重新思考自己能否承擔為人父母的責任，從對話中可以形塑新的價值觀，帶領的專業人員再善加引導歸納，可以產生良好的學習效果。

3. **愛情自我探索小團體**：小團體的討論與分享會，帶領成員看見自己在親密關係中的需求與渴望，成員間互相給予回饋與支持，有助於認清自己的愛情價值觀和尋找未來適合自己的伴侶。

第三節　組織層面的介入策略

本層面強調的是有系統的團體，如公司、學校、軍隊等層面的介入策略，組織通常可以提供從上而下、從下而上或上下齊力的策略。每個組織通常會有一定數量的人員、經費、場域和例行業務。組織可以提供多元資源與對外爭取資源，例如學校設有衛生（保健）組，地方衛生單位有衛生局、衛生所（健康服務中心）、公司可以有職場健康管理中心或推動委員會……等。以健康體位為例，組織可以提供網站和支持組成社團與提供經費。爭取主管的支持後，可以組成職場健康推動委員會或小組從上而下的推動，落實和進行年度員工健康體位的各項目標。職場的護理師更可以有系統地辦理年度員工健康促進活動，並向政府機構申請一定經費來執行。組織也可以訂定自己的健康促進政策，獎勵員工的健康行為，設法削弱員工的不健康行為。也可以透過建立組織的社會規範（social norm），讓員工可以感受到組織的健康氛圍。利用組織的力量來形塑個人或小團體的健康行為，是不容忽視的時代趨勢。

一、健康體位的推動策略示例

1. 主管群領軍之健康體位系列活動：與外部之專業機構合作，針對 BMI>27 之組織成員提供量身設計之課程，並輔以競賽獲得獎金或積分來增進學員減重之動機。組織的主管群帶頭參加並公開倡議，形成企業或組織的健康文化，更能提高員工的參與意願。如某知名冷氣公司的董事長推動辦公室運動並親身示範出書，成功打造辦公室的運動文化。

2. 創意減重 / 長肌策略之小組短片競賽：舉辦創意減重 / 長肌策略之 3-6 分鐘短片競賽，由小組參賽學員自行拍攝與行銷推廣影片，以 Youtube 平台上之觀看次數最多者獲獎，公司則透過內部活動公開表揚，來激勵員工參與。

3. 運動福利券發放：在上班時間不方便運動的同仁，可以與外部連鎖健身俱樂部簽約合作，發放一定數量的免費運動券給公司同仁，讓公司同仁就近到居家附近的健康俱樂部運動，可以提供運動的參與率。

二、菸害防制的推動策略示例

1. **無菸校園／公司政策公聽會**：聽取教職員工生／內部員工各方意見，並蒐集相關資料，製作結果摘要，提送行政會議提案擬定日後政策方向。
2. **成立校園菸害巡察小組**：依行政會議決議，以高階主管為主持人，由學務處衛保組執行，邀集全校各相關單位召開會議，根據權責範圍對象，制定各細則法規，蒐集師生各方意見，並由學務處擬定相關違法行為之校規。
3. **啟用健康噗噗車巡察校園**：承上，學校衛生保健組召募菸害防制志工，請志工定期騎乘健康噗噗車巡繞校園，藉由主動出擊及同儕影響，延伸宣導各項健康促進活動、校內無菸政策，及各種無菸／煙觀念等。

若是健康標語可以由教職員工生提供與事後辦理票選，擇優獎勵，則更能擴大參與面。

三、性健康的推動策略示例

1. **百萬性教育學堂**：學生事務處於校園中舉辦該活動，並於活動前一個月於學校跨處室會議（如行政會議）、主管 line 群組等管道中大力宣傳，進行宣傳，召募參賽學員，活動開始前 2 週給予參賽者「百萬性教育學堂」知識題庫與技能手冊，初賽開始從「百萬性教育學堂」知識題庫出題，視參賽人數多寡兩兩為一組逐一淘汰，至複賽 20 人進入決賽，決賽後頒發優勝者獎品與獎狀，若能透過現場直播則更能喚起更多學生參與。
2. **性健康宣誓簽署車趴趴 go**：配合 12 月浪漫的耶誕節或世界愛滋防治日（12 月 5 日），由學生會企劃製作，衛生保健組、課外活動指導組監督，製作性健康簽署車行駛於校園，並請學員簽署願意執行性健康行為的宣誓單，提倡健康的性觀念和性態度。
3. **建立性健康立體藝術立牌**：由學生會製作，衛生保健組、課外活動指導組監督，製作性健康立體立牌，並在立牌上標示健康的性知識，並藉由賦權讓學員代表主動參與健康的活動，進而將健康的性知識協助推廣到整個校園。裝飾並設計保險套販賣機的周圍環境，張貼正確使用保險套的圖解內容、強調安全性行為、兩性關係等海報。
4. **教學參觀保險套工廠**：學校鼓勵教師們帶領學生校外參觀，透過參觀教學，

傳達「保護自己與尊重對方」的性價值觀及安全性行為（safer sex）的重要性。學校每年於教學發展中心或是健康促進學校經費中編列經費，對於響應教師群給予參觀的經費補助。

第四節　社區層面的介入策略

社區層面的介入策略包含社區發展、社區營造或社區行動。社區其實是一種複雜概念，分成以人群或地理區域形成的社區，以人群為本體的社群，由地理區域形成的社區，類似住在同一個村、里、社區等概念。社區跟組織相處之處是以形塑社會規範要求人們遵守，如社區公約，也可以透過社區營造或社區行動來預防疾病與促進健康。傳染病防治此議題，從社區層面提供有效的介入策略是防疫的不二法門，如常聽聞的社區防疫，說明如下。

傳染病防治的推動策略示例

1. **進行社區疫情調查**：社區可以和鄰近大學所屬的公共衛生相關科系合作，透過服務學習機制，請大學生來進行社區的疫情調查，一方面增加學生公共衛生實習的機會，一方面也可以建立社區防疫的基礎數據，一舉兩得。

2. **成立防疫志工隊服務**：成立志工隊自製在地化的防疫衛教宣導品，針對社區民眾挨家挨戶進行詳細解說，透過志工志願服務，加強大家對防疫之認識與瞭解，建立正確之防治觀念，活動後以問卷方式，評量衛教之成效，也進行志工反思歷程中的改變。由於在地志工與居民熟識，可以減少對於防疫措施的抗拒與增加衛教涵蓋率。

3. **舉辦社區『線上新冠肺炎防疫知多少？』活動和提供防疫專線**：里長和里幹事可以運用衛生福利部疾病管制署和衛福部之宣導影片與海報，提供自主學習的方式，並透過動動腦與課後問卷，於里民大會中評價社區民眾的防疫知能。影片內容包含居家防疫衛教、洗手時機與方法、口罩購買方式、居家隔離、檢疫與自主健康管理注意事項、漂白水泡製方法之講解、疫苗之選擇與施打……等，增強社區民眾的防疫能力，並可以減少政府防疫政策推動的阻力。

　　不同策略之間，通常不只涵蓋單一層面，個人層面可以跟人際層面搭配，人際層面也可以跟組織或社區層面搭配，例如：臉書社團就可以分成個人的臉書、學校的臉書社團等等。以健康體位的議題來說，記錄飲食或運動是個人的層面，按讚、留言、分享可以推及至人際層面，而學校舉辦比賽或共同的活動則屬於組織層面。由此可見，不同層面的策略其實是可以同步進行的，因此，公共衛生師於推動介入策略時，最好的方式是採取多元與具實證基礎的策略併行，不要使用單一層面策略，以增強介入效果。

第五節　渥太華五大行動綱領介入策略

　　於個人層面、人際（含家庭）層面、組織層面、社區層面四種不同層面的策略之外，常見坊間就渥太華五大行動綱領顯示一個完整的計畫內容介入多元策略。一個健康促進計畫在不同組織，無論是在學校、社區、軍隊，都可以依照渥太華五大行動綱領來規劃健康促進活動，以下以學校推動視力保健的策略為例，來逐一說明 [3,4]。

一、建立健康的公共政策

1. **個案管理與個人健康輔導關懷訪談**：建立「高度近視高危險群個案管理」，從健康檢查資訊系統中撈取視力不良個案，分別建檔與定期個別輔導，建立照顧視力不良族群的個人化輔導措施。
2. **請各班級落實護眼週記檢核表**：落實護眼週記檢核表，要求各班導師將每一天戶外活動的情形記錄下來，並積極推動 3010 教室淨空。
3. **成立健康飲食精彩農園**：加強健康飲食教育，提供學童少鹽、少油、少糖的健康的均衡五蔬果飲食觀念，維護視力增加維生素 B_2、胡蘿蔔素、B_{12}……等營養素，結合學校既有食農教育政策加以推廣。
4. **全校師生視力保健週會宣導新知**：利用全校大集合時間，針對全校師生進行健康促進視力保健議題的宣導，讓學員瞭解近視其實是疾病，且高度近視可能增加失明的機會，與護眼密碼 853240 等知能。
5. **全校視力保健午餐時間廣播宣導**：利用午餐時間進行廣播，宣導的對象是全

校師生，內容主要宣導：戴太陽眼鏡保護眼睛、戴眼鏡的諸多不方便、隱形眼鏡的清潔與購買問題、853240 閱讀護眼三妙招等。

二、創造支持性環境（包含物質環境與社會環境）

1. **充實學校護眼相關設備**：依據教育部中小學校建築設計規範，擬定學校《教室課桌椅管理辦法》，依學童身高及視力狀況輪流調整座位，並持續充實更新學童課桌椅。進行「教室照明設備檢測」，每學期開始定期檢查全校教室之照明設備，若有不良狀況，立即修繕，並針對閃爍、昏暗的燈管，隨時維修、汰換以維持照光度。
2. **張貼宣導海報**：增加對視力保健議題的認知及推動，**鼓勵**學生進行視力保健活動。
3. **文化走廊主題書展**：結合宣導內容以及全校視力保健主題書展活動內容進行佈展，內容包括護眼食物金字塔中英對照版、一天一分鐘·找回好視力、以護眼書籍參考資料心智圖進行書籍索引、853240 護眼密碼中英標語對照版、閱讀護眼親子照 SHOW，**形成校內護眼氛圍**。
4. **辦理明眸模範生選拔**：透過明眸模範生選拔，讓學生瞭解愛惜自己的視力，擁有一雙明眸也可以當模範生，創造不只有學業成就優異才能當選模範生的不同價值觀。

三、強化社區行動

1. **舉辦社區活動**：利用社區暨校慶運動會、社區路跑，宣導視力保健觀念，呼籲家長／監護人一起愛惜小孩視力。
2. **結合社區眼科診所**：結合社區眼科診所，鼓勵學生長期使用散瞳劑或定期回診。與學區內安親班進行護眼活動，注意安親班內燈管的照明度以維護學生視力。
3. **親子視力保健活動**：設計視力保健親子專刊，辦理親子視力放鬆遠眺與正確執筆寫作活動，鼓勵家長提醒與監督小孩的護眼行為。

四、發展個人護眼技巧

1. **舉辦親師視力保健生活技能研習**：強化生活技能融入視力保健知能。
2. **規劃全校視力保健素養導向之學校總體課程計畫**：各年級健康生活技能融入
   視力保健教學課程，以及領域視力保健教學等。將現有課程進行教學模組介
   入，提供友善視力保健情境佈置。
3. **製作創意護眼尺**：設計主題課程，結合健體、英語與藝文領域，製作屬於自
   己組別的創意護眼尺，將「853240 護眼密碼」結合英語標語，加上符合標
   語的圖案繪製設計，加上美編，小組分工合作完成任務。
4. **親子閱讀護眼照**：在寒假期間，希望家長與學生可以拍攝閱讀護眼親子照上
   傳學校 FB，期許透過社群媒體的力量影響更多家長與學生。

五、調整健康服務方向

1. **個案輔導關懷紀錄**：針對視力不良及高度近視學員提供個案輔導關懷紀錄，
   並統計分析全校視力檢查與複診結果，研擬改善策略。
2. **與社區緊密結合的行動醫療服務場所**：與社區眼科醫師結盟，邀請其為校眼
   科醫師，定時蒞校宣導給予學童正確又專業的知識，並提供教職員工生就診
   的掛號費優惠。

第六節　創意策略設計

一、巧推（Nudge）策略

　　在衛生福利部國民健康署新發展計畫：健康促進學校 3.0 中提到，未來健康促
進計畫的發展重點其中之一是新的宣導策略，其中包含巧推以及設計思考 [5]。

　　Nudge（巧推）是一種利用行為洞察來改變行為的方法，源自於理查‧塞勒與
凱斯‧桑斯坦合著的《推力：決定你的健康、財富與快樂》，主張透過選擇設計來
改變行為，理想上人們的行為及思考方式應該是理性的、深思熟慮的，然而，實際
上在行為的當下卻會常常跳過理性思考的部分。因此，以巧推作為健康宣導的新策

略，可以降低人的衝動思考讓行為對健康造成的危害，像是在想吃炸雞的時候，不再衝動的想「減肥明天才開始」，而是能理性的抉擇「應該少吃高熱量的食物」。

巧推自 2017 年諾貝爾經濟學獎後，就廣為當前世界政治決策者所用，新加坡政府的計畫潛移默化民眾行為，像是將附有熄菸盒的垃圾桶放在離公車站牌較遠處，避免等公車者吸二手菸；臺灣 22 縣市也全面推廣縣市工作坊、全國巧推大賽，其中就有飲料店減糖巧推成功的案例，學校方面亦有在校內飲料店減糖（如校內商店的全糖等於外面的半糖），幫助學生減少糖分的攝取，亦有學校於入校識別證上註明本校為無菸校園不得吸菸，降低外來訪課在校吸菸的機率 [6]。

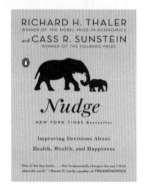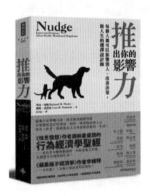

圖 19-1：《推力：決定你的健康、財富與快樂》

二、設計思考

（一）設計思考概論

1. 設計思考是什麼？——設計思考是「創意問題的解決方法」
（1）接近問題的核心，發展創意解法的方法。
（2）由「以產品為中心」的過程轉變成「以人為中心」的設計過程。
（3）問題被定義為理想目標與現況的差距。
（4）問題的解決即在於縮短這個差距。
（5）設計思考特別強調「創意」的問題解決，這其中的創意表現，就在於針對這種不確定的問題解決，提出新的想法與作法，去問對問題以及創建選項發展出最佳的解法。

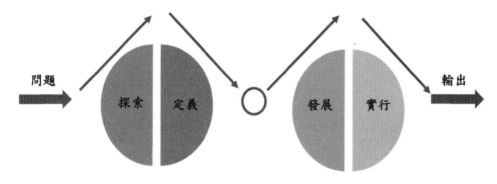

圖 19-2：設計思考模型 *

2. 設計思考原則：雙鑽石模型——收斂與發散的四大階段

英國設計院於 2000 年初期針對設計思考流程所提出的 4D 模型（Discover, Define, Develop, Deliver），其中包括：如何「問對問題」以及如何「發展最佳解法」兩大階段。

問對問題分別包括掌握現象事實的探索（Discover）以及具體定義（Define）問題；而發展解法則分別包括：集思廣義的發展（Develop），以及原型實作的實行（Deliver），此一廣義四階段的分解呈現，為今日各種不同設計思考版本的共通基礎 [7]。

3. 設計思考的工具使用

在設計思考不同階段，有不同階段的任務，也有相對應合適的工具。設計思考的工具及方法不只一種，有時候因為用途與對象的差異，步驟與次序也可能因此改變。下面列出來常見的研究方法，對應各階段，挑選適合計畫的研究方法。設計思考的實用性就在於不同階段有合適的方法與工具。

---

* 註：圖 19-2 至圖 19-13 資料來源為：劉世南，設計思考課程教材（Design thinking toolkit）[7]。

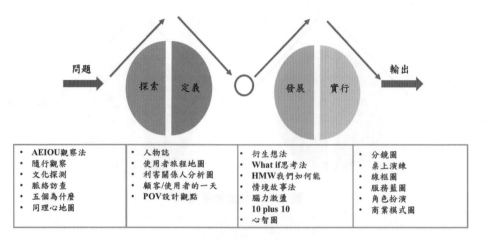

圖 19-3：設計思考各階段使用工具

（二）設計思考步驟第一步：探索（Discover）

1. 為何同理？

在設計思考的過程中有一核心的任務，就是瞭解「使用者的經驗」（User Experience）。這就是「以人為本」。

而同理的目的在於對使用者的「需求洞察」（Insight the need）。換句話，如何透過「同理」以使用者經驗的瞭解去洞察需求，這是設計思考「探索」階段的任務目標。

2. 如何同理？

同理的方法分為兩大部分，一是「觀察」（Observation），二是「參與」（Engage）。同理的方法是有層次性的，由表層外在行為的「觀察」（例如影音紀錄），進而「參與」使用者的經驗（例如訪談或現場體驗），從外在行為以及內在的感受跟想法，再進一步的推論使用者的信念和價值。

接著我們由以下流程圖，說明同理方法的兩大部分。由最上層標題處，根據前述所提，我們經由「同理」後「瞭解使用者故事」並獲得「使用者經驗」，下方縱向說明同理的方法分為「觀察」與「參與」。

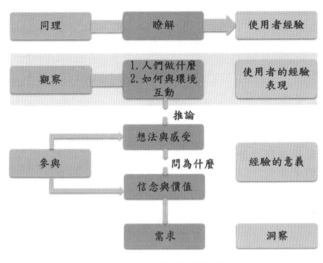

圖 19-4：同理的方法

3. 同理方法的工具介紹

（1）使用者同理心地圖

使用者同理心地圖用以觀察使用者發生的情境或其經驗的內容（UX Context），從檢視或觀察得到使用者的資料時，可以在使用者同理心地圖分為使用者外顯的行為及內隱的訊息，如下所述：

使用者的外顯行為：看（See）：使用者看到什麼？聽（Hear）：使用者聽到什麼？（從周遭聽來的：同儕、同事、家人、關鍵影響者等）。說和做（Say and Do）：使用者說或做什麼？

使用者的內隱心理：想法和感受（Think and Feel）：使用者想法或感受是什麼？痛苦（Pain）：使用者感受到什麼痛苦？獲得（Gain）：使用者期待什麼？（需要或成就等。）

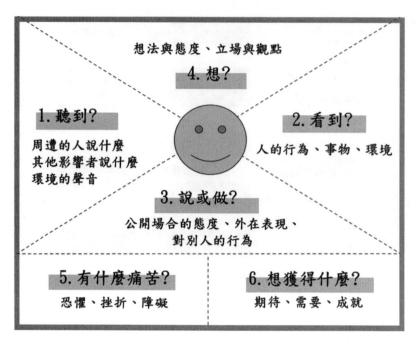

圖 19-5：使用者同理心地圖

（2）使用者旅程的地圖

　　我們透過參與使用者的經驗過程，要如何挑選最有價值的痛點和機會點？通過使用者旅程地圖，我們可以從觀察或面談蒐集使用者在整個時間歷程有什麼樣的行動，這些行動中會有什麼動機、問題和痛點，使用者有什麼正面與負面的情緒。我們通過視覺化的方式記錄和整理每個階段的體驗，藉由使用者旅程地圖將最有價值的機會介入點突顯出來。

　　從檢視或觀察得到使用者的資料後，可以在使用者旅程地圖分為三大主題，分別為焦點鏡頭、使用者經驗及洞察需求，以下以圖 19-6 為例依序說明各主題包含的內容。如下所述：

① Zone A：鏡頭焦點

② Zone B：使用者經驗

③ Zone C：洞察需求

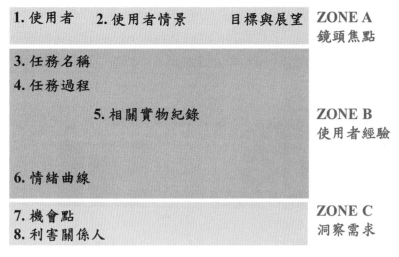

圖 **19-6**：使用者旅程的地圖

（三）設計思考步驟第二步：定義（Define）

1. 為何定義？

回顧上節所提到，當我們同理不同使用者有何不同的使用者經驗，透過觀察、參與、訪談，瞭解到他們真實發生的經驗之後，接著第二階段「定義」，就是如何把如此多的經驗及資料收斂成一個問題，而這個問題就是一個可以採取行動的問題陳述（Actionable Problem），而後形成一個目標或者改善的方針，就是我們本節所要介紹的設計思考的第二階段──聚斂性思考。重點是放在「洞察使用者需求創建可操作的問題」。

2. 如何定義？

定義的重點是「選擇一個好的分析框架」，分析架構的方法非常多，可參考2010 年史丹佛設計學院出版的《設計思考指南》。

3. 定義方法的工具介紹

（1）二維矩陣分析（2×2 Matrix）

資料的分析基本上是把複雜的資料有系統的組織，其中一個最簡單的作法就是將它做分類。而其中一種方法就是用重要的屬性向度來做歸類。如圖 19-7 所示。例如：我們想要分析超商中那些不同品牌的食物，我們想要瞭解為何兒童會過度的

愛吃零食？零食的種類可以從價格或者是使用的時機，並且也可以進一步以它的營養成分或品牌來源做分類。我們的目的是在於區別，好的分類就會將不同的種類很平均的分配到不同的類別。圖 19-7 則是職場飲食均衡介入方案之二維矩陣分析示例。

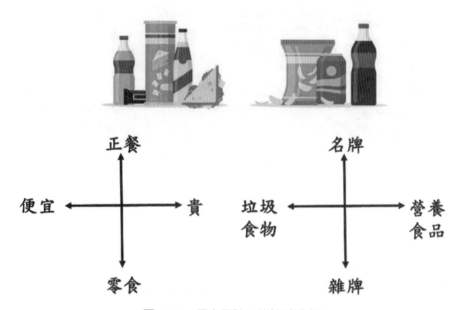

圖 19-7：零食品牌二維矩陣分析

（2）5W1H 完整描述一事件的分析架構

對於經驗的描述，常用的行動構成的因素分析就是 5W1H。包括情境（Where, When），行動者（Who），以及行動執行（How and What）的結構分析。而行動的執行結果也受到了這些因素來源的影響。在管理學上，績效管理所強調的五個效度，「績效」就是我們想達到目標的程度，那到底我們如何達到？為什麼沒有達到？

因此我們要從蒐集到的資料中找到問題，從人、事、時、地、物來分析歸納，如圖 19-8 所示，同時也會發現其背後的意義，例如：發生的地方不同，我們可以得知其文化、政治經濟、城鄉的不同，使用者在不同的情境下會有不同行為。

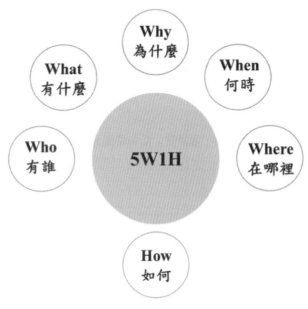

圖 19-8：5W1H 方法

（3）C 日記法（Diary Construction）

日記法為使用者記錄一日生活（A Day in the Life）的資料分析。日記法的好處可以在時間軸上將生活各種事件排列，有助於瞭解事件前後的因果關係。例如我們前述提到「使用時機」（When），有一些年長者常常會吃錯藥、忘記吃藥或是忘記已經吃過藥等，這樣的情況我們就可以將所蒐集到的資料利用日記法分析架構，列出使用者一天的時間，整理歸納使用者一日的作息習慣，因此發現使用者不一定是忘記吃藥，而是每天吃藥前一定要先吃早餐，而今日早上因為還沒吃到早餐，就耽誤了吃藥時間。

（4）魚骨圖分析（Fishbone Diagram）

魚骨圖是用來分析一件事情的「原因」，我們從蒐集的資料中去找出事件背後的原因，根據他們的關聯性整理出由魚尾（原因）到魚頭（定義）的分析架構，

除了魚骨圖分析，另外還有反魚骨圖分析（Reverse Fishbone Diagram）如圖19-9 右邊所示，其中差別在於當我們已經收斂出問題後，開始思考想要解決這個問題有什麼樣的解法，也就是下一章節「發展」階段所會介紹的發散性思維，適用於做腦力激盪的分析架構。

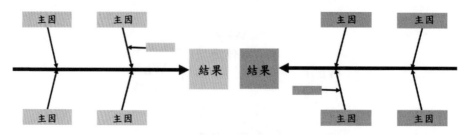

圖 19-9：魚骨圖／反魚骨圖分析架構

（5）AEIOU 活動描述分析

另外一種活動事件的描述方法，也是常用的 AEIOU 方法。例如老人如何在社區公園運動、萬人健走的體育安排。在一個完整的事件描述可以分析出不同構成因素。我們要如何描述一個活動，描述一個活動架構是讓我們更深入的瞭解活動的內涵，及其中產生的互動。

首先，AEIOU 各自代表的名稱：

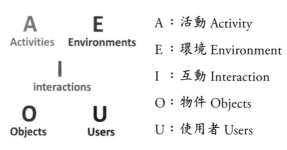

A：活動 Activity

E：環境 Environment

I：互動 Interaction

O：物件 Objects

U：使用者 Users

圖 19-10：AEIOU 活動描述分析

那該如何使用 AEIOU 活動描述分析？舉例來說，例如我們蒐集了辦公室公務員的運動活動資料（A），開始來建構這個活動的分析框架，跟環境（E）相關的資料有哪些，在家附近的公園運動、到健身房、學校的走廊、還是操場等。提供了什麼樣的設備或服務，也就是物件（O），例如：健身房有智能運動設備。不同環境或物件產生什麼互動（I），例如：使用者接觸到不同介面（User Interact），而一個好的使用經驗來自良好的互動過程，其過程也有賴於好的介面設計。最後，還有哪些人（U）在互動。

（四）設計思考步驟第三步：發展（Develop）

1. 為何發展？

發展是第二個鑽石的展開，就是針對所定義問題的解法開發。充分廣泛的蒐集不同意見、看法和作法的可能解決對策。傳統的腦力激盪希望能針對問題有創意的發散，蒐集各種不同的看法和作法，其中會涉及到如何與不同領域的人共同合作，而產生團隊。

透過設計思考「探索」蒐集到使用者的資料，洞察他們的需求，並且「定義」出需要被解決的問題後。在「發展」的階段，我們開始提出最需要被解決的問題，針對這個問題尋找創新的解決方法，而「發展」在設計思考中是一個擴散的過程，需要透過蒐集廣泛的意見及想法來發展點子，由跨領域團隊合作透過不同的觀點討論，運用不同的方法、功能及角度去找到解答，更容易激發出更多創新的解方。

2. 如何發展？

設計思考進入到第二個鑽石「發展」階段的條件，首先，在之前問題探索階段，就應該完整的「定義出正確問題」。這也是設計思考的好處，當我們定義出可行的問題陳述，會非常容易轉換到解決方法的發展。

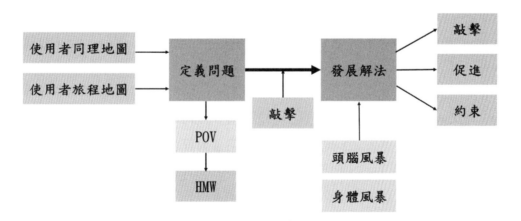

圖 19-11：設計思考定義問題到發展解法示意圖

3. 發展方法的工具介紹

（1）設計觀點 POV（Point of View）

設計觀點 POV 幫助我們從過去資料中，整理出使用者有什麼需求尚未被滿

足，從而定義出眞正的問題及要解決的目標，運用設計觀點列出可行的問題陳述，並轉換爲未來設計方案的目標或即將發展的願景。

POV 就是將所蒐集到的資料及所做的使用者調查，例如：訪談資料、同理心地圖及使用者旅程地圖等，在設計思考第二階段「定義」分析整理後，利用下列設計觀點句型填空，輔助你將探索得到資訊轉換成問題陳述。設計觀點總共由三個要素組成，使用者、需求及洞察。

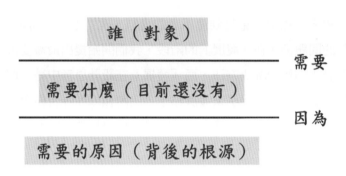

圖 19-12：設計觀點 POV 使用模版

（2）HMW 我們如何（How Might We）

在進行腦力激盪發想解決方案前，爲了防止未來提出的解決方案太過空泛，也要避免提出直覺式的解決方案，來限制後續提出更多創新點子，我們需要將設計觀點 POV 轉換成更具體的解決方案的目標，也就是 HMW（How Might We，我們如何）句型工具。

使用 HMW 句型時，可以將設計觀點（POV）放在周邊隨時參考及對照使用，團隊中每個人可以依據決定出的設計觀點，利用 HMW 公式寫出更具體的解決方案的目標。舉例來說，關於促進高齡長者運動專案我們提出的設計觀點 POV是「65 歲以上有慢性病的獨居長輩，需要能自由選擇的戶外運動課程，因爲晚輩擔心出門運動會受傷，因此多勸阻他們不要嘗試其他不同的戶外運動。」接著以HMW 的句型公式聚焦解決方案的具體目標，例如：「我們如何爲 65 歲以上有慢性病的獨居長輩設計讓晚輩放心的戶外運動課程。」

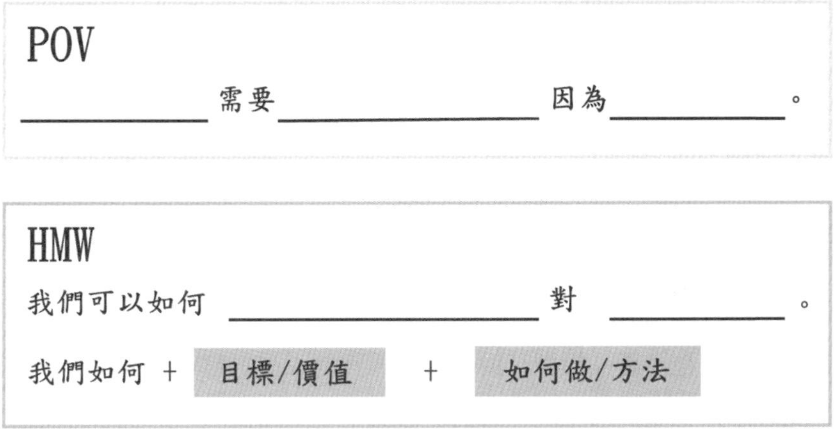

```
POV
_____ 需要 _____ 因為 _____ 。
```

```
HMW
我們可以如何 _____ 對 _____ 。

我們如何 ＋ [ 目標/價值 ] ＋ [ 如何做/方法 ]
```

圖 19-13：設計觀點 POV、HMW 我們如何

（3）腦力激盪（Brainstorm）

接續完成 HMW 發展出更具體的解決方案的目標後，接下來要開始提出解決方案，許多時候我們因為怕形成沒有用的點子，所以反而侷限了創新發想的機會，為了要產生更廣泛的可能解決方法，增加創意的來源，因此用腦力激盪來讓不同領域的專家與團隊加入，與他們相互交流傾聽，從彼此的討論回應中，集思廣義，提出更多潛在解決方案。

腦力激盪是利用團隊成員的集思廣義，相互參與、傾聽，基於更多交流後的想法，來產生更多想法的方式。然後可以對這些解決方案進行歸納和收斂，以找出最佳解決方案。最後，團隊成員必須從他們提出的選項中選出最實用或最具創新性的欲發展解決方案。

（五）設計思考步驟第四步：實行（Deliver）

1. 為何實行？

實行是這個階段透過原型將創意想法實體具象化，以增進不同領域的專家及潛在的使用者，能夠迅速具體的溝通所設計的改善作法和想法，不斷蒐集回饋修正以確定滿足需求。

2. 如何實行？

當我們在執行「實行」所需要使用的工具，就是做出能夠蒐集使用者意見的原型（Prototype）來模擬可行的方案，並且讓使用者能透過這個原型跟我們的設計產

生交流。另外，在與使用者進行試驗時，需要注意的包括：第一是做出具體的原型。第二是需要考慮原型和實行過程之間的使用情境。第三是實行過程與使用者互動的方式。第四是如何觀察和蒐集使用者的反饋，因此，實行就是「做出原型，獲取使用者的回饋」。

3. 實行方法的工具介紹

（1）原型製作（Prototype）

為何要建立原型？產品模型有助於我們與其他人溝通自己的創意，並且得到回饋建議，更好的優化我們的產品，且也是低成本、全面性的產品或服務測試。

那該如何建立原型？步驟一：快速畫出草圖，用自己的想法簡單地畫出設計雛形。 步驟二：準備材料，雛型製作不需要太精緻或完整，而是能表現其功能。

（2）紙本原型（Paper Prototype）

紙本原型是快速建立介面並表達互動方式與流程，利用視覺化方式把介面畫出來作為原型，幫助我們把使用者的需求設計出來，可以快速獲得使用者操作經驗回饋及評估，且成本低方便討論也易於調整。紙本原型不需要太精緻，重點是用來獲得使用者背後的想法及流程，而並非圖像本身，因此並不需要畫得十分精美。紙模型使用範圍非常廣大，最常用於軟體開發。

（3）故事分鏡腳本（Storyboard）

故事分鏡腳本可以幫助使用者模擬或融入使用場景所發生的事件，透過故事腳本的情境模擬讓團隊成員在製作原型過程中，建立整個活動事件的內容及流程，如同我們在第二階段「定義」介紹的 AEIOU 活動事件歸納工具，如何設計原型以及其相對應的使用環境之間的關係，能去推測出使用者在使用過程中可能會遇上的問題，且幫助瞭解他們目前與問題相關的動機和經驗，更有利於試驗結束後訪談題目的設計，以及蒐集使用者回饋，後續能更進一步確立修改。

總　結

本章節分別由不同面向探討健康促進與衛生教育策略，從個人、人際、組織和社區層面的決定因素，以及從渥太華健康促進五大行動綱領衍生出的健康促進學校六大層面對應之創意策略。並加入我國衛生福利部近年來強調的創意宣導策略：巧

推與設計思考以協助讀者設計有效、多元且創新的策略。

　　考慮不同受眾之素質因素，並搭配預算、時間、心力等資本，不一定要依循傳統的衛生教育策略模式，未來的社會趨勢是採用創新多元策略，根據不同族群量身打造適合的媒材與策略。期望讀者可以更加瞭解如何運用，並熟知如何將策略應用至實務上，以期達成更好的推動成果。

關鍵名詞

設計思考（Design thinking）
巧推（Nudge Program）
生活技能（Life skill）
渥太華五大行動綱領（The Ottawa Charter）

複習問題

一、選擇題

1. 請問使用記錄運動的手機 APP，是較偏向哪個層面的介入策略？
   (A) 個人層面 (B) 人際（含家庭）層面 (C) 組織層面 (D) 社區

2. 請問教育單位舉辦某健康議題短片競賽，以小組形式參賽，是較偏向哪 2 個層面的介入策略？
   (A) 個人和人際 (含家庭) 層面 (B) 人際 (含家庭) 和組織層面
   (C) 組織和社區層面 (D) 個人和社區層面

3. 請問社群媒體上的防疫廣告，告訴我們要提醒家人也要注意身心健康，是較偏向哪 2 個層面的介入策略？
   (A) 個人和人際 (含家庭) 層面 (B) 人際 (含家庭) 和組織層面
   (C) 組織和社區層面 (D) 個人和社區層面

4. 請問學校在午餐時間統一廣播宣導將生活技能應用於視力保健之中，可以對應

到渥太華五大行動綱領的哪一項？

(A) 建立健康的公共政策 (B) 創造支持性環境 (C) 強化社區行動

(D) 發展個人技巧 (E) 調整健康服務方向

5. 請問學校增設運動器材提供學員使用，可以對應到渥太華五大行動綱領的哪一項？

(A) 建立健康的公共政策 (B) 創造支持性環境 (C) 強化社區行動

(D) 發展個人技巧 (E) 調整健康服務方向

6. 請問參加社區辦理的淨山撿菸蒂活動，可以對應到渥太華五大行動綱領的哪2項？

(A) 建立健康的公共政策、創造支持性環境 (B) 強化社區行動、發展個人技巧

(C) 調整健康服務方向、發展個人技巧 (D) 創造支持性環境、發展個人技巧

7. 請問學校舉辦活動讓學員到社區陪伴獨居長者且學習如何多與長者溝通，可以對應到渥太華五大行動綱領的哪2項？

(A) 建立健康的公共政策、創造支持性環境 (B) 強化社區行動、發展個人技巧

(C) 調整健康服務方向、發展個人技巧 (D) 創造支持性環境、發展個人技巧

8. 請問學校與地方衛生所主任醫師結盟定時宣導給予學童正確又專業的視力保健知識與提供掛號費優惠，可以對應到渥太華五大行動綱領的哪2項？

(A) 建立健康的公共政策、創造支持性環境 (B) 強化社區行動、發展個人技巧

(C) 調整健康服務方向、發展個人技巧 (D) 創造支持性環境、發展個人技巧

9. 請問設計思考模型的順序為何？

(A) 探索→定義→發展→實行 (B) 發展→定義→探索→實行

(C) 定義→探索→發展→實行 (D) 實行→定義→發展→探索

10. 請問使用者同理心地圖，是設計思考哪個步驟的工具？

(A) 實行 (B) 定義 (C) 發展 (D) 探索

二、問答題

1. 請寫出3種（含）以上個人層面的介入策略。

2. 請寫出3種（含）以上社區層面的介入策略。

3. 請寫出可運用在個人、人際（含家庭）、組織、社區層面的多元策略。

4. 請寫出健康促進學校六大層面，並針對各個層面的可應用策略各舉一例說明。

引用文獻

1. 郭鐘隆主編：110 年度大學校院健康促進學校計畫必選議題示例。修訂版。教育部，2021；1-93。

2. 郭鐘隆：109-110 年度大專校院促進健康精進計畫期末報告。教育部。

3. 龍懷成、劉添成、曹淑蕊：「愛眼就不礙眼之好視界」——以素養導向自主課程及整合社區系統介入之成效探究。教育部國民及學前教育署 109 學年度健康促進學校輔導計畫「前後測成效評價」成果報告。網址：https://hps.hphe.ntnu.edu.tw/topic/eye/case/detail/id-269。引用 2022/03/04。

4. 姚杏沛、蔡蓓君、莊美惠：康健好視力．寧靜愛閱讀。教育部國民及學前教育署 109 學年度健康促進學校輔導計畫「前後測成效評價」成果報告。取自 https://hps.hphe.ntnu.edu.tw/topic/eye/case/detail/id-268。引用 2022/03/04。

5. 王英偉：國民健康署新發展計畫健促學校 3.0〔簡報發表〕。https://hps.hphe.ntnu.edu.tw/。引用 2022/03/04。

6. Thaler RH, Sunstein CR. Nudge: The Final Edition. Penguin Books, 2021;1-6.

7. 劉世南：設計思考課程教材（Design thinking toolkit）。衛生福利部國民健康署，2021；6-62。

第 20 章
健康促進與衛生教育介入方案的評價

廖容瑜、張麗春、郭鐘隆　撰

學習目標

一、瞭解評價的重要性及常見的評價類型

二、知道健康促進與衛生教育介入方案的評價執行步驟

三、知道評價的方法與設計

四、認識評價的實際應用

引　言

評價（evaluation），或稱爲「評值」，是健康促進與衛生教育介入方案中，不可缺少的一環。在 PRECEDE-PROCEED 模式裡，被納爲後半階段應該規劃與執行的內容。透過評價，才能夠反思介入方案的效用（effectiveness）、效率（efficiency）、與功效（efficacy）。例如，我們做了什麼？少了什麼？這個計畫有無成效？改變了什麼？阻礙成功的因素是什麼？無論是處於計畫的哪一階段，都應該被評價，且依據需求制定短期和長期的「評價指標」，並選擇適當的「評價方法」來完成相關的評價工作。

評價的規劃工作，通常應在健康促進與衛生教育介入計畫的草擬期間即開始著手，而本章節將先針對評價做一概述，之後介紹評價工作的步驟、設計方法，最後運用實際案例來深入瞭解評價工作在實務現場的運用方式。

第一節　評價定義、目的與類型

一、評價的定義與目的

經過數十年，許多學者針對「評價」一詞提出類似的定義，Green and Kreuter [1] 的定義最常被提起，認爲評價就是 "comparison of an object of interest against a standard of acceptability"，換言之，進行評價工作，需與計畫想要達成的目標前後呼應，並且是客觀可達成的目標 [2] ；若將此概念應用在健康促進與衛生教育評價，其主要目的在於比較任一計畫於規劃、執行、結果產出等不同階段與原先預期的符合程度，同時也可以幫助我們瞭解計畫的「價值」所在。

Capwellet [3] 等學者指出，計畫評價的內容可以幫助計畫規劃者或計畫補助單位瞭解：

1. 判斷計畫目標是否達成，例如，健康狀態的改善程度。
2. 計畫執行的落實程度。
3. 讓計畫補助單位、社區以及其他關心計畫的利害相關人瞭解該計畫執行的成效。
4. 有完善的評價規劃，可能增加經費補助單位的支持。

　　評價有助於實證健康促進實務，有時候，評價是不斷循環的行動與反思，讓計畫執行更加順利，更具成效性與目標性；有時候，評價有助於建構其實證基礎，以證明健康促進介入計畫達成目標，是健康促進工作重要的一環。以健康促進學校為例，依據評價的目的選擇合適的測量工具進行評價，其結果可判斷計畫執行的落實程度及目標行為改變的程度，於計畫執行過程當中可作為參考依據來改進、調整或修正計畫內容，使計畫執行更臻完善 [4]。

二、評價類型

　　依據計畫不同階段及目的不同，評價有不同的分類方式，簡單地二分法，評價可分為形成性評價（Formative evaluation）與總結性評價（Summative evaluation）；若是依據 PRECEDE-PROCEED 模式，評價可分為過程評價（Process evaluation）、衝擊評價（Impact evaluation）、結果評價（Outcome evaluation）。彼此間的關係如圖 20-1 所示。

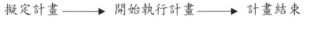

擬定計畫 ⟶　開始執行計畫 ⟶　計畫結束			
形成性		總結性	
	過程	衝擊	結果

圖 20-1：評價類型

資料來源：McKenzie JF, Neiger BL, Thackeray R, 2016, Planning, implementing, and evaluating health promotion programs: A primer. USA: Pearson/Benjamin Cummings IL [5].

　　對於健康促進與衛生教育計畫分為計畫、執行及評價等三階段，評價雖然為第三階段，事實上，評價的工作在計畫發展的階段就可進行，如探討計畫的適切性等，這階段的評價就稱之為形成性評價，從其計畫擬訂與發展一直到計畫執行結束所進行的一系列監測，在計畫擬訂與發展的階段進行評價，主要是確認計畫的可行性；在計畫執行的階段一直到結束，主要是確認計畫執行過程的適切性，又可以稱為「過程評價」。

　　所謂過程評價，主要是找出計畫執行過程當中的優點與缺點，記載過程中所發生之情況，依照原來規劃進度執行的落實程度等，換言之，就是監測計畫的執行過程。常見需要評價的面向，包含「經費使用的合適性」、「所規劃的介入策略之遵從

性」、「目標族群的參與程度」、「目標族群的滿意度」等。不論是形成性評價或過程評價，可納入評價的元素包含：

1. 判斷（Justification）：計畫、服務或活動被相關利益者所執行或認可，並且藉由需求評估資料與分析進行判斷的程度。

2. 實證（Evidence）：計畫、服務或活動內容以實證爲基礎，有無相關文獻或其他佐證的支持。

3. 能力（Capacity）：評價者需要檢視相關人員對於設計、執行計畫、評價的能力。

4. 資源（Resources）：相關充足資金或來自組織或夥伴的協助等，評價者需評價計畫費用與實質資源是否符合，以確保執行情況。

5. 方向性（Orientation）：評價者需確定計畫的方向或對於優先族群需求的合適程度。

6. 多元性（Multiplicity）：與計畫的發展和內容有關，在健康促進的想法當中，通常認爲多元化的策略較單一策略有效。

7. 忠誠（Fidelity）：意指計畫需要被有企圖地執行或按部就班地執行。

8. 涵蓋（Inclusion）：在計畫當中，每位工作夥伴都有負責其適當工作。

9. 參與性（Accountability）：確認內部員工和夥伴有發揮其責任。

10. 招募（Recruitment）：促進計畫、活動或服務以及招募參與者的品質及合適性。

11. 達成（Reach）：優先族群有機會參與計畫、活動或服務的百分比。

12. 回應（Response）：優先族群確實參與計畫、活動或服務的百分比。

13. 計量（Dose）：優先族群的受益百分比，或是計畫介入策略的執行頻率與強度，例如介入活動的次數、戒菸所使用的尼古丁吸劑數量等。

總結性評價，相對形成性評價，主要爲瞭解計畫執行是否達成既定目標，評價計畫所達到的成效。在總結性評價上，如果是針對計畫執行後的立即改變，如認知、信念或行爲的改變所進行的評價，稱爲衝擊評價或影響評價；如果是針對長期成效所進行的評價工作，如發生率（incidence rate）、罹病率（mobility）、死亡率（mortality）、健康狀況（health status）的改變，此種評價就稱之爲結果評價。

由以上可知，衛生教育計畫評價，並不是只在衛生教育計畫執行後才開始進行，事實上在計畫進行之初，即有所謂的評價工作，而定義及常見的評價指標如表 20-1。

表 20-1：不同類型的評價簡介

	評價類型說明
形成性評價	• 通常從計畫發展、執行到結束階段。 • 主要目的在於瞭解計畫目的有無達成或計畫的執行有無需改善之處。
總結性評價	• 針對計畫的短期與長期影響、結果或好處等作一總結。 • 包含衝擊評價、結果評價等。
過程評價	• 通常發生在計畫執行階段到計畫結束。 • 包含在形成性評價當中。 • 透過執行期間的任何記錄或測量，例如問卷、焦點團體等，以瞭解計畫執行的狀況、文宣品的散播數量、計畫參與者的反應、滿意度等。
衝擊評價	• 計畫立即可觀察到的效果，產生計畫所想要的結果。 • 認知、知識、態度、技巧和行為之測量可以產生衝擊評價的數據。
結果評價	• 比衝擊評價需要較長時間及資源才能完成評價工作，為計畫結束一段時間後才執行的評價工作，可以是一個月、三個月、一年、三年……等。 • 主要目的是希望瞭解「方案所造成的影響是否有所持續？」、「計畫所引發的改變是否能夠帶來更長遠、更深遠的影響？」，通常為計畫最終所希望的改變，例如罹病率或死亡率等。 • 依據 PRECEDE-PROCEED 模式，結果評價通常是健康及生活品質。

資料來源：作者自行整理。

第二節　評價規劃

擬訂計畫時，應該同時考慮評價的相關工作，規劃評價工作時，可從進行評價工作、評價的方法、評價設計、及評價工具信效度等面向作思考，並依據評價的框架步驟做規劃。

一、進行評價工作

執行評價的人稱為「評價者」或「評價員」，應該盡可能客觀地蒐集資料並進行評價才有價值。依據評價者的類型又分為內部評價及外部評價：

（一）內部評價（internal evaluation）

由與計畫相關的人員來做評價，稱為「內部評價」，它的好處是評價者對於組織及計畫發展過程相關熟悉，知道組織作決策模式，瞭解計畫的工作人員及活動，

因此可以蒐集到較一致性的資料，而且不需額外花錢請人做評價，但最大的缺點是評價者可能具有既定想法而無法完全公正。

（二）外部評價（external evaluation）

由與計畫非相關人員擔任評價者，相較於內部評價者，缺點是缺乏對計畫的瞭解與認識程度，且需外聘人員來執行評價工作，優點是能夠提供較客觀且不同的觀點來確保評價的公正性。

二、評價的方法

評價的過程包含系統性地蒐集資料、分析及提出評價報告。蒐集資料的方法包含質性（qualitative）與量性（quantitative）兩種。

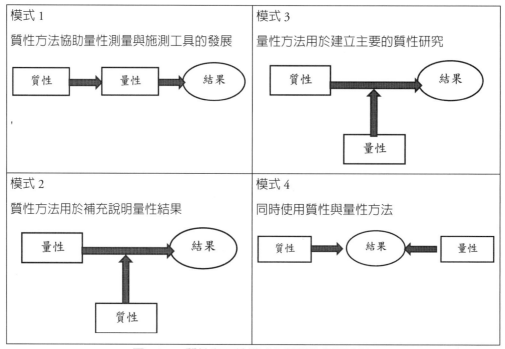

圖 20-2：質性與量性模式為基礎的評價方法

資料來源：McKenzie JF, Neiger BL, Thackeray R, 2016, Planning, implementing, and evaluating health promotion programs: A primer. Pearson/Benjamin Cummings IL, USA [5].

　　如圖 20-2 所示，質性方法是屬於引導式、描述性的資料，重視參與者個人的經驗描述，透過訪談、個案研究、焦點團體、或觀察法等方式來蒐集主觀資料。量性方法通常是蒐集並分析整體的資料而非個人，例如，參加活動的人數、滿意度、認知檢測、運動行為的問卷調查等。兩種方法各有其優缺點，可依據評價的目的選擇合適的評價方法，質性方法與量性方法有時互為發展評價測量工具的方法，以提供深且廣的評價結果。

三、評價設計

　　有時候評價設計與評價方法息息相關，特別是使用量性方法進行測量，計畫一開始的評價測量稱為「前測」（pretest），可作為計畫評價的基礎資料（baseline data），而計畫執行後再做的測量，稱為「後測」（posttest）。原則上，評價設計可分為實驗型（experimental）、類實驗型（quasi-experimental）、非實驗型（non-experimental）。

（一）實驗型

　　特別是在衛生教育計畫，為瞭解衛教活動的成效，通常有接受衛教介入的團體稱為「實驗組」（experimental group）；為了確定所產生的效果是因為介入的關係而不是其他因素所引起，會設置一「控制組」（control group）。控制組和實驗組應相似，唯一的差別在於控制組沒有接受介入。

　　此外，存在許多干擾因素（如：參與者教育背景不同、環境或個人經驗不同等）可能使結果與事實有所偏誤。為了讓結果確定因介入所致，而非干擾變項所致，隨機抽樣／隨機分派（randomly selected/ randomly assigned）為產生實驗組和控制組最理想的方式。

（二）類實驗型

　　當參與者無法隨機分派到實驗組或控制組時，不等組（nonequivalent group）是一種方式，稱為「對照組」（comparison group）。與實驗型評價最大的不同，是無法控制所有的因素，而且也不是隨機分組，但仍有前後測，且盡可能讓對照組和實驗組相當，如具相同特性的兩個班級學生。

（三）非實驗型

又稱爲前實驗研究設計（pre-experimental design），不具備實驗組或控制組的比較，抑或是不具備前測後時間點的測量。

四、評價工具信效度

決定評價的方法與設計後，依據經費、時間等因素作爲考量，選擇合適的測量工具，需具備良好的信度與效度，以增加測量及數據的可信度與正確性。

信度（Reliability）是指測量過程的一致性。在統計學上常被用來確定測量工具的可信程度，特別是測量工具爲使用「李克特量表」（典型的將受試者的判斷結果分爲五種：非常不同意、不同意、無意見（即：不同意也不反對）、同意、非常同意）的問卷，通常會使用 Cronbach's alpha 值。然而，此部分較具專業性，對於一般的健康促進計畫者不易理解，可詢問相關學者專家，進行諮詢。

效度（Validity）是指測量工具能夠測量的正確程度，可分爲內部效度與外部效度，同時亦存在許多因素能夠影響內部與外部效度，需藉由不同的情境設定或統計方法來降低這些因素的影響。效度的威脅可能有以下 10 種 [6]：

1. 歷史事件（history）：在研究執行過程當中，發生某項事件而導致在整個研究歷程中，干擾了研究結果。由於依變項同時受到自變項與該事件的雙重影響，因而無法將依變項的變化情形，單獨歸因於自變項的影響，造成無法確定自變項與依變項的因果關係。

2. 成熟（maturation）：指在研究試驗期間，受試者身心狀態的改變，可能對依變項產生影響，而造成無法單獨確定自變項對依變項的因果關係。這些改變包括身體變結實、認知發展增加、思想更加成熟等；或者生理功能變差、記憶力降低等方面亦算是一種改變。例如針對經濟弱勢學童提供營養補給品，爲期三年的實驗研究，主要研究目的想要瞭解營養補給品的攝取與智力發展的關係。由於該項實驗屬於較長時間的研究，學童在三年過程當中，智力發展除了可能受到營養補給品的影響外，也可能因爲成熟因素的影響（隨年紀增加，智力自然提高），因此出現無法單獨確定智力提高是因爲營養補給品。

3. 測驗（testing）：是指受試者第二次以後的測驗分數，容易受到第一次測驗

的影響，例如，第二次施測時，發現與第一次施測題目相同，降低答題的
意願，導致第二次測驗成績的下降。如此便無法將依變項分數的改變只歸
因於受到自變項的影響。

4. 工具（instrumentation）：指所採取的測量工具可能影響變項分數，進而影
   響實驗的效度。例如一項新的篩檢量表，協助醫事人員評估個案的成癮程
   度，剛開始使用這個新的篩檢量表進行評估時，可能還處於摸索適切的標
   準，而無法精準評分，隨著經驗增加，越能精準地做評估。如此，因評分
   標準的不一致，而影響實驗結果，亦屬於測量工具的問題。

5. 統計迴歸（statistical regression）：亦稱為「向平均數迴歸」（regression to
   the mean），是指受試者接受兩次以上的問卷調查時，若第一次得分是極高
   者，其第二次得分常會出現低於第一次得分。同樣地，若第一次得分極低
   者，其第二次得分常會出現高於第一次得分。

6. 選擇／抽樣（selection）：是指對於受試者的不當選取，導致影響依變項的
   可推論性，例如在進行一項觀看愛滋病防治的影片，是否會降低大學生對
   該疾病之刻板印象的研究，預定招募 100 位大學生，按報名先後順序，將
   前 50 名報名的大學生分派為實驗組，後面報名的大學生為控制組受試者；
   因參與該試驗的動機會影響報名的先後順序，進而影響實驗結果，導致無
   法將依變項的改變歸因於自變項（觀看影片）。因此，通常都會建議較佳的
   抽樣是透過隨機抽樣與隨機分派的方式。

7. 樣本流失（sample attrition）：在實驗期間，出現受試者退出該項實驗的情
   形，而影響到實驗結果的因果推論；當實驗組與控制組其中有一組有較多
   的樣本流失，而另一組較少時，會讓實驗結果產生更大的實驗誤差。此
   外，若流失的受試者具有某種相同特質，更可能導致實驗結果的誤差。例
   如針對記憶力訓練方案的實驗研究，實驗組的某些受試者認為這個方案無
   效而退出研究，由於實驗組未退出的受試者都覺得有所幫助，有助於提升
   記憶力，最後針對實驗組與控制組的實驗結果考驗時，容易出現高估實驗
   效果的情形。

8. 實驗、控制兩組之間的相互學習與混淆（diffusion or imitation of treatments）：
   如果受試者事先知道有測驗而預做準備，後面的實驗效果便無法準確歸因
   於介入方案。例如 A 大學進行一項營養教育介入，研究進行前，先讓實驗
   組與控制組兩組學生接受前測，之後實驗組接受一學期的營養教育介入，

控制組則沒有接受介入，兩組期末同時接受後測；然而，控制組有部分受試者認識實驗組的，學期過程當中有聊過介入內容，控制組部分參與者因此有瞭解關於營養的內容，因此導致結果發現實驗組的學生沒有明顯提升，如此並非是介入沒有成效，而是控制組與實驗組有互相學習，此即同場域所造成的實驗、控制兩組的交互作用效應。

9. **社會期許效應**（social desirability）：指在評量個人的性格或態度行為歷程之中，個體常有「假裝完美」（fake good）的動機，因而傾向選擇回答能令人產生良好印象或符合社會期待的內容，並不是個體本身真實的內在想法或性格態度。

10. **霍桑效應**（Hawthorne effect）：為實驗組覺察實驗安排的最典型實例，霍桑廠工人覺察到自己正被進行實驗，所以即使在較差的工作環境下，仍然展現出高度的工作效率。相對地，「強亨利效應」（Henry effect）是指控制組受試者覺察實驗安排後，以「不服輸」的態度，展現出異乎平常表現的水準。此兩種在實驗情境中產生的實驗反效果，並不適用於非實驗情境的日常生活情境。

五、評價步驟

評價步驟如圖 20-3 所示，利益相關者的參與（Engaging stakeholders）為第 1 步驟，其次依序為計畫內容的描述（Describing the program）、評價的設計（Focusing the evaluation designs）、評價工具的測量與結果（Gathering credible evidence）、結論的獲得（Justifying conclusion）、及改善建議的採納與分享（Ensuring use and share lessons learned），每一步驟的說明如表 20-2。

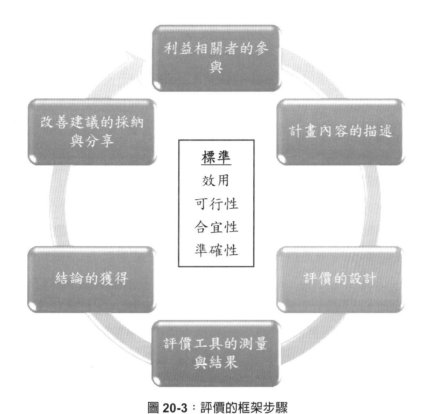

圖 20-3：評價的框架步驟

資料來源：McKenzie JF, Neiger BL, Thackeray R, 2016, Planning, implementing, and evaluating health promotion programs: A primer. USA: Pearson/Benjamin Cummings IL [5].

表 20-2：評價的框架步驟之簡介

	步驟說明
步驟 1：利害關係人的參與	• 這個步驟為評價的開始。 • 需要納入計畫補助單位、計畫執行者、及計畫相關人員。
步驟 2：計畫內容的描述	• 應詳細描述計畫的使命、目的、目標，以及計畫能夠改變的能力、發展階段、對於組織或社區的合適程度等。
步驟 3：評價的設計	• 包含闡述評價的目的、決定使用者，及評價結果的使用、制定問題、決定評價的設計、最後協議。
步驟 4：評價工具的測量與結果	• 計畫需決定測量指標、證據來源、證據的質與量、所蒐集證據的邏輯性。
步驟 5：獲得結論	• 包含詮釋比較結果、判斷價值或計畫的顯著性、並創造評價結果之建議。
步驟 6：改善建議的採納與分享	• 這步驟著重於評價結果的使用及面向。

第三節　健康促進與衛生教育介入方案的評價案例

本章節透過一些健康促進與衛生教育介入方案的評價作為示例進行說明，除了以學校多元戒菸模式為例進行評價設計的說明，另外提供關於健康促進學校與職場健康促進的評價工具範例或所涵蓋的範疇。

一、以學校為基礎的青少年多元戒菸模式評價設計

郭鐘隆等學者 [7] 發展青少年多元戒菸模式，結合實證為基礎的多元戒菸策略，包含戒菸班 [8]、戒菸自學手冊 [9]、中醫穴位按壓 [10]、主動式戒菸諮商 [11,12]、戒菸鼓勵簡訊 [13]、禮券為基礎的獎勵 [14]；同時，在發展介入模式的期間進行評價設計。6 所職業高中採隨機分派至實驗組（n = 78）及對照組（n = 65），共計 143 名高職吸菸者參與，同時採用客觀與主觀的測量工具完成 4 次測量來蒐集數據包含前、後測及 2 次追蹤測（介入結束後 1 個月、4 個月），不僅評價介入後的立即成效（衝擊評價），亦評價介入結束後 1 個月、4 個月的「延宕效果」（結果評價），其評價設計及所使用的評價工具如圖 20-4。

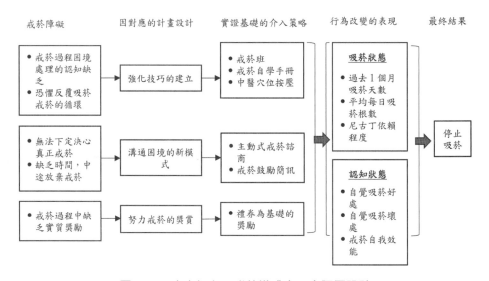

圖 20-4：青少年多元戒菸模式介入之評價設計

資料來源：Guo JL, Liao J, Chang L, Wu H, Huang C, 2014, The effectiveness of an integrated multicomponent program for adolescent smoking cessation in Taiwan. Addictive Behaviors 39: 1491-9 [7].

　　主觀的測量工具為結構式問卷，所訂定的評價指標包含吸菸天數、吸菸支數、尼古丁依賴程度（Fagerstrom test for nicotine dependence, FTND）、自覺吸菸的好處與壞處、戒菸自我效能、戒菸率等，使用國內外具良好信效度的量表進行測驗。而客觀的測量工具為尿液檢測試劑（urine cotinine test），主要檢測尼古丁代謝物在尿液當中的濃度，通常需停止吸菸至少 4 天以上，其結果呈現陰性；其檢測結果可與自我報告的戒菸率做一對照。

　　從評價的結果來看，實驗組在介入結束時其戒菸率為 22.73%，在 4 個月後的戒菸率為 20.75%，均較對照組的戒菸率高出許多。實驗組的過去一個月的吸菸天數、每天吸菸的數量以及尼古丁依賴在後測均有顯著下降，即使 4 個月後仍有所成效。

二、健康促進學校的評價工具

　　臺灣自 2003 年推動健康促進學校至今，在評價工作方面發展相當成熟，依世界衛生組織指引發展具良好信效度的健康促進學校評量工具 [15]。此外，在健康促進學校網頁查詢（網址：https://hps.hphe.ntnu.edu.tw/），針對各個健康促進學校議題提供各種可使用的評量工具，以下以口腔衛生議題在國小高年級的評量工具為示例，此工具的設計理念來自於知識、態度與行為模式（knowledge, attitude, practice, KAP）[16] 與自我效能 [17]，經常應用於衛生教育的內容設計，並被當作是評價指標。

健康促進學校輔導與網站維護計畫-口腔衛生議題評量工具
口腔保健評量(高年級學童)

親愛的同學,你好!

這份問卷主要是想了解學校推動口腔保健方面的成效狀況,你個人所填寫的結果會保密,只做整體研究分析使用,不會算成績,也不會對學校造成影響。所以請安心的**依實際的生活情形填寫**。

回答調查表時,請依照老師的說明去做,如果有不明白的地方,請隨時舉手發問。謝謝你!

敬祝   學業進步,身體健康!

一、口腔保健行為:請仔細閱讀每一個題目,選一個符合你的選項,請按照你的實際情形作答。

1. 我睡覺前會刷牙嗎?
- □(1)都會
- □(2)都不會
- □(3)有時會,有時不會

2. 我在學校吃完午餐後會刷牙嗎?
- □(1)都會
- □(2)有時會,有時不會
- □(3)都不會

3. 我會用含氟牙膏(氟濃度1000ppm以上)來刷牙嗎?
- □(1)我會用
- □(2)我不會用
- □(3)我不知道我用的牙膏是不是「含氟牙膏(氟濃度1000ppm以上)」

4. 我每一次大概要刷多久呢?
- □(1)1分鐘以內
- □(2)1分鐘以上至2分鐘
- □(3)2分鐘以上至3分鐘
- □(4)3分鐘以上

5. 我在學校的牙刷一學期換幾次?
- □(1)換1次
- □(2)換2次
- □(3)換3次或以上
- □(4)都沒換過

二、口腔保健知識:對於牙齒保健知識的了解,請問你覺得對或不對或不知道?請在格子中打✓

	對	不對	不知道
12. 牙齒有痛才需要去看牙醫,不用定期檢查	□	□	□
13. 刷牙要用小刷頭的牙刷	□	□	□
14. 含氟牙膏含量達1000ppm以上才可以預防蛀牙	□	□	□
15. 做完含氟漱口水後,至少要等3分鐘後才可以吃東西	□	□	□
16. 牙菌斑是主要造成蛀牙與牙周病的原因	□	□	□
17. 牙線是清潔牙縫與牙齒鄰接面最好的工具	□	□	□
18. 貝氏刷牙法是刷毛與牙面呈90度角	□	□	□
19. 牙刷刷毛越硬越可以把牙齒刷乾淨	□	□	□

三、潔牙的自我效能:請根據你對自己的想法,在下列各題中選擇符合你情形的答案,在格子中打✓

	非常不同意	不同意	同意	非常同意
20. 我有信心能將牙齒刷乾淨	□	□	□	□
21. 我有信心能在午餐後刷牙	□	□	□	□
22. 我有信心能在睡覺前刷牙	□	□	□	□
23. 我有信心能在吃完點心後刷牙	□	□	□	□

四、牙線使用的自我效能:請根據你對自己的想法,在下列各題中選擇符合你情形的答案,在格子中打✓

	非常不同意	不同意	同意	非常同意
24. 我有信心能用牙線清潔牙齒	□	□	□	□
25. 我覺得使用牙線很簡單	□	□	□	□
26. 我有信心能每天使用一次牙線	□	□	□	□
27. 我有信心能在睡覺前使用牙線	□	□	□	□

五、口腔保健態度:請根據你對自己的想法,在下列各題中選擇符合你情形的答案,在格子中打✓

	非常不同意	不同意	同意	非常同意
28. 我覺得身體其他疾病(如感冒或肚子痛)比牙齒疾病重要	□	□	□	□
29. 我覺得刷牙是麻煩的事	□	□	□	□
30. 我會因為動作不好看而不去使用牙線	□	□	□	□
31. 我覺得蛀牙沒關係	□	□	□	□
32. 每天只要認真刷牙就可以不用使用牙線	□	□	□	□
33. 我覺得使用牙線很麻煩	□	□	□	□
34. 我會為了牙齒健康而少吃甜食	□	□	□	□
35. 我覺得餐後立刻刷牙是很重要的事	□	□	□	□
36. 我覺得清潔牙齒與每天洗澡一樣重要	□	□	□	□

六、刷牙技能

37. 我自己平常刷牙時,使用的方式?(有用到的都可以勾起來)
- □①左右刷
- □①上下刷
- □①轉圈刷
- □刷毛靠牙齦45度角來回刷

左右刷

轉圈刷

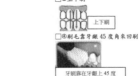
上下刷
牙刷靠在牙齦上45度

38. 我刷牙時牙刷的位置?
- □(1)牙刷的刷毛有碰到牙齒就好
- □(2)要斜斜的刷牙齒光滑的地方
- □(3)要斜斜的刷牙齒與牙肉的地方
- □(4)刷毛與牙齒垂直,也就是90度

39. 我刷牙一次刷幾顆牙齒?
- □(1)都可以
- □(2)一次刷3顆牙齒
- □(3)一次刷2顆牙齒
- □(4)一次刷1顆牙齒

40. 我刷牙會很用力嗎?
- □(1)要很用力,讓牙刷緊貼在牙齒上
- □(2)用一些力氣,讓刷毛有一點壓在牙齒上的感覺
- □(3)不用用力,只要刷毛有接觸到牙齒就好

三、職場健康促進評價

依據衛生福利部國民健康署《職場周全健康促進工作手冊》[18]，在職場執行健康促進與衛生教育計畫的過程評價、衝擊評價、與結果評價，其評價目的與評價內容如下：

（一）過程評價：瞭解「計畫是否依照規劃的進度推動？」

對於職場健康促進方案的推動來說，監測計畫的整個執行過程相當重要，可以從參與者、專業人員等不同參與者的回饋或想法，瞭解整體計畫方案推動流程的各個面向是否有符合並達到所設定的目標，評價的內容通常包括計畫的達成度、接受度、完整性及推動品質。

1. 計畫的執行是否接觸到目標群體？
2. 員工參與該計畫的滿意度及回饋？
3. 計畫中的各項工作有無在原規劃期程內完成？
4. 計畫中的資源運用是否理想？
5. 計畫中規劃的各項策略可行性？
6. 小組成員的表現及投入，是否各司其職？

（二）衝擊評價：瞭解「員工的行為是否受到計畫影響而改變？」

通常可從知識、態度、行為等面向來瞭解員工是否受到計畫影響而改變，為參與計畫方案後的立即改變。以「行為」為範例，職場健康促進計畫所推動的各項策略都希望能夠對員工的行為上有正增強的變化，可以包含：

1. 參加計畫使員工改變飲食習慣？
2. 參加計畫讓員工更瞭解自己的健康狀態？
3. 參加計畫促進員工更關心所擁有的健康？
4. 參加計畫使員工能夠做好自我壓力管理？

（三）結果評價：瞭解「計畫的影響，是否帶來更長期的效果？」

在計畫結束後的一段時間才執行，可能是 1 個月、3 個月、6 個月之後才調查，瞭解員工的健康及生活品質，是否因計畫的影響而提升。

1. 員工的健康情形是否有改善？

2. 員工因病或身體不適而請假的天數減少？

3. 員工因病或身體不適，仍持續工作半個工作天以上的次數減少？

4. 員工的個人疲勞或工作疲勞症狀減輕？

5. 員工的健康促進生活型態表現更好？

6. 員工覺得工作效率提高？

7. 公司的離職率降低？

8. 公司的職業災害情形減少？

9. 公司的生產力提升？

總　結

　　評價是健康促進與衛生教育計畫重要的一環，運用科學的方法瞭解計畫的可行性與成效，從計畫規劃、執行、及結束等階段，透過評價工作可以瞭解計畫可行性、短期與長期成效，在計畫初期可評估其可行性、計畫後期可瞭解其成效，以作為後續計畫之調整參考。

關鍵名詞

過程評價（Process evaluation）

衝擊評價（Impact evaluation）

結果評價（Outcome evaluation）

複習問題

1. 請說明何謂過程評價（Process evaluation）、衝擊評價（Impact evaluation）、結果評價（Outcome evaluation）。

2. 請說明內部評價與外部評價的差異。

3. 請說明有哪些方法可以蒐集評價資料。

4. 癌症一直以來蟬聯國人十大死因第一名，為落實早期發現、早期治療，國民健康署自 99 年起全面推廣四大癌症篩檢服務，當計畫執行後，如果想要瞭解該計畫是否達成其原設定的長期目標或目的（提高存活率，降低癌症死亡率），請問這是指何種評價？

(A) 過程評價　(B) 衝擊評價　(C) 結果評價　(D) 需求評估

引用文獻

1. Green LW, Kreuter MW. Health promotion planning: An educational and environmental approach. California, USA: Mayfield Publishing Company, 1991.

2. Dignan M, Carr P. Program planning for health education and promotion. USA: Lea & Febiger, 1992;3-18,59-69.

3. Capwell EM, Butterfoss F, Francisco VT. Why evaluate? Health Promotion Practice 2000;**1**:15-20.

4. 廖梨伶、劉潔心、晏涵文：以典範轉換的觀點看健康促進學校評價的未來發展。臺灣教育 2005；20-6。

5. McKenzie JF, Neiger BL, Thackeray R. Planning, implementing, and evaluating health promotion programs: A primer. USA: Pearson/Benjamin Cummings, 2016.

6. Cook TD, Campbell DT, Day A. Quasi-experimentation: Design & analysis issues for field settings. USA: Houghton Mifflin, 1979.

7. Guo J-L, Liao J-Y, Chang L-C, Wu H-L, Huang C-M. The effectiveness of an integrated multicomponent program for adolescent smoking cessation in Taiwan. Addictive Behaviors 2014;**39**:1491-9.

8. Sussman S, Sun P, Dent CW. A meta-analysis of teen cigarette smoking cessation. Health Psychology 2006;**25**:549.

9. Lancaster T, Stead LF. Self-help interventions for smoking cessation. Cochrane Database of Systematic Reviews 2005;**3**:CD001118.

10. Chen H-H, Yeh M-L, Chao Y-H. Comparing effects of auricular acupressure with and without an internet-assisted program on smoking cessation and self-efficacy of adolescents. Journal of Alternative & Complementary Medicine 2006;**12**:147-52.

11. Kealey KA, Ludman EJ, Marek PM, Mann SL, Bricker JB, Peterson AV. Design and

implementation of an effective telephone counseling intervention for adolescent smoking cessation. Journal of the National Cancer Institute 2009;**101**:1393-405.

12. Peterson AV, Kealey KA, Mann SL, et al. Group-randomized trial of a proactive, personalized telephone counseling intervention for adolescent smoking cessation. Journal of the National Cancer Institute 2009;**101**:1378-92.

13. Free C, Whittaker R, Knight R, Abramsky T, Rodgers A, Roberts I. Txt2stop: a pilot randomised controlled trial of mobile phone-based smoking cessation support. Tobacco Control 2009;**18**:88-91.

14. Lamb R, Kirby KC, Morral AR, Galbicka G, Iguchi MY. Shaping smoking cessation in hard-to-treat smokers. Journal of Consulting and Clinical Psychology 2010;**78**:62.

15. Lee E-Y, Shin Y-J, Choi B-Y, Cho HSM. Reliability and validity of a scale for health-promoting schools. Health Promotion International 2014;**29**:759-67.

16. Allport GW. Handbook of social psychology. USA: Addison-Wesley, 1935.

17. Bandura A. Self-efficacy: toward a unifying theory of behavioral change. Psychological Review 1977;**84**:191.

18. 衛生福利部國民健康署：職場周全健康促進工作手冊。臺北：衛生福利部國民健康署，2017。

第 21 章
以場域爲導向之健康促進

王英偉　撰

學習目標

一、瞭解健康促進的概念

二、瞭解國際與臺灣場域健康促進的發展

三、瞭解健康促進學校的理論與實務

四、瞭解健康促進醫療場域的理論與實務

五、瞭解在工作場所健康促進的理論與實務

六、瞭解健康城市的理論與實務

引　言

　　健康場域是一種以場域為基礎的健康促進方法。目標是以「全系統」（Whole system）方式達到預防疾病的最大效果。場域方式源於世界衛生組織的「人人享有健康」策略，更具體地說，源自於《渥太華健康促進憲章》。健康場域的關鍵原則包括社區參與、夥伴關係、賦權、和公平。該方法在 1986 年的《渥太華健康促進憲章》[1] 中，有更明確的說明，尤其是提出了健康場域計畫的整體和多方面方法的重要步驟，可說是促進健康與可持續發展相結合的重要步驟。

　　在渥太華憲章的基礎上，1992 年的松茲瓦爾聲明（Sundsvall Statement）呼籲創造以健康場域為重點的支持性環境。1997 年雅加達宣言 [2] 則強調了場域為實施健康促進的綜合策略和基礎價值。Kickbusch（1996）[3] 指出「場域模式」在 1990 年代成為世衛組織主要健康促進計畫的起點，開始將重點從疾病的缺陷模型，轉移到社會和機構環境在日常生活中的健康介入。

　　場域是人們積極塑造出的環境，它也是人們創造或解決與健康有關的問題的地方。場域通常可以被認為具有物理界限，而身處其內的人群具有相關的角色和組織結構。場域的範例包括學校、工作場所、醫院、村莊、和城市。

　　通過不同場域促進健康的行動，可以採取多種形式；行動通常涉及某種程度的組織發展，包括對物理環境或組織結構的改變、以及行政和管理的改變。場域因為是人們互動的管道，因此可用於促進健康與獲得健康服務，並以協同方式將整個社區的互動聯繫在一起。

　　基於場域的健康促進方法，已在多個領域以多種不同方式實施。健康場域的類型很廣，例如健康城市、健康鄉村、健康的城市和社區、健康促進學校、健康工作場所、健康促進市場、健康家園、健康島嶼、健康醫院、健康的監獄、健康的大學、與健康老齡化等不同的場域或議題。

　　為什麼要使用場域介入的方法？健康在很大程度上取決於社會、經濟、環境、組織、和文化環境；這些因素直接影響著人們的健康與幸福，也間接透過支持性環境讓人們選擇不同的生活方式。因此，健康促進需要人們對生活的場域進行更多的關注。由於人們的生活是複雜的，對應於 21 世紀健康的挑戰過程同樣是多元性，認識到這些挑戰和系統有關的行為是不可預測的，最有效的解決辦法不是通過單純線性的介入，因此必須要整體的思維，通過日常生活環境中的整合計畫。

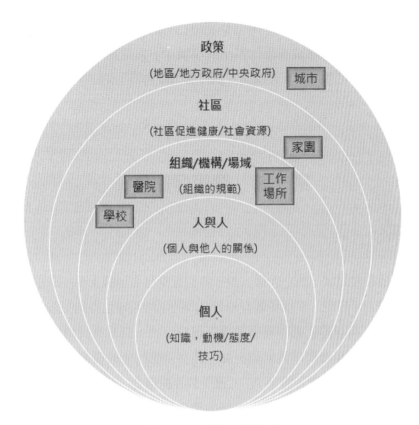

圖 21-1：社會生態模式

從概念上來說，Dooris（2014）[4] 認為場域介入模式是立基於健康促進的價值觀，例如公平、夥伴關係、參與和增能賦權，具有核心的總體特徵。首先，這種介入認為生病的過程中，不只著眼於最早期的預防，更超越預防而追求「健康」，關注的是如何創造和維持幸福，並使人們在特定的環境和地方茁壯成長。這與 WHO 2021 年第 10 屆全球健康促進論壇的主要精神非常一致 [5]。第二，這種介入採用社會生態模式（圖 21-1），強調人和地方之間的相互關係，是在生態系統的框架內解決人類健康問題。第三，它將場域視為一個系統，彼此之間相互聯繫、相互依賴和協同合作，每個場域都與周圍的世界相連。第四，聚焦在整體變革，跳脫了不連貫的臨時方法，而是通過使用多種相互關聯的介入措施來置入健康的促進。第五，大多數場域沒有將健康作為其主要使命，因此必須倡議健康與原來「核心工作」的相關性，以及未將健康納為使命對原來場域核心工作的影響 [6]。

Shareck（2013）[7] 認為健康場域的介入，可作為減少健康不平等的有效策略。在實務上則以系統性的生態模式進行：一開始以人為中心，在場域中進行；

再深入瞭解各種影響的因素，同時充分運用已有的資源，達到能力提升及抗壓的成效。Rice（2016）[8] 建議在現代都市的場域中，爲達到生態永續與社會公平，必須跨場域合作；可多運用社會媒體、科技與虛擬會議，使更多人同時進行合作的模式。

第一節　健康促進學校

一、前言

受教育權和健康權是核心人權，對社會和經濟發展至關重要，幸福、健康和教育是相互關聯的。健康、幸福和教育成效之間的緊切關聯也得到了證實。提升學生健康和幸福，包括身體活動和健康飲食等健康行爲，以及社交情感技能的發展，與提高升學率、參與度和學業成績有關。社交情感技能的發展已被確定爲一項教育目標，應納入學生的學習標準 [9]。獲得教育的機會、受過更好教育的學生和安全、支持性的學校環境與學生獲得更好的健康結果有關，這種結果會持續到成年期 [10]。認識到健康、支持性環境和社會決定因素之間的相互影響，世衛組織於 2019 年將青少年幸福健康定義爲具有五個相互關聯的領域，包括良好的健康和最佳營養；積極與社會連結、正向面對與貢獻；安全和支持性環境；學習、能力、教育、技能和就業能力；自主和韌性 [11]。

新的健康問題不斷出現，這些問題明顯影響學生的就學率和受教育機會，例如精神健康問題、氣候變遷和環境污染……。在這個全球化的疫情時代，比以往任何時候都更重要。要讓所有學校成爲促進、保護和培育健康的場所；這有助於在安全的學習環境中獲得幸福感、生活技能、認知和社會情感技能以及健康的生活方式。學校除了提供識字和理解能力之外，健促學校更有韌性，更能夠確保教育和健康服務的連續性。

二、全球健康促進學校

（一）WHO 健康促進學校

在學校環境中促進健康是一個廣泛而創新的概念，它植根於 1986 年渥太華憲章 [1]。渥太華憲章中的原則和行動領域，如建立健康的政策、創造支持性環境和賦予個人權力，顯然與促進健康的方向相關。世界衛生組織、聯合國教科文組織和聯合國兒童基金會於 1995 年，首次提出了健康促進學校（Health Promoting School, HPS）的想法。旨在動員和加強由地方、中央、和全球各級的健康促進和教育活動。該倡議旨在透過學校，改善學生、學校工作人員、家庭和社區其他成員的健康，其後在第四屆（1997）國際健康促進會議的雅加達宣言 [2]，更強調以不同場域作為健康促進的重要性。世衛組織定義了 HPS 的六個關鍵範疇：健康的學校政策、健康的學校物理環境、健康的學校社會環境、健康技能和教育、與家長和學校社區的聯繫以及獲得學校健康服務的機會 [12]。類似的全校健康模式已經使用了各種名詞，例如「綜合學校健康」、「健康學校社區」和「學校健康教育」。儘管這些方法在名詞和演變方面存在差異，但它們基本上都具有全校推動的特徵，超越了傳統提供健康課程或個別的健康介入計畫，以涵蓋整個學校課程和更廣泛的學校精神和環境，家長、家庭和更廣泛的當地社區的參與 [13]。基於這些原則，HPS 與學校傳統的健康教育有明顯區別，後者主要側重於向學生介紹健康知識（通常僅與風險因素相關）。HPS 基於以全校進行方式，把健康教育與學校教學結合，包括政策、物理和社會學校環境以及周邊社區（包括家長和健康服務）的發展相結合，重點是促進健康而不是預防特定疾病。

全球學校健康倡議的目標，是增加真正可稱為「健康促進學校」的學校數量。儘管定義會有所不同，但取決於需要和環境。健康促進學校是一個生活、學習和工作的健康場域。有效的學校健康計畫，是國家可以同時改善教育和健康最具成本效益的投資，然而很少有國家能夠大規模實施，甚至更少的國家進行必要的制度變革，使健康促進整合於教育體系，成為一個可持續發展的系統。WHO 健康促進學校的執行原則，包括：（1）包容性和公平性、（2）執行的管理內化於教育部門、（3）以學校整體的方式執行、（4）執行過程中包括所有的相關人士，特別是學生、家長與照顧者、（5）執行是重覆與持續的 [14]。

健康促進學校：

- 採取一切可用的措施促進健康和學習。
- 衛生部門和教育部門、教師、教師工會、學生、家長、醫療服務提供者和社區共同參與，努力使學校成為一個健康的場域。
- 提供健康的環境、學校健康教育和學校健康服務、以及學校／社區外展服務、員工健康促進計畫、營養和食品安全計畫、體育和娛樂活動以及諮詢、社會支持和促進心理健康。
- 尊重每個人的健康選擇，肯定個人的貢獻。
- 努力改善學校工作人員、家庭和社區成員以及學生的健康；並與社區領袖合作，幫助他們瞭解社區如何影響個人的健康和教育。

（二）HPS 全球標準

　　健康促進學校的專家在 2015 年將缺乏系統支持、有限資源、沒有共同理念和方法確定為健促學校的主要挑戰。世衛組織和聯合國教科文組織終於在 2018 年宣布了一項「讓每所學校都成為健康促進學校」的倡議，其中包括制定全球健康促進學校的標準和指標，並支持與落實這些指標。全球標準和指標旨在為所有部門的政府工作人員和政策制定者、學校領導和發展合作夥伴提供指導，實施可持續的全校健康教育方法 [15]。

　　WHO 的指標適用於全球、國家、地方和學校層面，國家指標也適用於地方層面，學校層面的指標旨在支持學校自我評估其在實施 HPS 方面的進展，國家級指標旨在供政府評估其在支持學校成為 HPS 方面的進展，而全球指標旨在供國際組織評估全球在 HPS 方面的進展，並可用於確定需要增加投資的領域。報告中同時建議指標進行評估的週期，以及指標需要的數據來源。

　　這些標準提供了一個願景，即世界各地的所有學校都可以提高其學生和社區的健康、福祉和教育成果。這要求學校超越特定的健康主題和計畫，採用全校方法來促進健康和福祉，其中學校的文化、條件和課程都有助於建立 HPS 系統。

　　HPS 系統的八項全球標準見圖 21-2。有關標準如何制定的更多訊息見表 21-1。這些標準旨在支持在教育環境中促進健康的全校方法。

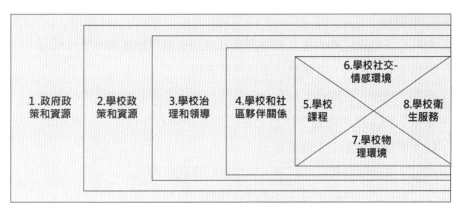

圖 21-2：健康促進學校全球標準體系 [15]

表 21-1：HPS 全球標準和聲明

1. 政府政策和資源	2. 學校政策和資源	3. 學校治理和領導	4. 學校和社區夥伴關係
整個政府都致力於使每所學校都成為健康促進學校。	學校致力於成為一所健康促進的學校。	學校整體治理和領導，支持成為健康促進學校。	學校與當地社區合作開展健康促進學校活動。
5. 學校課程	6. 學校社交——情感環境	7. 學校物理環境	8. 學校衛生服務
學校課程支持學生身體、社會情感和心理方面的健康和福祉。	學校有一個安全、支持性的社會情感環境。	學校擁有健康、安全、安心、包容的物理環境。	學生可以在校內或與學校連結的健康服務場所，獲得滿足其身體、情感、社會心理和學校保健需求的綜合性健康服務。

（三）歐盟的健康促進學校

　　歐洲健康學校網絡基金會（Schools for Health in Europe Network Foundation, SHE）是一個由來自歐洲和中亞 40 個國家的健康促進學校專業人員組成的網絡的非營利組織，得到歐盟委員會和世衛組織歐洲區域辦事處的支持，旨在支持學校健康促進的發展和實施。致力於將健康福祉作為歐洲教育和衛生部門政策制定的一個重要部分，並鼓勵這兩個部門更有效地合作。SHE 鼓勵每個成員國制定和實施促進學校健康的國家政策、鼓勵學校使用全面和實證的方法，開展和實施健康促進活動，同時 SHE 也提供一系列不同的資源來支持從事學校健康促進工作的專業人員。

SHE 的重要觀念：

- 全校介入健康促進的推動：將課堂健康教育與學校政策、學校環境、生活能力的發展相結合，並讓整個學校社區參與。
- 參與：學生、教職員工和家長都有成為健康促進學校推動者的意識。
- 學校品質：健康促進學校創造更好的教學過程和成果。健康的學生學得更好；健康的員工工作得更好。
- 證據：基於現有和新的研究，推行新的實踐模式。
- 學校和社區：學校被視為社區發展的積極推動者。
- SHE 同時提供多項資源，如新發展歐盟健康促進學校 2.0 工作手冊 [16]、學校健康識能 [17]、學校心理健康、學校員工的增能等。

（四）美國 CDC 的全人全社區全兒童健康學校計畫

美國疾病管制署（CDC）·及民間的教育團體（ASCD）發展出的「整個學校，整個社區，整個孩子模式」（Whole School, Whole Community, Whole Child, WSCC）[18]（圖 21-3），ASCD 是一個在全球推廣學習、教學與領導一個共有 14 萬會員的團體，包括了學校的校長、老師、教育倡議者，涵蓋 138 個國家。他們強調如何使用創新的方式，讓兒童有一個更成功的發展，ASCD 從 2007 年開始對「整個兒童」的倡議，希望改變傳統只強調學業的成果，注意到兒童整體的發展；而美國 CDC 是照顧全美國人健康的主要機構，以上兩個單位發現教育與健康必須要同時重視，很多的研究發現，健康的兒童有更好的學業成果，學校就是一個最好的場域，提升學童的營養狀況與身體的活動能力、提供可近的健康服務。美國 CDC 自 1987 年以來，頒布了傳統的「協調學校健康方式」，為學校健康方式提供了一個簡潔而獨特的框架。然而，教育工作者認為它主要是一項僅關注健康成果的健康倡議，因此並沒有在學校層面的教育部門獲得太多的關注。由於兩個部門都以兒童的整體發展為中心，因此共同發展了整個學校，整個社區，整個孩子模式，其中包括了 10 個主要的模組，CDC 建議在學校進行不同的議題，應架構在此 10 個模組，如兒童氣喘的照護，包括進行體育活動、營養、健康教育、社區、家庭、醫療服務……因此是一個全人、全校、全社區的介入模式，有別於傳統的單一衛教 [19]。

10 個主要的模組：

1. 體育教育和體育活動

2. 營養環境與服務

3. 健康教育

4. 社會和情感氛圍

5. 物理環境

6. 衛生醫療服務

7. 諮詢、心理和社會服務

8. 員工健康

9. 社區參與

10. 家庭參與

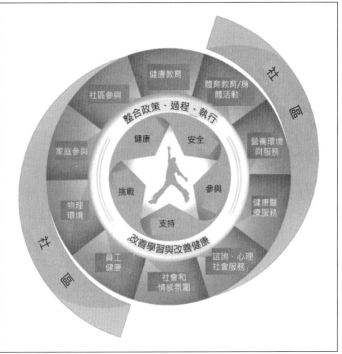

圖 21-3：Whole School, Whole Community, Whole Child（WSCC）架構

（五）健康促進學校的整合推動模式

　　19 世紀末發展的全校取向（Whole school approach），讓大家意識到學校氛圍會對學生和教職員的健康有重要的影響，要成功推動全校取向的關鍵是，如何在各種全球教育脈絡下，為學校創造條件，使其具有包容性（每個兒童都在學校）、公平性（確保所有兒童的成功），和健康性（提供一個能促進現在和未來健康的學習環境），制定對健康產生正向影響的政策，並成為學生和教職員日常生活中的一部分，支持每所學校成為健康生活的基礎。其中影響促進健康的教育改革實施的因素，必須啟動四個相互關聯的範疇：包含實踐、結構與系統、人力資源，和政策，正中央的目標代表四個因素的協同作用 [20]。（圖 21-4）

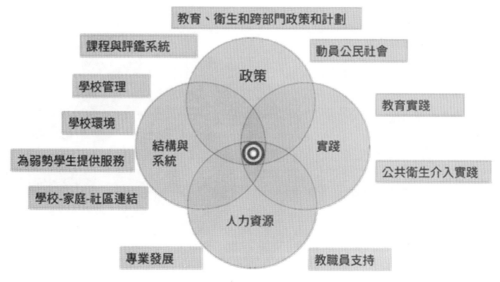

圖 21-4：影響教育與健康結合改革實施的因素

三、臺灣健康促進學校

（一）發展歷程 [21,22]

　　健康促進學校的推展，牽涉到兩個主衛生與教育單位。教育部於 1982 年頒布《學校衛生保健實施辦法》（2011 年廢止），並於 1996 年頒布「提升學生健康四年計畫」，更於 2000 年訂定「學校健康促進計畫」，以全方位的角度推動學校健康促進活動；2002 年頒布《學校衛生法》第 1 條「為促進學生及教職員工健康，奠定國民健康基礎及提升生活品質」之宗旨。第 3 條「各級主管機關及全國各級學校應依本法辦理學校衛生工作」及第 19 條「學校應加強辦理健康促進及建立健康生活行為等活動」。因此早期教育單位已開始推動學校衛生工作，並指定專責單位與專業人員辦理學校衛生業務，以維護及促進教職員工生之健康。（圖 21-5）

　　我國為響應 WHO 健康促進學校之理念，於 2000 年即開始推動「提升學生健康四年計畫」，2002 年起由前衛生署與教育部共同以 WHO 訂定之健康促進學校六大範疇：「學校衛生政策、學校物質環境、學校社會環境、社區關係、個人健康技能、健康服務」，制定學校衛生政策，營造學校師生共識，促進社區共同參與，提供健康服務，以建構學習及培養健康生活的校園環境，增進兒童及青少年整體健康，並於 2002 年 4 月，由前衛生署李明亮署長與教育部黃榮村前部長簽署「學校

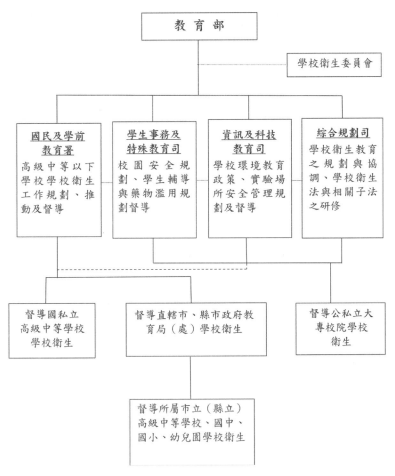

圖 21-5：各級教育主管機關負責學校衛生工作之主要單位 [23]

健康促進計畫聲明書」。2004 年教育部與衛生署國民健康局，結合地方政府、教師及家長團體代表共同簽署推動健康促進學校計畫，陸續建置教學資源發展中心輔導支持網路、人員培訓中心、臺灣健康促進學校網站及臺灣健康促進學校輔導網絡網站、媒體行銷、監測與評價等支持系統，提供縣市政府及各級學校一致性協助與服務（圖 21-6）；先期計畫遴選 48 所學校推動該項計畫，並完成 120 位種子師資培訓，到 2008 年全國高中（職）、國中、國小推動健康促進學校，共有 3,000 所以上學校參與。2010 年教育部推行實證導向的二代健康促進學校機制，訂定 9 項「部頒學校推動健康促進相關議題之成效指標項目」及「部頒地方縣本特色健康學校學生健康及行為成效指標項目」，發展全國統一的健康促進學校行動研究必選議題成效前後測評量工具，同年國民健康局推動健康促進學校認證暨國際接軌計畫，至 2019 年結合十二年國民教育，建構與發展健康促進學校「校本課程策略模式」，推

動健康素養導向教學活動，研修臺灣健康促進學校核心標準與評價框架，並倡議推動第三代健康促進學校的新政策。

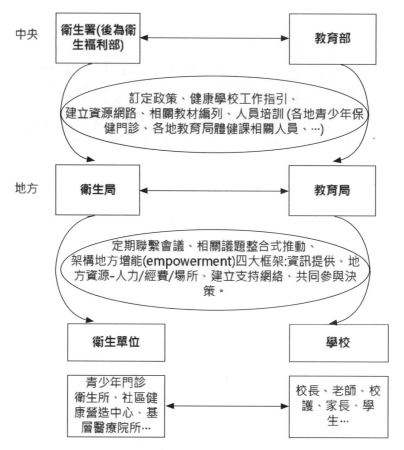

圖 21-6：健康促進學校之多層次介入模式

（二）我國健康促進學校計畫推動可分成下列六個階段加以說明 [23]

1. 擴大參與階段（2001-2009）：

我國教育部先在 2001 年訂定「學校健康促進計畫」，並與行政院衛生署自 2002 年共同簽署合作推動健康促進學校計畫，2004 年教育部再與衛生署結合地方政府、教師及家長團體共同推動健康促進學校計畫，從 2004 年 48 所學校參與健康促進學校計畫，至 2008 年增為 3,868 所，全國國中小學皆加入健康促進學校計畫推動，高級中等學校與大專校院也陸續參與推動，各校依世界衛生組織健康促進學校六大範疇推動計畫。

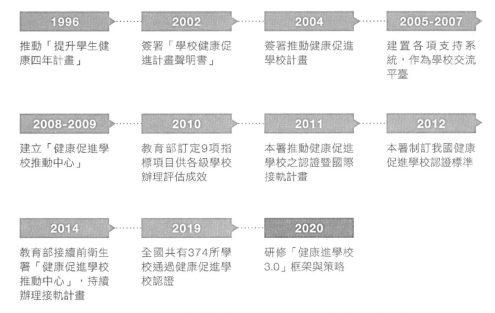

圖 21-7：健康促進學校發展進程（衛福部國民健康署年報）

2. 實證導向階段（2010~2011）：

教育部訂定健康促進學校目標及學生健康狀況指標，並協助縣市訂定縣本指標，及輔導學校依學生健康問題訂定校本目標，及推動實證導向計畫與進行前後測成效評價。

3. 精進教學階段（2012~2013）：

與十二年國教接軌，強化學校推動以生活技能融入教學為基礎之健康促進學校計畫，推動健康教育教學與學校活動整合效能，以增進學生健康生活技能與健康素養。

4. 社區結盟階段（2014~2015）：

為增能及強化學校推動健康促進學校計畫，在中央透過教育部、衛生福利部及相關團體的合作，地方政府教育局、衛生局及公會等結盟，及學校結合衛生所與社區資源等，以增進健康促進學校計畫推動資源與效能。

5. 家長參與階段（2016~2017）：

為強化學生健康行為養成及家長參與，縣市與學校積極結盟家長會共同推動健

康促進學校計畫，學校透過親職教育與親子共學鼓勵家長參與強化學童健康行為。

6. 支持性環境策略（2018~2021）：

持續建構與發展「支持性環境」及「實證策略模式」，透過政府、學校、家長及社區建立夥伴結盟關係，促進臺灣健康促進學校的推動及永續發展。

（三）修訂健康促進學校國際認證標準及流程

國民健康署於 2011 年推動健康促進學校認證暨國際接軌計畫，並於 2012 年依據 2008 年 WHO「健康促進學校發展綱領——行動架構」制定我國健康促進學校認證標準，自 2012 年起每兩年辦理認證作業。

2017 年參考國際認證標準、歷年辦理認證作業之經驗及分析健康資料與認證指標關聯性，進行焦點團體訪談，並與國內專家會議及國際認證委員討論，強化指標與健康結果連結，同時能簡化行政資料準備，修正健康促進學校國際認證標準，含 6 大標準、12 項子標準、共 24 項評分標準，以作為健康促進學校推動成效的評估及追蹤（表 21-2）。截至 2020 年底，全國 3,881 所高中職以下學校全面推動健康促進學校計畫，另有 152 所大專院校主動加入健康促進學校行列。

表 21-2：健康促進學校國際認證標準（2018）

1. 學校衛生政策評分標準
●學校健康促進的定位。
●學校依據實證導向進行健康政策之推動。
2. 學校物質環境評分標準
●學校提供安全環境。
●學校提供完善的學習環境。
3. 學校社會環境評分標準
●學校有能力符合心理健康促進及社會福祉的學習環境。
●學校提供協助，給予有特殊需要的學生。
4. 健康生活技能教學與行動四項評分標準
●提供全面性的健康教育課程，讓學生獲得健康生活技能。
●教職員有充分準備以擔當健康教學的工作。
5. 社區關係三項評分標準
●學校積極主動與當地社區聯繫。
●連結社區資源推行學校健康促進活動。
6. 健康服務五項評分標準
●教職員工在基本的健康服務。
●提升健康中心功能。

四、發展「健康促進學校 3.0」初步架構

為與國際接軌，依據世界衛生組織與聯合國教科文組織（UNESCO）於 2018 年共同提出發展「健康促進學校國際標準」（Global Standards for Health Promoting Schools）；2020 年 9 月發布健康促進學校的全球標準和指標及實施指南，國民健康署與教育部同步合作發展兼具聯合國永續發展目標（SDGs）及本土特色健康促進學校標準，研修「健康促進學校 3.0」框架與策略。在此架構中，同時把健促學校的對象，向下拓展到幼兒園、向上拓展到大專院校。

五、健康促進幼兒園 [21]

對兒童而言，除了家庭外，幼兒園是重要的社會化場域，他們可以與同齡夥伴一起接觸到更長的時間。因此，幼兒園是讓兒童學習健康行為的場所，同時幼兒園因為能夠與父母保持密切聯繫，也可讓家長同時參與健康促進的推動。Kobel（2017）[24] 運用社會學習理論（Social Cognitive Theory, SCT）與健康生態模式（Health Ecological Framework），在德國發展了一套完整的幼兒園健促計畫，SCT 強調人與環境對行為的影響，生態模式則強調家庭與同儕對行為影響的重要性。新學習的行為必須得到兒童生活環境的充分支持才能維持 [25]。Kobel（2019）[26] 的介入對幼兒的運動量與飲食改變都有明顯的改善。

為及早介入幼兒健康促進，國民健康署於 108 年委託國立嘉義大學試辦健康促進幼兒推動模式，以「幼兒園的健康政策」、「幼兒健康技巧與行為」、「家長溝通和社區資源」三大面向，將視力保健、事故傷害防制、飲食營養及健康體能四大議題，融入幼兒園課程及活動中，並與教育部國民及學前教育署、縣市政府衛生局及教育局攜手共同推動，期望透過幼兒園介入健康促進作為，提升教師及家長的健康知能，並培養幼兒正確健康觀念。我國也成為國際以政府力量積極推動幼兒健康促進議題的少數先驅國家之一。為能擴大縣市共同參與，2020 年有 6 縣市（新北市、臺中市、嘉義市、臺南市、高雄市、花蓮縣）共計 100 家幼兒園參與試辦，並培訓中央及地方訪輔老師及教保人員。

六、健康促進大專院校（Health promoting universities/collages）

1987 年世界衛生組織開始推動健康城市，在 1980 後期到 1990 早期，開始出現不同場域健康促進的方案。其中，健康促進大學最早是由英國的 Lancaster 及 Central Lancashire 兩所大學，結合 WHO 推動健康城市的專家進行初期計畫，並參考健康促進學校及健康促進醫院的經驗，主要包括三個關鍵要素：健康的工作和生活場所，將健康促進整合在場域中的日常活動，並深入社區 [27]。

大學與一般中小學校的健康促進計畫，會有部分不同，尤其 21 世紀健康促進大學被賦與更多的角色：

- 大學是學習和發展的中心，在教育、培訓和研究中發揮作用。
- 大學也是創造力和創新的中心，在學習過程中，體現學科內和學科之間結合、管理和應用知識和理解。
- 大學提供了一個讓學生發展獨立性和學習生活技能的環境。
- 隨著高等教育結構的變化，越來越多大學為成年學生提供學習。
- 大學是地方、國家和全球社區的資源和合作夥伴。
- 大學也是一所企業，越來越關注其在競爭激烈市場中的形象與績效。

2015 年在加拿大辦理的第一屆全球健康促進大學國際會議，透過 45 個國家共 380 位參與者在大會中的共同討論，在會議最後一天發表了《奧卡納根憲章》（Okanagan charter）[28]（表 21-3），包括了 WHO, UN 教育部門等組織，共同誓言全球大學應實踐及落實憲章的內容。

奧卡納根憲章提出了兩個行動呼籲（Two calls for action）：

行動呼籲 1：將健康融入校園文化，包括在管理、行政和學術層面

- 將健康融入所有校園政策。
- 創建支持性的校園環境。
- 創造增能、連結、韌性和關心的校園文化。
- 支持個人發展，包括學生與教職員工。
- 創建或重新定位校園服務。

行動呼籲 2：領導在地和全球健康促進行動和合作

- 將健康、福祉和永續性發展整合到多個學科中。
- 推進健康促進知識和行動的研究、教學和培訓。
- 在地方和全球健康促進行動中扮演領導和合作。

表 21-3：歐肯納根憲章（THE OKANAGAN CHARTER）

願景：健康促進大學將健康融入日常生活運作、校園行政和學術領域。藉此，健康促進大學增進了機構的成功，創造關懷的校園文化、幸福平等與社會正義，增進校園中每一位成員的健康；強化生態、社會和經濟的永續。
8 項行動原則 1. 運用場域與整個系統制度介入 2. 確保整個校園全面介入 3. 運用參與方式，傾聽學生和其他人的聲音 4. 發展跨學科和跨部門夥伴合作 5. 促進研究、創新和實證的行動方案 6. 運用現有的優勢 7. 重視在地和原住民的優先事項 8. 就現有的責任採取行動

東南亞國協大學聯盟（ASEAN University Network, AUN）健康促進大學架構 [29]

　　2016 年 8 月，AUN- 健康促進網絡（AUN-HPN）在泰國舉辦有關健康大學的國際會議，匯聚了來自 AUN 大學成員的專家，以制定更詳細的健康大學框架（圖 21-8）。根據會議達成的共識，指定專家起草了健康大學的基本內容。其中包括了健康促進大學的系統性與基礎建設、健康議題之零容忍區域與健康促進領域（表 21-4）。臺灣大部分大學也有針對相關議題在校園內介入。

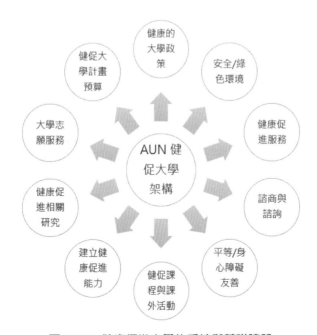

圖 21-8：健康促進大學的系統與基礎建設

表 21-4：健康促進大學的主題

(1) 零容忍區域 　　吸菸、飲酒、非法使用毒品、賭博、暴力，霸凌和性騷擾、違反道路安全規定（包括使用頭盔）。 (2) 健康促進領域 　　健康識能、心理健康、身體活動和積極活動、社交互動（例如學生社團等社交活動）、健康飲食和均衡營養、安全的性行為、工作生活的平衡（融合）和健康老化。

第二節　健康促進醫院

一、前言

　　健康促進醫院（Health Promoting Hospital, HPH）是一種願景，也是一種概念，並且結合可行的策略，讓醫院在因應內外部環境的快速改變之際，而同時能夠促進健康。健康促進醫院的服務對象包括病人、員工與社區的民眾，是一個永續發展的健康組織，重視健康文化的養成，具備學習與適應環境改變的能力，並且獲得最大的健康利益（health gain）。1986 年《渥太華健康促進宣言》[1] 便提到，必須要重新調整健康服務的取向（Reorient Health Services），應讓健康部門的角色朝向健康促進方向改變，超越以往僅提供臨床與治療的服務範圍。從 1990 年代起，世界衛生組織歐洲部門開始整合醫療服務機構，著手發展健康促進醫院合作網絡，希望能將健康促進融入醫療服務機構的日常工作中。

二、健康促進醫院的發展

健康促進醫院的發展的六個階段（Pelikan [30]）：

• **前期：WHO-EURO（1986-1989）啟動健康促進醫院的準備工作**

　　健康促進醫院源於世界衛生組織的渥太華憲章。對於醫院和其他衛生保健機構，重新定位衛生服務是健康促進的五個關鍵行動領域之一。

• **第 1 階段：概念發展和網絡結構的啟動（1989-1992）**

　　第一個歐洲 WHO 示範計畫在維也納的 Rudolfstiftung 醫院進行。同一時間國際健康促進醫院網絡由 WHO-Euro 發起。1991 年 WHO 的《關於促進健康醫院的

布達佩斯宣言》作爲該網絡的第一個政策文件發布，定義了內容和目標，提出了針對醫院組織和醫院環境的介入措施，並列出了 HPH 的 3 個目標群體（即患者、工作人員和醫院服務的社區）。

- **第 2 階段：測試概念並進一步開發網絡結構**（1993-1997）

　　從 1993 年到 1997 年，計畫在歐洲 11 個國家 20 家醫院進行，建立合作夥伴詳細協議（參加定期會議、與外部組織顧問合作、記錄和評估、發展國家／地區 HPH 網絡）。這些重要結果隨後反映在「維也納健康促進醫院建議」中。透過建立國際網絡結構，年度國際會議、新聞通訊和定期會議，在歐洲計畫結束時，歐洲已經建立了 16 個網絡。每個網絡都必須擁有至少 3 家成員醫院。

- **第 3 階段：國際網絡的傳播和內部差異化**（1998-2000）

　　維也納建議書開始以國際 HPH taskforce 工作小組的形式出現，旨在使 HPH 概念適用於特定的醫院／衛生服務類型、特定主題或特定目標群體，包括無菸醫院、精神病醫院、移民友好醫院……。維也納世衛合作中心（WHO-CC）負責推動及檢視 HPH 概念，建立可持續的結構，同時負責每年國際 HPH 會議的規劃。

- **第 4 階段：標準化概念和連接品質和證據**（2001-2005）

　　2001 年 HPH 協調工作轉移到了位於巴塞隆納的 WHO 歐洲綜合醫療保健服務辦公室。該辦公室把品質工具以及實證建立了更緊密的聯繫，此時工作小組公布了「醫院健康促進標準」並制定了 5 項的醫院健康促進標準。這些標準可以在組織層面上對 HPH 發展進行國際比較，並將 HPH 原則整合到醫院認證計畫中。建立了 9 個國家／地區網絡，其中包括第一個在歐洲以外的網絡。

　　健康促進醫院網絡訂有 5 大標準 46 項基準：

標準一：管理政策（Policy and Leadership）

標準二：病人評估（Patient Assessment）

標準三：病人的資訊與介入（Patient Information and Intervention）

標準四：推動健康職場及確保臨床健康促進的能力

標準五：執行與監測（Implementation and Monitoring）

- **第 5 階段：重組、全球化和擴展國際網絡**（2006-2011）

　　2006 年健康促進醫院實證中心成為與 WHO 合作中心，由哥本哈根衛生服務部門負責 HPH 的協調和秘書處工作。哥本哈根 WHO-CC 成功引領 HPH 走向全球化並開創了 HPH 官方期刊。2008 年擴大名稱爲「國際健康促進醫院網絡和健康服務」。HPH 的使命是「努力將健康促進的概念、價值觀、策略和標準或指標納入

醫院／衛生服務的組織結構和文化」。服務章程將國家／地區網絡定義爲國際網絡的核心成員。在這一階段，又啓動了三個工作組，建立了 10 個國家／地區網絡，其中 7 個在歐洲以外。因此，國際網絡的全球化正在加強。第一次歐洲以外的國際 HPH 會議於 2012 年在臺灣舉辦，2014 年的會議在美國舉行。

三、2020 年健康促進醫院和健康服務標準

國際健康促進醫院網絡於 2020 年發表了全球健康促進醫院策略 2021-2025 以及 2020 健康促進醫院和健康服務標準（表 21-5），在 COVID-19 全球大流行時代，對公共衛生與健康促進有重大影響。

表 21-5：2020 年健康促進醫院和健康服務標準 [31]

標準 1　組織展示對 HPH 的承諾
該組織致力於調整其治理模式、政策、結構、流程和文化，以優化患者、員工和服務人群的健康收益，以及支持可持續社會。
子標準 1：　領導力：組織的健康促進願景、文化、指定負責人。
子標準 2：　政策：包括資源、空間和設備。
子標準 3：　監測、實施和評估：包括結合資訊系統，定期監測及追蹤健康促進介入的成效。
標準 2　服務的可近性
子標準 1：　告知權利與可用性。
子標準 2：　服務使用的資訊，如符合健康識能的單張、網站、指引，也包括弱勢族群。
子標準 3：　社會文化可接受性，包括不同族群、病人參與醫院健康識能的導航設計。
標準 3　加強以人為中心與參與的照護
子標準 1：　針對照護的需要：瞭解病人需要、針對影響健康的行為（如抽菸、身體活動、心理健康）有標準的流程、兒童及照顧者的參與、弱勢族群的平等照護。
子標準 2：　負責任的照護：包括安全、尊重隱私的環境、高風險病患篩檢的流程、不同族群的照護流程、母嬰親善醫院、無菸醫院政策……。
子標準 3：　病人與照顧者的溝通：包括醫病共享決策、員工溝通能力的訓練、可連絡的翻譯人員……。
子標準 4：　支持患者行為改變和增能賦權：包括簡易及動機性晤談、病人決策工具、病人的自我管理。

表 21-5：2020 年健康促進醫院和健康服務標準（續）

子標準 5：	病人、家屬、照顧者及社區的參與：包括病人／家屬參與記錄或服務的設計、病患的倡議、志工（學生、年長者……的參與）。
子標準 6：	與病患其他照顧者合作：包括快速清楚的轉診流程、病人資訊的共享……。

標準 4　創造健康的工作場所和健康的環境

子標準 1：	員工健康需求評估、參與和健康促進：包括定期評估員工的健康行為需求、健康的心理社會環境、結合多科團隊的介入。
子標準 2：	健康環境：包括物理環境、社交環境、無菸環境、健康飲食……。

標準 5　推動所在社區民眾的健康

子標準 1：	社區民眾的健康需求：與社區公衛單位合作，蒐集健康的數據。
子標準 2：	解決社區健康問題：設定社區健康介入計畫，包括不同的族群。
子標準 3：	環境衛生：包括綠色建築、減少碳排放……。
子標準 4：	共享訊息、研究和能力發展：能參與相關研究，國內與國際的健促活動並分享經驗。

四、臺灣健康促進醫院的發展 [32]

　　臺灣自 2006 年加入健康促進醫院國際網絡，開始提倡將「健康促進」理念帶入傳統的治療疾病醫院，試著翻轉醫院文化不再只是「病院」，翻轉傳統的醫院定位。其實，醫院裡匯集了各種醫療、健康專家，單純的看病、治病反而侷限了醫院的功能。為配合健康永續及減少疾病負擔，讓健康促進醫院有更大的廣度使健康更全面，讓醫院轉型成為以「健康促進」為主的場域；國民健康署 2006 年開始推動健康促進醫院認證，同年臺灣成為「健康促進醫院國際網絡」第 32 個國家／區域網路會員，亞洲第 1 個健康促進醫院網絡，自 2012 年起臺灣已成為該國際網絡內之最大網絡。（表 21-6）

　　為強化衛生局與健康照護機構的夥伴合作關係，整合預防保健服務資源，國民健康署自 2012 年起補助地方政府衛生局結合健康照護機構，辦理「推動健康照護機構參與健康促進工作計畫」；2020 年補助 20 個地方政府衛生局（含 38 家衛生所／健康服務中心）結合所轄 91 家機構辦理，推動健康促進議題，包括高齡友善健康照護、健康識能及推動環境友善醫院等。臺灣透過政策鼓勵醫院以「健康促進醫院」模式導入各種健康促進議題推動，改變過去醫院以醫療為主的思維，轉型為一個以「健康促進」為導向的機構，進一步提升醫院的服務功能。

表 21-6：臺灣健康促進醫院的發展

2002	臺北市率先訂定健康醫院評鑑標準。
2005	萬芳醫院成為亞洲第一個取得健康促進醫院國際網絡會員資格之醫院。
2006	向世界衛生組織健康促進醫院國際網絡（HPH）申請通過成立「臺灣健康促進醫院網絡」，成為該網絡正式會員，也是亞洲第一個網絡會員。
2007	成立臺灣健康醫院學會。
2008	HPH 成長至 6 個網絡（美國、澳洲、日本、南韓、香港、臺灣），共有 8 個國家、239 家會員醫院。
2016	以「觀察委員」身分進入監理委員會，負責亞太地區推廣，辦理亞太地區研討會。
2019	國民健康署與 HPH「臨床健康促進期刊 CHP」合作出版臺灣專刊《*Health Promoting Hospitals and Health Services Development and Achievements in Taiwan*》，臺灣首次於國際會議以專刊方式刊登 15 篇論文，分享國內健康促進醫療多元成果。
2020	臺灣有 137 家健康照護機構獲健康促進醫院國際網絡會員認證。

五、健康醫院 2.0 認證

　　為提供醫院更適切、更整合健康促進推動模式，並同時落實行政院精簡整併優化認證政策，衛生福利部積極進行各類評鑑、訪查及認證之改革，朝精簡評鑑基準、整併各類訪查與優化認證方式三大面向進行改革。國民健康署遂於 2017 年推動「健康醫院（Healthy Hospital, HH）認證」，以「健康促進醫院認證」為基礎，並融入高齡友善健康照護機構認證、無菸醫院認證、及低碳醫院等精神，建構而成，並首度將健康識能、醫病共享決策及病人家屬參與納入（圖 21-9）。2020 年起我國在健康醫院 1.0 之基礎上進一步發展「健康醫院認證 2.0 版」（表 21-7），將「氣候行動」、「高齡友善整合健康照護理念」及「以人為中心照護」章節獨立，彰顯其重要性，並且在「通過認證」以外，增列「金質標章」、「銀質標章」及「通過標章」。

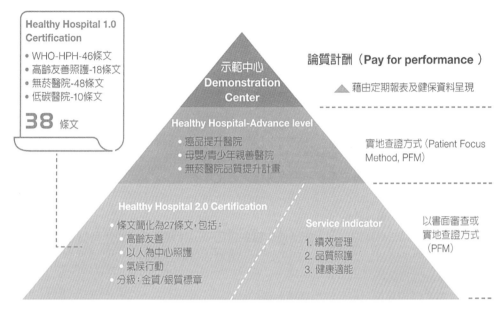

圖 21-9：健康醫院認證架構 [33]

表 21-7：健康醫院認證 2.0 版

健康醫院 2.0 認證基本資格
1. 醫院有臨床健康促進政策（包括對於病人、家屬、社區及員工等），該政策呈現在願景和目標中且其承諾可被看見。
2. 醫院禁止接受菸商的贊助及經費並禁止銷售菸品和電子煙等相關器具。
3. 管理階層有重視當地的衛生政策計畫與需要，並與其他同部門及跨部門資源進行合作。
4. 醫院能夠提供有合作關係的健康及社會照護資源名冊。
5. 與照護夥伴間有書面的合作計畫，以增進病人照護（顧）的連續性。
6. 有提供一般性與高風險疾病有關的健康資訊。
7. 有提供病友組織的資訊。
8. 醫院有指派人員與分工，執行與健康促進有關之協調。

表 21-7：健康醫院認證 2.0 版（續）

健康醫院 2.0 認證自我評估

標準 1　管理政策
　　1.1　醫院將臨床健康促進列為優先。
　　1.2　醫院以病人照護程序的連續性及協調性為優先。

標準 2　病人評估
　　2.1　醫院在第一次與病人接觸時就評估其健康促進的需求。
　　2.2　評估病人健康促進之需求，並根據臨床變化作調整。

標準 3　病人的資訊與介入
　　3.1　以需求評估為基礎，病人能獲得影響健康因子之相關資訊及對其有益之介入。
　　3.2　根據需求評估，必要時提供病人介入、復原或後續治療。

標準 4　推動健康職場及確保臨床健康促進的能力
　　4.1　醫院保護員工的健康並確保健康工作環境之發展和執行。
　　4.2　醫院確保人力資源策略全面的發展與實施，包括員工健康促進技能訓練與發展。

標準 5　執行與監測
　　5.1　醫院有實際執行臨床健康促進。
　　5.2　醫院有監測臨床健康促進成效之機制。

標準 6　高齡友善
　　6.1　針對來醫院之病人或家屬進行高齡友善環境之設計。
　　6.2　針對來醫院之高齡長者提供友善服務計畫。
　　6.3　定期檢討高齡友善照護服務並結合在地資源，因應長者需求提供適切性服務。

標準 7　以人為中心之照護
　　7.1　推動以人為中心之照護計畫。
　　7.2　落實以人為中心之照護及增進健康，醫院有健康識能友善推動策略。

標準 8　氣候行動（Climate Action）
　　8.1　醫院推動溫室氣體管理與減量，以及環境管理相關作為。
　　8.2　醫院有氣候變遷調適計畫。

六、低碳醫院

（一）引導醫院於推動健康促進時同時節能減碳

　　2009 年健康促進醫院國際網絡秘書處決議，由臺灣主導推動世界衛生組織重視之氣候與環境議題，2010 年成立健康促進醫院與環境友善國際委員會，國民健康署同年在國內發起「減碳救地球，醫界作先鋒」宣誓活動，計有 128 家醫院響應「預計 2020 年將較 2007 年減少碳排放量 13%（16 萬 4,648 公噸），相當於幫助我國種植 445 座大安森林公園，或爲地球種植 34 座紐約中央公園之一年吸碳量」之宣示目標。2020 年計有 181 家臺灣醫院，加入低碳醫院的行列。分析 2007 年至 2017 年國內低碳醫院填報之節能減碳資料發現，2017 年總減碳效益相當於每病床約減少 2.055 公噸，已達成減少碳排放量 13% 的宣示目標（每年每病床須減少 2.052 公噸之碳排量，目標達成率已達 100.1%），2018 年持續鼓勵醫院節能減碳，截至 2020 年減碳量已累積約 11.7 萬噸。

（二）醫院環境友善行動自我評估

　　2012 年參考國際無害醫療組織（Health Care Without Harm, HCWH）編製之《全球綠色與健康醫院優先工作綱要》（Global Green and Healthy Hospital Agenda），依我國需求發展「醫院環境友善行動自我評估表」，計有 8 大面向，84 個行動項目。2019 年制定《永續健康醫院藍圖》與《進階指標指引》，協助醫療院所邁向永續健康之目標，持續進行指標／指引修訂、製作環境友善醫院識能素材，2020 年共有 101 家低碳醫院完成填報，結果顯示我國醫院於各大面向投入執行比例區間爲 72% 至 94%。（圖 21-10）

	8大面向							
	組織領導	化學品減量	廢棄物減量	能源效益	節水措施	綠色運輸	低碳飲食	建築綠化
投入執行比例	89%	89%	94%	87%	90%	72%	78%	90%

圖 21-10：2020 年醫院環境友善行動自我評估結果

第三節　職場健康促進

一、職場健康促進的重要

　　1986 年世界衛生組織於渥太華舉行第一屆國際健康促進大會 [1]，將健康促進定義為「增加人們對於本身健康之控制並促進其健康之過程」，1997 年在雅加達 [2] 召開第四次國際健康促進研討會中，確立了有效的健康促進需要五大行動綱領應同步進行，可經由不同的場域（學校、工作場所、社區、醫療院所等）作為介入的重心。2016 年在上海舉行的第九屆大會 [34]，發表了上海宣言，強調了良好治理對健康至關重要，城市和社區是實現健康的關鍵場所，可透過健康識能賦權達到平等。在 2013 年世界衛生大會通過非傳染病防治監測架構，確立了在 2025 年之前將非傳染病過早死亡（30-70 歲）降低 25% 的全球目標 [35]，健康發展過去以傳染病防治為主，但從此起要邁入「健康生活、全人健康」，進階到防治「非傳染病」和健康促進。近年工作型態及產業結構轉變，職場健康議題為社會各界關切，據行政院主計總處調查指出臺灣之勞動力參與率約為 58%，而多數人的工作生涯中，每日有三分之一甚至更多的時間處於工作場所，職場可說是推動健康促進的重要場域之一。

二、職場健康促進之國際趨勢

　　世界衛生組織於 1997 年第 4 屆世界健康促進研討會中揭示，一個健康的組織應包括 4 大元素：健康促進、職業衛生與安全、人力資源管理與永續發展。健康職場的營造更應積極保護及提升在職場的每一位工作者的健康。同年歐盟健康促進盧森堡宣言，提倡推行職場健康促進，以改變勞工健康並提升企業品質，以因應未來劇變的就業環境及市場；1999 年世界衛生組織西太平洋區署研究指出，於職場推動健康促進，對公司而言，可提供一套完善的健康與安全計畫、建立正向關懷的企業形象、提升員工士氣、降低員工離職率及缺勤率、增加生產力、降低健康照顧與保險的成本，並降低受罰及訴訟的風險；對員工而言，不僅提供一個安全健康的工作環境、強化自尊、減少壓力、提升士氣、增加工作滿意度、改善健康，更可將其效益擴大至家庭與社區。

　　為了推廣職場健康促進，世界衛生組織於 2010 年建立職場周全健康促進推動

模式 [36]，強調職場健康促進推動，應涵蓋生理工作環境、社會心理工作環境、個人健康資源及企業社區參與之四大層面，並將企業／組織的領導承諾及員工共同參與作為計畫之核心價值，依循啟動、整合、需求評估、優先順序、計畫、執行、評價及改善等八大持續改善流程，不斷地依步驟循環進行。為了更具體透過職場周全健康促進推動模式，國際勞工組織（ILO）、經濟合作暨發展組織（OECD）及世界衛生組織（WHO）等共同推動之「健康就業與包容性經濟發展之五年行動計畫（2017-2021）」[37] 指出「一個願景、二項目標、三個單位、四項永續發展目標、五項工作流程」。

「一個願景」是藉由強化健康體系，確保對於健康工作者之公平可近性，以加速朝向全民健康覆蓋（Universal health coverage）及達成 2030 年永續發展議題；「二項目標」是投資於全球健康與社會勞動力的轉型及擴張；「三個單位」為國際勞工組織（ILO）、經濟合作暨發展組織（OECD）及世界衛生組織（WHO）之合作；「四項永續發展目標」包括：「目標 3：確保健康及促進各年齡層的福祉」、「目標 4：確保有教無類、公平及高品質的教育，以及提倡終身學習」、「目標 5：實現性別平等，並賦予婦女權力」，以及「目標 8：促進包容且永續的經濟成長，達到全面且有生產力的就業，讓每一個人都有一份好工作」；「五項工作流程」為（1）倡議、社會對話及政策對話（2）數據、證據及當責（3）教育、技能及工作（4）財務及投資（5）國際勞工動員。

以下比較幾個國外職場健康促進的推動方式，來進一步說明各國如何落實職場健康的目標：

1. 美國職場健康促進強調「全人健康職場」與證據為基礎的介入 [38]，包括工作場所的健康檢視（Workplace health assessment）、計畫管理（Planning and management）、計畫執行（Implementation）、影響評估（Impact evaluation）（圖 21-11），同時發展「第二代職場健康計分卡」（The CDC Worksite Health ScoreCard）[39]。該工具旨在幫助雇主評估他們是否在其工作場所實施基於實證的健康促進介入措施，以預防心臟病、中風、高血壓、糖尿病和肥胖等相關的健康狀況。職場健康計分卡經過信效度檢驗，可以直接用來評估職場執行成效。執行成效依據介入內容豐富度和複雜度，給予 1-3 分。

2. 澳洲發展職場健康節約計算器（Workplace Health Savings Calculator），利用簡單的線上業務工具，用來吸引雇主參與、發展與推動職場健康促進活動 [40]。這是一個簡單的網路平台計算器，由澳洲聯邦政府健康和老齡化部門

提供，用以估算實施成功的工作場所健康促進計畫的成效，該計算器使用曠工率和員工流動率的變化估計雇主年度可節省的經費。健康節約計算器是一個簡單的線上工具，旨在吸引雇主並協助參與、制定和實施工作場所健康促進計畫。

3. 新加坡政府主要透過「職場健康促進獎助計畫」來鼓勵雇主啓動職場健康促進推動，再利用「獎項選拔」肯定優良雇主的投入。新加坡政府有考量到企業規模大小的影響因素，因此「職場健康促進獎助計畫」和「獎項選拔」分爲「中小型企業」和「大型企業」。新加坡政府意識到中小型企業限於資源有限以及商業大樓的群聚特性，發展「群聚獎助計畫」和「健康職場生態圈獎項」[41]。

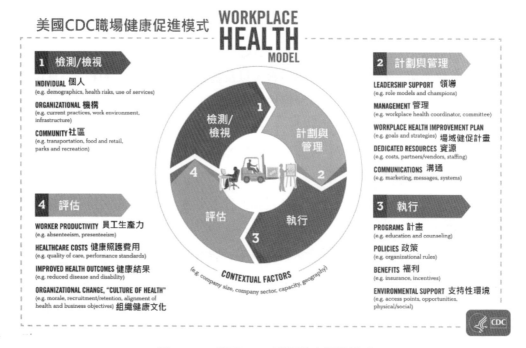

圖 21-11：美國 CDC 職場健康促進模式

三、臺灣發展職場健康促進的過程 [21]

1996 年前行政院衛生署與前勞工委員會（今勞動部）共同會銜發布《指定醫療機構辦理勞工體格及健康檢查辦法》，經由健康檢查及追蹤，以改善員工健康。自 2001 年於全國設置 6 個職業衛生保健中心，建立衛生保健醫療服務網（含職

醫、職護等），提供診療、諮詢、衛生教育及訓練等服務，並輔導各縣市營造至少 1 家健康工廠，締造職場健康文化。自 2003 年委託辦理「職場菸害防制輔導計畫」，於全國設置 3 個「職場菸害防制輔導中心」，結合地方政府衛生局、所，舉辦各地研習觀摩會，開發菸害防制宣導品，並深入輔導職場。2006 年除推動菸害防制，並擴及員工健康促進，成立 3 區「健康職場推動中心」，實地輔導建立健康職場環境，提供諮詢、衛生教育及訓練。2007 年首度開辦健康職場認證，並為鼓勵職場逐步推動健康促進，區分為菸害防制、健康啟動及健康促進標章，增強企業自主管理能力。2015 年考量菸害防制自 2009 年施行新規定以來，國內職場必須符合執行三人以上之工作場所禁止吸菸、無二手菸害的工作環境，菸害防制已納入健康啟動標章及健康促進標章必評項目，故 2015 年健康職場認證停止辦理「菸害防制標章」，維持「健康啟動標章」及「健康促進標章」，於 2020 年通過健康職場認證達 2,181 家，並辦理績優健康職場評選及表揚 [21]。（圖 21-12）

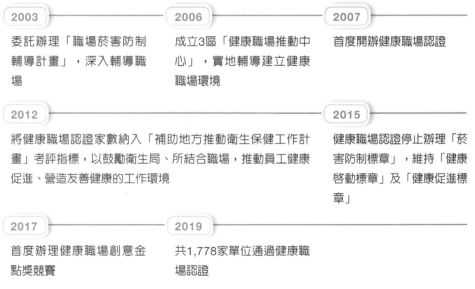

圖 21-12：臺灣健康職場發展歷程

四、職場推動健康促進八步驟

響應世界衛生組織職場周全健康促進推動模式，國民健康署於 2017 年辦理工作人口健康促進現況電訪調查，國內職場員工超過 8 成（83.0%）每日食用蔬果量未達國民健康署三蔬二果之建議量、半數以上（53.4%）未達世界衛生組織建議之

成年人每週應至少有 150 分鐘的中等強度身體活動量，同時有近 4 成（39.2%）體重超標：24.7% 過重（24 ≤ BMI < 27）與 14.5% 肥胖（BMI ≥ 27）。調查中也顯示，超過 6 成以上（60.8%）的工作者表示最近一個月有身體不適，且前三項不適症狀分別為：骨骼肌肉痠痛（35.2%）、眼睛乾澀（33.7%）以及疲勞或精神不振（28.3%）[42,43]。國民健康署參酌世界衛生組織之職場周全健康促進推動模式及國內職場特性，於 2018 年研發《職場周全健康促進工作手冊》，並提出八項步驟：（圖 21-13）

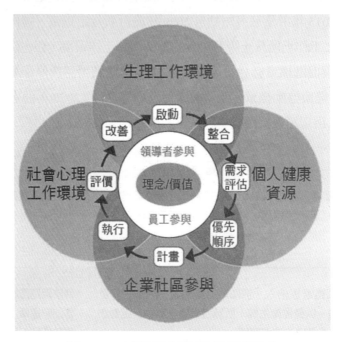

圖 21-13：職場周全健康促進推動模式

1. **啟動**：在「雇主層面」邀請主管共同參加活動規劃，「員工層面」從同仁觀念去著手改變。

2. **整合**：組成一個健康職場推動委員會、工作小組或團隊（Healthy Workplace Team）及「資源整合方式」透過資源串接整合，以「內部設置」及「外部專業資源連結」雙軌模式運作，從員工及組織需求出發，有效運用公司內部及外部資源，從工作面、生活面及健康面提供員工協助方案。

3. **需求評估**：健康職場需求評估工具包括：資料回顧、實地查核、環境和健康（醫療）監測、問卷調查、焦點團體法、面對面訪談、意見信箱等。

4. **優先順序**：以「四象限法」排列出問題優先順序，列出待解決的問題，可透

過各主管、委員會成員的意見蒐集、考慮法規規範各類問題、發生人數、危害程度、問題解決期程、成本效益等，進一步做出優先順序分類。

5. 計畫：需包含最高層主管支持計畫、所有員工有機會參與計畫等 12 項目（表 21-8），若少於 10 項表示職場健康促進計畫仍待改善，並可善用 4P（產品 product、價格 price、通路 placement 及推廣 promotion）行銷組合概念來推動推廣至所有員工。

6. 執行：制定計畫後，各項行動方案也已分配至各部門或階層，此階段需有公司政策支持、高層承諾、具體可行方案，以幫助計畫執行成功，並依據行為階段設計活動，提高員工參與動機。

7. 評價：包括過程評價：瞭解計畫是否依照規劃的進度推動；影響評價：瞭解員工的行為是否受到計畫影響而改變；結果評價：瞭解計畫的影響，是否帶來更長期的效果等。

8. 改善：最後一個步驟，也是新計畫的第一個步驟，根據評價結果進行檢討，重新修正原計畫以解決所發現之問題，或是一些策略沒有發揮作用及不如預期，需要做調整，並可從標竿職場學習汲取經驗。

表 21-8：職場健康促進自我評估表

☐	最高層主管支持計畫
☐	公司編列特定的健康促進活動預算
☐	員工能夠免費或以少額支付參與計畫
☐	相關專業人員資格符合法規規定
☐	計畫的推動介入策略同時考量管理者及員工
☐	所有員工有機會參與計畫
☐	根據健康檢查及員工相關調查結果，評估員工需求及興趣
☐	計畫內容的資訊，可供員工在上班時間及回家後使用
☐	如果可以，健康促進活動開放予員工家人及退休者參與
☐	公司的願景把健康職場視為公司的最優先推動政策
☐	針對所有員工，提供普遍性及客製化的健康促進活動
☐	公司參與當地的健康促進計畫，承諾改善社區健康狀態

五、職場健康促進表現計分表 [44]

國民健康署 2018 年依循職場周全性健康促進推動模式概念，發展職場健

康促進表現計分表，提供職場自我檢視查核健康促進推動現況及改善的工具。2019~2021 年間已有數千家不同規模與產業別的公司職場利用此工具自評與改善，由於職場規模與類型具差異性，為使此項工具更適合於各類職場修訂為 2.0 版，內容包括職場健康政策與計畫（15 分）、職場健康需求評估（10 分）、健康促進活動（50 分）、健康工作環境（20 分）、企業社區參與（5 分）。計分表建議由職場健康促進推動人員們（如人資、總務、職業安全衛生人員、職業健康服務人員、健康管理人員……等）或雇主等人共同檢視以及填答，若填答於 80 分（含）以下，建議從得分較低之面向著手改善。

六、健康職場認證及績優職場表揚 [43]

國民健康署自 2003 年起成立「健康職場推動中心」協助企業推動健康促進、透過「健康職場資訊網」提供健康促進推動方法等策略，並編製職場周全健康促進工作手冊等教材，此外，為鼓勵國內職場積極促進員工健康，每年辦理健康職場認證及績優選拔活動，說明如下：

1. 健康職場認證分為「健康啓動標章」及「健康促進標章」，自 2007 年至 2018 年超過 2 萬家職場通過認證。

　(1)健康啓動標章認證：職場除了須依據菸害防制法推動無菸環境，並須進行使吸菸率下降如門診戒菸轉介等相關措施；須進行健康需求評估，並由身體活動、健康飲食、健康體位管理、戒菸、戒檳、癌症篩檢、慢性疾病管理、職場婦女健康促進、心理健康等 9 個項目中至少擇 2 類別工作推動。

　(2)健康促進標章認證：除了依據菸害防制法推動無菸環境及進行促使吸菸率下降的相關措施外，還包括三大主題的評比：

　主題一、健康促進工作推動範疇：引導職場從四大面向，包括個人健康資源、生理健康工作環境、社會心理工作環境、企業社區參與等，提供員工健康促進資源。

　主題二、健康促進工作執行流程：包括領導與策略規劃、資源及人力運用、依據職場需求確立健康促進項目、擬定年度計畫、教育與宣導、過程管理、推行成效、改善等，引導職場以系統性的方法逐步執行。

　主題三、職場可針對員工健康需求，提供不同議題之健康促進活動。

2. 績優職場獎項中最高榮譽是「健康職場永續卓越獎」，該獎項要求企業須持續推動職場健康促進工作，且績效良好達 6 年以上；「健康典範獎」的評選要點包括職場高階主管以實際行動支持健康職場、健康促進成爲企業核心價值、以系統性作法推動及展現具體成效。此外，尚有「健康管理獎」、「健康無菸獎」、「營養健康獎」、「活力躍動獎」、「健康關懷獎」、「母性健康友善獎」、「健康職場永續卓越獎」等。

第四節　健康城市（Healthy City）

一、前言

1984 年加拿大辦理「Health Toronto 2000」工作坊及健康的跨部門合作的倡議 [33,45]，可說是健康城市最早的概念，依此概念 1985 年 WHO/EURO 提出健康城市計畫，1986 年渥太華憲章提出健康促進之策略；歐洲許多城市組成「WHO/EURO 健康城市網」。1991 年 World Health Assembly 將健康城市的理念拓展至美國、加拿大、澳洲等已開發國家及一些開發中國家。

Hancock 及 Duhl（1986）[46] 對健康城市的定義：「健康城市是一個能持創新改善城市物理和社會環境，同時能強化及擴展社區資源，讓社區民眾彼此互動、相互支持，實踐所有的生活機能，進而發揮彼此最大潛能的城市。」因此，健康城市是過程，而不是結果。也就是說，健康城市是指居民具有一定的共識，想去改善與健康有關的環境，而非單指居民的健康達到某一特定水準。

二、健康城市的發展

健康城市計畫始於 1986 年，21 個歐洲城市在里斯本召開會議，決議共同發展都市健康，WHO 歐洲健康城市網絡，把健康城市的實施過程，大概每五年爲一個階段：（表 21-9）

表 21-9：WHO 歐洲健康城市網絡實施過程 [47]

- 第一階段：（1987-1992）重點在提倡 Health for All 的概念，建立新的實施架構，以期能引導組織及機構在各城市中改變其推動健康的方向。

- 第二階段：（1993-1997）重點在於加速各城市對政策的採用，強化支持系統及各部門間的連結，強調以行動為導向的政策及計畫。

- 第三階段：（1998-2002）期望能公平地維持社會發展，強調健康計畫的整合，也期望各城市能有系統地監測及評價其方法。

- 第四階段：（2003-2008）參與第四階段需要對衛生發展做出全面承諾，強調公平、解決健康的決定因素、可持續發展以及參與和民主治理。致力於健康老齡化、健康城市規劃、健康影響評估和積極生活的城市。

- 第五階段：（2009-2013）此時期重點在所有政策都應考慮健康和健康平等，瞭解群眾健康有很大程度取決於衛生部門以外的政策和行動，重點關注三個核心主題：關懷和支持環境、健康生活和健康城市設計。

- 第六階段：（2014-2018）世衛組織／歐洲的總體政策框架「健康 2020」影響這期間健康城市的運動，在城市政策和計畫中優先考慮生命歷程的發展，包括兒童早期發展、老齡和脆弱族群、面對重大公共衛生挑戰，例如缺乏運動、肥胖、抽菸、酒精和心理健康問題，加強以人為本的衛生系統，建構有韌性的社區。

- 第七階段：（2019-2025）優先考慮哥本哈根的市長共識中提出的主題，該共識受到健康2020、聯合國 2030 年可持續發展議程和世衛組織第十三個工作總規劃影響，強調地方政府與社會全面關注健康與福祉的發展。

三、健康城市的特徵、功能與指標

1986 年里斯本召開會議，決議都市健康發展的特徵 [48]，應包括 5 點：

1. 健康城市計畫是以行動為基礎，以全民健康為理念、以健康促進為原則。

2. 好的行動方案是依據該城市的優先次序，其範圍可從環境行動到計畫設計，進而改變個人生活，而主要原則是促進健康。

3. 監測、研究良好健康城市對城市與健康的影響。

4. 對結盟城市或有興趣的城市宣傳相關想法或經驗。

5. 城市及鄉鎮間能相互支持、合作、學習及文化交流。

為協助各國建立可量化評估的健康城市指標，WHO 首先與 47 個歐洲城市初步研擬出 53 個健康城市指標，進一步討論可行性後刪修為四個主要類別（健康指標、健康服務指標、環境指標、及社經指標）、32 個可具體量化的健康城市指標，

作為各城市建立自己城市健康資料的基礎（City Health Profile），以及檢討推動成效之參考。

表 21-10：健康城市的特徵、功能與指標

健康城市應有 11 項功能 [46]	健康城市 10 項具體指標及內容 [49]
1. 乾淨、安全、高品質的生活環境。	1. 為市民提供清潔安全的環境。
2. 穩定且持續發展的生態系統。	2. 為市民提供可靠和持久的食物、飲水和能源供應，並具有有效的清除垃圾系統。
3. 強而有力且相互支持的社區。	
4. 對影響生活和福利決策具高度參與的社區。	3. 運用有活力和創造性的經濟手段，保證市民在營養、飲水、住房、收入、安全和工作方面達到基本要求。
5. 能滿足城市居民的基本需求。	
6. 市民能藉多元管道獲得不同的經驗和資源。	4. 擁有強而有力、相互幫助的市民群體，各種不同的組織能夠為改善城市的健康而協調工作。
7. 多元化且具活力及創新的都市經濟活動。	
8. 能保留歷史古蹟並尊重地方文化。	5. 使市民能參與制定涉及他們日常生活，特別是健康和福利的政策。
9. 有城市遠景計畫，是一個有特色的城市。	6. 提供各種娛樂和休閒活動場所，以方便市民的溝通和聯繫。
10. 提供市民具品質的衛生與醫療服務。	
11. 市民有良好的健康狀況。	7. 保護文化遺產並尊重所有居民的文化和生活。
	8. 把保護健康視為公眾政策，賦予市民選擇利於健康行為的權利。
	9. 努力爭取改善健康服務的品質，並能使更多市民享受健康服務。
	10. 使人們更健康生活、少患疾病。

四、健康城市計畫的步驟

為協助各國推動健康城市，WHO（1997）[50] 研擬了「健康城市計畫的 20 個步驟」（表 21-11），將健康城市計畫分為三個階段：開始期、組織期及行動期 [48]。

表 21-11：健康城市計畫的 20 個步驟

開始期	建立支持團隊（Building a support group）
	瞭解健康城市概念（Understanding Healthy Cities ideas）
	瞭解城市現況（Getting to know your city）
	尋求經費（Finding project funds）
	決定組織架構（Deciding organizational location）
	準備計畫書（Preparing a project proposal）
	獲得議會承諾（Getting city council approval）
組織期	成立推動委員會（Appointing the steering committee）
	分析計畫的處境（Analyzing the project environment）
	確定計畫任務（Defining project work）
	設立計畫辦公室（Setting up the project office）
	建立計畫執行策略（Planning project strategy）
	建立計畫之能力（Building project capacity）
	建立具體的評估機制（Establishing accountability mechanisms）
行動期	增加健康自覺（Increasing health awareness）
	倡導策略性計畫（Advocating strategic planning）
	活化跨部門行動（Mobilizing intersectoral action）
	增進社區參與（Encouraging community participation）
	促進革新（Promoting innovation）
	確保健康的公共政策（Securing healthy public policy）

五、WHO 歐洲健康城市網絡 [47]

歐洲健康城市網絡對健康城市的願景，指出健康城市是為人類和地球共同存在的地方。他們讓整個社會參與，鼓勵所有社區共同追求和平與繁榮，健康城市作為一個典範，以實現更好的變革，解決不平等問題，促進健康和福祉的良好治理和領導。健康城市推動創新、知識共享和健康外交，以 6P 作為行動的架構。（圖 21-14）

1. 民眾（People）

一個健康的城市採取人性化的發展方式，優先考慮對人的投資，並確保所有人都能獲得共同的利益和服務。這包括：
- 將人力和社會資本投資作為城市發展的策略。
- 促進包容、融合和不歧視。
- 建立信任、復原力和對道德和價值觀的關注。

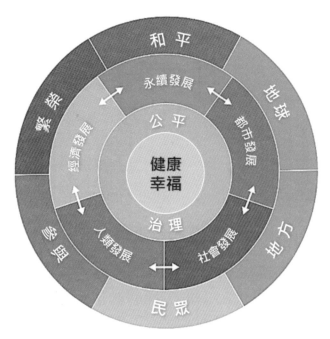

圖 21-14：WHO 健康城市架構模式

2. 參與（Participation）

確保社區參與影響他們生活的地方、生活方式、共同利益和服務的決策。這
包括：

- 根據社區的需求和資產改善城市空間和服務。
- 加強對健康和福祉的責任和治理。
- 民眾的賦權和適應。
- 增加對個人健康和福祉的自主權。

3. 繁榮（Prosperity）

透過基於價值為基礎的治理，以確保公共利益和服務，促進社區繁榮並增強資
產。這包括：

- 持續評估社會的進展。
- 投資循環經濟。
- 普及的最低社會保護。

4. 地球（Planet）

確保人類和地球的健康和福祉是城市所有內部和外部政策的核心。這包括：

- 整體城市模式促進健康和福祉。
- 各級治理一致促進健康和福祉。
- 加強城市衛生外交。

5. 地方（Place）

一個健康的城市創造了一個社會、物理和文化環境，有利於追求健康和福祉。這包括：

- 從基於需求（needs-based）轉變爲基於資產（assets-based）的模式
- 以人爲本的城市發展和規劃。
- 將健康公平和可持續性納入城市發展和規劃。
- 增強公共空間使用和管理的包容性。

6. 和平（Peace）

一個健康的城市在其所有行動、政策和系統中促進和保持和平。這包括：

- 在機構、治理系統和架構中優先考慮社會正義和包容參與。
- 在文化規範中促進包容和公平，非剝削的平等主義的對待。
- 正式治理和社會規範中解決腐敗、歧視和一切形式的暴力。

　　當一個城市加入該網絡時，他們承諾提供資源、數據和故事，所有這些都形成了一系列實證，表明他們將健康置於社會和政治議程中的重要位置。健康城市協調員、他們的團隊和地方政治領導層每年通過年度報告模板瞭解他們所在城市的狀況。這些階段已成爲啓發、學習和積累有關如何改善健康和福祉的實踐經驗平台。

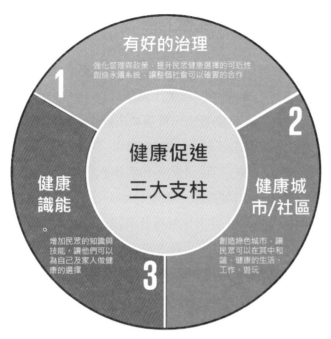

圖 21-15：第九屆全球健康促進大會主題

六、上海宣言：2030 可持續發展中的健康促進 [51]

《上海宣言：2030 可持續發展中的健康促進》於 2016 年 11 月正式提出，強調對所有可持續發展目標採取行動來促進健康，其中包括 3 大主軸：（1）良好治理對健康至關重要（2）城市和社區是實現健康的關鍵場所（3）健康識能促進賦權和公平。健康是任何城市實現可持續發展的最有效標誌之一，健康使城市對全體居民而言更包容、更安全、更有活力。必須與市長一起解決包括快速的農村人口流向城市、全球人口流動、經濟停滯、高失業率和貧困、環境污染等一系列問題。必須努力解決貧困人口的健康服務問題。

在宣言中承諾：

- 優先實施能夠爲健康、福祉和其他城市政策創造共同利益的政策，充分利用社會創新和互動式技術。
- 支持城市改善公平和社會包容，通過加強社區參與提高社區不同人群的知識和技能。
- 以人民健康和社區和諧爲核心，重新調整醫療衛生和社會服務方向，實現公平最大化。

七、臺灣推動健康城市的過程 [33]

我國在 1995 年，首度引進健康城市的概念；臺北市於 2002 年宣布當年爲「健康城市元年」，運用 5 大行動綱領，推動「健康減重 100 噸 活力長壽台北城」計畫。國民健康署自 2003 年起推動臺南市健康城市計畫，藉由專業團隊與地方政府合作，檢視地方民眾健康需求，進而推動跨部門、跨領域、產官學合作機制，建立健康的公共政策。並於 2005 年以「臺南市健康促進協會」非政府組織名義加入 WHO 西太平洋區署所支持的健康城市聯盟（Alliance For Healthy Cities, AFHC），成爲副會員，於 2006 年及 2007 年分別輔導苗栗縣、花蓮縣、高雄市及臺北縣推動健康城市計畫。於 2007 年建立全國性健康城市指標及資訊交流平台，透過專家團隊持續輔導縣市，推動健康城市工作及經驗交流，並輔助縣市國際交流。在 2020 年計有 12 縣市及 13 地區，以非政府組織名義獲准加入世界衛生組織西太平洋區署所支持的健康城市聯盟（AFHC）[52]（圖 21-16）

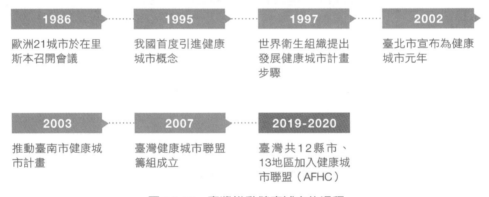

圖 21-16：臺灣推動健康城市的過程

八、高齡友善城市 [33]

世界衛生組織於 2007 年出版《高齡友善城市指南》，從八大面向改善並營造對長者友善的城市環境。依照八大面向，我國於 2010 年首先於嘉義市導入試辦高齡友善城市，2013 年已達成全國 22 縣市全面推動，我國亦是全球第一個所有縣市都簽署推動高齡友善城市的國家，2019 年度起以高齡友善城市爲基礎，推動高齡友善社區、失智友善社區與關懷社區計畫，2020 年共補助 22 縣市、由 121 家衛生所及 18 個社區單位參與，共計辦理 137 個高齡友善社區。各地方政府將推動高齡友

善城市融入地方整體施政，成立高齡友善城市推動委員會，由地方政府首長擔任主席，作爲推動計畫之決策核心。

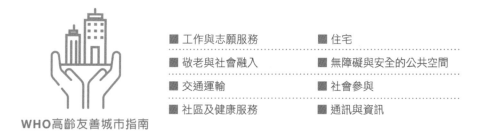

■ 工作與志願服務	■ 住宅
■ 敬老與社會融入	■ 無障礙與安全的公共空間
■ 交通運輸	■ 社會參與
■ 社區及健康服務	■ 通訊與資訊

WHO高齡友善城市指南

圖 21-17：2007 年世界衛生組織出版的《高齡友善城市指南》八大面向 [33]

　　每年與健康城市同步辦理「臺灣健康城市暨高齡友善城市獎評選」，由各縣市提出各項主題計畫，並於 2020 年進行獎項整併，分別爲卓越獎、健康城市獎（包括城市夥伴獎、韌性與創新獎、健康平等獎、綠色城市獎）、高齡友善城市獎（包括無礙獎、不老獎、創新獎、活躍獎）。

總　結

　　1986 年渥太華健康促進憲章，開啓了健康促進里程碑，從此健康促進不只是在傳統三段五級前端的狹隘定義，健康促進包含了沒有生病到提升身心健康，也包括疾病的早期發現與治療，以及後段的長期照護。健康促進的精神在於民眾與提供者的增能與賦權，在整個過程當中，可從人們不同的生活場域介入，達到民眾參與照顧自己的目的。國際上以場域作爲健康促進已發展多年，近年包括從個人健康到整個環境的健康，臺灣過去在不同場域健康促進的投入，從政府到民間都有積極推動，面臨 21 世紀各種新健康議題的挑戰，傳統的場域健康介入亦應有更包容性的策略。

關鍵名詞

健康促進（Health Promotion）

健康城市（Healthy City）

健康促進學校（Health Promoting School）

健康促進醫院（Health Promoting Hospital）

工作場所（Working area）

複習問題

1. 下列何者是傳統學校健康與健康促進學校的最主要差異？
   (A) 強調個別健康的議題 (B) 關心學校的環境 (C) 學校有關健康的課程 (D) 學校教職員的教育訓練

2. 下列何者不是臺灣健康促進醫院 2.0 自我評估中新增的標準？
   (A) 高齡友善 (B) 以人為中心之照護 (C) 氣候行動 (D) 數位健康管理

3. 世界衛生組織於 2010 年建立職場周全健康促進推動模式中，其核心價值為：
   (A) 企業領導承諾／員工共同參與 (B) 員工健康是企業最大的好處 (C) 透過自我檢測改善員工健康 (D) 創造一個支持健康的環境

4. 第九屆全球健康促進大會主題，提出健康促進哪三大支柱：
   (A) 民眾、地球、繁榮 (B) 好的治理、健康城市、健康識能 (C) 全人健康、全程照護、全場域健康 (D) 促進健康、預防生病、保護健康

5. 幸福市是一個人口約 10 萬的小市鎮，老年人口比率已達 25%，有很高比例的隔代家庭，請問如何以健康場域的概念，提升該市的健康狀況。

引用文獻

1. WHO. The Ottawa Charter for Health Promotion. 1986. Available from: https://

www.who.int/publications/i/item/ottawa-charter-for-health-promotion. Accessed Feb 9, 2022.

2. WHO. Jakarta Declaration on Leading Health Promotion into the 21st Century. 1997. Available from: https://www.who.int/publications/i/item/WHO-HPR-HEP-4ICHP-BR-97.4. Accessed Feb 9, 2022.

3. Kickbusch I. Tribute to Aaron Antonovsky–'What creates health'. Health Promot Int 1966;**11(1)**:5-6.

4. Dooris M. Healthy settings: challenges to generating evidence of effectiveness. Health Promot Int 2006;**21(1)**:55-65.

5. WHO. Geneva Charter for Well-being. 10th Global Conference of Health Promotion 2021. Available from: https://10gchp.org/. Accessed Feb 18, 2022.

6. IUHPE. Global Working Groups (GWGs) on Healthy Settings 2022. Available from: https://www.iuhpe.org/index.php/en/global-working-groups-gwgs/ig-on-healthy-settings. Accessed March 9, 2022.

7. Shareck M, Frohlich KL, Poland B. Reducing social inequities in health through settings-related interventions-a conceptual framework. Glob Health Promot 2013;**20(2)**:39-52.

8. Rice M, Hancock T. Equity, sustainability and governance in urban settings. Glob Health Promot 2016;**23(1 Suppl)**:94-7.

9. Durlak JA, et al. The impact of enhancing students' social and emotional learning: a meta-analysis of school-based universal interventions. Child Dev 2011;**82(1)**:405-32.

10. Bonell C, et al. Effects of school environments on student risk-behaviours: evidence from a longitudinal study of secondary schools in England. J Epidemiol Community Health 2019;**73(6)**:502-508.

11. Ross DA, et al. Adolescent Well-Being: A Definition and Conceptual Framework. J Adolesc Health 2020;**67(4)**:472-476.

12. WHO. Local action: creating health promoting schools. 2000.

13. Langford R, et al. The World Health Organization's Health Promoting Schools framework: a Cochrane systematic review and meta-analysis. BMC Public Health 2015;**15**:130.

14. WHO/UNESCO. Making every school a health-promoting school – Implementation Guidance. 2021.

15. WHO/UNESCO. Making every school a health-promoting school – Global standards and indicators. 2021.

16. SHE. SHE School Mannual 2.0 –A Methodological Guidebook to become a health promoting school. 2019.

17. Ana Paula Santos, et al. Health Literacy in schools – materials for teacher. 2021.

18. CDC. Whole School, Whole Community, Whole Child WSCC model. 2021. Available from: https://www.cdc.gov/healthyschools/wscc/index.htm. Accessed April 1, 2022.

19. NACCD, N.A.o.C.D.D. The Whole School, Whole Community, Whole Child Model: A GUIDE TO IMPLEMENTATION. 2017.

20. Jourdan D, et al. Supporting every school to become a foundation for healthy lives. Lancet Child Adolesc Health 2021;**5(4)**:295-303.

21. 國民健康署：2020 國民健康署年報──中文版。2021。

22. 國立臺灣師範大學：臺灣健康促進學校。2022。引自 https://hps.hphe.ntnu.edu. tw/ 。引用 2022/4/18。

23. 教育部：教育部學校衛生工作指引手冊。2021。

24. Kobel S, et al. Design, Implementation, and Study Protocol of a Kindergarten-Based Health Promotion Intervention. Biomed Res Int 2017;4347675.

25. Bandura A. Social cognitive theory: an agentic perspective. Annu Rev Psychol 2001; **52**:1-26.

26. Kobel S, et al. Intervention effects of a kindergarten-based health promotion programme on obesity related behavioural outcomes and BMI percentiles. Prev Med Rep 2019;**15**:100931.

27. Tsouros AD, et al. Health Promoting Universities-Concept, experience and framework for action. 1998.

28. International Conference on Health Promoting, U. and Colleges. Okanagan Charter: An international charter for health promoting universities & colleges. 2015.

29. University, A.-H.P.N.M. AUN Healthy University Framework. 2017.

30. Pelikan JM, Krajic K, Dietscher C. The health promoting hospital (HPH): concept and development. Patient Educ Couns 2001;**45(4)**:239-43.

31. Services, I.N.o.H.P.H.a.H. 2020 Standards for Health Promoting Hospitals and Health Services. 2020.

32. 王英偉等：健康醫院認證介紹與展望。醫療品質雜誌 2019；**13**（5）：44-47。

33. 國民健康署：2021 國民健康署年報。2021。

34. WHO. Shanghai Consensus on Healthy Cities 2016. Health Promot Int 2017;**32(4)**:603-605.

35. WHO. Global Action Plan for the Prevention and Control of NCDs 2013-2020. 2013.

36. WHO. Healthy workplaces:a model for action: For employers, workers, policy-makers and practitioners. 2010.

37. WHO. Five-year action plan for health employment and inclusive economic growth. 2018.

38. CDC. Workplace Health model. 2016. Available from: https://www.cdc.gov/workplacehealthpromotion/model/index.html. Accessed April 4, 2022.

39. CDC. Worksite Health ScoreCard. 2019. Available from: https://www.cdc.gov/workplacehealthpromotion/initiatives/healthscorecard/index.html. Accessed April 10, 2022.

40. Baxter S, et al. Development of the Workplace Health Savings Calculator: a practical tool to measure economic impact from reduced absenteeism and staff turnover in workplace health promotion. BMC Res Notes 2015;**8**:457.

41. Board, H.S.H.P. Singapore HEALTH Award. 2021. Available from: https://www.hpb.gov.sg/workplace/singapore-health-award. Accessed April 17, 2022.

42. 國民健康署：職場周全健康促進工作手冊。2017。

43. 國民健康署：健康職場資訊網。2018。引自 https://health.hpa.gov.tw/hpa/info/nav.aspx。引用 2022/04/04。

44. 國民健康署：職場健康促進表現計分表 2.0。2018。引自 https://health.hpa.gov.tw/content/form/Score2V.aspx。引用 2022/04/15。

45. Hancock T. From 'public health in the 1980's' to 'healthy Toronto 2000': The evolution of healthy public policy in Toronto. The European Journal of Social Science Research 2012;**1(2)**:213-228.

46. Hancock J, Duhl L. Healthy cities: Promoting healthy in the urban conten. 1986.

47. WHO. WHO European Healthy Cities Network. 2022. Available from: https://www.euro.who.int/en/health-topics/environment-and-health/urban-health/who-european-healthy-cities-network. Accessed April 28, 2022.

48. Ashton J. Healthy Cities. WORLD HEALTH 1988;**June**:9.

49. 胡淑貞、蔡詩薏：WHO 健康城市概念（Concepts of WHO Healthy Cities）。2004。

50. WHO. Twenty steps for development a healthy cities projects. 1997.

51. WHO. Shanghai Declaration on promoting health in the 2030 Agenda for Sustainable Development. 2017.

52. AFHC. Alliance for Healthy Cities 2007. Available from: https://www.alliance-healthycities.com/index.html.

第 22 章
社會關懷、健康倡議、社會行銷

陳富莉、聶西平　撰

學習目標

一、瞭解社會關懷定義及與聯合國永續發展目標 (SDGs) 的關係

二、說明有關社會關懷之健康促進策略

三、瞭解倡議的定義及健康倡議的策略

四、瞭解社會行銷概念

五、說明社會行銷重要理論與元素

六、說明社會行銷的規劃與執行策略

引　言

　　聯合國永續發展目標（SDGs）中，一個重要項目是消除一切形式和表現的貧困，讓所有人可以平等且有尊嚴地在一個健康環境中發揮自己潛能，創建沒有恐懼與暴力的和平、公正和包容的社會。健康平等一直是公共衛生努力的目標，亦是艱困的挑戰。我們面臨社會上許多健康不平等的弱勢群體及健康議題，健康促進介入策略應該採用更多社會改變的策略以降低健康不平等問題。本章介紹如何運用社會關懷、健康倡議與社會行銷等三項策略來改變社會健康，朝向一個公平、公正且包容的社會。

第一節　社會關懷

一、社會關懷之概念

　　社會關懷，國家教育研究院雙語詞彙稱為社會關注（social concern）[1]；劍橋字典稱之為社會照護（social care）[2]，是指公共組織或私人機構針對特別需要幫助的人提供特別照護，以維持其生活。社會關懷的對象包括自己、家人、熟識的人、陌生人、甚至動植物、自然環境、整個人文世界等 [3]。由於社會是由不同族群或社會階層群體所組成的共同體，而社會最需要關注的即是弱勢群體，包含偏鄉社區居民、貧窮家庭、少數族群、老人等。基本上，社會關懷是一種助人信念，關懷行為是指個體透過真實的情境線索，覺察並同理被關懷者的情境，進而給予適時的協助，社會關懷不僅關心社會發展及生態的共榮共存，且可培養與社會和諧互動的人文情操 [4]。

　　教育部提出之「十二年國民基本教育課程綱要——健康與體育領域」之課程目標，其中包含「培養關懷生活、社會與環境的道德意識和公民責任感，營造健康與運動社區」，應培養學生社會參與之核心素養，如：道德實踐與公民意識，主動關注公共議題並積極參與社會活動，關懷自然生態與人類永續發展，而展現知善、樂善與行善的品德。由此可知，社會關懷是一項重要的健康教育核心素養 [5]。張義雄（2018）研究亦指出大學生參與服務學習活動，運用網路科技關心弱勢族群，對社會關懷和弱勢群體服務態度具有正向影響，並彰顯其公民素養及價值 [6]。

二、聯合國永續發展目標（SDGs）之社會關懷目標

聯合國在 2015 年針對人類面臨共同的挑戰問題，提出了 17 項永續發展目標（Sustainable Development Goals, SDGs），作為 2030 年前世界各國努力推動永續發展的指導方針。17 項永續發展目標緊扣著人、環境與資源分配等面向，其中，人是永續發展的核心，聯合國永續發展大會承諾營造一個公平、公正且包容的世界，並致力合作，以促進永續且包容的經濟成長、社會發展與環境保護，造福全人類。而在這三個面向不乏與社會關懷相關之永續發展目標 [7]。包括：

（一）人的面向：臺灣社會許多非營利組織從消弭社會不平等，包含種族、階層、性別等面向努力，以改善人們福祉。

1. SDG1 消除貧窮：消除世界各地呈現各種形式的貧窮，如：低薪、貧窮議題、社會福利措施等議題。

2. SDG2 消除飢餓：消除饑餓、實現糧食安全、改善營養、促進永續農業，如：食品安全、避免食物浪費、食農教育等。

3. SDG3 健康與福祉：確保健康及促進各年齡層的福祉，譬如：新興傳染病防治、物質濫用防制、非傳染病預防及心理健康促進、事故傷害防制、全民醫療保健服務、降低兒童死亡率等。

4. SDG4 教育品質：確保有教無類、公平以及高品質的教育，及提倡終身學習機會。讓所有的男女都有公平、負擔得起、高品質教育，確保弱勢族群有接受各階級教育的管道與職業訓練，包括身心障礙者、原住民以及弱勢孩童。所以，目前倡導的偏鄉教育、多元文化教育、性平教育、終身學習均為重要議題。

5. SDG5 性別平等：實現性別平等，賦權所有女性。消除對婦女各種形式的暴力及身體傷害，確保婦女有公平的機會參與各個階層的決策。因此，女性經濟自主、社會參與、消除性別暴力等均為重要議題。

（二）資源面向：包含就業與經濟成長、城鄉永續發展及整體社會的資源分配等。

6. SDG8 就業與經濟成長：促進平等包容和永續的經濟增長，實現充分就業，讓人人享有具尊嚴的工作。所以，保障勞工權益、促進工作環境的安全，尤其是婦女以及實行危險工作的勞工。

7. SDG10 減少不平等：減少國家內和國家間的不平等。促進社經政治的融

合，無論年齡、性別、身心障礙、種族、宗教、經濟或其他身分地位，確保機會平等，減少不平等。

（三）環境面向：主要是資源管理、永續城市、環境保護等，促使人們重新思考自然資源的永續保存。

8. SDG6 淨水與衛生：確保所有人都能享有水及衛生及其永續管理。透過水質改善讓每一個人都有公平的管道，可以取得安全的飲用水。減少污染，消除垃圾傾倒，減少有毒物化學物質的釋出，提供永續清潔的水資源和衛生管理系統。公共衛生管理、水資源管理、河川污染防治等均為重要議題。

9. SDG11 永續城市：建設包容、安全、有復原力和永續城市和人類社區。其中，應確保所有的人都可取得適當及安全的住宅；提供安全永續之交通系統；提供安全的、包容的、可使用的綠色公共空間，尤其是婦女、孩童、老年人以及身心障礙者。因此，降低城鄉差距、社區營造與居住正義均為重要議題。

三、社會關懷與健康促進

為呼應聯合國永續發展目標，達到公平、公正且包容的世界，公共衛生應秉持助人信念，倡導具備社會關懷的健康促進策略。在此，特別從重要健康不平等議題，提出社會關懷之策略。

（一）消弭貧富差距、增進民眾健康

貧窮弱勢者群居經常居住在偏遠地區或都會區特殊區塊，兒童、婦女或老人自然成為弱勢家庭的成員。貧窮弱勢族群反映出許多健康問題，根據國民健康署出版之《臺灣健康不平等》報告（2017）指出在臺灣最弱勢的鄉鎮，自 2001 年到 2010 年的零歲平均餘命（預期壽命）是 73 歲，較最優勢的鄉鎮少了八年 [8]。Lee 等人（2012）研究發現住在鄉村及山地鄉的兒童購買菸品的可近性及購買行為比率較高，原因與家人及朋友吸菸有關。如何關懷貧窮社區或社區弱勢族群者，以消弭貧富差距帶來的健康不平等問題，顯得非常重要。以下提出面對社區中弱勢族群健康問題的社會關懷策略 [9]。

1. 正向偏差（Positive deviance）策略

正向偏差概念是指「在每個社區有某些個人或群體，與社區其他同儕有相同的資源或面臨類似的挑戰，他們有特殊的行為和策略使其能夠尋求更好的解決問題方法」（Positive Deviance（PD）is based on the observation that in every community there are certain individuals or groups whose uncommon behaviors and strategies enable them to find better solutions to problems than their peers, while having access to the same resources and facing similar or worse challenges）。正向偏差策略始於 1960 年代，應用在解決社區中貧窮家庭的營養不良兒童問題。Sternin J 與 Sternin M 在 1990 年代更運用正向偏差策略協助越南地區許多營養不良的兒童 [10]。

Marsh, Schroeder, Dearden 等人（2004）提出運用正向偏差策略關注社區中的弱勢族群健康問題，可依據以下幾項步驟進行 [11]：

步驟一：確定問題。可以採用質性研究方式，界定社區問題及他們期待的結果。

步驟二：決定弱勢族群中的優勢者。一般是由社區群體成員來確認。

步驟三：透過觀察或訪談去發現正向偏差者的成功策略，找出弱勢族群中優勢者的成功策略與具體作法。

步驟四：設計實施方案。鼓勵社區中的弱勢族群均能實際運用這些符合他們的設計方案。

步驟五：評價其效果。

當我們運用正向偏差策略去處理社區中某些弱勢族群所面臨的某個健康或疾病問題時，首先，從該社區中找出具有能夠解決此問題的有效策略的少數成功人士。這些人一定是生活在這個社區；且所能使用到的資源與群體中其他人的一樣，甚至更少，但他們卻有一些特殊（與眾不同）的方式或作法，而這些方式讓他們比社區中的大部分人更能有效解決所遇到的共同問題，如果社區中這些弱勢族群的優勢者可以得到，其他弱勢者學習方式也可以做到；因此，共同的問題便有機會獲得解決或改善。研究顯示正向偏差策略可以成功運用在社區弱勢族群的健康照護、傳染病防治與營養改善，達到關懷社區弱勢族群健康的效果 [12]。

2. 社區自然助人者（Natural Helper）

（1）社區自然助人者概念

社區網絡中經常有所謂的重要人士（key person），他們並非健康專業人員，但

透過教育訓練可以協助社區居民健康促進的觀念，我們稱之為自然助人者。這些關鍵人士可能是社區中的政治領導人，家庭成員，宗教領袖，社區領袖，以及與社區成員有共同的特質的人，如種族，年齡和經濟地位 [13]。自然助人者幫助的對象包括家人、朋友、鄰居等，當社區中有健康問題的人需要被關懷與協助，自然助人者可提供諮詢、情感支持和實質上的援助、或是透過在社區內傳遞著促進健康的介入措施。

（2）社區自然助人者之社會關懷功能

自然助人者和社區的衛生專業人員或社區衛生服務單位之間是一種合作夥伴關係 [14]。感知關懷是個人健康促進中重要的動力，他們以愛和尊重為前提，提供健康促進訊息。自然助人者擔負著提供諮詢、社會支持、加強社區保健方案，並針對社區外資源進行連結的責任 [15]。在社區內以非正式形式提供社會支持、訊息發布、諮詢、有形援助和轉介擴展資源的形式，透過相關網絡進行運作，由個人連結到其他個人或團體，在社區網絡內運用知識和技巧來幫助社區促進健康 [16]。因此，透過此模式可以讓社區成員在社區中獲得更好的健康服務管道、較佳的認知與健康促進行為，以獲得社區內現有的衛生服務 [17]。透過受過訓練的社區自然助人者可作為社區內每個網絡的代表，其可以很容易地被識別，能更有效地幫助他人，同時能將民眾所能理解的訊息傳遞給民眾，運用有效的溝通方式，達到適切改善民眾的健康和保健 [18]。

研究顯示單獨由衛生專業人員協助健康促進常規介入，實際上可能會削弱社會的自然支持系統和互助組織，而利用自然助人者介入的模式，能呈現出適合搭配合作的影響 [19]。莊瑋芷與陳富莉（2020）研究即發現來自社區的醫院保健志工，接受代謝症候群知能訓練強化其醫院志工知能、態度及自我效能，之後成為自然助人者，可以走入社區擔任社區保健志工等實務的機會 [20]。

（二）老人健康促進關懷策略

隨著社會與醫療的進步，人類的平均年齡隨之增高，世界各國快速高齡化社會問題日益被重視。根據內政部 2021 年統計，國人平均餘命為 81.3 歲，其中男性 78.1 歲、女性 84.7 歲，預估 2065 年女性為 88.6 歲，男性至 81.9 歲 [21]。社會高齡化是臺灣必須面對的重要議題，瞭解影響老年人健康的潛在決定因素和不平等，透過有效的策略來推動健康有活力的老年生活，延緩與老化相關的疾病及失能的發生。尤其在推動老人健康促進策略的過程，貧窮或獨居的老人需給予更多的關注。

1. 社區關懷據點 [22]

社區關懷據點源自於臺灣人口結構高齡化，平均餘命延長使得老人照顧需求增加。社區照顧關懷據點是由有意願的村里辦公處及民間團體參與設置，邀請當地民眾擔任志工，提供老人關懷訪視、電話問安諮詢及轉介服務，並視當地需求特性，提供餐飲服務或辦理健康促進活動。期透過在地化之社區照顧，讓老人留在熟悉的環境中生活，亦提供家庭照顧者適當之喘息服務，發揮社區自助、互助功能。

透過設置社區照顧關懷據點，可以讓老人從家裡走到關懷據點參加其精心設計安排的健康促進活動，還可認識社區中其他的老人與熱心的志工，大家分享生活中的點滴事務，並可使用據點提供的各種健康促進設備，促進身心健康。另外，關懷據點志工亦可主動關懷訪視或電話問候平日較少出門或失能的長者，甚至協助社區諮詢及轉介等服務。關懷據點的設置，可補足社區中需要協助的老人弱勢族群，讓老人能在熟悉的環境，與親人、鄰居、老朋友一起做做活動、互相關心、分享生命的經驗，營造有利於老人居住的健康環境。

2. 青銀共學策略

青銀共創建構在代間方案（intergenerational program）的基礎上，持續性和系統性的讓長者與年輕世代之間互相學習，進而促進不同世代合作與經驗交換 [23]。目前世界各國的高齡政策多以在地老化為推動的方向與原則，認為高齡者最好在其生活的社區環境中自然老化，並盡力增進其獨立自主生活能力，提升生活品質，維持尊嚴，讓長者擺脫孤獨感。藉由青銀共學的方法，透過彼此互動使同理心被構築起來，使長輩豐富的生命歷練經驗，被年輕人看見，長輩們也能從年輕人身上，學到進步觀念。共學更可以讓長輩們持續接觸到社會與年輕人的活力 [24]。

目前臺灣的大學教育提供服務學習課程，許多大學的服務學習也融入青銀共創、共學策略，讓大學教育與大學社會責任結合。而大學生透過共學、共創的過程，可以理解老人、關懷老人的身心狀況與需求，長者也因為這樣的學習過程，增進其健康生活方式，達到雙贏效果 [23]。

（三）原住民及新住民之社會關懷策略

少數種族普遍容易受到社會歧視，是社會上的弱勢人之社會不平等或為社會階層分層上的重要分界，譬如臺灣的新住民或原住民等，其健康問題也明顯地展現於死亡率之比較。近年來，山地鄉原住民之社經地位與醫療照護有關，因其弱勢地位

連帶影響著社經狀況及教育管道，進而使得醫療之可近性受阻。此外，新住民或原住民之文化因素及族群認同，對於自身健康與疾病認知亦會有極大的影響，且與接受治療及篩檢、接受疾病照護等行為，均有其相關性。新移民母親因為語言障礙、文化差異及缺乏足夠社會支持系統，往往無法取得健康或醫療資源的訊息及管道，影響其子女的健康。Chen 等人（2014）研究發現在高雄市社區蒐集新住民母親對口腔保健的認知、態度及行為比本國籍母親顯著較差，且只有 50% 母親有定期帶他們的小孩去看牙醫 [25]。此外，新住民母親比本國籍母親較不會要求孩子在吃完甜食後刷牙，孩童蛀牙比率顯著比較高 [26]。因此，對於新住民應該考慮文化差異，發展跨文化的健康促進策略。

運用社區健康照顧者（lay health advisors, LHAs）策略已證實能有效降低社區中弱勢族群的健康差異。社區健康照顧者很類似自然助人者，是來自被照顧者同社區的成員，與被照顧者擁有相同的種族、文化、背景與生活型態而受到信任，且他們具備熱心助人、關懷他人的特質，透過訓練之後成為社區民眾與健康照護提供者之間的橋樑。Hsu 等人（2015）研究發現，社區健康照顧者與受照顧者來自於同社區，有共同的語言、社經地位及價值信念。為新住民健康照顧者提供跨文化訓練以提供有需求的受照顧者健康照護，有助於改善新移民子女健康 [27]。

第二節　健康倡議

一、倡議之定義

倡議（advocacy）指的是為了支持一項公共議題、政策或訴求，而用來達到民意的改變、動員所需的資源與力量的策略 [28]。從公共衛生的觀點來看，健康不只是個人生理的狀態或是個人生活習慣的結果，健康應該被視為社會的議題。影響健康的上游因素，例如文化、社會環境、政治、及社會結構等如果沒有改變，健康的問題仍然會持續存在於社會中，因此健康促進必須重視影響健康的社會環境決定因素。和社會行銷一樣，健康倡議也是希望透過「改變」來達到健康促進的目標。不同的是，社會行銷著重在個人行動上的改變，而健康倡議則著重在政策或制度上的改變，透過倡議的策略，提升大眾對健康議題的關注，並促使政府開始在相關政策的創制。尤其對於相對弱勢的群體，透過倡議能夠替弱勢者發聲，改變影響社會

環境的政策，進而消弭環境的不平等，提升社會正義。健康倡議必須把重點聚焦在影響健康的社會決定因子，以及社會上的健康不平等現象 [29]。公共衛生及健康相關專業人員的責任之一就是作為消弭健康不平等的倡議者 [30]，透過投書、擔任政策制定的諮詢、或是直接透過參與社會運動來進行健康倡議。近年來，臨床醫學人員也逐漸扮演起健康倡議的角色，從上游的因素來解決疾病與健康的問題 [29]。雖然多數公共衛生及健康相關專業人員將社會正義、公共利益以及科學證據視為重要的核心價值，但是健康倡議想要改變的是社會上對於個人自由以及市場機制的態度 [31]，因此進行健康倡議時必須有完整的策略，透過公共衛生的框架來改變影響健康的政策及社會環境。一項完整規劃的健康倡議行動，就如同透過一個包含資訊整合、策略到行動三個階段的生產線，來達到政策或環境的改變，最終達成健康促進的目標 [32]。

二、健康倡議之策略

　　健康倡議可以透過政策的修改或建制，來達到改變影響健康的社會環境因素。而政策的倡議往往需要靠媒體的倡議來支持。接下來會針對政策倡議和媒體倡議來稍作說明。

（一）政策倡議（policy advocacy）

　　政策倡議的步驟包含（1）確認倡議的議題以及提出現況說明書（fact sheet）、（2）瞭解相關政策制定的過程、（3）透過結盟與合作增加成功機會、（4）和立法或決策者建立關係、（5）建立民間的力量、以及（6）持續監督法案的進度 [30]。

　　進行政策倡議時，首先要決定倡議的目標是為了達到什麼樣的環境改變。有的改變可能是全國性的政策制定，例如制定酒醉駕車的道路交通管理處罰條例；有的改變可能是機構或組織的自主性行為，例如學校附近的便利超商加入愛心服務站的行列，維護學童上下學時安全及提供緊急支援。確認倡議的議題後，就可以針對議題的重要性、跟議題有關的利害關係人（stakeholder）、法規政策的現況、可以使用的資源等資料進行蒐集與分析，並將這些現況分析整理成現況說明書後，就可以開始進行倡議的規劃。

　　因為政策倡議往往希望達到法律的改變，因此倡議者必須瞭解法律制定的程序。以臺灣而言，立法的程序首先由立法委員或其他院會提案，經立法院針對議案

審議完成三讀程序，再將三讀通過後之法律咨請總統公布生效。若倡議的議題屬於地方政府權責，則根據地方自治的規定，由地方立法機關通過，再交由各該行政機關公布，或直接由地方行政機關訂定，並發布或下達 [33]。當然，倡議的目標不一定是法律規則的制定或修改，有的時候可能是一些環境上的改造計畫。因此，倡議者需要瞭解在這個議題和目標上，有權力做決策的人和單位是誰，瞭解決策的過程，並且根據這個過程規劃倡議的行動。

為了達到環境或結構上的改變，進行政策倡議過程往往是非常辛苦也充滿挑戰的。因此，透過結盟與合作，尋求一起努力的戰友，不但可以在過程中相互支持，也可以增加成功機會。基金會、學術機構等都屬於常見的倡議夥伴。然而，在尋求合作與結盟的過程中，若能建立非傳統的合作關係，則更能大大增加成功的機會。例如，健康倡議可以與娛樂產業合作，協助娛樂媒體尋求故事話題，提供編劇以實證為基礎的事實，以娛樂－教育（entertainment-education）的模式進行健康的倡議 [34]。美國南加州大學的 Annenberg Norman Lear Center 就透過 Hollywood, Health & Society（HH&S）計畫，維持公共衛生領域專家與好萊塢娛樂產業的合作關係，提供娛樂產業需要的故事題材，並運用娛樂產業的影響力進行重要健康議題的倡議 [35]。

如同前面所說，政策倡議的目標就是希望從政策的改變，來達到改變影響健康的環境因素，因此倡議者必須和立法或決策者建立關係，並維持良好的溝通。倡議者和立法或決策者的關係，其實是雙方互利的關係。倡議者需要透過立法或決策者才能達到政策的改變，而另一方面，立法或決策者也可以透過倡議者提供的資訊，瞭解到民眾健康的訴求。立法或決策者其實是民意的代理人，對民眾重要的議題，其實對立法或決策者來說也是影響他們民意基礎的重要資訊。在進行倡議時，可以先瞭解立法決策過程的進行，以及立法或決策者服務的選區之現況，從雙贏的角度建立彼此的關係 [36]，來推動倡議到政策改變的過程。美國公共衛生協會（American Public Health Association）在官網上就提供很多聯絡國會議員的資料和信件範本，讓公共衛生及健康領域學者及專業人員能更有效率地開始政策倡議的步驟 [37]。

除了與相關機構組織結盟，並且和立法或決策者建立關係之外，倡議過程透過增能賦權（empower），建立民間的力量形成草根運動（grassroots movements）。增能賦權的主要目標，在於透過倡議替弱勢者發聲，更進一步讓民眾成為自己的倡議者，在重要的政策上表達意見。最後，政策的倡議必須持續監督法案政策推動的

進度。政策倡議的過程往往是漫長的。以公共衛生師法爲例，該法案的生成歷時了 20 幾年的倡議。倡議過程中，國內公共衛生相關學術單位、政府部門、民間團體合作，不斷透過投書、學術以及政策的討論，對於提案不斷進行修正，終於在109 年 6 月 3 日發布施行 [38]。從公共衛生師法推動的歷程，我們就可以清楚瞭解政策倡議的挑戰以及策略了。政策倡議的過程可能會遇到強力的反對聲浪，可能會遇到人力、物力資源短缺的情形，而組織動員的過程也可能有很多衝突需要解決。公共衛生專業人員在過程中扮演著民間與立法決策者間的溝通管道，提供正確的資訊，甚至要肩負起領導的責任。因此以專業知識爲根基規劃倡議策略，才能達到改變社會環境的目標。

（二）媒體倡議（media advocacy）

媒體倡議指的是策略性的利用媒體，對立法決策者產生壓力，並進一步推動法律或政策的改變 [28]。媒體對於健康議題的描述常常是從個人責任的角度出發。關於影響健康的結構性因素，則較少獲得媒體的關注，因此媒體倡議最重要的就是改變媒體對健康議題報導的角度。媒體常常被用在健康傳播的策略中。媒體倡議是健康傳播中的一種媒體策略，也是進行政策倡議時，可以幫助建立大眾輿論支持的方法。傳統健康傳播常常運用媒體來改變個人的健康相關行爲，而媒體倡議則是希望透過媒體來改變社會層次的健康相關政策。媒體倡議包含四個層層相嵌的步驟。（1）確定整體的目標、（2）選擇媒體策略、（3）設計訊息、（4）規劃媒體近用（media access）的策略 [30]。從這四層策略的關係可以看出，進行媒體倡議時，最重要的是先要決定倡議的議題是什麼、有哪些預期的解決方案、誰有改變環境的影響力、誰需要被動員等問題。這些問題決定了整個倡議的策略規劃。例如，「交通安全，人人有責」雖然是一個理想的願景，但是在規劃策略上以及進行成效評估時卻不是很實際的目標。而制定新的交通法規、提高交通法規的執行率、或是重新規劃道路設計等，則是比較具體的解決方案。除了決定具體的解決方案，媒體倡議的整體策略也要決定誰是倡議的目標對象。媒體倡議的主要對象是有改變政策權責的立法決策者，整個媒體倡議當然是希望能夠促使這些主要的立法決策者採取行動，進而改變影響健康的環境。然而，這些主要對象可能受到其他第二層級目標對象的影響。例如，立法委員可能受到選區民眾的監督，因此媒體倡議也可以以第二層級對象爲目標，影響他們的態度，並進一步動員社區民眾來督促立法或政策改變的過程 [28]。

在確定整體的目標之後，其次是選擇媒體策略。雖然媒體倡議和健康傳播或社會行銷計畫在媒體的策略上大致使用相同的媒體策略，例如新聞稿、記者會、文宣等。但是兩者在目標以及內涵上卻大相逕庭。傳統的健康傳播強調縮短知識或態度的差距，而媒體倡議則是強調縮短權力的差距（power gap）[30]。媒體倡議在策略目標上希望媒體訊息能影響到權力中心，並且帶來實質政策上的改變。因此在媒體策略上，目標對象必須設定在立法或決策者，而不是單單設定在一般民眾而已。決定了媒體策略後，最重要的就是訊息的設計。媒體在報導或詮釋一個議題時，所採取的角度稱為架構（framing）。架構是整體媒體訊息設計的核心，透過訊息的架構，媒體告訴閱聽人什麼是重要的以及如何解讀這件事 [28]。媒體倡議的內容架構（framing for content）應著重在社會結構的問題，並且將焦點從個人的層次轉移到更全面性的環境或政策層次 [30]。例如，多數人在談到兒童肥胖的問題時，傾向認為家長應該注重孩童的飲食或是著重在幫助孩童培養健康的飲食及運動習慣。然而，影響兒童肥胖的結構性因素，例如家庭的社會經濟狀態可能影響到食物的選擇、學校課表的安排可能限制孩童運動的時間、或是社區及學校附近的餐飲環境等都不是個人可以完全控制的因素。而兒童肥胖在整個社區的比例也顯示出這不單只是各別孩童的問題，而是現代社會的整體趨勢。此外，倡議者在設計內容時必須瞭解媒體對於內容的訴求。媒體訊息的元素需要簡潔有力，清楚點明健康問題與環境因素的關聯，並且盡可能將訊息聚焦在倡議的目標上，才能夠確保倡議的內容不會被大量的媒體訊息淹沒或是失焦 [36]。最後，訊息越能連結閱聽人的核心價值，越能與閱聽人產生共鳴。瞭解倡議目標對象的核心價值，並且在訊息中強調倡議的目標與其核心價值的關聯，就可以增加倡議成功的機會。

當整體的媒體倡議策略以及訊息內容都完成後，最後一個步驟便是媒體近用的策略（media access strategies）。媒體近用指的是吸引媒體的興趣，讓倡議的訊息被媒體採用，如同內容架構的設計一樣，媒體近用的策略包含了近用架構（framing for access）的設計 [30]。為了讓訊息能夠被媒體採用，倡議者必須和媒體維持良好的公關關係。媒體需要很多的素材來製作節目或是報導，倡議者也是素材來源。瞭解媒體的聯絡方式，提供媒體訊息，都可以增加倡議內容被採用的機會。此外，近用架構最重要的就是訊息的新聞價值（newsworthiness）[28]。例如，倡議的訊息內容是否可以跟重要時事或是重要節日連結？在這個議題上是否有什麼新的研究發現？有名人代言或是當事人的現身說法也有助於提升新聞價值。任何衝突爭議或是矛盾也可以增加故事的可看性。簡言之，建立媒體公關的關係，並且包裝訊息內容

增加新聞價值，都可以提升訊息被媒體採用的機會。而唯有訊息被媒體採用，增加倡議的曝光率，媒體倡議才能觸及到目標對象，並進一步達成倡議的目標。

　　自 2020 年新冠肺炎席捲全球以來，各國的學者專家也發現在社群媒體的時代，媒體倡議的策略需要因應媒體環境的不同而調整。隨著資訊傳播科技的進步，媒體環境的改變的確影響了媒體倡議的策略。公共衛生領域專業人員利用社群媒體進行政策倡議的研究也強調社群媒體的潛在功能 [31]。社群媒體上的倡議策略，除了傳統的教育、遊說、媒體串聯、政策倡議、建立聯盟等方式外，也可以透過 hashtag（#）或是 tag（@），將重要議題推播到輿論的焦點，並且直接轉貼到政府單位或政策制定者的社群媒體中。例如 Twitter 上很多健康醫學領域的專家就利用 #SoMe4epi 或是 #SciComm 等標籤直接發送跟疫情有關的訊息。同時又透過標註官方單位如 @WHO 或是 @ECDC_EU 來達到倡議政府或官方單位進行政策的改變。這些社群媒體提供學者專家一個平台來傳遞專業的觀點，這些觀點再透過網路，快速翻譯成各國語言，被傳統媒體使用，並且影響國內甚或是被國際衛生組織採用 [40]。因此，隨著媒體環境變化，媒體倡議策略必須與時俱進，利用網路無遠弗屆的特色，讓健康倡議更迅速達到目標。

第三節　社會行銷

一、社會行銷基本概念

（一）定義

　　社會行銷是改變社會大眾行為模式的一種介入策略，它一方面承接了傳統社會改革方案中計畫整合與運作架構的優點；另一方面也利用了現代的溝通與行銷技巧，使目標對象更容易接受新的社會價值與行為規範。總之，社會行銷不僅能增進民眾對整體環境的覺醒與認知，也能具體改變他們的態度和行為。近年來臺灣面臨的公共議題包括：菸害防制、意外事故預防、物質濫用、疾病預防、哺餵母乳；或是綠色消費、節約能源、生態保育、環境衛生等健康與環保議題。要解決這些問題需透過社會改變，而社會行銷則是引發社會改變的策略之一。許多國內外研究亦顯示，社會行銷策略可有效促進社會改變及健康行為 [41-45]。

社會行銷（social marketing）一詞最早由 Kotler 與 Zaltman 在 1971 年提出，定義社會行銷是「透過設計、執行與控制方案的過程，運用產品、價格、通路、溝通與行銷研究，使目標團體接受社會觀念與措施」。1980 年，世界銀行、世界衛生組織及疾病防治中心正式使用社會行銷一詞。1995 年 Andreasen 更為清楚的定義社會行銷，並指出「社會行銷是一種應用商業行銷的技術，藉由分析、計劃、執行和評估目標族群所產生的自願性行為，其目的在改善個人和社會的福祉」[46]。2002年，Kotler Roberto 與 Lee 修正 Andreasen 的社會行銷定義，提出「社會行銷是應用行銷的原則與技術，影響目標對象自願去接受、拒絕、修正或放棄某項行為，進而提升個人、團體或社會整體之福祉」。該定義並非單指該行為是自願性，而是更強調目標群體必須自願性的改變其行為，且描述更多改變行為的方法 [47]。

（二）比較社會行銷、社會宣導、非營利組織行銷

許多人經常將社會行銷、社會宣導（social advertising）、非營利組織行銷（non-profit organization marketing）混為一談。事實上，三者的概念是不相同的，社會宣導是使用傳統媒體或新媒體去告知民眾或影響大眾，所以社會宣導只是社會行銷的一部分而已，近年來社會宣導又加入了銷售人員溝通及公共關係，廣稱為社會溝通（social communication）。非營利組織行銷主要是行銷非營利單位、公共機構或政治候選人，其目標是為了替組織或機構釋出好處、善意及說明，而不是特別針對機構執行某些計畫或概念行銷。

（三）區別社會行銷、教育與法律

社會行銷與教育或法律是不相同的。社會行銷是介於教育與法律之間，教育強調的是學習意願或動機，人們必須有動機學習才能達成行為改變的目的；但法律則是採用強制性的立法來規範人們的行為，即便有些人心理不願意仍必須遵循。當人們的意願介於教育和法律之間時，則可運用社會行銷的策略來引導。

（四）社會行銷與商業行銷之異同

雖然社會行銷的概念源自於商業行銷手法，許多行銷策略與商業行銷類似，但二者之間仍有差異之處。以下歸納其差異及相同之處。

1. 差異之處

產品的類型上，商業行銷多販售有形的產品或服務；而社會行銷的產品主要是販賣影響人們行為改變的觀念或行為改變的方法。目的方面，商業行銷主要是為公司商業利益；社會行銷則是為個人或社會大眾的利益著想。在競爭者方面，商業行銷的競爭者是指可以提供類似產品或服務的其他組織或機構（如具競爭力的生產廠商、代理公司、商店或商場等）；而社會行銷所面對的競爭者則指目標對象已養成且有待改變的舊行為或舊觀念，也就是有害健康的行為習慣或生活方式。

2. 相同之處

商業行銷與社會行銷都是以消費者為中心，而且以交換理論來交換消費者願意支付的成本，以健康議題而言，交換的資源包含了時間、金錢、生活方式、社會關係、身體努力或心理因素等。另外，二者均需進行行銷研究、市場區隔、行銷組合策略設計、及最後的結果評估及回饋。

二、社會行銷的重要理論與要素

(一) 社會行銷運用之相關理論

規劃或評價社會行銷計畫時，有許多健康行為理論可以應用。其中，理性行動理論或計畫行為理論（theory of reasoned action or theory of planned behavior）、平行反應模式（extended parallel process model）、社會學習理論（social learning theory）、創新擴散（diffusion of innovations），最常應用於大型健康介入計畫的行銷 [48]。這些理論有助於瞭解行銷產品的特質、掌握消費者的偏好、完成市場的區隔、設計訊息的內容、研擬介入的策略等。

(二) 社會行銷組成的重要元素

Grier 與 Bryant [49] 指出，社會行銷可包含交換理論、對象區隔、競爭、行銷組合、消費者導向及持續監測與修正等六項要素，以下別說明。

1. 交換理論（exchange theory）

交換理論強調一般消費者基於自身的考量，會期望以最低的成本換取最大的

利益。也就是說,其所獲得的「利益」必須相當於或高於其所付出的「成本」。所以,公共衛生人員在研擬社會行銷計畫時,必須考量消費者在交換過程中所付出的有形成本(如支付報名費)及無形成本(如付出時間或承受心理壓力),讓他們接受社會行銷的產品(如不吸菸有益健康)的同時,可以獲得實質利益或正向回饋(如戒菸成功而獲獎或認識新朋友),而願意採行有益健康的行為方式(如持續不再吸菸)。

2. 對象區隔(audience segmentation)

為了提升大眾福祉及促進人群健康,在資源有限的情況下,很難對所有人行銷相關的價值、信念、知識或技術。基於效益和效率的考量,確實掌握行銷對象是重要關鍵。所以,需將群眾加以區隔(或稱市場區隔),然後針對特定對象去規劃並實施行銷計畫,如此還可將資源做適當的分配及運用。要將行銷對象區隔出來,可以根據人口學變項包括種族、性別、年齡等去選擇目標對象,也可以直接以行銷計畫已經設定的群體當作目標對象。最後,根據目標對象之背景、特性、生活型態、健康問題等,去規劃以健康福祉為訴求的社會行銷計畫。

3. 競爭(competition)

社會行銷與商業行銷一樣,很重視競爭者的存在,但二者所界定的競爭者是不同的。商業行銷的競爭者是指,可以提供類似產品或服務的其他組織或機構,如具有競爭力的生產廠商、代理公司、商店或商場等。社會行銷所面對的競爭者則指,目標對象已養成且有待改變的舊行為或舊觀念,也就是有害健康或福祉的行為習慣或生活方式。在規劃行銷計畫之前,必須清楚瞭解何為競爭者,方能處於不敗之地。

4. 行銷組合(marketing mix)

(1)"4P"及"6P"行銷組合

社會行銷採用商業行銷的"4P"作為行銷組合的核心概念。"4P"是指產品(Product)、定價(Price)、通路(Place)和促銷(Promotion)。社會行銷所謂的「產品」,是指欲改變的目標行為。「定價」,是指為了改變行為需要付出的成本,如金錢為有形成本;愉悅感消失、時間付出、心理壓力等則為無形成本。至於「通路」,在社會行銷是指目標對象改變行為的過程,包含在什麼時間、什麼地點、必

需採取什麼行動等。社會行銷所謂的「促銷」，包含了各種說服及溝通策略，也就是根據目標對象先設計適當的訊息，然後選擇有效的管道將該訊息傳遞出去。社會行銷上可以使用的促銷策略有很多，譬如：廣告、公共關係、平面媒體、網路社群（如：Line、Facebook、Twitter、Wechat……）、特殊事件報導（如：公共新聞事件）、面對面販售、娛樂媒體、政治遊說等。其中，「公共關係」（Public Relations）經常利用社區衛教、免費講座、義診、新知分享等、辦理記者會、或透過活動達成媒體曝光，是一項重要的整合行銷傳播要素，有擴大行銷傳播的效果；而積極影響「政策」（Policy）的形成亦是非常重要的，政治遊說就是其中一種策略。有些學者將此 "2P" 特別提出來，整合成為「6P」[50]。

（2）從 "4P" 延伸到 "8P"

除了 "4P" 行銷組合的核心概念之外，Weinberger NK（2011）特別針對社會行銷組合，增加 4 個 P；包括群眾（Publics）、夥伴（Partnership）、政策（Policy）、及財源贊助機構（Purse Strings）。群眾包含了外部群眾（external groups）及內部群眾（internal groups）。外部群眾包含目標對象及與目標群有關的群體（譬如：家人、朋友、醫療人員）、政策制定者、守門人等；內部群眾是指進行社會行銷計畫的主管或工作人員。社會行銷工作經常需要「夥伴」來協助才能獲得最大效益，社區中常見的社會行銷夥伴，如：衛生所、藥局、健身俱樂部、學校、教會、NGO團體、飯店、便利商店或雜貨店等 [51]。社會行銷的產品經常不是民眾立即需要的，所以借助「政策」（policy）或「立法」（legislation）的力量更容易去推動；此外，社會行銷不同於商業行銷的地方是其經費的來源；商業行銷的財源來自於營利單位，社會行銷的財源贊助來自於政府補助、基金會、或一些公益團體贊助，所以規劃社會行銷計畫時，就必須考慮到有哪些潛在的財源補助來源。

表 22-1：比較 4P、6P、8P 行銷組合概念差異

4P 行銷組合	6P 行銷組合	8P 行銷組合
產品	產品	產品
定價	定價	定價
通路	通路	通路
促銷	促銷	促銷
	公共關係	群眾
	政策	夥伴
		政策
		財源贊助機構

5. 消費者導向（consumer orientation）

社會行銷計畫需要考慮目標對象的特性及需求，所以執行之前必須針對目標對象進行研究。例如，以量性研究法進行問卷調查，可以瞭解他們有哪些不健康的行為、出現的頻率、發生的原因等；藉著質性研究上常用的深度訪談，可以釐清造成不健康行為的潛藏因素。在分析目標對象的特性和需求時，同時採用質性和量性的方法，具有相輔相成的功效，有助於瞭解目標對象的背景、需要、價值觀、生活方式等，才能進一步設計符合他們興趣和需要的行銷策略，行銷的目的也才能順利達成。

6. 持續監測與修正（continuous monitoring and revision）

社會行銷計畫在執行中及執行後，若能持續地進行評估及監測，可以從中反應計畫執行的效能、遭遇困難的情形、解決方法的恰當性、現有資源充足與否……等。這些結果對於決定該計畫是否繼續執行，或有無必要予以修正，都是很重要的參考依據。

三、社會行銷規劃與執行策略

任何一項社會行銷計畫，從開始到結束是一段連續性的過程，而非片段性的單項工作，必須按部就班地執行以下步驟 [47,51]：

（一）做計劃

1. 針對消費者及消費環境進行形成式研究與市場分析

分析社會行銷的環境，是指回顧並瞭解在特定環境中，最近及過去曾經執行過哪些相關活動及經驗，這是執行社會行銷計畫的第一步。社會行銷人員可以透過蒐集到的文獻及資料先界定該計畫的目標市場。

2. 選擇目標對象

社會行銷的目標對象，可以從現今社會大眾之人口學變項包括種族、性別、年齡等去選擇目標對象，也可以直接以行銷計畫已設定的族群當作目標對象。然後，從中選出一個或數個群體當作社會行銷計畫的目標對象，如：低教育程度者、離島民眾、有憂鬱情緒者、或有吸菸習慣者等。在目標對象確立之後，分析其背景、特

質和需求，以便設計符合其興趣的行銷策略。對於社會行銷計畫而言，所謂的「競爭者」多指目標對象的傳統信念或文化習俗，如果事前能清楚地瞭解並充分掌握，在設計行銷策略時又能納入考量，就可避免計畫功虧一簣。

（二）確立行銷計畫的目標

　　根據前面兩個步驟的分析結果，訂定該計畫預期達成的目標。計畫目標必須明確且可以評量，應清楚描述評價的時間（When？如計畫結束一個月後）、目標對象（Who？如報名參加「戒菸就贏」的吸菸者）、預期改變的行為（What？如沒有繼續吸菸）、行為改變應達到的標準（How much？如至少有六個月沒有吸菸）。因為有前述具體的計畫目標，所以計畫結束後可以根據資料分析結果，瞭解該社會行銷計畫是否成功。

（三）發展行銷組合策略

　　根據目標對象的實際需要、生活型態或健康問題，規劃出以健康為訴求的行銷組合策略。

1. **產品**：行銷者可以參考相關文獻或根據研究結果，找出目標對象亟需改變的「負向態度」或「不健康行為」。所以，社會行銷的產品可能是規律做運動、戒除吸菸習慣、不吃醃製食品等。

2. **價格**：是指目標對象接受前述產品時，需要付出的代價或成本。例如，規律運動者需排出固定做運動的時間；戒菸者需忍受戒斷症候帶來的不適感；拒吃醃製食物者則需適應清淡的口味等。為激發目標對象改變不健康行為的動機，需規劃一些具有鼓勵作用的回饋機制。

3. **通路**：社會行銷的通路是讓目標對象知道「應於何時、前往何處」可以獲得相關的協助與服務。社會行銷常見的通路包括：大眾媒體、戶外廣告看板、單張或小冊子、音樂歌曲、戲劇表演、網際網路、人際互動（一對一溝通）、設置購買點展示（point-of-purchase display）等。

4. **設計有效訊息**：有效促銷策略必須針對目標對象的信念、知識及行為，設計能引發其學習動機和興趣的訊息內容。發展訊息之前，可以運用健康行為有關的理論，如理性行為理論、健康信念模式、創新擴散理論、社會學習理論、平行反應模式等，來釐清影響目標對象形成特種信念或習慣的因素。接著，針對訊息設計訴求架構來設計有效訊息，一般可分為三種類型：

（1）負向說服效果：恐懼訴求

健康傳播訊息設計經常使用恐懼訴求，告訴閱聽人不健康的行為的各種負面後果，譬如：產生個人生理性的傷害，或是造成社會或家庭的傷害等。恐懼訴求的效果受到相當多的爭議，研究發現並非恐懼訊息越高、效果越好；一般而言，中等強度的恐懼訴求效果較佳。

（2）正向說服效果：情緒利益訴求（emotional benefit appeals）、啓發訴求（heuristic appeals）

情緒利益訴求是同時使用情感性（affective）與理性（rational）訊息設計，譬如：利用名人做代言人的廣告，及利用人們對名人的信任，而卸下防衛機轉。啓發訴求主要使用情感性訊息，引發民眾的「感覺」來行銷產品，而不是產品本身的特性，譬如：主題曲、音樂、圖像等，且較不直接關聯於產品特性。這種設計對於一些沒有時間、沒有相關技能去對產品屬性做評價的消費者特別有用。

（3）行爲預防接種（behavioral inoculation）

行爲預防接種是應用「人們感染到病菌前，先透過接種使人們先產生抗體」的概念，提出挑戰讓閱聽人瞭解自己也有可能墮入某種危險行爲中，但其主要目的是引起閱聽人的動機。社會行銷者可以先讓閱聽人瞭解使用成癮性物質的好處（接種疫苗），然後提出反駁訊息，再做後續訊息加強。

（四）預試

訊息設計完成之後在正式進行計畫之前，最好能先進行預試測試，以確認訊息有效性。首先，先決定應用哪些預試的方法，一般可以使用問卷調查、焦點團體訪談或實驗法測試。焦點團體訪談是比較省成本的方式。

（五）建立預算並尋找資金來源

預估執行整個計畫需要開銷的總費用，然後經由基金會、公益行銷、代酬捐助、現金捐款、廣告及媒體夥伴、與其他夥伴結盟、爭取政府資助等管道去募集資金。期能藉助社會行銷計畫的順利推動，帶來促進大眾健康與提升社會福祉的正向改變。

（六）監測與評價

針對任何一項介入計畫的研究與評價，不限於計畫結束之後才執行，而是從計畫啓動之前就開始了，所以計畫執行的各個階段皆可執行研究與評價。

1. 規劃階段之形成式評價（formative evaluation）

在計畫規劃階段所執行的研究，是屬於形成式評價，主要是爲了找出不同目標群體的問題行爲（problem behavior），並進一步將目標對象區隔出來。此外，瞭解不同群體的溝通管道和媒體偏好，以及找出影響問題行爲的社會、文化、環境等因素，可幫助規劃者發展適合的 4P 行銷組合。

2. 執行階段之過程評價（process evaluation）

在執行計畫的過程中，若能隨時進行監測，可以適時發現問題並予以修正。評量的項目可包括政策是否更動？設備有無缺失？資源整合程度？過程是否順暢？媒體傳播頻率？目標對象的接收度？文宣品的發送數量？群眾是否提出抱怨等。

3. 計畫結束後之結果評價（outcome evaluation）

在計畫結束一段時間之後，可能是六個月、一年、三年、五年……等，宜針對下列項目進行評量，包括目標對象的知識是否提升？信念是否改變？新行爲有無建立？知識、態度或行爲的改變是否能持續？新行爲是否確實對健康有益等。

總　結

本章從社會關懷的角度出發，說明社會環境對個人健康的影響，以及健康促進與聯合國永續發展目標的關聯。健康促進必須透過社會關懷、健康倡議以及社會行銷的策略，來改變影響健康的社會決定因素。其中，不論是政策倡議或是社會行銷，在進行規劃時都需要有明確的目標、詳細的現況分析、以及清楚的執行策略及計畫評估，而大眾傳播媒體以及新興訊傳播科技，在政策倡議或是社會行銷策略中都扮演重要的角色。唯有在政策倡議或是社會行銷的策略規劃中融入環境影響因素以及對社會的關懷，健康促進計畫才能回應永續發展的目標。

關鍵名詞

社會關懷（Social Concern）

永續發展目標（Sustainable Development Goals）

正向偏差（Positive Deviance）

自然助人者（Natural Helper）

政策倡議（Policy Advocacy）

利害關係人（Stakeholder）

草根運動（Grassroots Movements）

媒體倡議（Media Advocacy）

架構（Framing）

社會行銷（Social Marketing）

產品（Product）

定價（Price）

通路（Place）

促銷（Promotion）

恐懼訴求（Fear Appeals）

情緒利益訴求（Emotional Benefit Appeals）

啟發訴求（Heuristic Appeals）

複習問題

1. 下列何者屬於聯合國永續發展目標（SDGs）第三項，確保及促進各年齡層健康生活與福祉的參考指標？
   (A) 降低五歲以下兒童死亡率 (B) 提供所有人安全、無障礙及綠色的公共空間 (C) 終結所有對婦女和女童的各種形式歧視 (D) 確保所有的人全年都有安全、營養且足夠的糧食

2. 下列何者不屬於健康倡議的目標？
   (A) 提高酒醉駕車的處罰 (B) 規定香菸包裝必須增加警語 (C) 提供偏鄉醫療資源

的服務 (D) 增進民眾體重控制的自我效能

3. 下列有關社會行銷的敘述，何者錯誤？

(A) 社會行銷（social marketing）是應用市場行銷（commercial marketing）的原則與技巧，以提升和改變行為模式

(B) 所謂行銷組合 4P 是指產品（Product）、價格（Price）、計畫（Plan）及促銷（Promotion）

(C) 健康行為改變、預防傷害、保護環境及社區健康等議題，是社會行銷常應用的公眾議題領域

(D) 社會行銷可被視為一種改變社會的管理技術（a social change management technology）或有力的社會變遷途徑（powerful approach to social change）

4. 衛生部門經常於社會行銷時，邀請名人做代言人拍攝宣導廣告，利用人們對名人的信任，而卸下防衛機轉進而接受宣導的內容。此類訴求屬於下列那一類？

(A) 情緒訴求（emotional appeal） (B) 啓發訴求（heuristic appeal） (C) 道德訴求（morality appeal） (D) 社會預防接種（social inoculation）

5. 試從社會關懷的觀點，說明老人健康促進關懷的策略。

引用文獻

1. 國家教育研究院：雙語詞彙、學術名詞暨辭書資訊網——社會關懷。網址：https://terms.naer.edu.tw/detail/3279927/ 。引用 2022/03/01。

2. 劍橋辭典：social care 。網址：https://dictionary.cambridge.org/zht/%E8%A9%9E%E5%85%B8/%E8%8B%B1%E8%AA%9E/social-care 。引用 2022/03/01。

3. Noddings N. Care and moral education. In: Kohli W, ed. Critic conversation in philosophy of education. New York: Routledge, 1995;137-148.

4. 鄭芬蘭、江淑卿、蔡惠玲：探究國小兒童關懷行為之社會訊息處理歷程。人文社會科學研究 2010；**4（3）**：1-32。

5. 教育部：十二年國民教育課程綱要國民中小學暨普通型高級中等學校——健康與體育領域。臺北：教育部，2018。

6. 張義雄、沈湘縈、陳儒晰：大學生服務學習態度對關懷弱勢群體的影響關係：網路社會關懷連結的調節效果。教育心理學報 2018；**50（1）**：147-164。

7. 美國在台協會：聯合國永續發展目標（SDGs）說明。網址：https://www.ait.

org.tw/wp-content/uploads/sites/269/un-sdg.pdf。引用 2022/03/03。

8. 衛生福利部國民健康署：臺灣健康不平等報告。臺北：衛生福利部，2017；13-14。

9. Lee H, Hsu CC, Chen FL, et al. Area disparity in children's perceptions of access to tobacco and cigarette-purchasing experiences in Taiwan. J Sch Health 2014;**84(8)**:507-515.

10. Positive Deviance Collaborative. What is positive deviance. Available at: http://positivedeviance.org/. Accessed March 1, 2022.

11. Marsh DR, Schroeder DG, Dearden KA, et al. The power of positive deviance. BMJ 2004;**329**:1177-1179.

12. Bradley EH, Curry LA, Ramanadhan S, et al. Research in action: using positive deviance to improve quality of health care. Implementation Science 2009;**4**:25.

13. Plowden KO, Jonh W, Vasquez E, Kimani J. Reaching African American men: a qualitative analysis. J Community Health Nurs 2006;**23**:147-58.

14. Eng E, Parker E. Natural helper models to enhance a community's health and competence. In: DiClemente RJ, Crosby RA, Kegler MC. Emerging theories in health promotion practice and research strategies for improving public health. San Franciso, CA: Jossey-Bass, 2002;121-151.

15. Barbara A. Israel Dr PH. Social Networks and Social Support: Implications for Natural Helper and Community Level Intervention. Health Education Quarterly 1985;**12(1)**:65-80.

16. Tiffany N. Utilization of the Natural Helper Model in Health Promotion Targeting African American Men. Journal of Holistic Nursing 2009;**27**:282-292.

17. DeBate RD, Plescia M. I could live other places, but this is where I want to be: Support for natural helper initiatives. International Quarterly of Community Health Education 2005;**23**:327-339.

18. Mary ER. Utilizing Natural Helpers to Enhance a Community's Capacity and Competence using the PIECES Model of Health Pomotion. MOJ Public Health 2015;**2(1)**:1-3.

19. Eng E, Smith J. Natural Helping functions of lay health advisers in breast-cancer education. In: DiClemente RJ, et al. Emerging Theories in Health Promotion Practice and Research. Jossey-Bass, San Francisco, 1995.

20. 莊瑋芷、陳富莉：醫院志工代謝症候群培訓課程成效之研究——應用 Natural Helper 概念。臺灣衛誌 2019；**38**（**2**）：167-177。

21. 內政部：統計報告——臺灣地區簡易生命表。網址：https://www.moi.gov.tw/cl.aspx?n=2981。引用 2022/03/20。

22. 衛生福利部社會及家庭署：社區照顧關懷據點服務入口網。網址：https://ccare.

sfaa.gov.tw/home/other/about 。引用 2022/03/20。

23. 駱信昌：以青銀共創導入福祉設計實務專題課程。設計學報 2021：**26（2）**：91-108。

24. 劉嘉仁、葉德君、吳淑雯等：慈悲關懷社區中推動青銀共學。北市醫學雜誌 2019：**16(SP)**：145-152。

25. Chen CC, Chiou SJ, Ting CC, et al. Immigrant-native differences in caries-related knowledge, attitude, and oral health behaviors: A cross-sectional study in Taiwan. BMC Oral Health 2014;**14**:3. doi:10.1186/1472-6831-14-3.

26. Lin YL, Yen YY, Chen HS, et al. Child dental fear in low income and non-low income families: A school-based survey study. Journal of Dental Science 2014;**9(2)**:165-171.

27. Hsu YJ, Peng WD, Chen JH, et al. Evaluating the effect of a community-based Lay health advisor training curriculum to address immigrant children's caries disparities. Caries Research 2015;**49(2)**:147-56. doi:10.1159/000363067.

28. Wallack L, Dorfman L, Jernigan D, Themba-Nixon M. Media Advocacy and Public Health: Power for Prevention. Sage, 1993.

29. Hubinette M, Dobson S, Scott I, Sherbino J. Health advocacy. Med Teach 2017;**39(2)**: 128-35.

30. Bensley RJ, Brookings-Fisher J. Community and Public Health Education Methods: A Practical Guide. 4th ed. Burlington, MA: Jones and Bartlett Learning, 2019.

31. Dorfman L, Wallack L, Woodruff K. More than a message: framing public health advocacy to change corporate practices. Health Educ Behav 2005;**32(3)**:320-36.

32. Christoffel KK. Public health advocacy: process and product. Am J Public Health 2000;**90(5)**:722-6.

33. 立法院：國會知識家。網址：https://www.ly.gov.tw/Pages/List.aspx?nodeid=151。引用 2022/2/20。

34. Hursting LM, Comello MLG. Creating narrative entertainment for health communication: perspectives from practice. J Creat Commun 2021;**16(3)**:249-65.

35. Hollywood, Health & Society. Available at https://hollywoodhealthandsociety.org. Accessed February 20, 2022.

36. Chapman S. Advocacy for public health: a primer. J Epidemiol Community Health 2004;**58(5)**:361-5.

37. APHA. Coming to D.C.? Available at https://www.apha.org/Policies-and-Advocacy/Advocacy-for-Public-Health/Coming-to-DC. Accessed February 20, 2022.

38. 李玉春：健全公衛安全網，我們需要公共衛生師～為【公共衛生師法】催生。台灣公共衛生學雜誌 2011：**30（3）**：201-6。

39. Jackson M, Parker BL. The public health community's use of social media for policy

advocacy: a scoping review and suggestions to advance the field. Public Health 2021; **198**:146-55.

40. Hammer CC, Boender TS, Thomas D. Social media for field epidemiologists (# SoMe4epi): how to use twitter during the# COVID19 pandemic. Int J Infect Dis 2021;**110**:S11-6.

41. Foerster SB, Gregson J, Beall DL, et al. The California children's 5 a day-power play! Campaign: Evaluation of a large-scale social marketing initiative. Family and Community Health 1998;**21**:46-66.

42. 康清雲：運用社會行銷概念 SWOT 及 4P'S 進行青少年性教育。健康促進暨衛生教育雜誌 2001：**21**：55-61。

43. 戈依莉：應用社會行銷概念推廣母乳哺餵。護理雜誌 2002；**49（2）**：70-74。

44. 魏米秀、陳建宏、呂昌明：應用市場區隔分析大專生蔬果攝取行為之研究——以某技術學院二專部學生為例。衛生教育學報 1995；**23**：1-18。

45. 邱詩揚、陳富莉、呂淑美等：校園綠色消費研究成果推廣計畫 —— 推動校園綠色消費。行政院國家科學委員會專題研究成果報告（NSC-94-2517-S-197-001）。宜蘭市：宜蘭大學，2006。

46. Andreasen AR. Marketing Social Change: Changing Behavior to Promote Health, Social Development, and the Environment. San Francisco: Jossey-Bass, 1995.

47. Kotler P, Roberto N, Lee N. Social Marketing: Improving the Quality of Life. 2nd ed. California: SAGE Publications, 2002.

48. Storey JD, Saffitz GB, Rimon JG. Social marketing. In: Glanz K, Rimer BK, Viswanath K, eds. Health Behavior and Health Education. San Francisco, CA: JOSSEY-BASS, 2008;435-64.

49. Grier S, Bryant CA. Social marketing in public health. Annu Rev Public Health 2005;**26**:319-39.

50. 王宗曦、吳宜蓁、張美慧：健康產業行銷定義與型式。王宗曦主編：健康產業行銷與溝通。新北市：前程文化，2013；116-147。

51. Weinreich NK. Hands-on Social Marketing: A Step-by-Step Guide to Designing Change for Good. California: SAGE Publications, 2011.

名詞索引